W. Blauth · F. Schneider-Sickert

# Handfehlbildungen

## Atlas ihrer operativen Behandlung

Mit 426 überwiegend farbigen Abbildungen

Springer-Verlag
Berlin Heidelberg GmbH 1976

WALTER BLAUTH, Professor Dr., Direktor der Orthopädischen Universitätsklinik und Poliklinik, Klaus-Groth-Platz 4, 2300 Kiel
FRANK R. SCHNEIDER-SICKERT, Dr., Orthopädische Universitätsklinik und Poliklinik, Klaus-Groth-Platz 4, 2300 Kiel

---

Bei der Abbildung auf dem Schutzumschlag handelt es sich um ein Motiv aus dem Kapitel 2.3.4: Syndaktylie-Rezidiv der Langfinger („Kurzform") (s.S. 58 f.)

---

ISBN 978-3-662-11989-1 ISBN 978-3-662-11988-4 (eBook)
DOI 10.1007/978-3-662-11988-4

Library of Congress Cataloging in Publication Data. Blauth, Walter. Handfehlbildungen: Atlas ihrer operativen Behandlung. Bibliography: p. Includes index. 1. Hand-Abnormities and deformities. 2. Hand-Surgery. I. Schneider-Sickert, F., 1944– joint author. II. Title. RD776.B57 617'.575 76-18088


Ursprünglich erschienen bei Springer-Verlag Berlin Heidelberg New York 1976
Softcover reprint of the hardcover 1st edition 1976

# Vorwort

In den vergangenen 10–15 Jahren konnten große Fortschritte in der operativen Behandlung angeborener Fehlbildungen der Hand erzielt werden. Mehr und mehr wurde die bis dahin noch weit verbreitete Zurückhaltung gegenüber chirurgischen Eingriffen aufgegeben. Wesentlichen Anstoß zu dieser Entwicklung gab, zumindest im deutschsprachigen Raum, die Thalidomid-Katastrophe (1959–1962), in deren Verlauf eine überaus große Anzahl von Kindern mit Schäden an den oberen Gliedmaßen zur Welt kam. Die durchweg schweren, zudem sehr seltenen Deformitäten brachten eine Fülle von Problemen mit sich und stellten damit eine große Herausforderung an alle dar, die sich mit der Behandlung solcher Mißbildungen befaßten. Von hier gingen viele Impulse aus, die auf eine in Ausweitung begriffene Handchirurgie trafen und auf das Gesamtgebiet der Handfehlbildungen fortwirkten, mit dem sich gerade die Orthopädie seit jeher besonders eng verbunden fühlte.

Idee und Vorarbeit zum vorliegenden Atlas reichen bis zum Jahre 1964 zurück. Seither wurden nahezu alle Operationen an mißgebildeten Händen systematisch festgehalten: Von der Hautincision bis zum Wundverschluß fotografiert und regelmäßig nachkontrolliert. So liegen dem Atlas Erfahrungen von mehr als tausend eigenen Eingriffen zugrunde.

Das Buch ist aus der Praxis für die Praxis geschrieben; es möchte dem handchirurgisch Ratsuchenden eine Entscheidungshilfe für sein Vorgehen und eine möglichst umfassende, praxisnahe Operationsanleitung geben. Aus dieser Absicht ergaben sich für die Zusammenstellung und den Aufbau des Atlas bestimmte Grundsätze:

- Es sollten nur Operationsmethoden Eingang finden, die sich bei uns bewährt haben. Die kritische Beurteilung *langfristiger* Ergebnisse war hierfür ausschlaggebend.
- Ebenso wie es nicht genügen konnte, einige Standardmethoden für geläufige Fehlbildungsformen aufzuführen, war es unmöglich, aus dem großen Kreis der Handfehlbildungen für *jeden* Einzelfall einen Operationsvorschlag zu liefern. Schon die Absicht, nur Bewährtes anzuführen, ergab eine Eingrenzung. Für möglichst viele der geläufigeren Mißbildungstypen sollten exemplarische Operationen vorgestellt werden. Deren Auswahl sollte wiederum auch der großen Variabilität der Fehlbildungen möglichst weit Rechnung tragen, um damit die Chance zu erhöhen, dem Leser auch für die nicht dargestellten Einzelformen vergleichbare Beispiele zu bieten.
- Jedem Kapitel wurde eine Einführung vorangestellt. Als praxisbezogene Anleitung sollte sie sich auf die für den Operateur notwendigen Informa-

tionen beschränken: Die Angaben sollten die richtige Einordnung der einzelnen Handfehlbildung (unter operationstechnischen Gesichtspunkten) gewährleisten, kritisch die operativen Möglichkeiten abschätzen helfen und alles für die Aufstellung eines Therapieplanes und für die einzelne Operation Wesentliche herausstellen. Dabei mußten funktionell wichtige Begleitfehlbildungen und die uns aus Angaben des Schrifttums und eigener Erfahrung bekannt gewordenen morphologischen Details ebenso Erwähnung finden wie allgemeine Behandlungsrichtlinien und Angaben zum günstigsten Operationszeitpunkt.

- Auf einige sehr seltene Mißbildungstypen, für die (noch) keine eigenen, abschließend beurteilbaren Erfahrungen vorlagen, sollte trotzdem in dem Atlas nicht ganz verzichtet werden, da sie grundsätzliche morphologische und operative Probleme bieten. Es erschien uns jedoch richtiger, hier lediglich eine kurze Einführung in diese Probleme zu geben, statt für eine bildliche Darstellung auf nicht sicher bewährte Operationsmöglichkeiten zurückzugreifen.
- Die bei uns bewährten Operationsmethoden sollten so dargestellt werden, daß sie vom Ratsuchenden nachvollziehbar sind. Deshalb wurde versucht, durch detaillierte Abbildungsserien den Leser mit allen wichtigen Phasen der jeweiligen Eingriffe vertraut zu machen: Begleittexte geben die notwendigen Erklärungen und Anweisungen. Auf Fehler und Gefahren wird ausdrücklich hingewiesen.
- Die Abbildungen sollten den gesamten Operationssitus darstellen und ein möglichst wirklichkeitsgetreues Bild von dem geben, was den Operateur an wichtigen Strukturen erwarten wird. Dieses war möglich, weil neben Operationsberichten, Röntgenaufnahmen und Krankenblattunterlagen in fast allen Fällen Fotoserien vorlagen, in denen schon unter diesen Gesichtspunkten alle wichtigen Operationsphasen festgehalten waren.
- Besonderer Wert sollte auf die Angaben zu den postoperativen Maßnahmen gelegt werden, die erst den langfristigen Erfolg einer Operation gewährleisten.
- Durch ausführliche Hinweise auf Fehlermöglichkeiten und Gefahren sollte versucht werden, die Erfahrungen weiterzugeben, die wir anhand eigener und fremder Operationsergebnisse gewinnen konnten.
- Auf ein möglichst vollständiges Schrifttumverzeichnis zum Thema Handfehlbildungen wurde bewußt verzichtet, da uns dieses bei der Konzeption einer praxisbezogenen und vor allem persönliche Erfahrungen widerspiegelnden Operationslehre weder notwendig noch sinnvoll erschien. Statt dessen wurde für jedes Kapitel ein knappes Schrifttumverzeichnis angefügt. Es enthält einmal die Arbeiten, auf die im Text zurückgegriffen wurde, zum anderen eine *Auswahl* weiterführenden Schrifttums, die dem Leser bei weiterreichenden Fragen und Einzelproblemen hilfreich sein dürfte.

Die Autoren hoffen, damit dem nur gelegentlich mit Fehlbildungsproblemen konfrontierten Operateur ein Nachschlagewerk und dem erfahrenen Handchirurgen ein breit angelegtes Kompendium zu bieten. Darüber hinaus mag der Atlas dem allgemein handchirurgisch Interessierten einen Überblick über unsere derzeit bewährten operativen Möglichkeiten geben und mittelbar auch eine handchirurgische Operationslehre darstellen.

Bei den recht umfangreichen Vorarbeiten konnten wir auf die tatkräftige Hilfe der Herren Kollegen P. Hippe und H. Meves zurückgreifen. Ihnen möchten wir sehr herzlich für ihre wichtigen Beiträge danken, ohne die das Buch sicher nicht so schnell fertiggestellt worden wäre.

Ganz besonderer Dank gebührt Herrn J.S. Pupp: Er hat alle Operationszeichnungen angefertigt und dabei ein bewundernswertes Einfühlungsvermögen in die schwierige Materie der Handmißbildungen bewiesen. Großen Dank schulden wir auch Frau H. Krammetbauer, die mit nie erlahmendem Eifer die Manuskripte schrieb und uns mit großer Gewissenhaftigkeit beim Lesen der Korrekturen unterstützte.

Nicht zuletzt sind wir auch dem Springer-Verlag dafür zu Dank verpflichtet, daß er so bereitwillig auf unsere Pläne eingegangen ist und für eine großzügige Ausstattung des Buches gesorgt hat.

Kiel, Juli 1976

W. Blauth
F. Schneider-Sickert

# Inhaltsverzeichnis

# 1. Einleitung

Die operative Behandlung angeborener Handfehlbildungen stellt eine besonders dankbare und reizvolle Aufgabe dar. Die Schwierigkeiten und der Grad der Verantwortung dürfen dabei jedoch nicht unterschätzt werden. Auch die speziell interessierten Orthopäden und Chirurgen können auf Grund der Seltenheit und großen Vielfalt der Fehlbildungsformen nur begrenzte eigene Erfahrungen sammeln. Im Zuge der stürmischen Fortentwicklung der Handchirurgie geben unsere Lehrbücher und selbst neuere Operationslehren recht unvollständig über die Behandlung der meisten Mißbildungen Auskunft und enthalten außerdem noch manche Verfahren, die inzwischen sich längst als unbrauchbar erwiesen haben oder durch bessere ersetzt sind. Der behandelnde Arzt, der sich zu einem operativen Vorgehen bei einer Handfehlbildung entschließt, sollte neben umfassendem Grundlagenwissen in der Orthopädie und plastischen Chirurgie eine kritische Selbsteinschätzung seiner operativen Fähigkeiten besitzen und vor allem aber über jenes taktisch abwägende Denken verfügen, das HACKENBROCH einmal den „sensus orthopaedicus" genannt hat.

Kritische Überlegungen zum funktionellen Nutzen der Eingriffe und zum Gebrauchswert der nichtoperierten Hand bei langfristiger Anpassung sowie die Kenntnis der voraussichtlichen Entwicklung der Mißbildung mit zunehmendem Wachstum gehören ebenso hierher wie Fragen nach den ästhetischen und psychologischen Gegebenheiten und Auswirkungen für den Betroffenen und seine Umwelt. Für alle Entscheidungen müssen auch Alter, Kooperationsfähigkeit und Intelligenzgrad sowie Art und Einfluß von Begleitfehlbildungen mit berücksichtigt werden.

Aus dem Gesagten ergeben sich folgende Grundsätze:

*Nicht jede fehlgebildete Hand verlangt einen operativen Eingriff.*

*Die Behandlung einer Handfehlbildung gehört niemals in die Hände eines Unerfahrenen.*

*Es ist wichtiger, die Risiken weiterer Funktionseinbußen zu vermeiden, als eine ungewisse Chance der Funktionsverbesserung zu nutzen.*

## 1.1 Allgemeine Hinweise

Die *Indikationen für operative Eingriffe* bei Handfehlbildungen sind aus drei Gründen etwas andere als bei Maßnahmen der wiederherstellenden Handchirurgie:

— Es handelt sich fast ausnahmslos nicht um dringliche Operationsanzeigen, die evtl. ein schnelles Handeln auch beim Fehlen optimaler Voraussetzungen verlangen.

- Funktionsverbessernde Maßnahmen müssen gegenüber Risiken besonders gewissenhaft abgewogen werden, weil die Anpassungsvorgänge bei Handfehlbildungen stärker als bei Unfall- oder Lähmungsfolgen ausgeprägt sind.
- Ästhetische Gesichtspunkte und das z.T. noch diskriminierende Stigma der Mißbildung spielen im allgemeinen eine gewichtige Rolle.

Die Indikation hängt im Einzelfalle von vielen Faktoren ab; einige davon wurden bereits genannt. Um optimale Behandlungsresultate zu erreichen und Enttäuschungen vorzubeugen, sollten außerdem folgende allgemeine *Voraussetzungen* beachtet werden:

- Die Fehlbildung sollte nach Möglichkeit in allen ihren Komponenten richtig erkannt und formalgenetisch sowie morphologisch exakt eingeordnet sein. Ein Fehlurteil kann falsche Vorstellungen über die pathologisch-anatomische Ausgangssituation und die Entwicklungstendenz einer Hand hervorrufen.
- Bei allen Entscheidungen muß Berücksichtigung finden, daß im Unterschied zu erworbenen Handschäden die Störungen an Handskelet und Weichteilen möglicherweise viel weiter reichen als die äußere Form erschließen läßt. Aplasien von Gefäßen, Nerven und Muskeln, Insertionsanomalien von Sehnen und Gelenkdys- und -aplasien können die Bedingungen für funktionsverbessernde Eingriffe ganz erheblich verschlechtern.
- Grundsätzlich rangieren *funktionelle Gesichtspunkte vor ästhetischen.* Wird eine Korrektur aus ästhetischen Gründen erwogen, darf damit keine Einbuße an Funktion verbunden sein.
- Ein *Test der Handfunktionen* durch eine erfahrene Krankengymnastin und/oder Beschäftigungstherapeutin muß jedem geplanten Eingriff vorausgehen. Diese Untersuchung soll Aufschluß über Funktionsfähigkeit einzelner Muskelgruppen, Adaptationsmechanismen sowie Belastbarkeit der betroffenen Gliedmaße geben und Hinweise über die Fähigkeit des Patienten zu Konzentration und Kooperation vermitteln.
- Bei der Wahl des *Operationszeitpunktes* spielt das Ergebnis dieser Voruntersuchungen eine wichtige Rolle. Nur wenige Handmißbildungen verlangen eine sehr frühzeitige chirurgische Intervention, wie beispielsweise Deformitäten mit zunehmendem Fehlwuchs und bedrohlichen Zirkulationsstörungen. Für die meisten Mißbildungen liegt der günstigste Operationszeitpunkt im Vorschulalter, d.h. im 4.–6. Lebensjahr: Die anatomischen Strukturen sind schon relativ leicht differenzierbar, Wachstumstendenzen lassen sich recht genau bestimmen (Röntgenserien; Meßaufnahmen) und die Fähigkeit zur Mitarbeit ist bereits gut ausgeprägt. Umgekehrt können psychische Schäden infolge einer auffälligen Fehlbildung durch Korrekturen in diesem frühen Lebensabschnitt am ehesten noch vermieden werden. Schließlich braucht die spätere Schul- und Fe-

rienzeit nicht für langwierige Operationen und Krankenhausaufenthalte geopfert zu werden. Die Wahl des günstigsten Zeitpunktes hängt dabei auch von der Zahl der notwendigen Eingriffe ab. Im übrigen sinkt die Fähigkeit zur postoperativen funktionellen Adaptation mit zunehmendem Lebensalter. Eingriffe, die zu Schäden an Epiphysenscheiben führen würden (z.B. Resektionsarthrodesen), müssen jedoch bis ins 2. Lebensjahrzehnt aufgeschoben werden.

- *Exakte Röntgenaufnahmen* gehören zu den Operationsvoraussetzungen, prä-, intra- und postoperative *Fotos* zu den wichtigen Dokumentationshilfen.
- Von grundsätzlicher Bedeutung sind die *Unterschiede* zur *traumatisch* oder *paralytisch* geschädigten Hand: An der mißgebildeten Hand sind nicht verlorengegangene Funktionen wiederherzustellen, die bereits cortical und subcortical geprägt und gespeichert sind, sondern neue zu schaffen. Daher spielen geistige Regsamkeit des Patienten und Bereitschaft zur Mitarbeit eine ganz besondere Rolle. Alle Beteiligten, auch der behandelnde Arzt, die Krankengymnastin, die Beschäftigungstherapeutin und die Angehörigen müssen nicht selten ein hohes Maß an Geduld aufbringen. Der Lern- und Umlernprozeß kann lange dauern, und zwar um so länger, je älter der Patient zum Zeitpunkt der Operation ist, d.h. je mehr er sich bereits an den Schaden angepaßt hat.
- Auch die Möglichkeit einer prothetischen Versorgung – jetzt oder später – ist bei höhergradigen Fehlbildungen abwägend in Betracht zu ziehen (s. einschlägiges Schrifttum). Wegen der bekannten Nachteile (Probleme der Handhabung, laufende Korrekturen infolge des Wachstums, fehlende Sensibilität u.a.m.) sollte ihre Verordnung im Kindesalter auf Einzelfälle beschränkt bleiben.

## 1.2 Operationstechnische Hinweise

Folgende *Mindestanforderungen* sollten erfüllt sein, wenn operative Eingriffe bei Handfehlbildungen erwogen werden:

- Im Operationssaal ist ein Höchstmaß an *Asepsis* gewährleistet.
- Der Operateur besitzt neben ausreichender *Erfahrung* in der allgemeinen orthopädischen Chirurgie ebensolche in der plastischen Chirurgie.
- Für den jeweiligen Eingriff ist spezielles *handchirurgisches Instrumentarium* vorhanden; auf etwaige Komplikationen ist man auch technisch vorbereitet.
- Eine *kontrollierte Übungsbehandlung* zur Sicherung des Operationsergebnisses ist gewährleistet.

Unser operationstechnisches Vorgehen ist üblicherweise folgendes:

### 1.2.1 Vorbereitung

Am Vorabend peinlich genaue Reinigung und Kürzung der Fingernägel, Rasur eines genügend großen Hautareals (ggf. auch der Entnahmestelle für Hauttransplantate). Anschließend Reinigung entsprechend den Grundsätzen der chirurgischen Desinfektion (weiche Bürste zur Vermeidung von oberflächlichen Hautläsionen!); hierbei wird die Haut in der Umgebung großzügig mit einbezogen. Dann Einschlagen von Hand und Arm in sterile, mit Alkohol o.ä. angefeuchtete Tücher. Dieser Verband wird erst am nächsten Morgen im Operationssaal abgewickelt.

### 1.2.2 Lagerung

An den Operationstisch wird ein stabiler Handoperationsansatz geschraubt, der eine ausreichende Auflagefläche auch für Hände und Unterarme des Operateurs und der Assistenz bietet.

### 1.2.3 Anaesthesie

Die Entscheidung über das Anaesthesieverfahren (Allgemeinnarkose, subaxilläre oder supraclaviculäre Plexusanaesthesie u.ä.) hängt von verschiedenen Faktoren des Einzelfalles (und den Erfahrungen der Anaesthesisten) ab: Fernlappenplastiken und die Entnahme von Transplantaten erfordern z.B. Vollnarkose; bei Kindern ist diese Narkoseart die Methode der Wahl. Über Einzelheiten informieren die einschlägigen Standardwerke (Frey et al., 1972; Killian, 1973; Moore, 1971; auch A. Wilhelm, 1972).

### 1.2.4 Blutleere

Unbedingte Voraussetzung für fast jeden der in den folgenden Kapiteln aufgeführten operativen Eingriffe ist eine Blutleere mit Esmarchscher Binde und (geeichter) pneumatischer Manschette, da nur so übersichtlich und sparsam präpariert werden kann. Die Blutsperre ist auf die Dauer von 2 Std zu begrenzen. Notfalls kann der Eingriff nach 10—15minütiger Öffnung der Blutleere fortgesetzt werden. Der Manschettendruck sollte bei 220—250 mm Hg, d.h. ca. 100 mm Hg oberhalb des systolischen Blutdruckes liegen. Nach Öffnen der Blutsperre folgt eine Kompression des Wundgebietes mit feuchten Mullagen und elastischer Binde bis zum Abklingen der reaktiven Hyperämie (ca. 5 min).

### 1.2.5 Instrumentarium

Für den Eingriff ist grundsätzlich ein spezielles handchirurgisches Instrumentarium zu fordern, das ein „atraumatisches", besser gesagt gewebeschonendes Operieren erleichtert. Von verschiedener Seite sind handchirurgische Mindestausrüstungen zusammengestellt worden [Fa. Link, Hamburg (in Zusammenarbeit mit Buck-Gramcko); Fa. Ulrich, Ulm (Donau); Fa. Fischer,

Freiburg u.a.]. Wir erinnern auch an die Empfehlungen, die Koob für den Deutschsprachigen Arbeitskreis für Handchirurgie gegeben hat. Diese Ausrüstung bedarf selbstverständlich in manchen Fällen einer Ergänzung. Im einzelnen sei besonders auf die Verwendung eines sterilen *Filzstiftes* zur Markierung der Schnittführung und der *Lupenbrille* als Präparationshilfe hingewiesen.

### 1.2.6 Operationstechnik

Die Zartheit der Hand- und Fingerstrukturen erfordert eine *gewebeschonende Operationstechnik*. Sie beginnt bereits bei der *Schnittführung:* Die allgemeinen Grundsätze (Vermeidung von Narben, die unter Zug- und Dehnungsbeanspruchung stehen; Schnitte quer in den Beugefalten, schräg zwischen diesen und längs der Mitte der Fingerseitenflächen) sind als bekannt vorauszusetzen. Das Kapitel „Syndaktylie-Rezidive" weist eindringlich auf die Gefahren falsch angelegter Hautschnitte hin. Die vielen Beispiele der folgenden Kapitel bringen einen Überblick über empfehlenswerte Incisionen.

Zum Aufhalten der Wunde sind Haltefäden oder feine Häkchen den quetschenden Pinzetten vorzuziehen. Die gewebeschonende Operationstechnik verlangt außerdem die sparsame Benutzung feuchter Tupfer und das regelmäßige Anfeuchten der Wundflächen zum Schutz vor Austrocknung, sowie die Anwendung einer *bipolaren Elektrocoagulation* bei der notwendigen, sehr subtilen Blutstillung (um die Elektronekrose eng, d.h. auf das Gewebe zwischen den beiden Elektroden zu begrenzen).

Wichtig ist eine ständig optimale Übersicht bei so sparsamer Präparation wie möglich. Ausbildung und Verlauf von Gefäßen und Nerven zeigen gerade bei den komplexen Handfehlbildungen eine große Variabilität. Auf ihre Darstellung sollte man aus diesem Grunde sowie wegen der engen Nachbarschaft der Strukturen nicht verzichten: Sie vermittelt zusätzliche Sicherheit über die Topographie. Zum Aufsuchen der Strukturen bewähren sich besonders schmale, lange Präparierscheren mit abgestumpften Spitzen.

Nach Osteotomien u.ä. streben wir möglichst stabile Osteosynthesen, z.B. unter Verwendung des AO-Kleinfragmentinstrumentariums, an, um die Zeit der Ruhigstellung von Gelenken zu verkürzen.

Als Hauttransplantate verwenden wir *dicke Spalthautlappen* ["three-quarter-thickness graft" (Padgett, 1939), Dreiviertellappen], d.h. etwa 0,5–0,6 mm starke Spalthaut mit dickem Lederhautanteil. Dünne Spalthautlappen bieten zwar eine gute Einheilungstendenz, neigen aber u.a. eher zur Schrumpfung. Wir ziehen den dicken Spalthautlappen auch dem Vollhautlappen (Wolfe-Krause-Lappen) vor, da bei jenem das Anheilungsrisiko und die Schrumpfungsneigung durch kleinere Nekrosen erwiesenermaßen größer ist (Andina, 1970, u.a.).

Wenn immer möglich, werden *Nahlappenplastiken,* in der Mehrzahl Verschiebelappen- und Z-Plastiken, angewandt (s. insbesondere das Kapitel „Syndaktylien"). Wichtig ist es, die den Verschiebelappen anhaftenden Teile der Subcutis *nicht* zu entfernen: Ernährung und Verschieblichkeit der Lappen können dadurch behindert werden. *Fernlappenplastiken* erfordern einen wesentlich größeren technischen Aufwand und sind hinsichtlich der erreichbaren Sensibilität problematisch. Ihre Anwendung läßt sich aber für verschiedene Eingriffe nicht vermeiden (s. Kap. 4.2.2, 3.10 u.a.).

Eine gewebeschonende Operationstechnik erfordert auch den Einsatz von feinsten atraumatischen Nadeln und von Nahtmaterial, das möglichst wenig zur Granulationsbildung Anlaß gibt. Die Industrie bietet hierzu heute eine breite Auswahl. Besondere Sorgfalt erfordert die Hautnaht. Die Wundränder dürfen lediglich adaptiert, nicht aber eingeschnürt werden, um nach Auftreten des zwangsläufigen posttraumatischen Ödems keine Gefährdung der Wundrandernährung heraufzubeschwören.

### 1.2.7 Postoperative (Wund-)Behandlung

Sie kann für den Erfolg der Operation ausschlaggebend sein. Druckverbände sind zur Verhinderung postoperativer Hämatome unentbehrlich, häufig sind auch dünne Saugdrainagen angezeigt. Dic Wundflächen werden vorteilhafterweise mit einer Vaseline-Gaze abgedeckt. Bei Hauttransplantaten ist ein dosierter Druckverband erforderlich, um die Ansammlung von Wundsekret unter dem Transplantat zu verhindern. Die Fingernägel müssen freibleiben, um die Durchblutung der Finger kontrollieren zu können.

Die *Ruhigstellung der Gliedmaße* erfolgt bei Kindern grundsätzlich im Oberarm-Gipsverband mit rechtwinkliger Beugung des Ellenbogengelenkes und mittlerer Pronation des Unterarmes; Unterarm-Gipsverbände werden gern abgestreift. Selbstverständlich sollten im Gipsverband auch Hand- und Fingergelenke die sog. Funktionsstellung einnehmen. Kompressionsverbände werden spätestens 2 Std nach Anlegen „bis auf die Haut" geöffnet (zirkuläre Schnürungen sind auch durch Papierbinden möglich!). In den ersten Tagen ist eine *Hochlagerung* der Hand zur Ödemprophylaxe angezeigt.

Der *erste Verbandwechsel* erfolgt im allgemeinen nicht vor dem 5.–7. Tag, bei Verwendung von freien Transplantaten nicht vor dem 8.–10. Tag. Diese Verbandwechsel sollten vom Operateur nicht dem nachgeordneten Personal überlassen werden.

### 1.2.8 Übungsbehandlung

Erst eine intensive Übungsbehandlung nach Abschluß der Wundheilung erzielt und sichert ein befriedigendes Behandlungsergebnis. Deshalb sollte die Möglichkeit einer Betreuung durch eine erfahrene Krankengymnastin und regelmäßiger Kontrollen eine weitere Voraussetzung für operative Maßnahmen sein.

Die Übungsbehandlung durch Krankengymnastin und Beschäftigungstherapeutin hat ganz gezielt auf die Verbesserung der Greiffähigkeit, Kraft und Geschicklichkeit der Hand abzuheben. Schriftliche Übungsprogramme (Beispiel s. Kap. 4.2.4), Übungsschienen, Gummizüge und Lagerungsvorrichtungen für die Nacht können neben anderem nützlich und notwendig sein. Das Ergebnis der Operation muß über längere Zeiträume durch *regelmäßige Kontrollen* im Auge behalten werden, um bei unbefriedigender Entwicklung rechtzeitig Gegenmaßnahmen einleiten zu können.

## 1.3 Überblick über häufige Behandlungsfehler

Jeder einzelne Fehler vor, während und nach einer Operation kann den Erfolg der Behandlung in Frage stellen, wie wir schon im Kapitel 1.1 „Allgemeine Hinweise" erwähnten. Auf die hauptsächlichsten Fehlerquellen werden wir im Begleittext zu den einzelnen Operationsbeispielen jeweils eingehen. Bestimmte Fehlermöglichkeiten tauchen jedoch bei einer Vielzahl von Eingriffen immer wieder auf; sie werden deshalb hier in einem Überblick vorangestellt:

- Die Schwere einer Fehlbildung wird auf Grund ihres äußeren Erscheinungsbildes und/oder des Röntgenbefundes unterschätzt; die Deformität wird nicht in all ihren Komponenten erkannt und falsch klassifiziert:
  Fehler dieser Art führen vor allem zu falschen Operationsindikationen und zu operationstechnischen Schwierigkeiten.
- Die Vorbereitung der Operation ist mangelhaft:
  Vornehmlich bei Eingriffen an Muskeln und Sehnen zur Schaffung oder Verbesserung von Greiffunktionen ist eine ausgiebige krankengymnastische und beschäftigungstherapeutische Vorbehandlung erforderlich.
- Bei komplexeren Fehlbildungen wird auf ein Vorgehen in kleinen Schritten verzichtet:
  Insbesondere die Gefäßversorgung und der spannungsfreie Wundverschluß können Probleme ergeben; auftretende postoperative Komplikationen, z.B. Infektionen, erfassen ein unnötig großes Wundareal.
- Der Operateur verfügt über kein oder kein ausreichendes handchirurgisches Instrumentarium und Nahtmaterial:
  Eine atraumatische Operationstechnik ist nicht gewährleistet.
- Der Eingriff erfolgt nicht in Blutleere:
  Eine subtile Präparation ist nicht möglich.
- Die Technik der Hautlappenplastiken ist fehlerhaft:
  a) Die Schnittführung berücksichtigt ungenügend die Zug- und Dehnungsbeanspruchung resp. die postoperative Narbenschrumpfung.
  b) Die Hautlappen werden zu spitzzipflig, zu lang oder zu schmal angelegt und erleiden deshalb trophische Störungen. Verbindliche Winkel- und Längenmaße lassen sich für den Einzelfall verständlicherweise nicht angeben. Die zu erwartende Spannungsbeanspruchung, der Verlauf der Gefäß-

versorgung, das Alter des Patienten u.a. sind zu berücksichtigen. Als grober Anhaltspunkt kann gelten, daß ein Dreieckslappen den Winkel von 40–45° an seiner Spitze möglichst nicht unterschreiten sollte; beim blattförmigen Lappen und den meisten Stiellappen beispielsweise sollte das Verhältnis von Länge : Breite nicht die Proportion von 1:2 bis 1:2,5 überschreiten (s. Operationsbeispiel 2.1.6 u.a.). Nur der sog. Leistenlappen (McGregor u. Jackson, 1972; Buck-Gramcko u. Epping, 1974) (und der sog. Fahnenlappen nach Villain) bildet auf Grund der sehr günstigen Durchblutungsverhältnisse eine Ausnahme.

c) Die Präparation der Hautlappen erfolgt in der falschen Schicht (subcutanes Fettgewebe wird entfernt).

d) Die Gefäßversorgung der Lappen wird nicht ausreichend durch eine atraumatische Präparationstechnik geschont. Die Lappen werden nicht genügend an ihren Basen mobilisiert und geraten beim Wundverschluß unter Spannung.

– Die mobilisierten Strukturen werden im weiteren Operationsverlauf nicht schonend genug behandelt:
  Gefäße und Nerven, vor allem auf der volaren Seite, werden verletzt, stranguliert oder gequetscht.
– Bei Commissurvertiefungen wird die Auftrennung störender Gefäßgabeln durch Ligatur des einen Astes unterlassen; Nervengabeln werden nicht interfasciculär getrennt:
  Die gebildete Commissur erreicht nicht die gewünschte Tiefe.
– Beim Wundverschluß unterlaufen Fehler:
  a) Nach Öffnen der Blutsperre unterbleibt ein ausreichend langes Komprimieren der Wunde (5 min) und ein anschließendes exaktes Blutstillen (Mikrokauter).
  b) Auf das Anlegen einer Saugdrainage wird verzichtet, obwohl die Größe der Wundhöhle dieses geboten hätte.
  c) Eine Verwendung von Hauttransplantaten unterbleibt: Die Hautlappen stehen dadurch unter Spannung.
  d) Liegen zirkulationsgefährdete Hautzipfel vor, werden die Hautnähte nicht wieder geöffnet, die möglicherweise den Lappen unter Spannung setzen.
  e) Statt dicker Spalthaut werden dünne Spalthauttransplantate verwendet: Schrumpfungskontrakturen werden häufig die Folge sein.
– Der postoperative Kompressionsverband wird zu locker oder zu straff angelegt; er wird zu spät gelockert; die Zirkulation wird nicht rechtzeitig oder nicht sorgfältig genug kontrolliert; die Saugdrainage knickt im (Gips-)Verband ab.
– Beim postoperativen Verband und bei späteren Verbandwechseln werden die Wundwinkel, insbesondere in der Tiefe der gebildeten Commissur, nicht durch ausreichende Tamponade vor einer Maceration durch Sekrete geschützt.
– Die postoperative Hochlagerung unterbleibt oder ist unzureichend: Dem postoperativen Ödem wird nicht genügend entgegengearbeitet.

- Die Hand wird ungenügend fixiert oder zu früh aus fixierenden Verbänden oder den transossären Kirschner-Draht-Fixationen freigegeben.
- Unter der Haut liegende Kirschner-Drähte werden nicht genügend abgepolstert: Der Druck des Gipsverbandes führt zu sog. inneren Decubitalgeschwüren.
- Aus dem Hautniveau herausragende Kirschner-Drähte werden im Gipsverband mitfixiert: Keine Ruhigstellung, weil Restbewegungen des Armes im Gips voll übertragen werden.
- Auf Nachtschienen in der Weiterbehandlung wird ganz oder zu früh verzichtet.
- Wundheilung, Nachbehandlung und Spätergebnisse werden unzureichend oder zu kurz überwacht. Die postoperative krankengymnastische und beschäftigungstherapeutische Behandlung ist mangelhaft: Die Therapeutin ist nicht ausreichend mit dem Krankheitsbild, dem durchgeführten Eingriff und dem Therapieziel vertraut; ihre Behandlung wird nicht regelmäßig vom Arzt kontrolliert; die Motivation des Patienten und der Angehörigen wurde präoperativ falsch eingeschätzt.

# 2. Syndaktylien

Syndaktylien gehören in unserem Krankengut zu den häufigsten Handfehlbildungen (s. auch Bunnell, 1959; Kelikian, 1974; u.a.). Neger sollen zehnmal seltener betroffen sein (USA: Davis u. German, 1930).

Unter morphologischen und operationstechnischen Gesichtspunkten lassen sich zwei Grundformen der Syndaktylien unterscheiden: Weichteilsyndaktylien, die wir vereinfachend *„cutane Syndaktylien"* nennen, und Verwachsungen von Fingern unter Beteiligung von Skeletelementen, die wir als *„ossäre Syndaktylien"* bezeichnen.

Syndaktylien kommen sowohl isoliert als auch im Rahmen zahlreicher komplexer Handfehlbildungen als obligates oder fakultatives Merkmal vor (z.B. Akrocephalosyndaktylien, Symbrachydaktylien, numerische Variationen, Spalthände, periphere Hypoplasien u.a.). Man kann letztere auch als *kombinierte Syndaktylien* bezeichnen; hierzu gehören die meisten ossären Formen. Daneben werden auch bei bestimmten anderen Fehlbildungssyndromen Syndaktylien beobachtet (z.B. Down-Syndrom, Laurence-Moon-Bardet-Biedl-Syndrom, Klippel-Feil-Syndrom u.a.).

*Eine Sondergruppe* bilden die Akro- und Brückensyndaktylien im Rahmen der peripheren Hypoplasien, die auch auf Grund entwicklungsmechanischer Vorstellungen als exogene (W. Müller, 1937) oder *sekundäre Syndaktylien* (Lösch, 1970) den übrigen Formen gegenübergestellt werden.

In diesem Kapitel werden nur die nicht kombinierten cutanen Syndaktylien, die Handfehlbildungen beim Apert-Syndrom und die sog. Syndaktylie-Rezidive abgehandelt. Anleitungen zur Behandlung kombinierter Formen finden sich in den entsprechenden Kapiteln (3, 4, 8, 9). Auf die Syndaktylien wird dort aber jeweils nur dann genauer eingegangen, wenn besondere Probleme bestehen oder auf Alternativen zu den hier gezeigten Standard-Schnittführungen hingewiesen werden soll.

## 2.1 Cutane Syndaktylien

### 2.1.1 Einführung

#### 2.1.1.1 Allgemeines

*Charakteristisch* ist die lückenlose Haut-Weichteil-Brücke zwischen zwei oder mehreren Fingern. Die Verwachsungen können sich mehr oder weniger weit nach distal in den Interdigitalraum erstrecken. Je nach Ausdehnung des Weichteilmantels unterscheiden wir zwischen *partiellen, subtotalen* und *tota-*

*len Syndaktylien.* Es gibt Fälle mit straffen und engen und mit lockeren und weiten Zwischenfingerräumen.

Eine operationstechnisch wichtige Struktur sind die *„Cleeland's ligaments"*. Diese entspringen an den Ligg. vaginalia sowie den seitlichen Phalanxflächen und durchflechten sich bei syndaktylen Fingern im gemeinsamen Zwischenfingerraum zu einer septumartig nach palmar „aufsteigenden", bindegewebigen Trennschicht, um dort in der Haut zu inserieren (s. Beispiel 2.1.2, Abb. 4). Lediglich im proximalen Interdigitalraum sind die palmaren *Gefäße und Nerven* von dorsal her nicht durch die Cleeland's ligaments geschützt (Lösch, 1970) und müssen daher bei der operativen Fingertrennung besonders beachtet werden. Die Gefäß- und Nervengabelungen der Aa. und Nn. dig. palm. prop. können nach distal verlagert sein. Neben deutlichen Kaliberschwankungen muß gelegentlich auch mit Aplasien einzelner Gefäße gerechnet werden (Azzolini, 1975; eigene Beobachtung; u.a.). Auch der periphere Zusammenschluß zweier Fingernerven zu einem Nervenstrang ist beschrieben (s. Bonola u. Morelli, 1972, Abb. 135).

An den *Fingersehnen* sind gröbere pathologische Veränderungen Ausnahmen. Die Sehne des M. flex. dig. prof. kann manchmal fächerförmig an der Endphalanx aufzweigen und mit der benachbarten verflochten sein.

Syndaktylien kommen *am häufigsten zwischen Mittel- und Ringfinger* (Typ I nach McKusick, im älteren Schrifttum: Zygodaktylie) sowie *Zeige- und Mittelfinger* vor und treten *oft symmetrisch* auf (Lit. s. bei Bunnell, 1959; Kelikian, 1974). Das männliche Geschlecht ist häufiger betroffen. Zahlreiche erbliche Formen sind bekannt (s. bei McKusick, 1975; Grebe, 1964; Kelikian, 1974), fast ausnahmslos mit autosomal-dominantem Erbgang (mit unterschiedlicher Penetranz).

Bei Verschmelzungen *ungleich großer Finger* (IV. und V. Finger) drohen im Laufe des Wachstums Deviationen, weil die benachbarten Fingergelenke nicht auf gleicher Höhe liegen und der kleinere Partner den größeren zu sich herüberziehen kann.

#### 2.1.1.2 Zeitpunkt der Operationen

Bei Syndaktylien zwischen zwei gleich großen Fingern operieren wir im allgemeinen im Vorschulalter. Etwas früher, nämlich etwa im 3.–4. Lebensjahr, liegt der günstigste Operationszeitpunkt bei Verwachsungen mehrerer Finger; die Behandlung sollte bis zum Schulbeginn abgeschlossen sein.

Syndaktylien an ungleich großen Fingern mit Funktionsstörungen oder Tendenzen zu Fehlwuchs und Kontrakturen werden schon im 1.–2. Lebensjahr operiert.

#### 2.1.1.3 Allgemeine Operationsrichtlinien

Die *Commissur* muß genügend breit und tief sowie schräg von proximal-dorsal nach distal-palmar abfallend gebildet werden. Ihre Lage richtet sich nach den normalen benachbarten Schwimmhautfalten. Man kann entweder einen, zwei oder auch drei örtlich gestielte Schwenklappen verwenden. Wir *bevorzugen* einen *palmaren (sog. Blattlappen) oder dorsalen Lappen,* weil es damit zu keinen störenden Narben im Spannungsfeld der Schwimmhaut kommt und der natürlichen Neigung der Commissur am besten entsprochen werden kann (Blauth, 1972). Bei Verwendung eines dorsalen (zweizipfligen) Lappens (s. Beispiel 2.1.4) entstehen nicht so ausgedehnte Wundflächen auf der Palmarseite der Finger wie bei der Commissurbildung mit einem palmaren Schwenklappen (s. Beispiel 2.1.3). Diese Hautlappen sollten weder zu kurz noch zu schmal gewählt werden; im allgemeinen muß die Spitze eines palmaren Lappens z.B. bis nahe an die Hautfalten des proximalen Interphalangealgelenks heranreichen.

Bei enger Commissur *zwischen Daumen und Zeigefinger* verwenden wir drei verschiedene Verfahren:

- In leichteren Fällen eine sog. *Z-Plastik* (s. Beispiel 2.2.5 u.a.).
- In der Mehrzahl der Fälle mit stärkerer Verengung eine sog. *erweiterte Z-Plastik* (mit zusätzlichem dorso-radialen oder dorso-ulnaren Schwenklappen; Blauth, 1975) (s. Beispiel 5.4, 2.2.3 u.a.).
- In einzelnen, sehr schweren Fällen einen *Rundstiellappen* (s. Beispiel 4.2, 2.2.2 u.a.).

Die *Trennung der Langfinger* erfolgt von *Zick-zack-Schnitten* aus (Blauth, 1972; Buck-Gramcko, 1975; Cronin, 1956; Ebskov u. Zachariae, 1966; Kinmoth, 1975; Meissl et al., 1975; Millesi, 1970, 1971; u.a.), die an den Nachbarfingern jeweils mindestens bis zur Mitte der Beuge- und Streckseite reichen sollen (Blauth, 1972). Längsincisionen oder leicht wellenförmige Schnitte sind zu vermeiden (s.u.).

Freibleibende *Hautdefekte* im Bereiche der Fingerseitenflächen werden mit *dicken Spalthauttransplantaten* gedeckt, weil selbst bei Syndaktylien mit weiten Interdigitalbrücken immer zu wenig ortsständige Haut zur Verfügung steht. Deshalb führen alle Versuche eines Wundschlusses ohne Zuhilfenahme von Hauttransplantaten zum Rezidiv! Mehrere kleine Transplantatareale sind zu bevorzugen, weil eine obligate Schrumpfungsneigung (s. Kap. 1.2) erfahrungsgemäß so besser von der umgebenden Haut kompensiert wird.

*Syndaktylien zwischen mehreren Fingern* sollen *niemals* in *einer* Sitzung, sondern immer nacheinander und mit verschiedenen Techniken der Commissurbildung operiert werden. Dieses unterschiedliche Vorgehen ist zweckmäßig, um jede einzelne Schwimmhaut mit narbenfreier Haut aufzubauen.

Die Schwierigkeiten einer Syndaktylietrennung werden auch heute noch sehr häufig unterschätzt! Geschmeidige Commissuren ohne kontrakte Narben (als Langzeitergebnis) sind nur bei geeigneter Schnittführung zu erzielen. Bekanntlich sind *beugeseitige (und streckseitige) Längsschnitte an den Fingern* zu *vermeiden,* weil sie sicher zu Narbenkontrakturen führen.

Beim Kind wachsen Incisionsnarben nicht in gleicher Weise wie die übrige Haut: So können z.B. aus wellenförmigen Hautschnitten längsverlaufende Hautnarben oder Narbenkontrakturen werden (s. Kap. 2.3) (Millesi, 1961;

Meissl et al., 1975). Hinsichtlich der möglichen Fehler sei einmal auf die Einleitung (1.3) und das Kapitel „Syndaktylie-Rezidive" (2.3) verwiesen, zum anderen besonders auf die Anmerkungen zum Operationsbeispiel 2.1.2.

### 2.1.1.4 Postoperative Behandlung

Nach erfolgtem Wundschluß empfiehlt sich folgendes Vorgehen:

Abdecken der Wunden mit *Vaseline-Gaze.* Den Zwischenraum zwischen den gestreckten und abgespreizten Fingern mit *lockeren Tupferlagen oder Stahlwolle* ausfüllen. *Leichter Druckverband* mit schmaler elastischer Binde. Gepolsterter *Oberarm-Gipsverband* unter Einschluß sämtlicher Finger; die Fingerkuppen bleiben zur Überprüfung der Zirkulation frei (Meves, 1975). Verband und elastische Binde werden streckseitig spätestens nach 2 Std, bei Bedarf früher, aufgeschnitten. Hochlagerung der Gliedmaße für ca. 5—7 Tage.

Der erste *Verbandwechsel* erfolgt bei komplikationslosem Heilverlauf nach ca. 8—10 Tagen; verkrustete Tupfer werden mit physiologischer Kochsalzlösung o.ä. vorsichtig abgeweicht.

Zur aktiven *Übungsbehandlung* werden die Finger erst nach vollständigem Abheilen der Wunden und Einheilen der Transplantate freigegeben. Nachtschienen oder spezielle krankengymnastische Maßnahmen sind im allgemeinen nicht erforderlich.

## 2.1.2 Totale Syndaktylie gleich langer Finger (III/IV)

*Operationsziel*

Beseitigung der interdigitalen Haut-Weichteil-Brücke, Bildung einer Schwimmhaut am normalen Ort unter Verwendung örtlich gestielter Schwenklappen

Abb. 1 Ausgangsbefund und Schnittführung, Ansicht von dorsal.
Die Zick-zack-Schnitte reichen etwa zur Mitte der jeweiligen Fingerstreckseiten

Abb. 2 Ansicht von palmar.
Die Spitze des „Commissurlappens" (1) soll bis nahe an die Beugefalten der proximalen Interphalangealgelenke reichen. Die Dreiecke seitlich am Lappen 1 markieren Hautbezirke, die später vor Einnähen der dicken Spalthauttransplantate (s. Abb. 8) reseziert werden; dadurch ist ein günstigerer Narbenverlauf auf der Palmarseite zu erreichen: Längsverlaufende Narben werden vermieden

Abb. 3 Bei der Präparation der Hautlappen sind die Hauptgefäße, auch Venen, zu schonen. Subcutanes Fettgewebe bleibt an den Lappen. Man geht von dorsal in den Interdigitalraum ein; Leitstrukturen sind die senkrecht stehenden Bandzüge der Cleeland's ligaments, die wie eine Trennwand angeordnet sind und zum Bindegewebe der Palmarhaut einstrahlen. Diese Gebilde (s. Abb. 4) liegen zwischen den beiden längsverlaufenden Hauptvenen. Quere Venenanastomosen in Nähe der Hauptgefäße sollen möglichst ligiert, nicht coaguliert werden

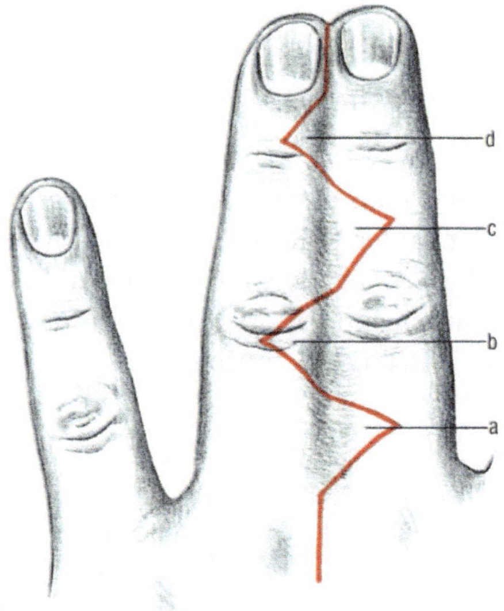
d
c
b
a

1

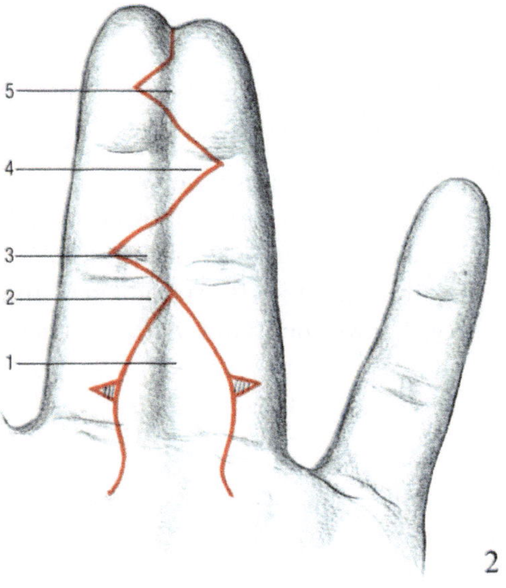
5
4
3
2
1

2

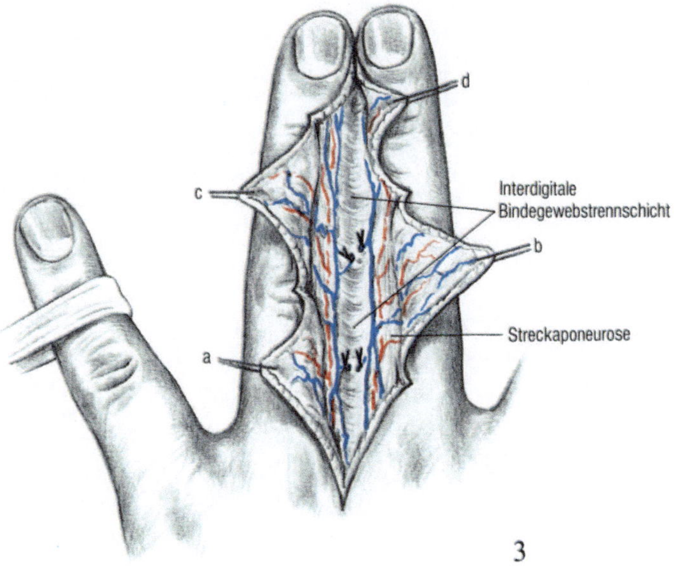
d
c
Interdigitale
Bindegewebstrennschicht
b
Streckaponeurose
a

3

Abb. 4 Querschnitt durch beide Finger in Höhe der proximalen Phalangen (schematisch n. Lösch, 1970)

Abb. 5 Nach Präparation der palmaren Lappen spreizt man die Finger leicht auseinander. Die dadurch angespannten Weichteile werden unter Schonung der Gefäß-Nerven-Bündel vorsichtig von distal nach proximal durchtrennt, bis die Gefäß- und Nervengabel (nicht im Bild) freiliegt. Palmaren Commissurlappen probeweise einpassen (1); ggf. Zwischenraum weiter vertiefen: Lig. capit. transvers. durchtrennen

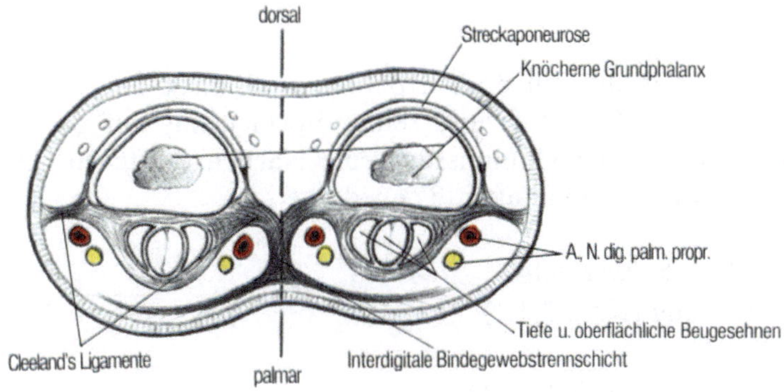
dorsal
Streckaponeurose
Knöcherne Grundphalanx
A, N. dig. palm. propr.
Tiefe u. oberflächliche Beugesehnen
Cleeland's Ligamente
palmar
Interdigitale Bindegewebstrennschicht

4

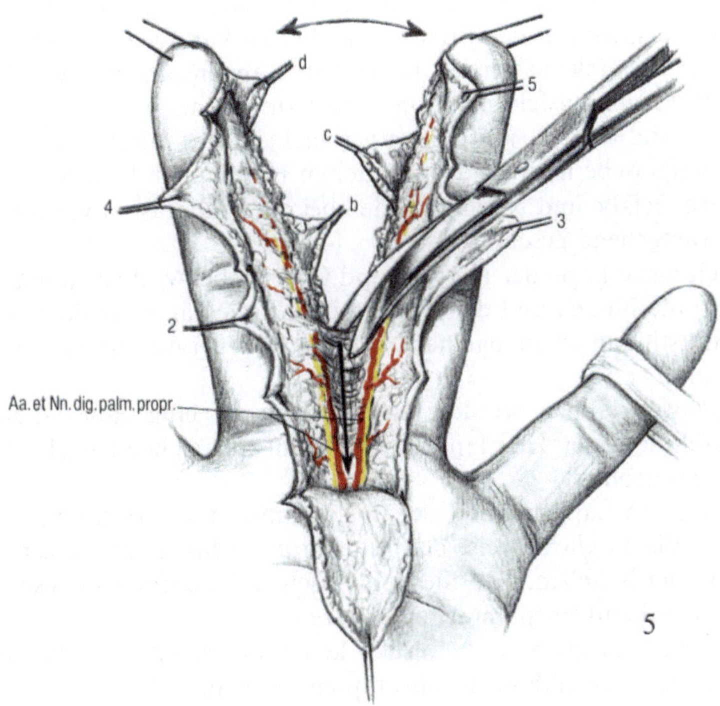
d
5
c
4
b
3
2
Aa. et Nn. dig. palm. propr.

5

Abb. 6–8 Schlußbilder, Ansicht von dorsal, palmar und Blick auf die Fingerseitenflächen. Der Lappen 1 reicht auf Grund seiner Form etwas auf die Fingerseitenflächen, so daß im Bereich der Commissur keine Narben entstehen. Defekte werden mit dicken Spalthauttransplantaten (Tr) gedeckt

*Postoperative Behandlung*
Siehe Einführung (Kap. 2.1.1)

*Spezielle Fehler und Gefahren*

- Die Schnittführung wird nicht zu Beginn der Operation detailliert festgelegt (und mit sterilem Filzstift vorgezeichnet).
- Die Schwenklappen an den Seitenflächen der Finger sind zu kurz: Die Zick-zack-Incisionen reichen nicht bis etwa zur Mitte der Fingerstreck- und -beugeseiten.
- Die commissurbildenden Stiellappen sind zu kurz gewählt oder die Commissur ist nicht ausreichend vertieft (s. unten): Lappenspitzen bzw. Nahtstellen kommen im Spannungsfeld der Commissur zu liegen.
- Die Präparation der Hautlappen geschieht in der falschen Schicht: Das subcutane Fettgewebe muß an dem gestielten Hautlappen bleiben.
- Palmare Gefäße und Nerven werden bei der Präparation verletzt, dorsale Venen nicht weitgehend geschont.
- Bei weit distal liegender Nerven- und Gefäßgabel wird versäumt, einen Arterienast zu unterbinden und den Nerven interfasciculär zu spalten (s. Beispiel 2.1.3).
- Die Blutstillung ist mangelhaft: Hautlappen geraten unter zunehmende Spannung u.a.
- Die Schwenklappen werden unter Spannung eingenäht (s. auch oben); die Durchblutung der Hautlappen wird nicht ausreichend nach Öffnen der Blutsperre kontrolliert.
- Sind einzelne Lappenenden ischämisch, müssen *die* Hautnähte wieder geöffnet werden, die möglicherweise den Lappen unter Spannung setzen. Bleibt die Ischämie weiter bestehen, sind die ischämischen Abschnitte zu resezieren und durch dicke Spalthauttransplantate zu ersetzen.
- Zur freien Transplantation werden keine *dicken* Spalthautlappen entnommen: Dünne (Spalt-)Hautlappen schrumpfen! (s. Kap. 1.2).
- Die dicken Spalthauttransplantate und gestielten Hautlappen werden entweder unter zu geringer oder zu starker Kompression verbunden.
- Das Wundgebiet wird nicht ausreichend ruhiggestellt (z.B. kein Gipsverband); die Dauer der Ruhigstellung wird zu kurz bemessen (z.B. wird der erste Verbandwechsel früher als nach 8–10 Tagen vorgenommen).
- Die Commissur wird im Verband nicht optimal entfaltet (Spannungen aber vermeiden!).
- Der Zwischenfingerraum wird nicht bis zum tiefsten Punkt der Commissur mit lockeren Tupferlagen ausgefüllt: Verklebungen und Hautmacerationen sind mögliche Folgen

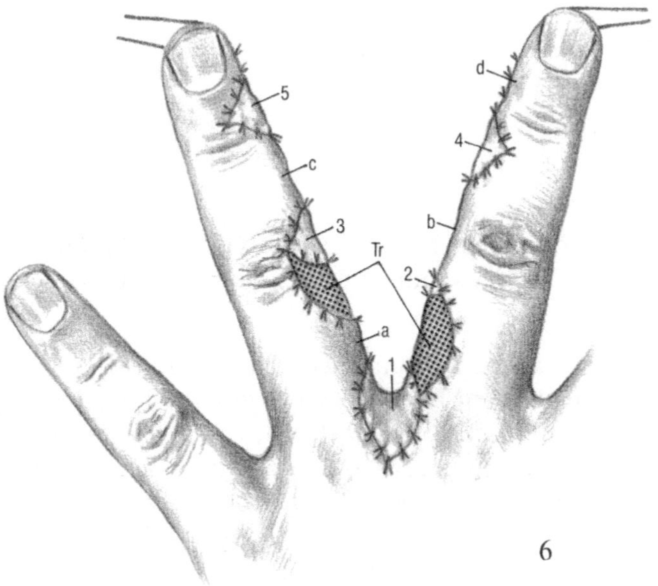


6

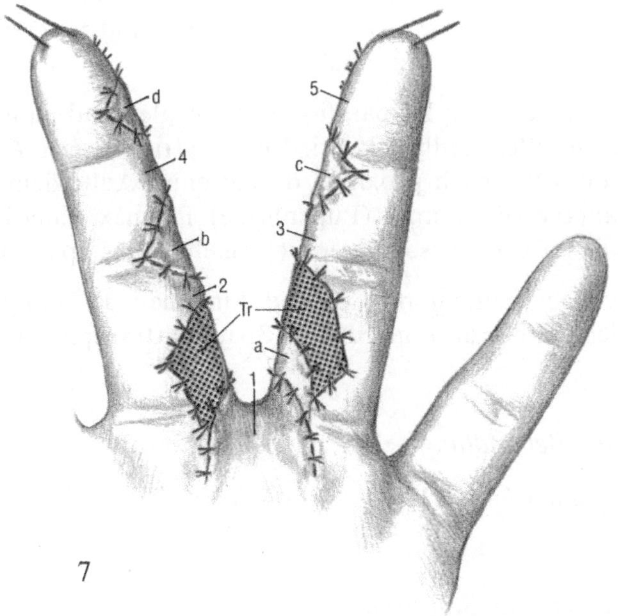


7

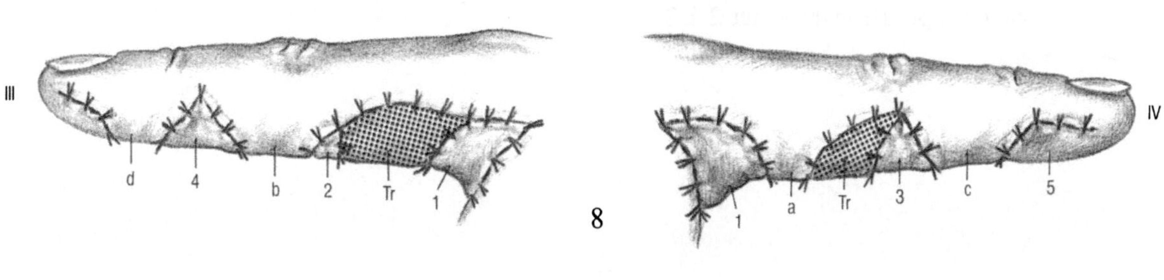


8

## 2.1.3 Subtotale Syndaktylie ungleich langer Finger (IV/V)

*Operationsziel*

Beseitigung der interdigitalen Haut-Weichteil-Brücke, Bildung einer Schwimmhaut am normalen Ort unter Verwendung örtlich gestielter Schwenklappen

Abb. 1 Ausgangsbefund und Schnittführung, Ansicht von dorsal.
Wegen der unterschiedlichen Größe der betroffenen Finger und der relativ weiten interdigitalen Weichteilbrücke braucht die Zick-zack-förmige Incision nicht bis über die Mitte des Ringfingerendgliedes zu verlaufen. Beim Einnähen der Hautlappen ist u.U. ein querer Hilfsschnitt (punktiert) erforderlich (s. Abb. 4)

Abb. 2 Ausgangsbefund und Schnittführung, Ansicht von palmar.
Der Lappen 3 erscheint etwas kurz: Die interdigitale Hautbrücke ist jedoch so weit, daß er sich ohne Spannung nach distal auf die Streckseite des Ringfingers verschieben läßt. Die Dreiecke am Lappen 1 markieren Hautbezirke, die vor Einnähen der dicken Spalthauttransplantate (s. Abb. 4 und 5) reseziert werden, um einen günstigeren Narbenverlauf zu erhalten

Abb. 3 Ansicht von palmar nach Präparation der dorsalen und palmaren Haut.
Die interdigitale Weichteilbrücke wird unter gleichzeitiger Abspreizung der Finger vorsichtig von distal nach proximal durchtrennt. Außerdem interfasciculäre Trennung des Hauptnervenstammes (Lupenbrille). Bei maximaler Fingerspreizung dürfen die Weichteile im Commissurgebiet nicht mehr unter Spannung stehen!

Abb. 4 u. 5 Schlußbilder nach Zurichten (c, 3) und Einnähen der Lappen sowie Decken der freibleibenden Hautbezirke mit dicken Spalthauttransplantaten (Tr)

*Postoperative Behandlung*

Siehe Einführung (Kap. 2.1.1)

*Spezielle Fehler und Gefahren*

Siehe Operationsbeispiel 2.1.2

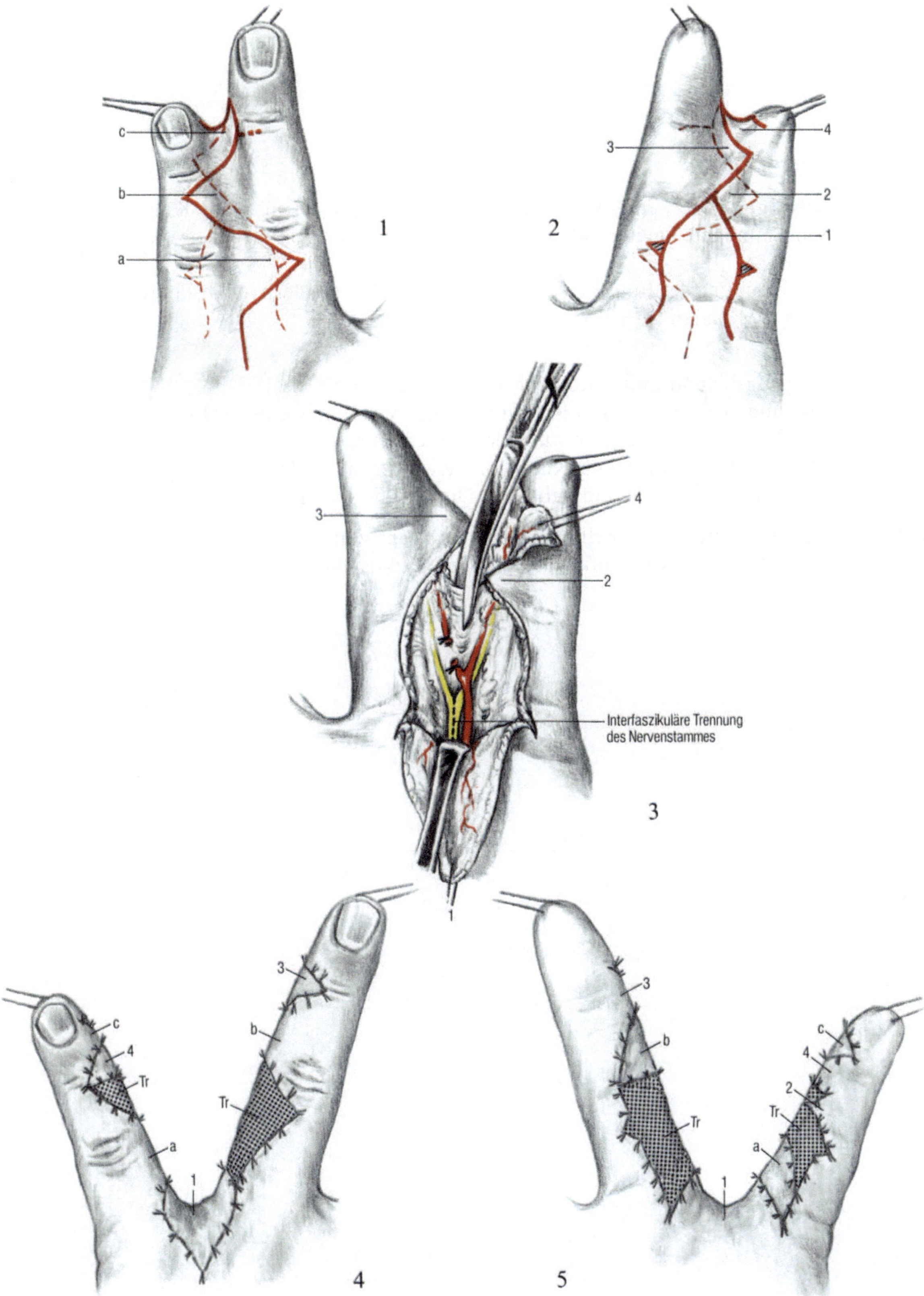
c
b
a
1
3
4
2
1
2
3
4
2
Interfaszikuläre Trennung des Nervenstammes
3
1
3
c
4
Tr
b
Tr
a
1
4
3
b
Tr
c
4
2
Tr
a
1
5

## 2.1.4 Totale Syndaktylie mehrerer Langfinger

*Operationsziel*

Beseitigung der interdigitalen Haut-Weichteil-Brücken und Konstruktion der Schwimmhäute am normalen Ort unter Verwendung von örtlich gestielten Schwenklappen.
Die Trennung der Finger erfolgt nicht gleichzeitig, sondern in Abständen von mindestens 3 Monaten

Abb. 1 Ausgangsbefund und Schnittführung, Ansicht von dorsal.
Trennung von Mittel- und Ringfinger unter Verwendung eines dorsalen Stiellappens zur Deckung der Fingercommissur (s. auch Beispiel 4.3.1).
Die Commissur zwischen Ring- und Kleinfinger wird (beim 2., späteren Eingriff) mit je einem dorsalen und palmaren Dreieckslappen (gestrichelte Linien) konstruiert

Abb. 2 Ausgangsbefund und Schnittführung, Ansicht von palmar.
Trennung der Zwischenfingerräume von Zick-zack-Schnitten aus

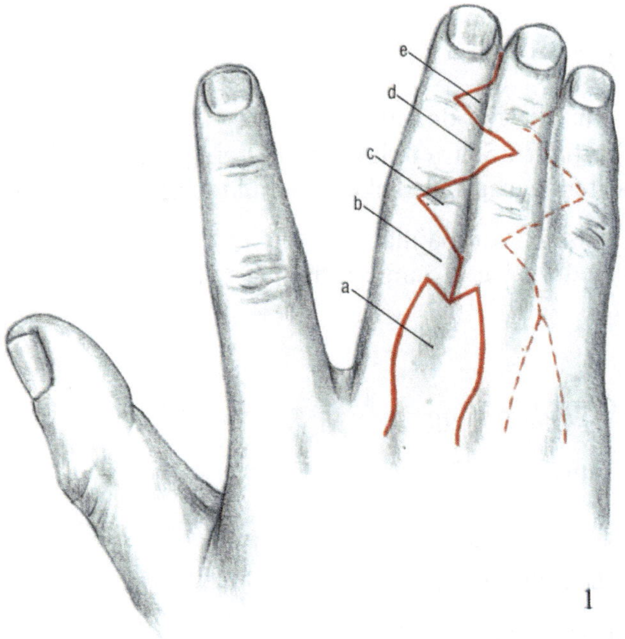


1

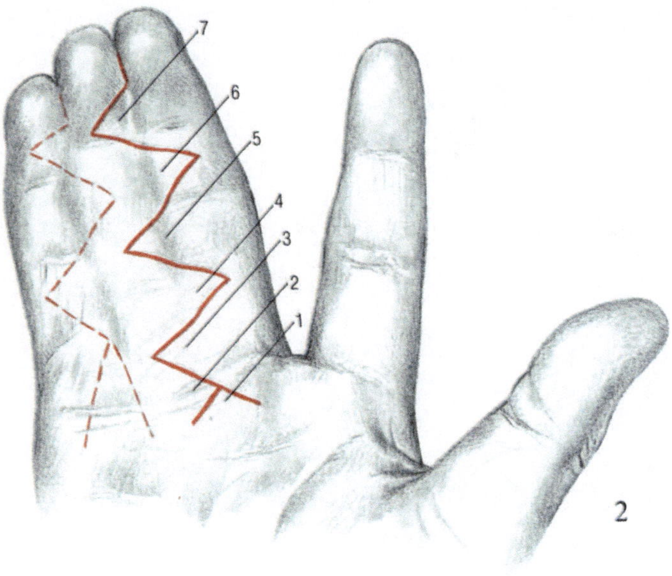


2

Abb. 3 Schlußbild, Ansicht von dorsal.
Die örtlich gestielten Schwenklappen sind eingenäht, freibleibende Hautdefekte an den Fingerseitenflächen mit dicken Spalthauttransplantaten (Tr) geschlossen

Abb. 4 Schlußbild, Ansicht von palmar.
Die Haut des dorsalen Commissurlappens (a) reicht etwas auf die Fingerseitenflächen über!

*Postoperative Behandlung*

Siehe Einführung (Kap. 2.1.1)

*Spezielle Fehler und Gefahren*

Siehe Operationsbeispiel 2.1.2

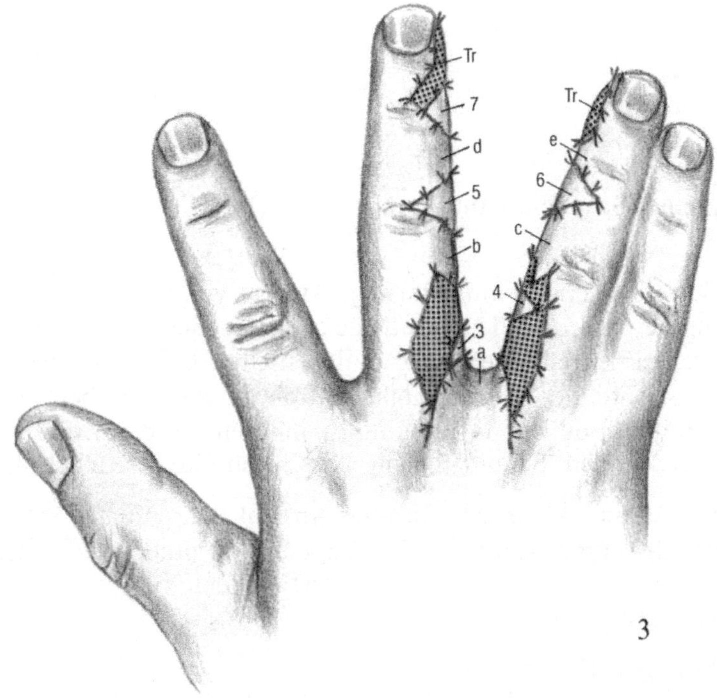


3

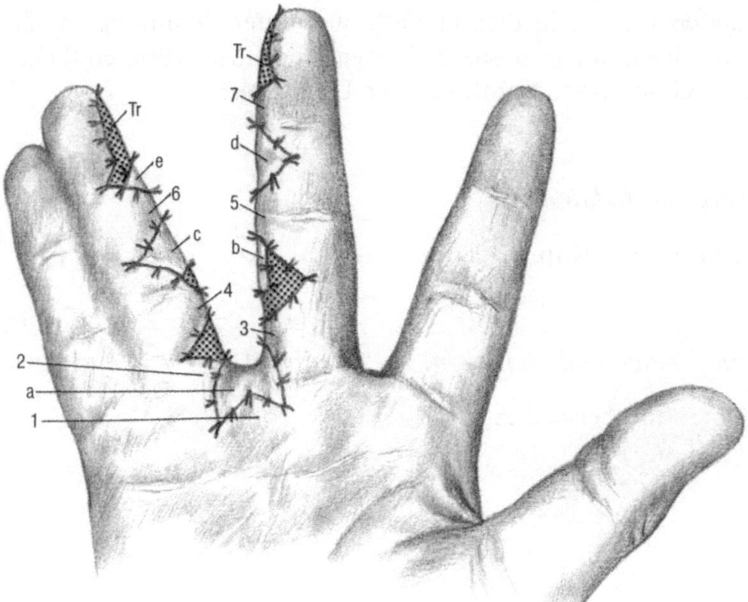


4

## 2.1.5 Partielle Syndaktylie („Kurzform“)

*Operationsziel*

Bildung einer Schwimmhaut am normalen Ort

Abb. 1 Ausgangsbefund und Schnittführung, Ansicht von dorsal.
Trennung der interdigitalen Hautbrücke durch Zick-zack-Schnitte. Die Commissur wird durch einen palmaren, proximal gestielten Lappen (1) gebildet, dessen Spitze über den Scheitel der Schwimmhaut auf die Streckseite übergreift.
Bei der Präparation der dorsalen und palmaren Lappen sind die Hauptgefäße und -nerven zu schonen. Schnittführung der Gegenseite gestrichelt markiert

Abb. 2 Ausgangsbefund und Schnittführung, Ansicht von palmar.
Die Basis des commissurbildenden Lappens (1) muß evtl. später zum spannungsfreien Einlegen nach proximal erweitert werden (unterbrochene Linie). Dorsale Incisionen gestrichelt

Abb. 3 Schlußbild, Ansicht von dorsal.
Spannungsfreie Hautnaht; verbliebene Hautdefekte an den Fingerseitenflächen sind mit dicken Spalthauttransplantaten gedeckt

Abb. 4 dgl., Ansicht von palmar.
Der Lappen b hätte in diesem Falle nur unter Spannung in die Commissurecke genäht werden können; deshalb Verwendung eines größeren dicken Spalthauttransplantates. Gestrichelt: Nahtlinien der Dorsalseite

*Postoperative Behandlung*

Siehe Einführung (Kap. 2.1.1)

*Spezielle Fehler und Gefahren*

Siehe Operationsbeispiel 2.1.2

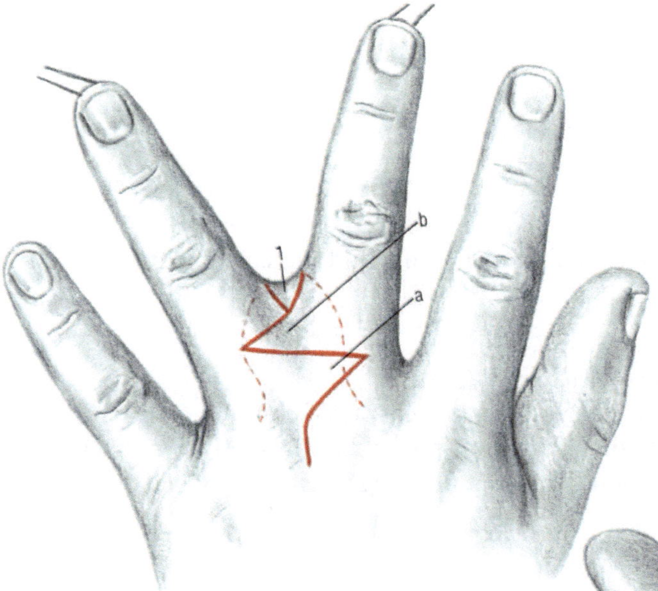


1

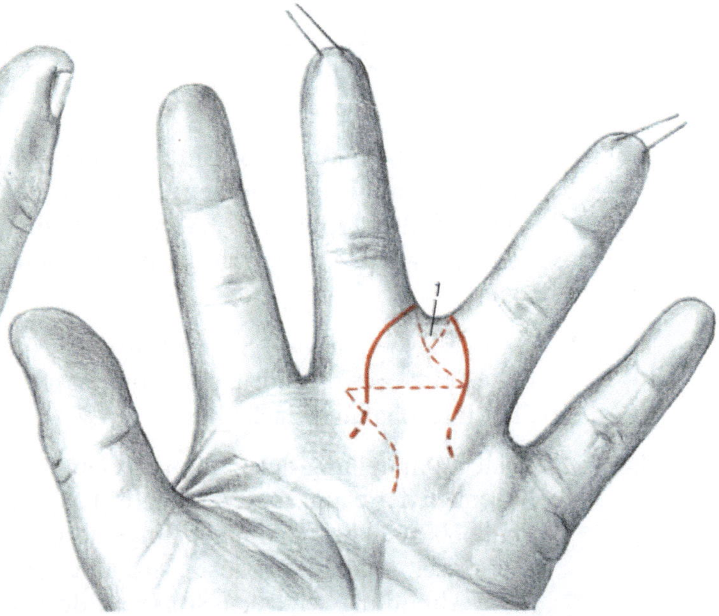


2

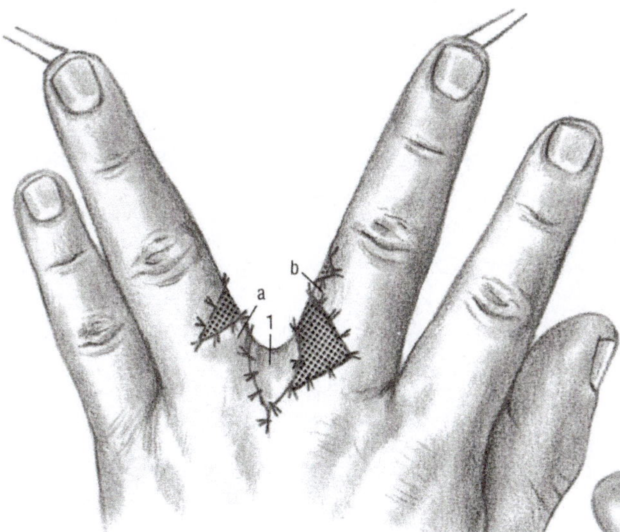


3

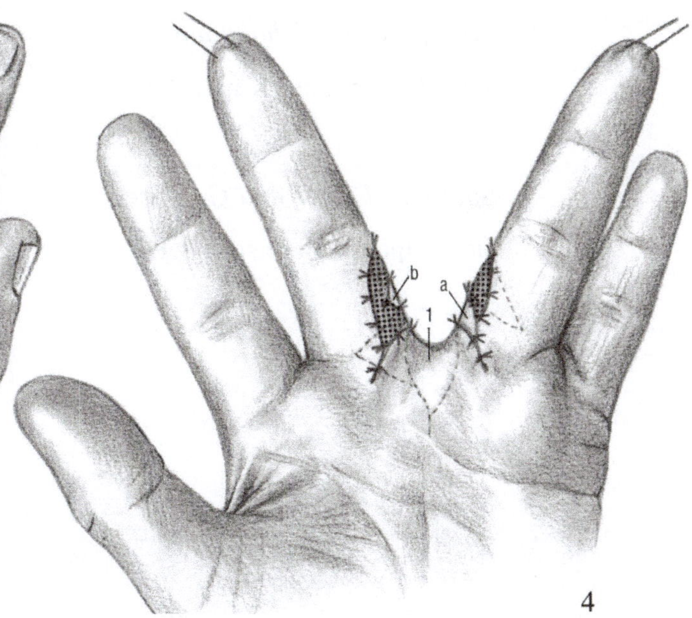


4

## 2.1.6 Partielle Syndaktylie („Langform“)

*Operationsziel*

Beseitigung der interdigitalen Haut-Weichteil-Brücke und Bildung einer Schwimmhaut am normalen Ort

Abb. 1 Ausgangsbefund und Schnittführung, Ansicht von dorsal.
Die Trennung des Zwischenfingerraumes erfolgt von Zick-zack-Schnitten aus. Lappen d sollte Lappen 3 (s. Abb. 2) entsprechen; die Spitzen beider Lappen müssen daher etwa in gleicher Höhe liegen. Schnittführung der Gegenseite gestrichelt markiert

Abb. 2 Ausgangsbefund und Schnittführung, Ansicht von palmar.
Die Spitze des blattförmigen Commissurlappens (1) reicht bis in Höhe des proximalen Interphalangealgelenkes

Abb. 3 Nach Darstellung der palmaren Gefäße und Nerven:
Trennen der palmaren Weichteile; Präparation im Interdigitalraum weit nach proximal, bis auch bei maximaler Fingerspreizung kein Weichteilwiderstand mehr besteht. In dieser Operationsphase wird abwechselnd von palmar und dorsal präpariert. Die Abbildung zeigt den Situs von dorsal

Abb. 4 u. 5 Schlußbilder.
Lappen spannungsfrei eingenäht. Hautdefekte an den Fingerseitenflächen mit dicken Spalthauttransplantaten gedeckt

*Postoperative Behandlung*

Siehe Einführung (Kap. 2.1.1)

*Spezielle Fehler und Gefahren*

Siehe Operationsbeispiel 2.1.2

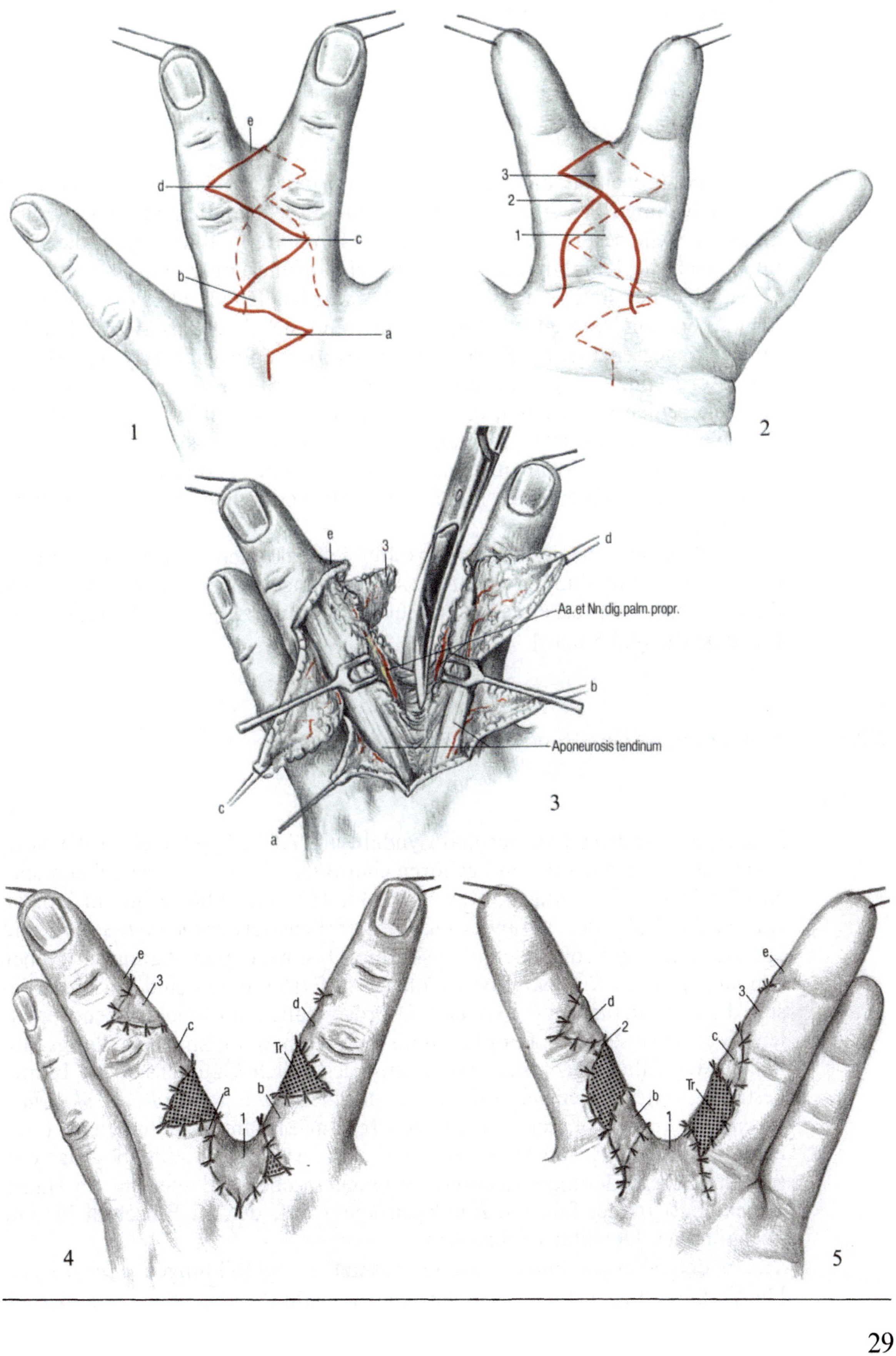
e
d
c
b
a
1
3
2
1
2
e
3
d
Aa. et Nn. dig. palm. propr.
b
Aponeurosis tendinum
c
a
3
e
3
c
d
Tr
a
b
1
4
d
2
b
1
e
3
c
Tr
5

## 2.2 Ossäre Syndaktylien

Zahlenmäßig weitaus die meisten Fälle von ossären Syndaktylien begegnen uns im Rahmen des *Apert-Syndroms*. Nur diese Handfehlbildungen sollen an dieser Stelle besprochen werden. Einige familiäre Fehlbildungen, die ebenfalls durch die Kombination von Schädeldeformierungen und Syndaktylien gekennzeichnet sind (s. PFEIFFER, 1969), wurden früher als Formvarianten dem Apert-Syndrom zugerechnet. Heute sind sie als eigenständige Fehlbildungen abgegrenzt (s. McKUSICK, 1975: Acrocephalosyndactyly type II–VI u.a., Acrocephalopolysyndactyly type I–III). Alle Formen, insbesondere auch die beiden wichtigsten, das dominant erbliche Pfeiffer-Syndrom (PFEIFFER, 1964) (mit partiellen Syndaktylien und pollex varus) und das rezessiv erbliche Carpenter-Syndrom (mit präaxialer Polysyndaktylie) (TEMTAMY, 1966) zeigen im allgemeinen reine Weichteilsyndaktylien, wie im Kapitel 2.1 beschrieben.

Ergeben sich für die Therapie ossärer Syndaktylien im Rahmen anderer komplexer Fehlbildungen wichtige Abweichungen oder Alternativen, sind diese in den entsprechenden Kapiteln aufgeführt [z.B. Oligodaktylie (4.3), Polydaktylie (4.5.5 u.a.)].

### 2.2.1 Einführung „Apert-Hand“

#### 2.2.1.1 Allgemeines

Zum Apert-Syndrom [Akrocephalosyndaktylie (ACS) Typ I nach McKUSICK, „typische“ ACS nach BLANK] gehören charakteristische und weitgehend spezifische Handfehlbildungen. Das Syndrom (APERT, 1906) zeigt im ganzen ein bei der Fülle der Veränderungen bemerkenswert *einheitliches Bild* und läßt sich damit gut von anderen Dyskranio-Dysphalangien abgrenzen: Neben den *ausgeprägten Syndaktylien* an allen vier Extremitäten sind am auffälligsten die *Veränderungen des Schädels* (Akrocephalie vom brachysphenocephalen Typ: Turmschädel, Exophthalmus und Hypertelorismus, Stellungsanomalien der Zähne bei hohem Gaumen, gelegentlich Gaumenspalte). Immer bestehen weitere, weniger auffällige Veränderungen an *anderen Skeletabschnitten:* An den oberen Gliedmaßen regelmäßig am Schultergelenk (vornehmlich mit endgradiger Abduktionsbehinderung) und Ellenbogengelenk (mit Streckbehinderung und cubitus valgus), anscheinend aber nie am Handgelenk. Fast immer fällt ein *Intelligenzdefekt* auf, der im Einzelfall bis zur hochgradigen Debilität reichen kann.

An den Händen finden sich grundsätzlich Fehlbildungen *aller Finger.* Die Veränderungen sind – von wenigen Ausnahmen abgesehen – äußerlich nahezu seitengleich. Numerische Abweichungen gehören nicht zum eigentlichen Syndrom.

In morphologischer, funktioneller und therapeutischer Hinsicht können *drei Schweregrade* unterschieden werden: Allen Formen gemeinsam ist eine enge, totale Syndaktylie der Finger II–IV mit Verwachsung der Fingerkuppen, durchgehendem Nagelband und meistens auch peripheren Synostosen (Akrosynostosen II–IV) sowie eine zumindest partielle Syndaktylie des V. Fingers. Regelmäßig zeigen die Langfinger eine Brachydaktylie durch Assimilationshypophalangie oder Symphalangie mit einem überlangen Grundelement. – Vor dem 4. Lebensjahr kann bei einzelnen Fingern allerdings der Eindruck einer Dreigliedrigkeit vorgetäuscht werden, wenn röntgenologisch ein weiterer Ossifikationskern erkennbar ist (Gelenkhypoplasie). Ganz vereinzelt wird auch echte Dreigliedrigkeit beobachtet (leichte Gelenkhypoplasie); immer kommt es jedoch im Laufe der ersten Lebensjahre an allen Langfingern zu ossären Symphalangien mit stark vermindertem Bewegungsumfang in den Fingerendgelenken (s. auch Kap. 6).

Bei der häufigsten Form, dem *Typ I,* ist der Daumen aus der restlichen Handplatte gut abgegrenzt. Sein Bewegungsspielraum ist aber meistens durch eine ungenügende Tiefe und Breite der Commissur eingeengt. Auch der V. Finger erscheint äußerlich gut gegliedert; nur eine partielle interdigitale Weichteilbrücke fesselt ihn an die Nachbarfinger.

Beim *Typ II* (Geburtshelfer-Hand) ist auch der V. Finger durch eine straffe, totale (nicht ossäre) Syndaktylie an die übrigen Langfinger angegliedert.

Beim *Typ III* (Löffel-Hand) schließlich besteht eine komplette Syndaktylie aller Finger: Die Akren liegen in gleicher Höhe und sind zur Palmarseite hin konkav zusammengezogen. Dadurch entsteht das Bild eines Löffels. Das gemeinsame Nagelband ist in der Regel stark aufgeworfen, stellenweise dachförmig deformiert.

Im einzelnen sind folgende *Skelet-* und *Weichteilveränderungen* zu berücksichtigen:

Beim Schweregrad I und II ist der *Daumen* erheblich verkürzt, auffallend verbreitert und im Grundgelenk mehr oder weniger stark nach radial deviiert. In etwa der Hälfte der Fälle liegen zwei kurze, dysplastische Phalangen vor; eine spätere synchondrotische-synostotische Überbrückung des Interphalangealgelenkes scheint auszubleiben. Ist nur eine einzige Phalanx angelegt, so ist diese gewöhnlich entsprechend länger und dicker (Assimilations-Hypophalangie).

Beim Typ III ist der Daumen vergleichsweise länger. Die Daumenballenmuskulatur weist im allgemeinen keine nennenswerten Störungen auf. Fast immer findet man eine Seit-zu-Seit-Synostosierung zwischen den proximalen Anteilen des IV. und V. Metacarpale.

Wie bei den einfachen cutanen Syndaktylien ist auch an Apert-Händen mit Verlagerungen der *Gefäß- und Nervenaufzweigungen* nach distal in die Interdigitalräume zu rechnen. Ab und zu liegen Hypoplasien einzelner palmarer Fingerarterien vor oder es findet sich nur ein Gefäß oder Nerv im

Zwischenfingerraum. Solche Anomalien gibt es offenbar häufiger zwischen dem III. und IV. Finger. Entsprechend der fehlenden Distanz der Skelet- und Weichteile können – besonders beim Typ III – die zum Daumen abgehenden Gefäße stark *verkürzt* sein (LÖSCH, 1970).

*Muskeln und Sehnen* sind in der Mehrzahl der Fälle regelrecht ausgebildet. Gelegentlich wird an den Beugesehnen ein gestörtes Insertionsverhalten beobachtet – eine Tatsache, die wohl im Zusammenhang mit der mangelhaften Differenzierung des distalen Handblastems steht. Meist fehlt dann das Chiasma der oberflächlichen Beugesehnen in Höhe der Grundphalanx als Durchlaß für die Profundussehnen; stattdessen gelangen die Sehnen durch Umeinanderwinden nach distal, strahlen etwa in Höhe der Fingerendgelenke fächerförmig aus und verflechten sich untereinander und mit den Sehnen der Nachbarglieder arkadenförmig zu einem breiten, gemeinsamen Sehnenbogen. Die Sehne des Flexor poll. long. schließt sich beim Typ III diesem Sehnenbogen an; beim Typ I fanden wir sie einmal mit einer Sehne des Zeigefingers bis in Höhe der Commissur verschmolzen (s. Operationsbeispiel 2.2.5).

Auch an den Mm. lumbricales und Mm. interossei kommen Aplasien, Hypoplasien und Insertionsanomalien einzelner Muskeln vor.

Die *Palmaraponeurose* reicht weiter nach distal als normal und schließt mit straffen, bogenförmigen Querzügen ab. Sie kann den Daumen fest an die restliche Hand fesseln. Die Strecksehnen syndaktyler Finger münden in eine gemeinsame Dorsalaponeurose, die mit der knöchernen Unterlage fest verwachsen sein kann. Starke, bindegewebige, querverlaufende Zügel liegen streckseitig in den syndaktylen Zwischenfingerräumen. Beim Typ III können sich straffe Sehnenzügel (Connexus intertendinei, iuncturae tendinum) auch zwischen den Strecksehnen des I. und II. Strahles zeigen.

### 2.2.1.2 Zeitpunkt der Operationen

Je ausgeprägter die Fesselung des Daumens an den Zeigefinger ist, desto früher sollte man die Syndaktylie-Trennungen in Angriff nehmen. Bei Apert-Händen vom Typ III finden daher die ersten Eingriffe schon im 2.–3. Lebensjahr statt, um möglichst früh differenziertere Greiffunktionen zu gewährleisten. Aber auch bei Formen des Typs I und II schieben wir operative Maßnahmen nicht über das 4.–6. Lebensjahr hinaus, zumal z.B. die Verbesserung der Daumencommissur und die Beseitigung der radialen Daumendeviation zeitlich und operationstechnisch keine so aufwendigen Eingriffe darstellen.

### 2.2.1.3 Allgemeine Operationsrichtlinien

Die *„Entwicklung" des I. Strahles* durch Abspaltung (2.2.2) oder Vertiefung und Verbreiterung (2.3.3) einer mangelhaft ausgebildeten Commissur hat absolut *Vorrang* vor der Trennung von Langfinger-Syndaktylien (2.2.4) (Blauth, 1972). Im übrigen sollte der dann erreichte *Klemmgriff* zur restlichen Hand durch Korrekturosteotomien im Bereich des I. und II. Strahles verbessert und zu einem *Spitzgriff* erweitert werden. Wichtig ist in diesem Zusammenhang vor allem die Beseitigung der radialen Klinodaktylie des Daumens (2.2.5). Eine gleichzeitige Rotation des Daumenendgliedes sollte dabei im Auge behalten werden, um eine möglichst günstige Position des Daumens zu erreichen.

Bei den Formen vom Typ III ist die Bildung einer geschmeidigen, funktionstüchtigen Daumencommissur nur mit Hilfe eines *Rundstiellappens* möglich, denn nach Abspaltung des Daumens und Einkerbung der verkürzten Anspreizmuskeln resultiert ein hochgradiger Haut-Weichteil-Defekt (Blauth, 1969, 1972).

Im allgemeinen sollte man sich an den *Langfingern* mit der Trennung des Zeige- und Kleinfingers begnügen. In einzelnen Fällen, insbesondere bei Schweregraden vom Typ I, kann allerdings auch eine Trennung aller Langfinger sinnvoll sein. Dieses Vorhaben sollte aber schon beim ersten Eingriff feststehen und bei der Wahl des zu ligierenden Gefäßastes einer nach distal verschobenen Gefäßgabel Berücksichtigung finden. Wenn bei der Trennung der zuletzt noch verbliebenen Syndaktylie nämlich ebenfalls eine nach distal verschobene Gefäßgabel gefunden wird, mußte die Ligatur der *einen* Fingerarterie schwere Zirkulationsstörungen zur Folge haben, wenn die zweite Fingerarterie bereits bei einer vorausgegangenen Operation ligiert worden ist. – Bei der Indikation zur *Abspaltung des V. Fingers* ist zu beachten, daß bei engstehenden, proximal synostosierten Metacarpalia IV und V im Kleinfingergrundgelenk hieraus eine vermehrte Abspreizstellung resultieren kann (Interosseus-Anomalie?).

Nach dem 4.–6. Lebensjahr bieten sich in Einzelfällen „*Beugeosteotomien*" der im wesentlichen nur noch im Grundgelenk beweglichen Langfingern an (s. auch Kap. 6). Im übrigen gelten die für Syndaktylie-Operationen im Kapitel 2.1 genannten Richtlinien.

#### 2.2.1.4 Postoperative Behandlung

Einem Schweißstau durch die bei den Apert-Händen übliche Hyperhidrosis in den distalen Fingerabschnitten ist durch luftdurchlässige Druckverbände (z.B. Stahlwolle) Rechnung zu tragen.

Im übrigen verweisen wir auf die jeweiligen Verfahren sowie die grundsätzlichen Ausführungen in Kap. 2.1.

## 2.2.2 Totale Syndaktylie zwischen Daumen und Langfingern

*Operationsziel*

Abspalten des Daumenstrahles und Konstruktion der Commissur unter Verwendung eines Rundstiellappens

Abb. 1 Ausgangsbefund und Schnittführung, Ansicht von dorsal.
Totale Syndaktylie aller Finger mit gemeinsamem Nagelband (Typ III).
Der tiefste Punkt der zukünftigen Commissur sollte in Höhe des Daumengrundgelenkes liegen: Diese Stelle wird durch eine Nadel markiert

Abb. 2 Ausgangsbefund und Schnittführung, Ansicht von palmar.
Die Haut auf der Palmarseite, insbesondere im Bereiche der Fingerbeeren, ist gefaltet und eingezogen: Sie bietet eine gewisse Hautreserve

Abb. 3 Vorsicht bei Durchtrennung der dorsalen und palmaren Hautbrücke und Weichteile: Gefäße und Nerven schonen! Unter zunehmender Abspreizung des I. Strahles werden Teile der Palmaraponeurose, die geschrumpften Fascien und Muskelfasern des M. add. poll. durchtrennt; ein Elevatorium schützt das Gefäß-Nerven-Bündel

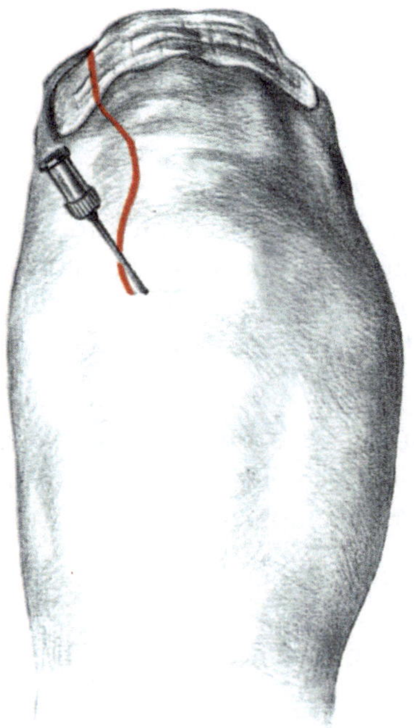

1

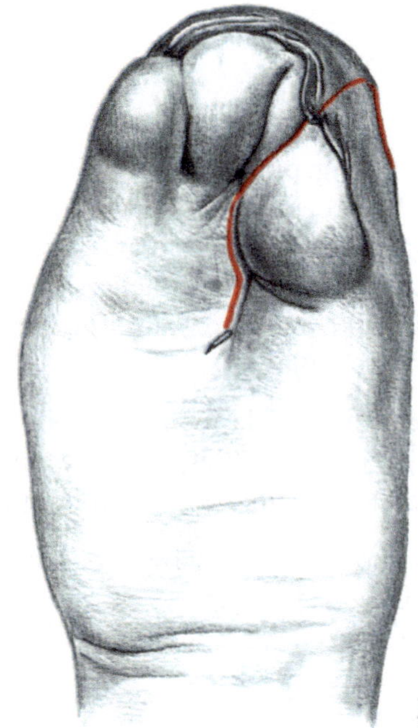

2

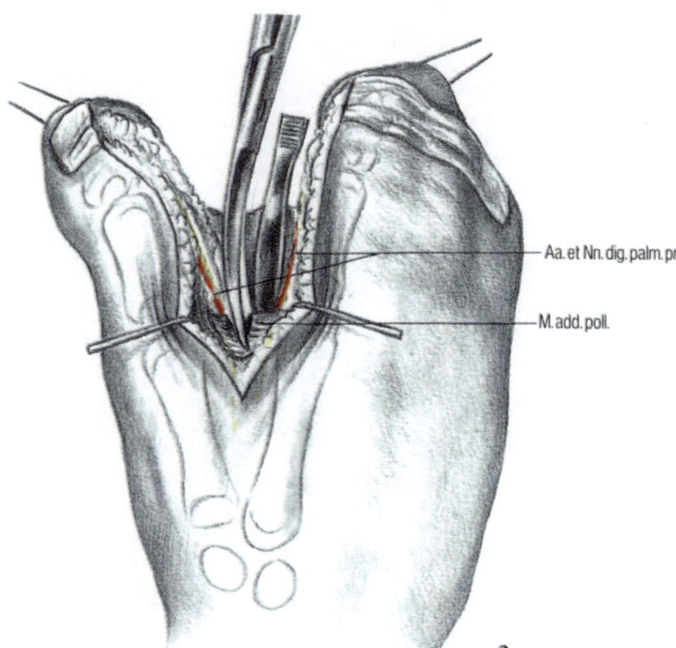


3

Abb. 4 Die A. dig. palm. prop. des Zeigefingers ist zur ausreichenden Vertiefung unterbunden und durchtrennt. Temporäre Fixation des I. Mittelhandknochens am II. mit 2 Kirschner-Drähten in Funktionsstellung. Das überschüssige subcutane Fettgewebe an den Fingerseitenflächen wird entfernt. Nach Zurichtung des jeweiligen Nagelbettes deckt man die Wundflächen mit Haut von der Palmarseite sowie dicken Spalthauttransplantaten (Tr)

Abb. 5 Der Rundstiellappen (Technik nach BUNNELL: s. Operationsbeispiele 4.2.2 und 3.4) wird so zugerichtet, daß mit einem dreieckigen Anteil die Palmar-, mit dem anderen die Dorsalseite des Commissurdefektes verschlossen wird. Redondrainage

Abb. 6 Schlußbild des 1. Eingriffs (an der Hand) und Schnittführung vom 2. Eingriff, Ansicht von dorsal.
Die Abtrennung des Rundstiellappens kann nach etwa 4 Wochen erfolgen

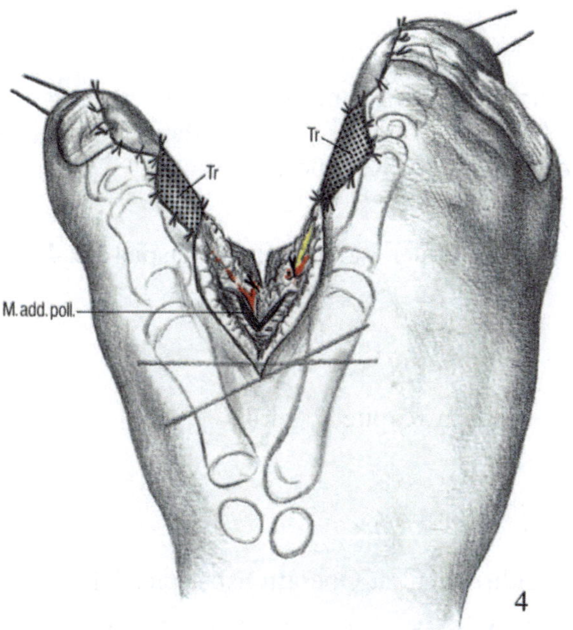


4

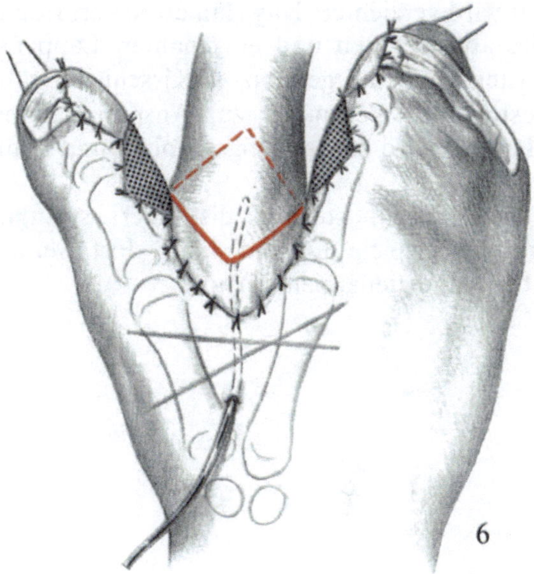

6

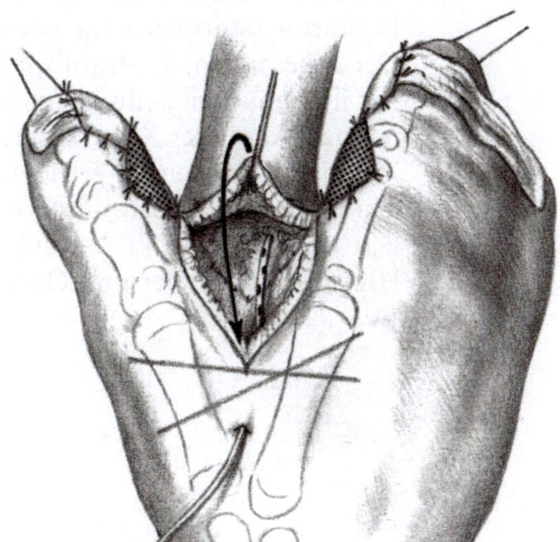

5

Abb. 7 2. Eingriff: Abtrennung des Rundstiellappens.
Der palmare Anteil wird länger gewählt, damit keine quere Commissurnarbe zustande kommt (s. Abb. 6). Redondrainage

Abb. 8 u. 9 Schlußbilder.
Zur späteren Trennung der Langfinger s. Beispiel 2.2.4

*Postoperative Behandlung*

Siehe Ausführungen im Kapitel 2.1.1.4

*Spezielle Fehler und Gefahren*

Siehe auch Ausführungen zu Operationsbeispiel 2.1.2.

- Schematisches Vorgehen: In jeder Phase der Präparation muß mit Anomalien gerechnet werden.
- Auf eine Redondrainage im Wundbett wird verzichtet: Das Hämatom verursacht Ernährungsstörungen im Bereich des abgetrennten und eingenähten Lappens.
- Der abgespaltene I. Strahl wird nicht temporär mit gekreuzten Kirschner-Drähten in Funktionsstellung fixiert: Postoperativ kommt es zur Anspreizstellung mit nachfolgender Kontraktur, der Lappen wird zusammengeschoben und kann Zirkulationsstörungen erleiden.
- Der Lappenstiel wird durch mangelhafte Verbandstechnik distrahiert, stranguliert oder abgeknickt (s. auch Operationsbeispiele 3.4 und 4.2.2; dort weitere Hinweise auf Fehler und Gefahren bei Rundstiellappen-Plastik).

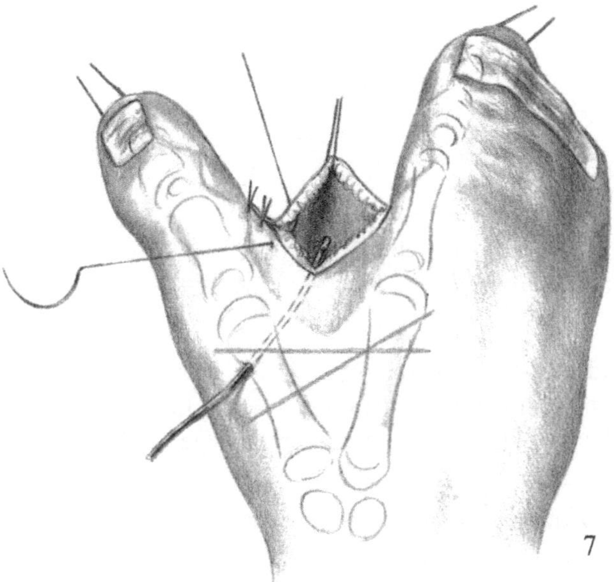

7

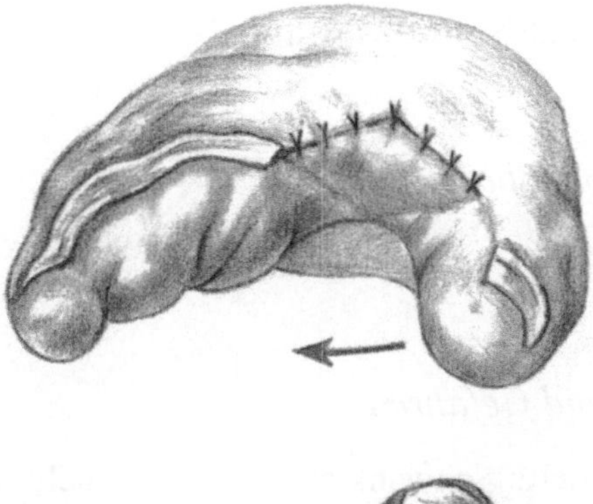

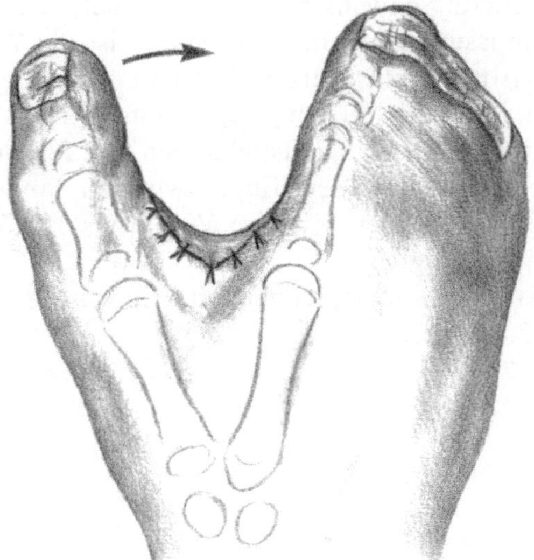

9

## 2.2.3 Partielle Syndaktylie zwischen Daumen und Zeigefinger

*Operationsziel*

Vertiefung und Verbreiterung der Daumencommissur unter Verwendung eines örtlich gestielten Schwenklappens

Abb. 1 u. 2 Ausgangsbefund und Schnittführung.
Die eingestochene Kanüle markiert die Tiefe der künftigen Commissur, deren Scheitel etwa in Höhe des Daumengrundgelenkes liegen soll

Abb. 3 u. 4 Schlußbilder.
Die dorsale und palmare Fascie sowie der M. add. poll. wurden eingekerbt (Elevatorium zum Schutz der palmaren Gefäß-Nerven-Bündel!).
Fixation des I. Mittelhandknochens in Funktionsstellung mit 2 gekreuzten Kirschner-Drähten am II. Metacarpale. Deckung des Hautdefektes am Zeigefingerstrahl mit einem dicken Spalthauttransplantat

*Postoperative Behandlung*

Siehe Ausführungen im Kapitel 2.1.1

*Spezielle Fehler und Gefahren*

- Der örtlich gestielte Schwenklappen reicht nicht aus, um eine genügend weite und tiefe Commissur zu bilden: Präoperativ ist die Weite der bestehenden Syndaktylie sehr kritisch abzuschätzen. Die Klinodaktylie des Daumens nach radial kann eine relativ gute Abspreizung des Daumenstrahls vortäuschen. Im Zweifelsfalle ist das Verfahren mit Rundstiellappen (2.2.2) vorzuziehen.
- Der Schwenklappen vom Zeigefinger wird zu lang oder zu schmal gewählt (Lappenbreite: Lappenlänge etwa im Verhältnis 1:2,5 bis 1:3): Die Hautnähte stehen unter Spannung.
- Im übrigen sei auf die entsprechenden Hinweise zu den Operationsbeispielen 2.1.2 und 2.2.2 verwiesen

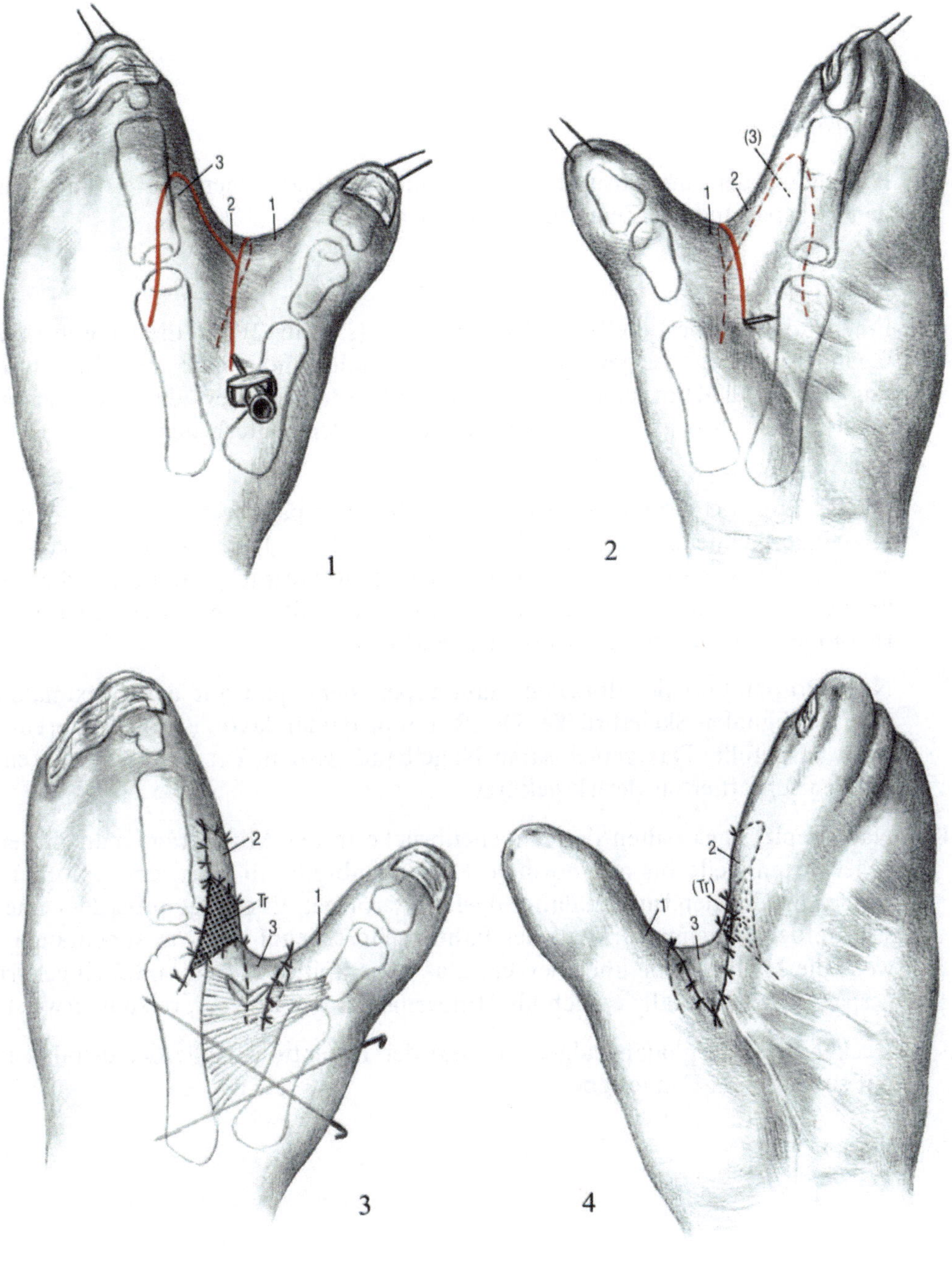
3
2
1
1
(3)
2
1
2
2
Tr
1
3
3
2
(Tr)
1
3
4

## 2.2.4 Totale Syndaktylie der Langfinger mit Akrosynostose

*Operationsziel*

Beseitigung der cutanen und ossären Syndaktylie zwischen Mittel- und Ringfinger (eine Abspaltung des Zeigefingers ging voraus)

Abb. 1 Ansicht von dorsal.
Eine Nadel markiert die Basis des Lappens 1 (s. Abb. 2) und die Lage der künftigen Commissur. Teile des gemeinsamen Nagelbandes und später auch die schraffierten Knochen- und Knorpelbezirke (s. Abb. 3) werden reseziert. Der Hautschnitt muß u.U. noch nach proximal etwas verlängert werden (unterbrochene Linie)

Abb. 2 Ansicht von palmar.
Die Deckung der Commissur ist mit ortsständigem palmaren Lappen (1) vorgesehen. Die eingezeichneten Dreiecke (*) radial und ulnar dieses Lappens markieren die Hautbezirke, die später vor Einnähen der Spalthauttransplantate excidiert werden, um keine in Richtung der Fingerlängsachse ziehende Narbe zu erhalten (s. Abb. 6). Incisionen der Gegenseite gestrichelt markiert

Abb. 3 Nach Präparation der dorsalen Hautlappen sieht man auf den proximalen Rand der interdigitalen Skeletbrücke. Der Raum proximal davon ist mit lockerem Fettgewebe ausgefüllt. Das gemeinsame Nagelband wird in der Mitte durchtrennt und um den schraffierten Bezirk gekürzt

Abb. 4 Nach dem Längsspalten der Knochenbrücke in der Mitte trägt man die einander zugekehrten Teile bis auf normale Phalangenbreite ab (gestrichelte Linie). Dabei werden die distalen Interphalangealgelenke eröffnet. Es erfolgt außerdem eine Teilresektion der Nagelmatrix. Auf der Palmarseite erkennt man im subcutanen Fettgewebe die Hauptgefäße und -nerven. Das Lig. capit. transvers. muß eingekerbt oder gespalten werden, falls es sich als Hindernis bei der Fingerspreizung erweist

Abb. 5 Decken des Interphalangealgelenks und der Resektionsfläche der distalen Phalanx mit subcutanem Fettgewebe

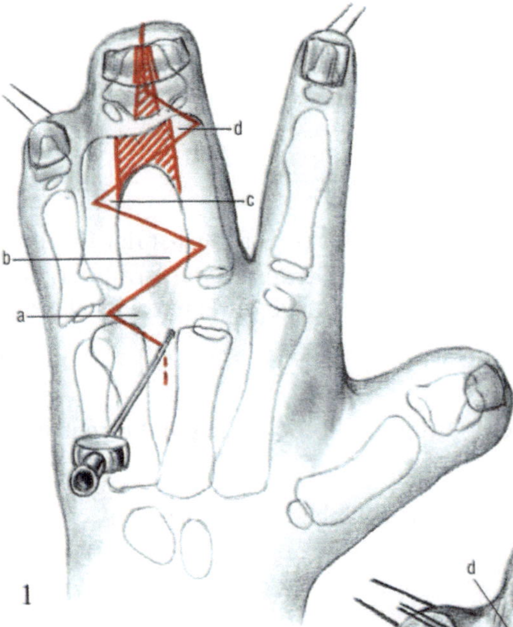
d
c
b
a

1

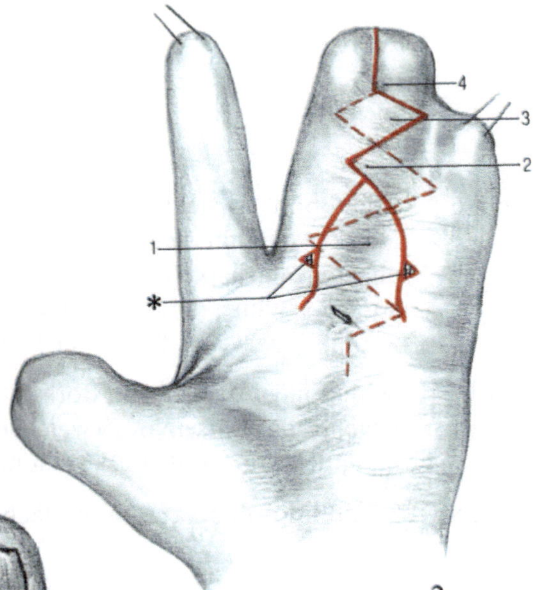
4
3
2
1
*

2

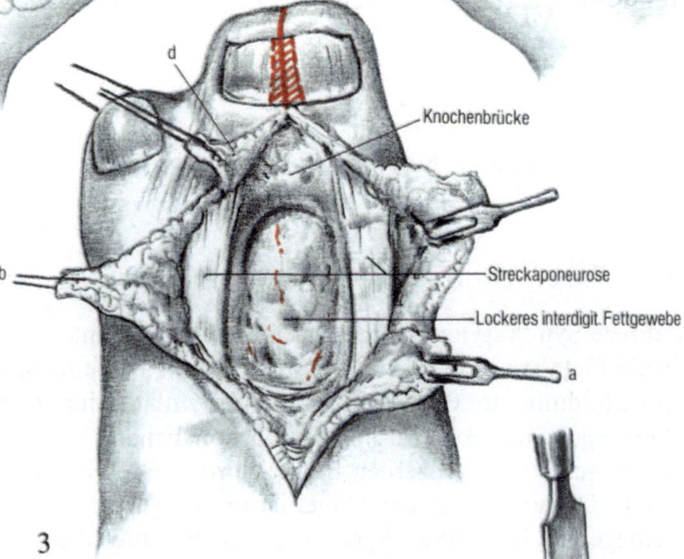
d
Knochenbrücke
b
Streckaponeurose
Lockeres interdigit. Fettgewebe
a

3

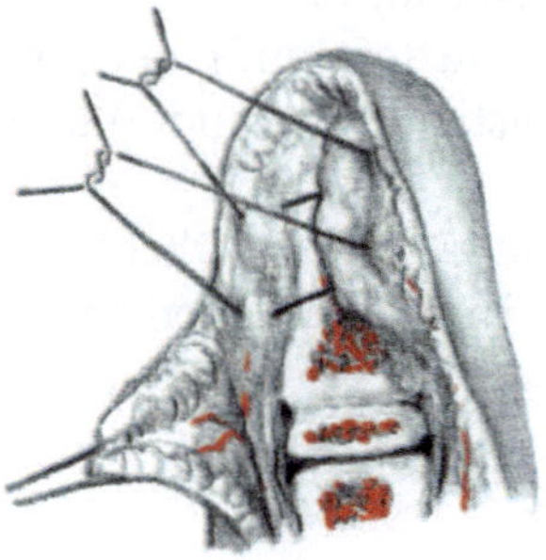

4

5

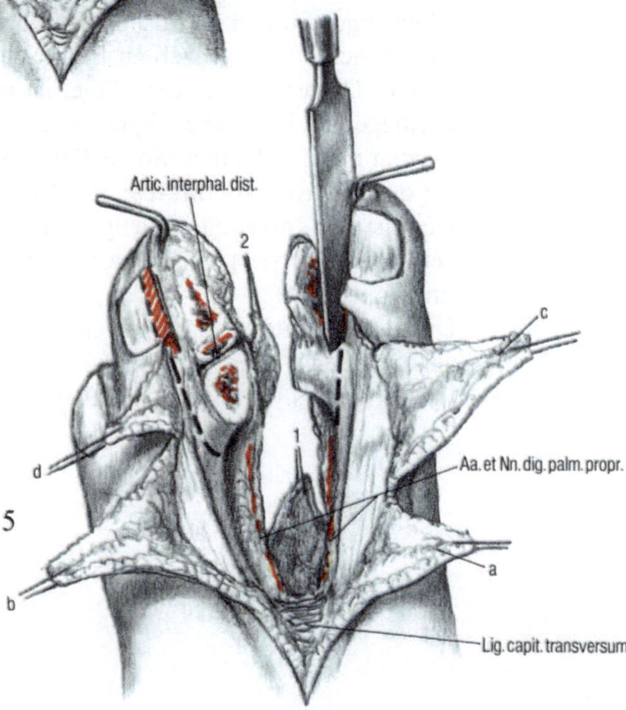
Artic. interphal. dist.
2
c
1
d
Aa. et Nn. dig. palm. propr.
a
b
Lig. capit. transversum

Abb. 6 Schlußbild, Ansicht von palmar.
Defekte sind mit dicken Spalthauttransplantaten (Tr) gedeckt. Beide (distalen) Interphalangealgelenke werden temporär mit möglichst dünnen, transossären-transarticulären Kirschner-Drähten fixiert. Durch zwei zusätzlich angelegte Hautzwickel ( * ) werden längsverlaufende Narben vermieden

Abb. 7 Schlußbild, Ansicht von dorsal.
Beachte das Auseinanderweichen der beiden Mittelhandknochen nach Durchtrennung des Lig. capit. transversum

Abb. 8 Schlußbild, Blick auf Seitenfläche des IV. und Dorsalfläche des III. Fingers

*Postoperative Behandlung*

Siehe Ausführungen im Kapitel 2.1.1

*Spezielle Fehler und Gefahren*

- Mehrere Syndaktylien werden gleichzeitig getrennt:
  Große Gefahr von Zirkulationsstörungen, Probleme spannungsfreier Schwenklappenbildung etc. Grundsätzlich sind Syndaktylien an zwei benachbarten Zwischenfingerräumen nicht gleichzeitig anzugehen!
- Das Nagelbett der einzelnen Finger wird nach Trennung nicht zugerichtet: Eine weitere Deformierung der Nägel ist die Folge.
- Freiliegende Knochen (Synostosengebiet) und distale Interphalangealgelenke werden nicht mit subcutanem Fettgewebe gedeckt: Schwierigkeiten beim Einheilen des Hauttransplantates; erhöhte Infektionsgefahren.
- Die distalen Interphalangealgelenke werden nicht temporär mit dünnen Kirschner-Drähten fixiert: Erhöhte Gefahr von Fehlstellungen und Wundheilungsstörungen.
- Die distalen Interphalangealgelenke werden mit zu dicken (über 0,6 mm) Kirschner-Drähten fixiert: Gefahr von Schäden der Epiphysenscheiben.
- Im übrigen: s. Hinweise zu Beispiel 2.2.2

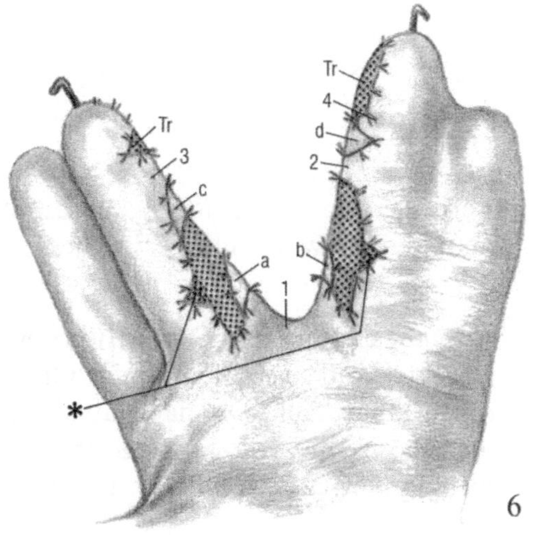
Tr
3
c
a
1
b
2
d
4
Tr
*

6

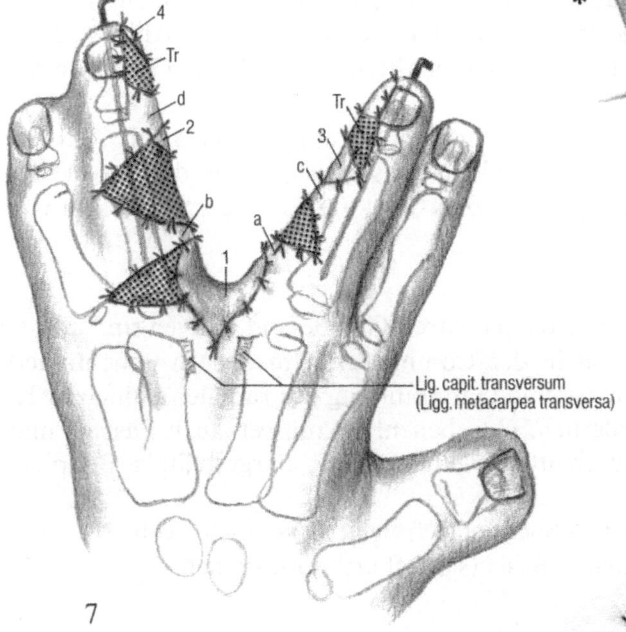
4
Tr
d
2
b
Tr
3
c
a
1
Lig. capit. transversum
(Ligg. metacarpea transversa)

7

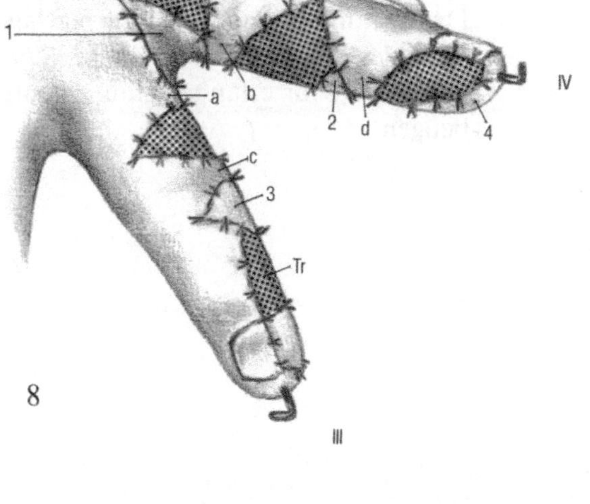
1
a
b
2
d
4
IV
c
3
Tr
III

8

## 2.2.5 Radiale Klinodaktylie des Daumens

*Operationsziel*

Verbesserung der Greiffähigkeit durch Korrektur der Daumenfehlstellung und Vertiefung des Zwischenfingerraumes zwischen Daumen und Zeigefinger

Abb. 1 Ausgangsbefund und Schnittführung, Ansicht von dorsal.
„Apert-Hand" vom Typ I; der plumpe Daumen ist gut abgegrenzt, die erste Commissur aber flach. Die nach ulnar deviierte, dysplastische Grundphalanx des Daumens besitzt in etwa Trapezform und eine anomale Epiphyse (s. Abb. 2). Die Daumenkuppe kann wegen der radialen Klinodaktylie nicht beim Greifen eingesetzt werden.
Zur Vertiefung der Commissur genügen zwei Schwenklappen nach Art einer Z-Plastik. Nach Korrektur der Daumenlängsachse besteht auf der Streckseite des Daumens ein Hautüberschuß. Dieser Bezirk wird am Ende der Operation reseziert (schraffiert)

Abb. 2 Teilansicht von palmar.
Beide Schwenklappen (a, 1) sowie die palmaren Gefäße und Nerven sind dargestellt. Die Gefäßgabel liegt weit distal in der Commissur. Um den Zwischenfingerraum genügend vertiefen zu können, ist eine Unterbindung der radialen palmaren Hauptarterie des Zeigefingers erforderlich. Gegebenenfalls müssen auch Fascien und Anteile des M. add. poll. eingeschnitten werden (nicht dargestellt, s. Beispiel 2.2.2 u.a.).
Das Daumengrundglied wird subperiostal freigelegt (s. auch Abb. 3), außerdem wird ein Knochenkeil mit ulnarer Basis (schraffiert) entnommen

Abb. 3 Teilansicht von dorso-ulnar.
Das Daumengrundglied ist freigelegt. Die Knochenkeilentnahme erfolgt mit einem schmalen Meißel. Der radiale Knochenkeil sollte nach Möglichkeit eine leichte Überkorrektur erlauben, um erneuter, wachstumsbedingter Radialdeviation vorzubeugen

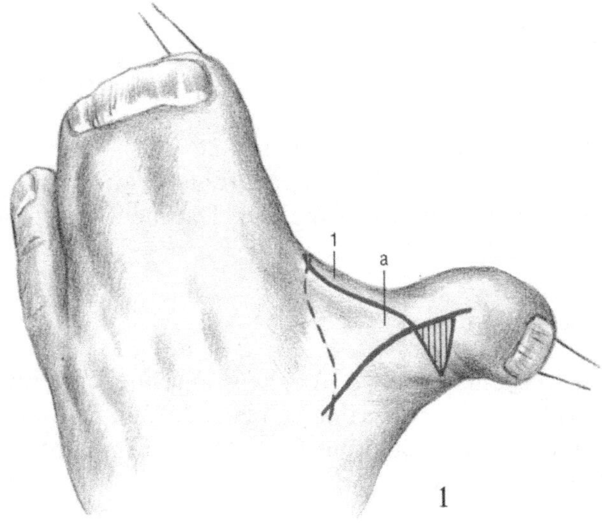


1

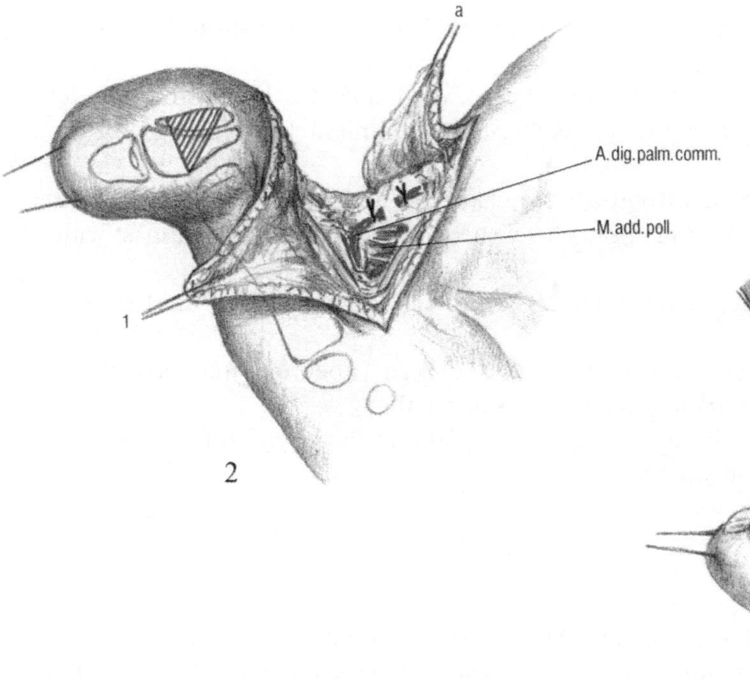


2

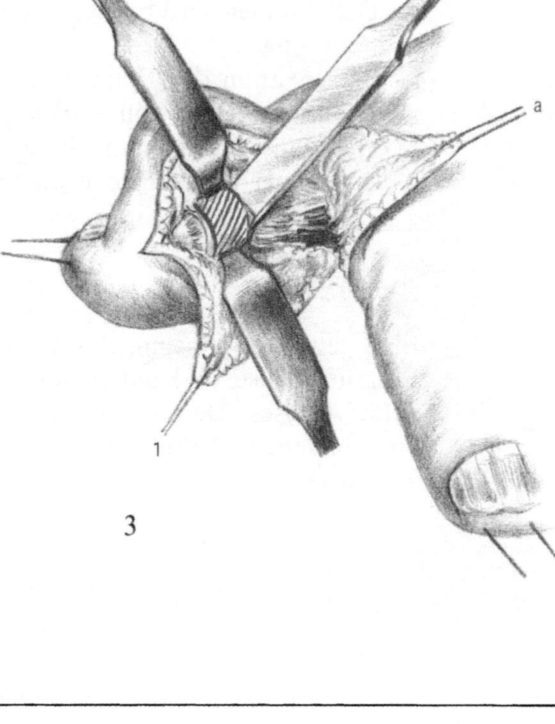


3

Abb. 4u. 5 Schlußbilder von dorsal (4) und dorso-ulnar (5). Transarticuläre-transossäre Kirschner-Draht-Fixation bei leichter Beugestellung im Grundgelenk und ca. 20° Drehung der Daumenfingerbeere zum Zeigefinger hin

*Postoperative Behandlung*

Oberarm-Gipsverband ca. 3—4 Wochen, anschließend Entfernung der Kirschner-Drähte und Anlegen einer dorsalen Schiene, die den Daumen in maximaler Abspreiz- und mittlerer Oppositionsstellung hält. Nach insgesamt 6 Wochen wird diese nur noch nachts angelegt (für $^1/_2$ Jahr)

*Spezielle Fehler und Gefahren*

- Verletzungen der palmaren Gefäße und Nerven bei der Präparation der Weichteile im Zwischenfingerraum I/II.
- Bei einer distal vorgeschobenen Gefäßgabel wird auf die Unterbindung der zeigefingerseitigen Hauptarterie verzichtet: Die Commissurvertiefung bleibt ungenügend.
- Die Knochenkeilentnahme erfolgt am falschen Ort und in falscher Größe: Gelenkversteifungen, Unter- und Überkorrekturen, sekundäre Wachstumsstörungen sind die Folge.
- Der Daumen wird bei der Osteotomie nicht rotiert: Ungenügende Funktionsverbesserung.
- Die Fixation der Fragmente erfolgt mit zu dicken (über 0,6 mm) Kirschner-Drähten: Gefahr von Schäden der Epiphysenscheiben.
- Der Daumen wird zu früh zur Übungsbehandlung freigegeben, auf die Verwendung einer Nachtschiene wird verzichtet

*Anmerkung*

Eine gewisse Bremsung des Längenwachstums der Grundphalanx muß bei dem Eingriff ebenso in Kauf genommen werden, wie die Möglichkeit eines erneuten Schiefwuchses. Deshalb nimmt man die Operation nicht im frühen Kindesalter vor, sondern im Schulalter; dann ist auch der Grad der Funktionsstörung sicherer zu beurteilen.

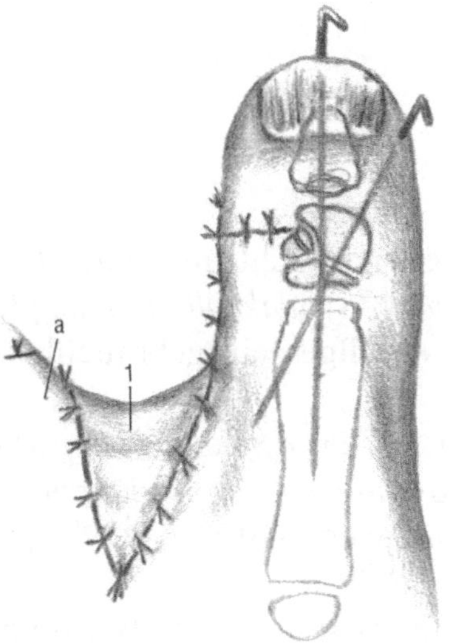


4

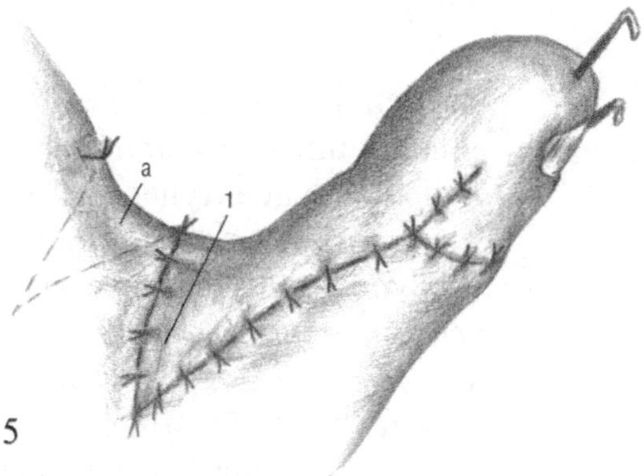


5

# 2.3 Syndaktylie-Rezidive

## 2.3.1 Einführung

### 2.3.1.1 Allgemeines

Bei den sog. Syndaktylie-Rezidiven handelt es sich nicht um echte Rezidive, sondern um *interdigitale Hautnarbenbrücken nach Syndaktylietrennung* („cicatrizielle“ Syndaktylien). Der Begriff ist aber so allgemein gebräuchlich, daß wir ihn nicht ersetzen möchten.

Syndaktylie-Rezidive gehen in der Regel auf *insuffiziente Schnittführungen, fehlerhaftes Verhalten beim Vorliegen morphologischer Varianten der Gefäß-Nerven-Gabel* oder auf *Sekundärheilungen* zurück (BLAUTH, 1970; BUCK-GRAMCKO, 1975; MILLESI, 1961).

Der Zeitpunkt einer Syndaktylie-Operation spielt bei der Entstehung eines Rezidivs wohl keine wesentliche Rolle; er ist allerdings insofern von Bedeutung, als sehr frühzeitige, mit mangelhafter Technik vorgenommene Eingriffe die schwersten Rezidive nach sich ziehen.

Grundsätzlich können *zwei Formen* unterschieden werden (BLAUTH u. HIPPE, 1973):

a) Bei der *„Kurzform“* bleibt die interdigitale Hautnarbenbrücke auf die Fingergrundglieder beschränkt (2.3.2 und 2.3.3). Je nach der Breite der Weichteilbrücke unterscheiden wir, aus operationstechnischen Gründen, eine „enge“ und eine „weite“ Kurzform. Gelegentlich ziehen Narbenzüge aus der „Schwimmhaut“ bis zu den Endgliedern und heben die Haut an den Fingerseitenflächen segelartig ab (2.3.4). Die Bilder reichen von leichten Fällen ohne nennenswerte Funktionsstörungen über Deformitäten mit Dreh- und Beugefehlstellungen der Finger und mangelhafter Spreiz- und Streckfähigkeit bis zu schwersten Verbildungen mit entsprechend hochgradiger Einschränkung der Gebrauchsfähigkeit.

b) Die *„Langform“* ist durch Hautnarbenbrücken gekennzeichnet, die über die Grundglieder nach distal hinaus den Zwischenfingerraum ausfüllen (2.3.5). Vom Scheitelpunkt der „Schwimmhaut“ können wie bei der „Kurzform“ Narbenzüge in die Endglieder (2.3.6), ja sogar die Fingernägel ausstrahlen, Deformierungen der Nägel hervorrufen und jochartige Verkrümmungen der Finger im Gefolge haben. Wir beobachten, wenn auch seltener, sekundäre Wuchsstörungen an den Fingerphalangen.

Die starre *„Schwimmhaut“* ist *Traumen gegenüber* besonders *anfällig,* reißt daher leicht ein, bildet *Krusten* und *Rhagaden* und kann sich durch diese chronisch-mechanischen Irritationen weiter verdicken.

### 2.3.1.2 Zeitpunkt der Operationen

Syndaktylie-Rezidive sollten *so früh wie möglich* operiert werden (BLAUTH, 1970). Bei Zuwarten droht eine Verstärkung der Deformität, weil die narbig veränderten Hautbezirke mit dem Skeletwachstum nicht Schritt halten können.

### 2.3.1.3 Allgemeine Operationsrichtlinien

*Jede Rezidivart erfordert ein spezielles operatives Vorgehen.*

Für alle Formen gelten eine Reihe von *allgemeinen Behandlungsrichtlinien*, die denen bei Syndaktylie-Operationen ähnlich sind oder gleichen (s. 2.1.1). Die wesentlichsten seien hier nochmals aufgeführt:

- *Hautschnitte mit steriler Tusche markieren!* Auch der Erfahrene ist bei der Kompliziertheit mancher Incisionen auf diese Hilfe angewiesen.
- *Narben grundsätzlich nicht ausschneiden!* Die narbig veränderten Hautbezirke werden mit in die Verschiebelappen einbezogen und höchstens dann korrigiert, wenn am Ende der Operation, nach Öffnen der Blutsperre, Zirkulationsstörungen oder überschüssige Hautzipfel vorliegen.
- *Fingercommissur breit und tief genug anlegen*, und zwar aus *ortsständigen* Schwenklappen!
- *Präparation der palmaren Gefäß-Nerven-Bündel* mit äußerster *Sorgfalt* vornehmen! Eine Lupenbrille erleichtert das Auffinden dieser wichtigen Strukturen. Stößt man auf eine nach distal verschobene Aufzweigung der A. dig. palm. comm., so ist eine der beiden volaren Fingerarterien zu unterbinden. Man wählt die Arterie des Fingers, der am besten versorgt ist. Der *gemeinsame Nervenstamm* muß nach proximal *interfasciculär* aufgespalten werden.
- *Vor Wundschluß Blutsperre öffnen!* Die Wundflächen decken wir zunächst mit feuchten Tupfern ab und legen für ca. 5 min einen elastischen Druckverband an. Anschließend *exakte Blutstillung* mit dem bipolaren Mikrocoagulator!
- *Hautnaht spannungsfrei* legen! Wundränder in der Fingerlängsachse vermeiden. Hautdefekte an den Fingerseitenflächen mit dicken Spalthauttransplantaten schließen.

### 2.3.1.4 Postoperative Behandlung

Entsprechend den Ausführungen im Kapitel „Cutane Syndaktylien" (2.1).

## 2.3.2 Syndaktylie-Rezidiv der Langfinger (enge „Kurzform“)

*Operationsziel*

Beseitigung der interdigitalen Hautnarbenbrücke und Bildung einer Schwimmhaut am normalen Ort

Abb. 1 u. 2 Ausgangsbefund und Schnittführung.
Rezidiv einer partiellen cutanen Syndaktylie bei Oligodaktylie (mit relativ enger Narbencommissur). Zur Konstruktion der Commissur werden u.a. dorsale und palmare Dreieckslappen (a, 1) verwendet. Die Schnittführung an den angrenzenden Fingerseitenflächen erfolgt nach Art einer Z-Plastik

Abb. 3 Detailansicht von palmar.
In der vernarbten Fingercommissur sind die Hautlappen unter Schonen der Hauptgefäße (auch -venen) und -nerven freipräpariert. Die Gefäßgabel liegt weiter distal als normal (bei früherer Operation nicht korrigiert!). Eine der palmaren Fingerarterien muß unterbunden und durchtrennt werden, um eine genügend tiefe Schwimmhautfalte zu erhalten. Nach Einschlagen der Hautlappen wird die Größe der nötigen Incisionen in den Lappen 2 und 3 sowie 4 und 5 bestimmt (unterbrochene Linien)

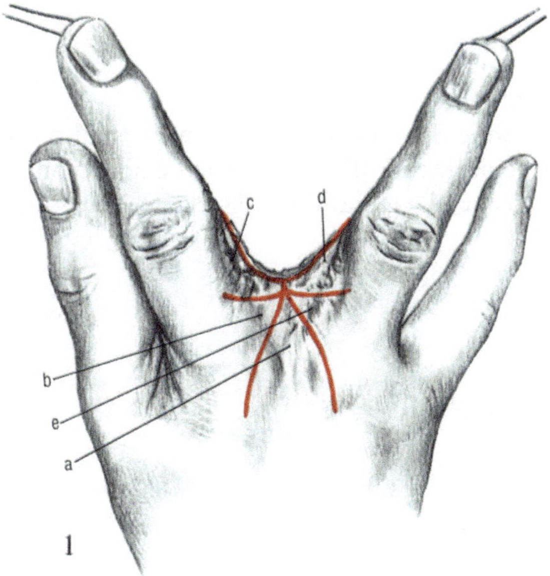

1

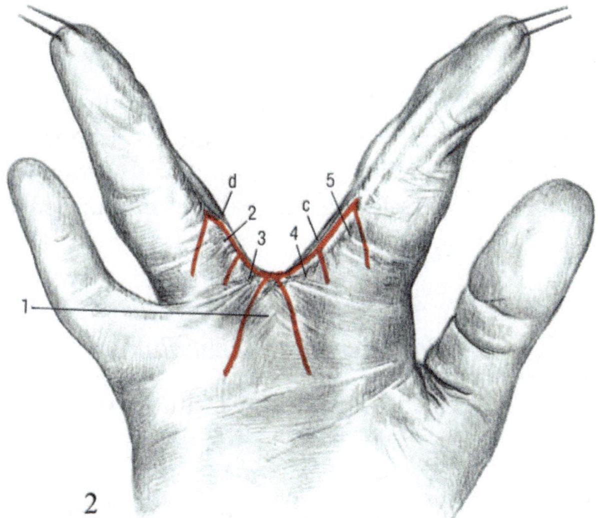

2

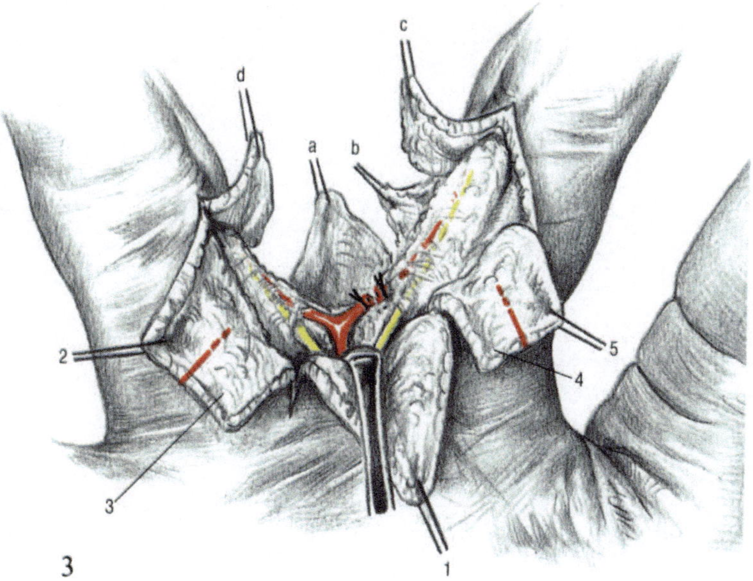

3

Abb. 4 u. 5 Schlußbilder nach Einnähen der Schwenklappen.
Falls der eine oder andere Lappen nicht ohne Spannung einzunähen ist, sind dicke Spalthauttransplantate zu verwenden! In einzelnen Fällen kann auch eine Commissurbildung mit palmarem Lappen entsprechend Operationsbeispiel 2.3.3 in Frage kommen

*Postoperative Behandlung*

Siehe Ausführungen im Kapitel „Cutane Syndaktylien“ (2.1.1)

*Spezielle Fehler und Gefahren*

Siehe Operationsbeispiel 2.1.2

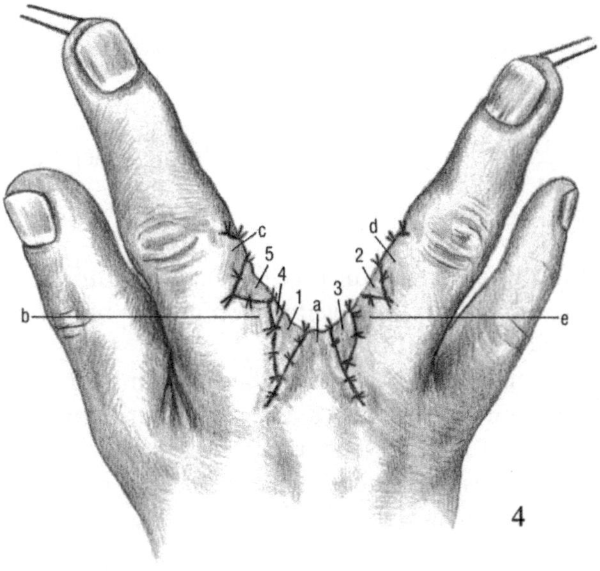


4

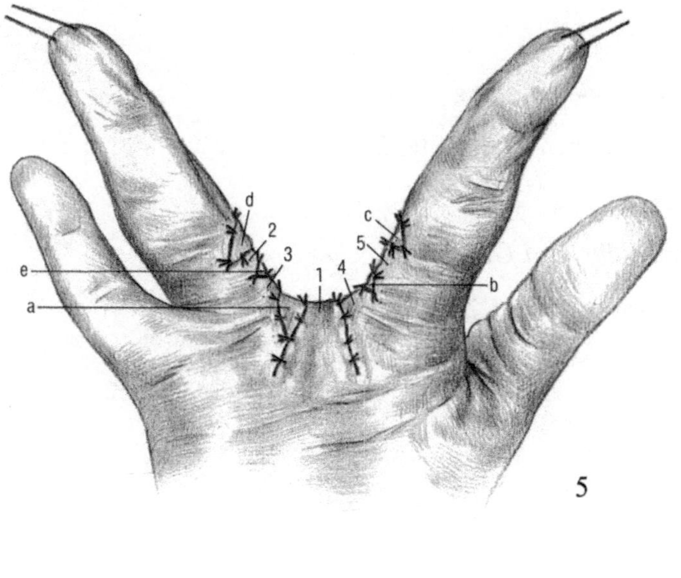


5

## 2.3.3 Syndaktylie-Rezidiv der Langfinger (weite „Kurzform“)

*Operationsziel*

Beseitigung der Narbensyndaktylie und Bildung einer Schwimmhaut am normalen Ort

Abb. 1 Ausgangsbefund und Schnittführung, Ansicht von dorsal.
Syndaktylie-Rezidiv mit relativ weiter Commissur bei Symbrachydaktylie I. Grades (durch ungeeignete Schnittführung).
Narben werden nicht excidiert! Die neue Commissur wird durch einen palmaren Lappen gebildet, der wegen der Kürze der interdigitalen Hautnarbenbrücke über deren Scheitel auf die Dorsalseite übergreift.
Bei der Eröffnung des Zwischenfingerraumes von dorsal her präparieren! Palmare Gefäße und Nerven nicht verletzen!

Abb. 2 u. 3 Schlußbilder, Ansicht von dorsal (2) und palmar (3).
Hautdefekte an Fingerseitenflächen sind mit dicken Spalthauttransplantaten gedeckt. Die Finger erscheinen jetzt deutlich länger als vorher.
Als Alternative käme auch ein Vorgehen entsprechend Operationsbeispiel 2.3.2 in Frage

*Postoperative Behandlung*

Siehe Ausführungen im Kapitel 2.1.1

*Spezielle Fehler und Gefahren*

Siehe Operationsbeispiel 2.1.2

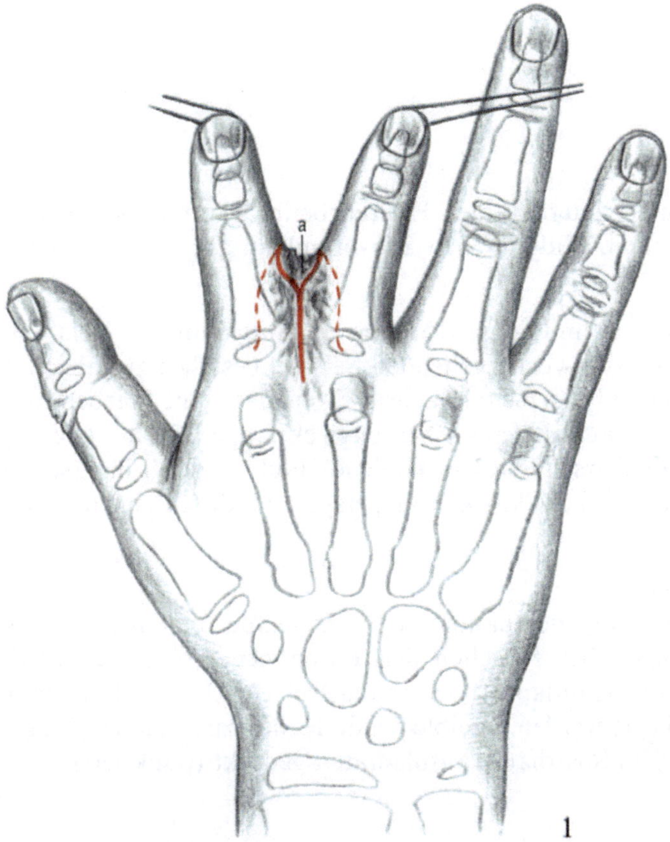


1

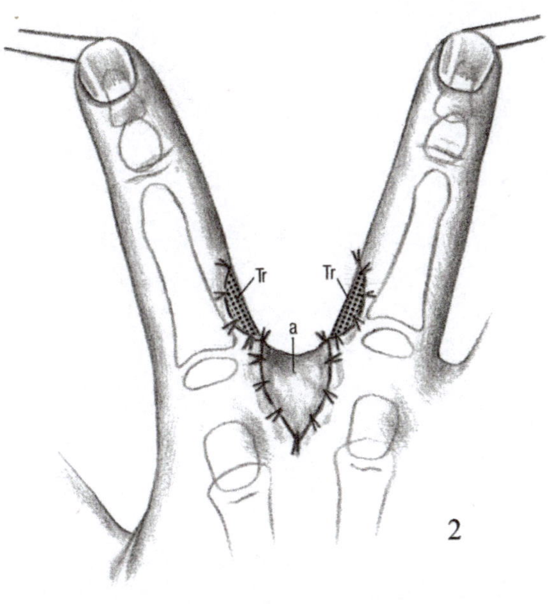


2

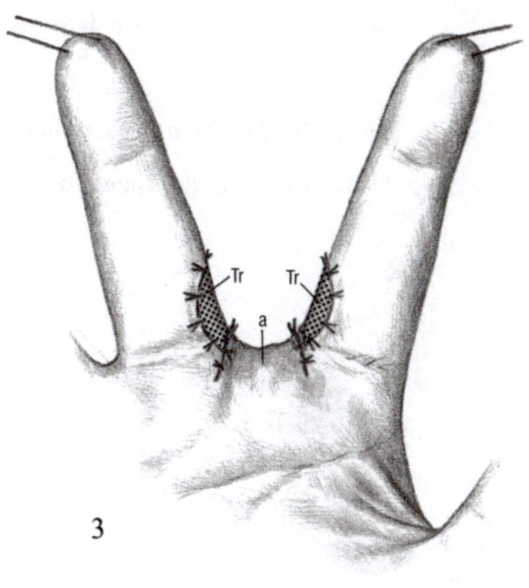


3

## 2.3.4 Syndaktylie-Rezidiv der Langfinger („Kurzform") mit Narbenzügen bis zu den Endgliedern

*Operationsziel*

Beseitigung der interdigitalen Hautnarbenbrücke und der Narbenzüge an den Fingerseitenflächen, Bildung einer Schwimmhaut am normalen Ort

Abb. 1 u. 2 Ausgangsbefund und Schnittführung (in Anlehnung an ISELIN, 1959).
Im Gegensatz zum vorhergehenden Beispiel bestehen zusätzlich noch störende Narbenzüge an den Fingerseitenflächen. Es erfolgt keine Narbenexcision (s.o.). Bildung der Schwimmhautfalte aus zwei Dreieckslappen (a, 8). Die segelartig verzogene, in der Breite überschüssig vorhandene Haut an den Fingerseitenflächen wird nach Art von multiplen Z-Plastiken umgelagert; dadurch gewinnt man Haut in der Fingerlängsachse

Abb. 3 u. 4 Schlußbilder.
Nach Präparation der palmaren Fingergefäße und -nerven sowie Durchtrennung des Narbengewebes zwischen den Basen der proximalen Phalangen III und IV näht man die Hautlappen spannungsfrei ein. Einige Lappen müssen u.U. noch etwas korrigiert werden. Freibleibende Hautbezirke an den Fingerseitenflächen werden mit dicken Spalthauttransplantaten gedeckt (punktiert)

*Postoperative Behandlung*

Siehe Ausführungen im Kapitel 2.1.1

*Spezielle Fehler und Gefahren*

Siehe Angaben zu Operationsbeispiel 2.1.2

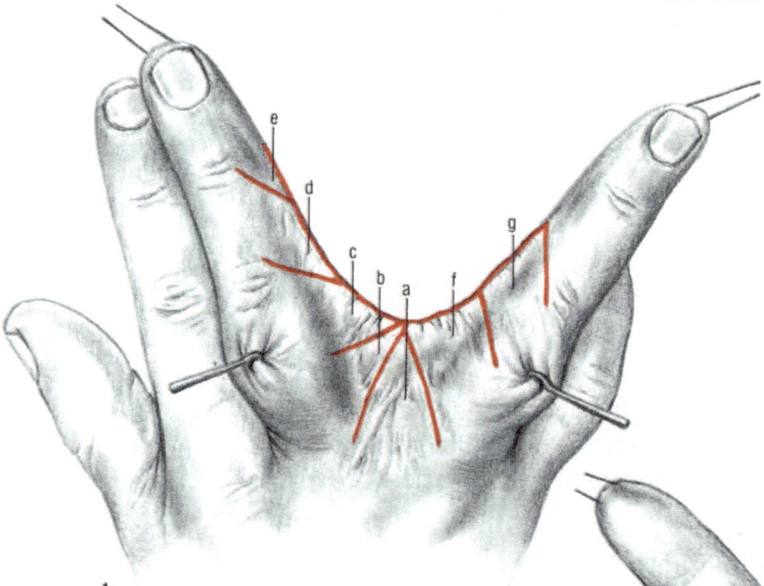


1

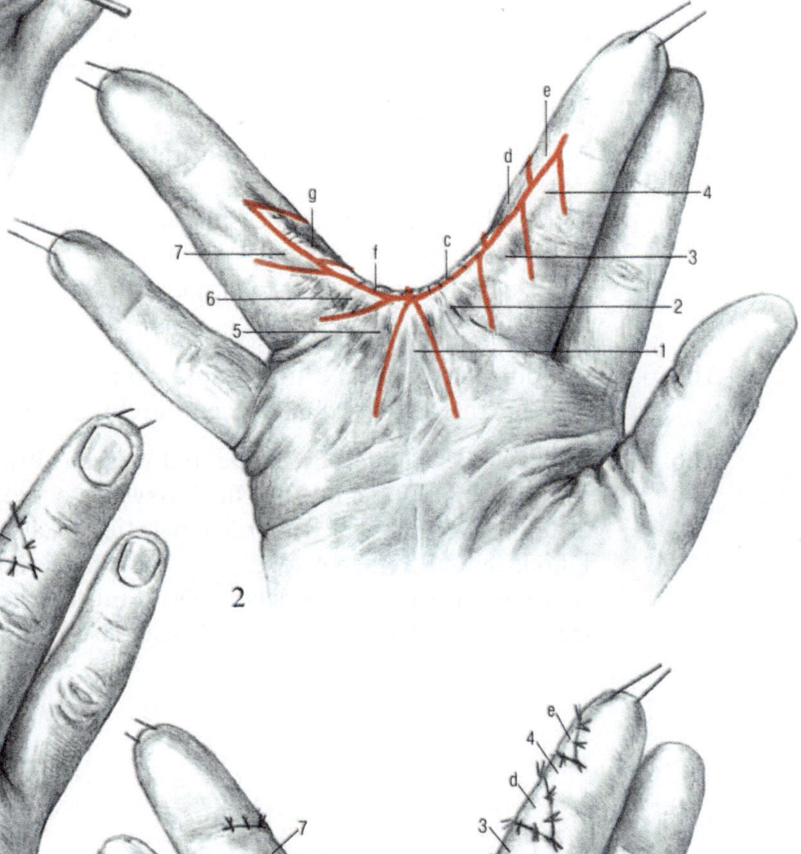


2

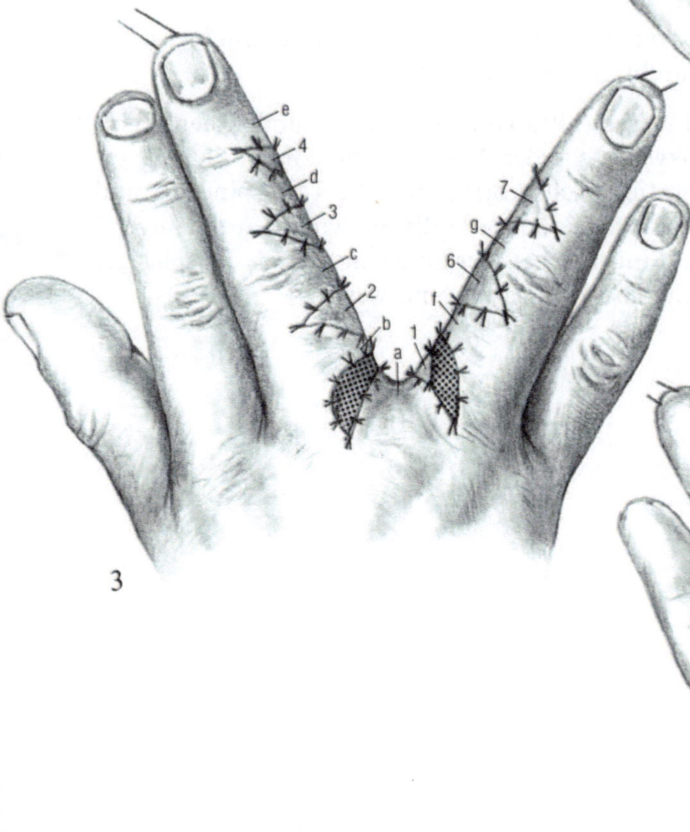


3

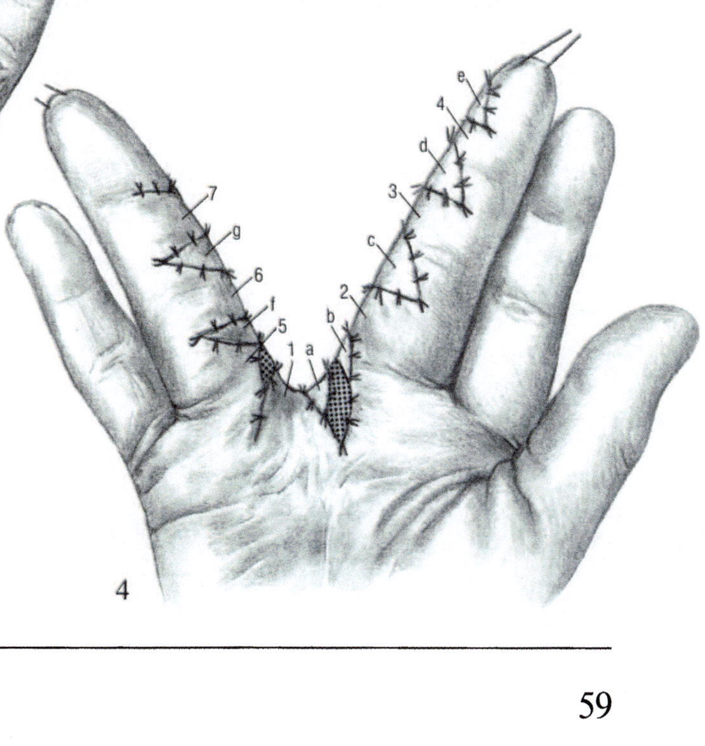


4

## 2.3.5 Syndaktylie-Rezidiv der Langfinger („Langform“)

*Operationsziel*

Beseitigung der Hautnarbenbrücke und Bildung einer Schwimmhaut am normalen Ort

Abb. 1 Ausgangsbefund und Schnittführung, Ansicht von dorsal.
Die beiden dorsalen Schwenklappen werden unter Berücksichtigung der Hauptarterien angelegt und von der Streckaponeurose abpräpariert. Gestrichelte Linie: Palmare Incision

Abb. 2 Ausgangsbefund und Schnittführung, Ansicht von palmar.
Von der Spitze des Dreieckslappens (3) zieht der Hautschnitt über den Scheitel der Narbenbrücke nach dorsal. Die Basis des Dreieckslappens (punktiert) muß weiter nach proximal verlängert werden, falls die Commissur nach probeweisem Einpassen der dorsalen Lappen nicht „tief“ genug ist. Gestrichelte Linien: Dorsale Incisionen

Abb. 3 Die dorsalen Lappen a und b sind präpariert. Die queren (narbigen) Bindegewebszüge im Interdigitalraum werden durchtrennt (gestrichelte Linie)

Abb. 4 Freilegen der palmaren Gefäße und Nerven: Präparation vom Gesunden her beginnen, Lupenbrille benutzen! Die Aufzweigstelle der A. dig. palm. comm. liegt weiter distal als normal (bei früherer Operation nicht korrigiert). Die Unterbindung und Durchtrennung einer A. dig. prop. ist erforderlich, um die Schwimmhaut genügend weit nach proximal anzulegen. Die Fingernerven verlaufen in diesem Beispiel getrennt, andernfalls ist eine interfasciculäre Aufspaltung notwendig

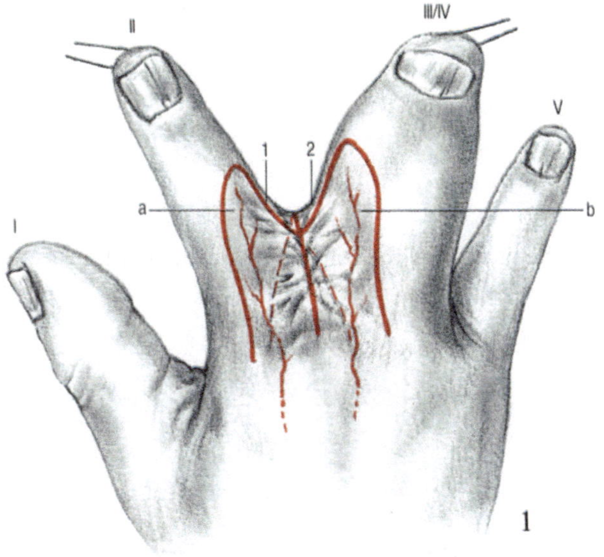
II
III/IV
V
I
1
2
a
b

1

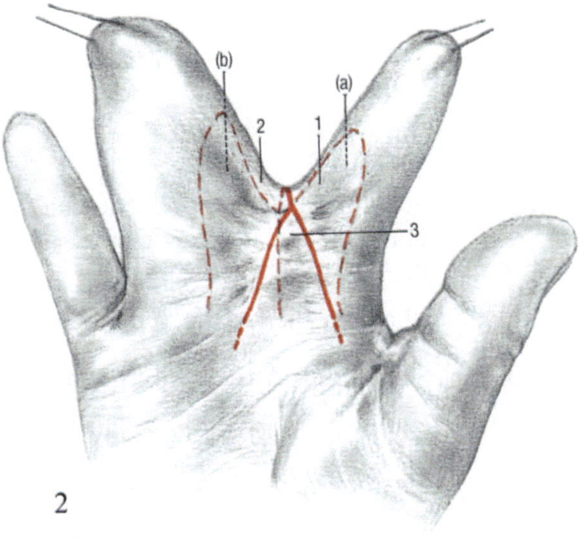
(b)
(a)
2
1
3

2

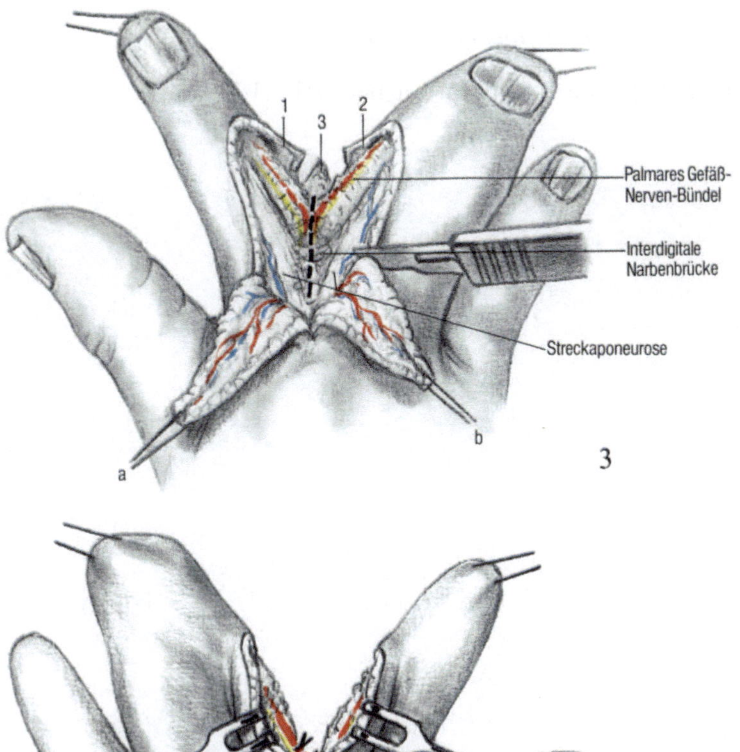
1
3
2
Palmares Gefäß-Nerven-Bündel
Interdigitale Narbenbrücke
Streckaponeurose
a
b

3

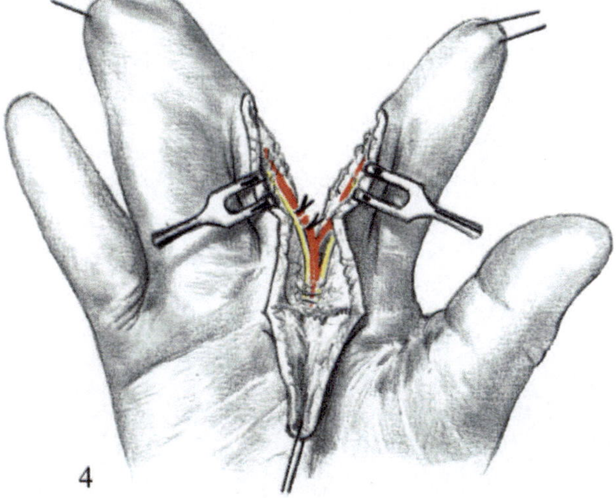

4

Abb. 5 Schlußbild, Ansicht von dorsal.
Hautdefekte auf der Dorsalseite der Finger mit dicken Spalthauttransplantaten (Tr) gedeckt

Abb. 6 Blick auf die radiale Seitenfläche des Mittelfingers

Abb. 7 Schlußbild, Ansicht von palmar

*Postoperative Behandlung*

Siehe Ausführungen im Kapitel „Cutane Syndaktylien" (2.1.1)

*Spezielle Fehler und Gefahren*

Siehe Angaben zu Operationsbeispiel 2.1.2

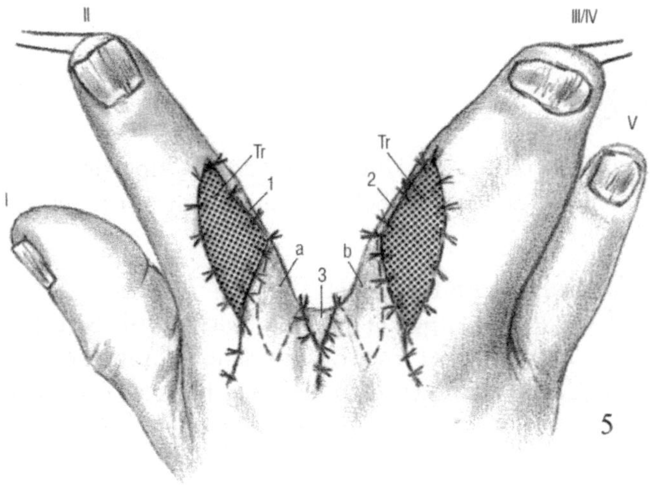


5

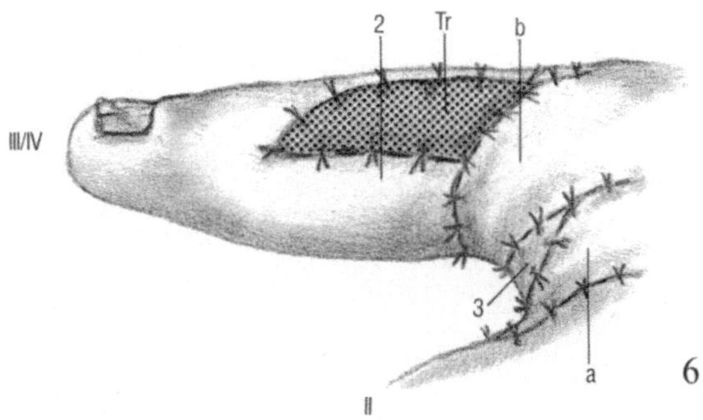


6

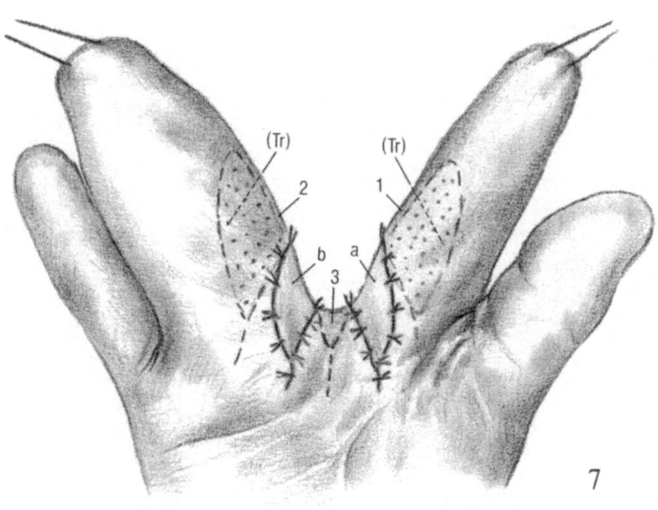


7

## 2.3.6 Syndaktylie-Rezidiv der Langfinger („Langform“) mit Narbenzügen bis zu den Endgliedern

*Operationsziel*

Beseitigung der interdigitalen Hautnarbenbrücke und der Narbenzüge an den Fingerseitenflächen, Bildung einer Schwimmhaut am normalen Ort

Abb. 1 u. 2 Ausgangsbefund und Schnittführung.
Der palmare Commissurlappen (1) reicht etwas auf die Streckseite der interdigitalen Narbenbrücke. Die Tiefe der Incision zwischen Lappen c und d wird später nach Umlagern der Hautlappen, speziell des Lappens 5, festgelegt (gepunktete Linie)

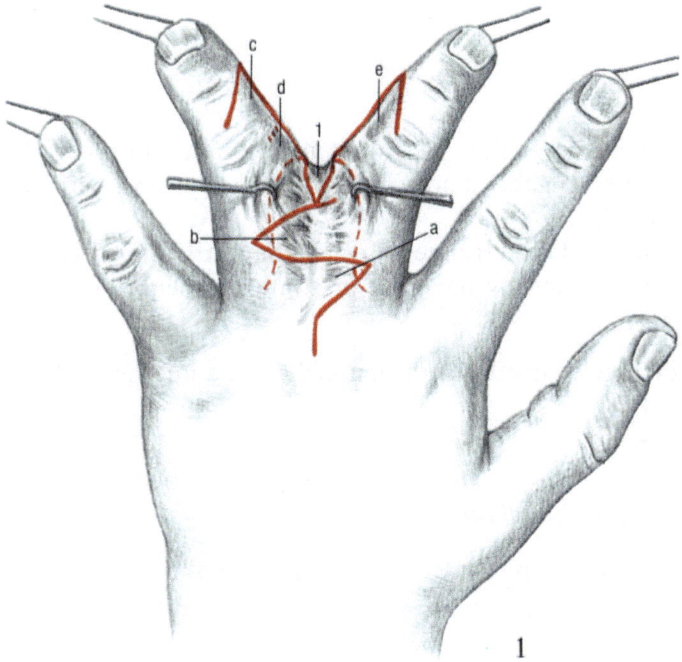


1

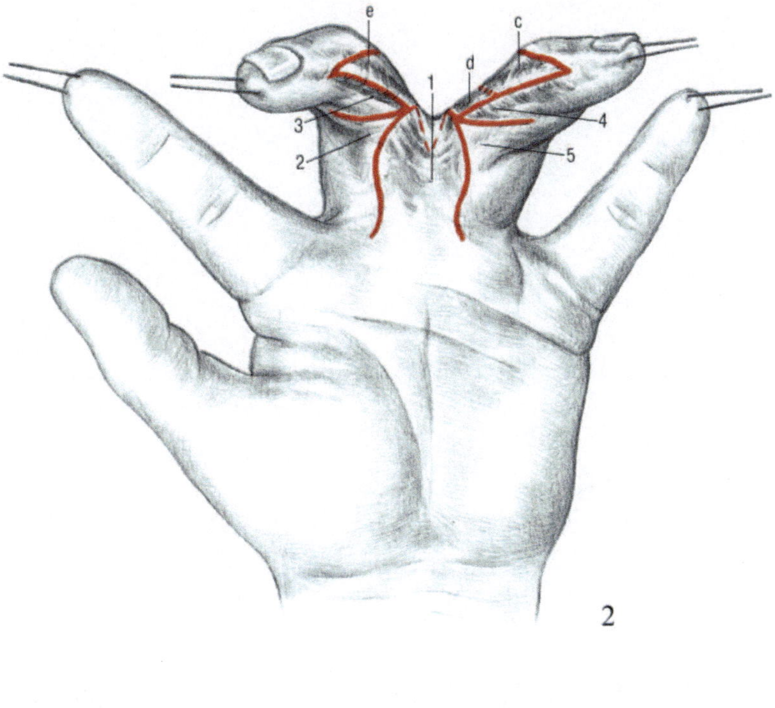


2

Abb. 3 Blick auf die interdigitalen Weichteile nach Präparation der Hautlappen.
Gefäß- und Nervengabel sind weit distal angelegt und bei der Erstoperation nicht korrigiert worden.
Unterbinden und Durchtrennen einer palmaren Fingerarterie, interfasciculäre Aufspaltung des Nervenstammes nach proximal (Lupenbrille!)

Abb. 4u. 5 Schlußbilder.
Die Hautdefekte an den Fingerseitenflächen sind mit dicken Spalthauttransplantaten (Tr) gedeckt

*Postoperative Behandlung*

Siehe Einführung Kapitel „Cutane Syndaktylien" (2.1.1)

*Spezielle Fehler und Gefahren*

Siehe Operationsbeispiel 2.1.2

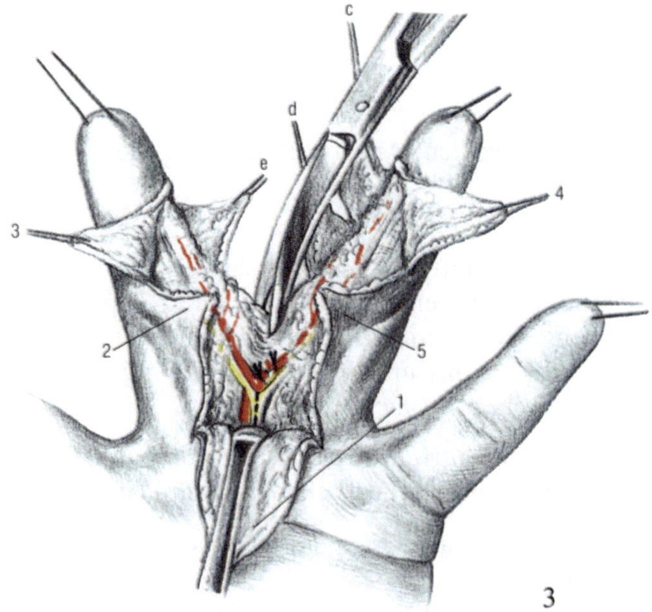


3

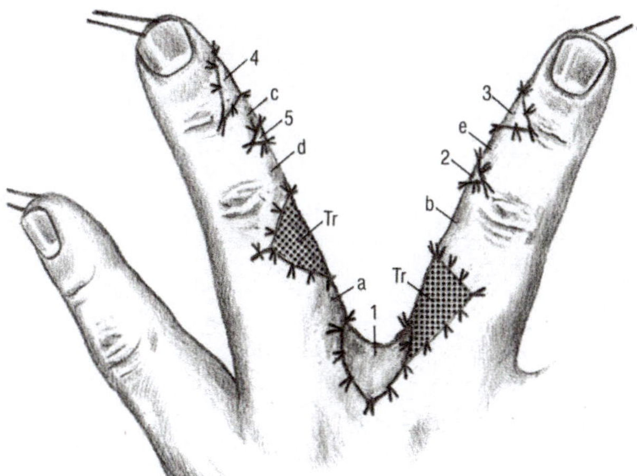


4

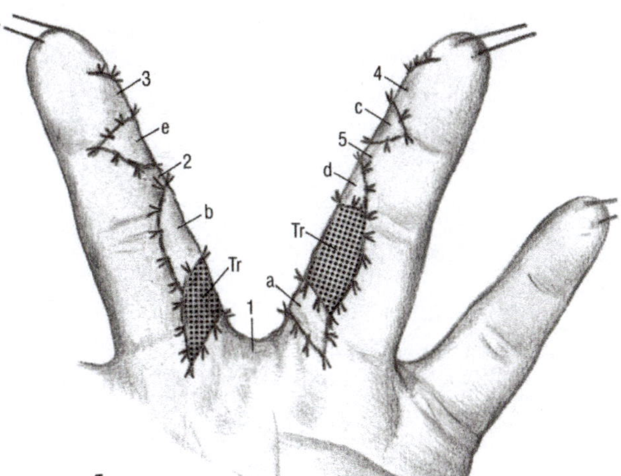


5

## 2.3.7 Syndaktylie-Rezidiv zwischen Daumen und Zeigefinger

*Operationsziel*

Beseitigung der cicatriciellen Anspreizkontraktur des Daumens und Vertiefung der Daumencommissur

Abb. 1 Ausgangsbefund und Schnittführung, Ansicht von dorsal.
Es handelt sich um eine anbehandelte Apert-Hand Typ I; zusätzlich bestehen auch Syndaktylie-Rezidive zwischen den Langfingern.
Die Auskleidung der Commissur ist mit zwei dorsalen Schwenklappen (a, b) vorgesehen. Das Narbengewebe wird nicht excidiert

Abb. 2 Ausgangsbefund und Schnittführung, Ansicht von palmar.
Die punktierten Hautbezirke fallen beim späteren Wundschluß weg

Abb. 3 Nach Präparation der dorsalen Lappen wird die Fascie (s. Schere) längs gespalten (gestrichelte Linie)

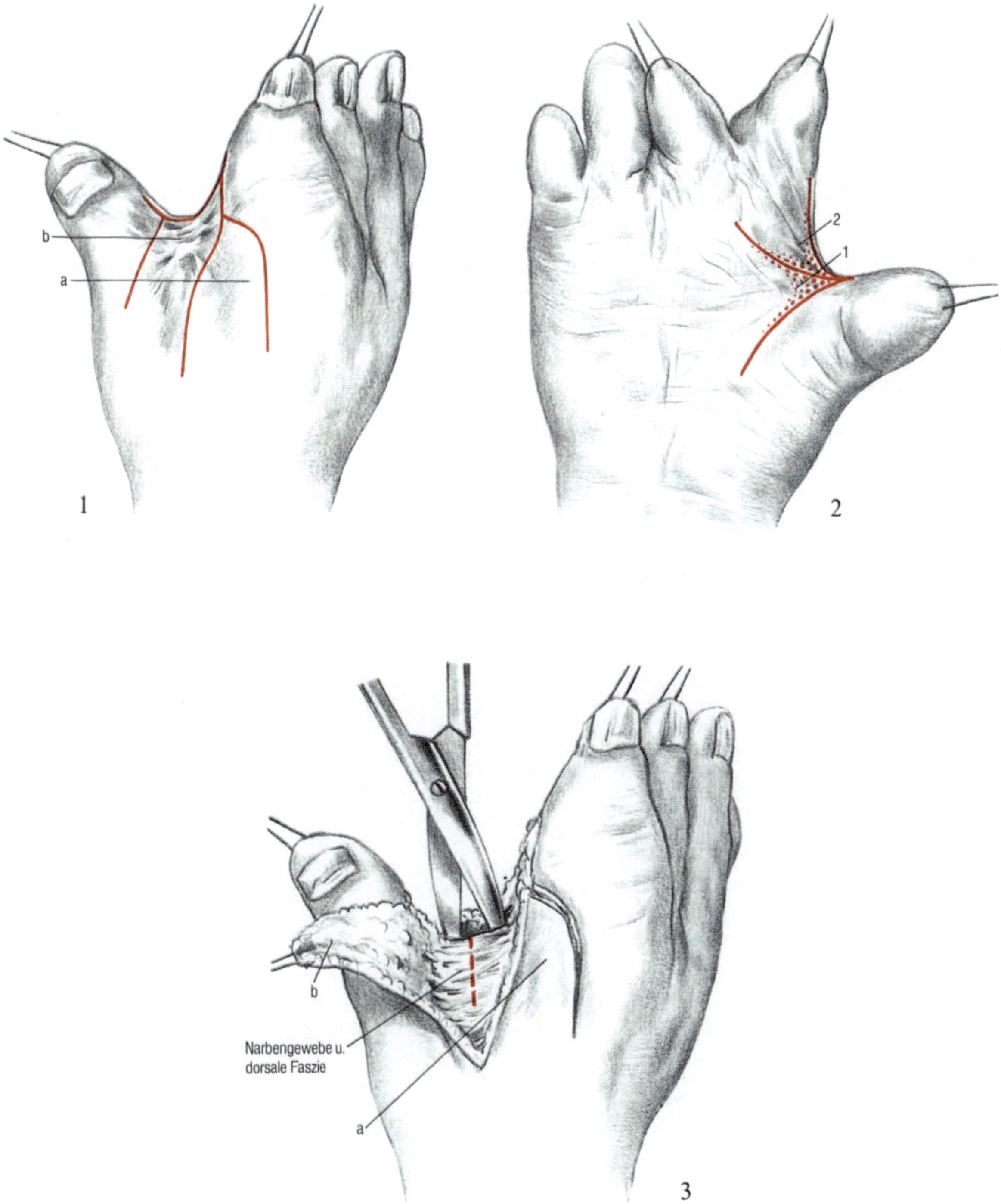
b
a
1
2
1
2
b
Narbengewebe u.
dorsale Faszie
a
3

Abb. 4 Die palmaren Weichteile werden unter Schonung der Gefäße und Nerven gespalten und der M. add. poll. eingekerbt, bis der Daumen genügend abgespreizt werden kann

Abb. 5 u. 6 Schlußbilder nach Einnähen der Hautlappen und Decken der freibleibenden Hautbezirke mit dicken Spalthauttransplantaten (gepunktet)

*Postoperative Behandlung*

Siehe Ausführungen zu Kapitel 2.1.1

*Spezielle Fehler und Gefahren*

Siehe Operationsbeispiel 2.1.2

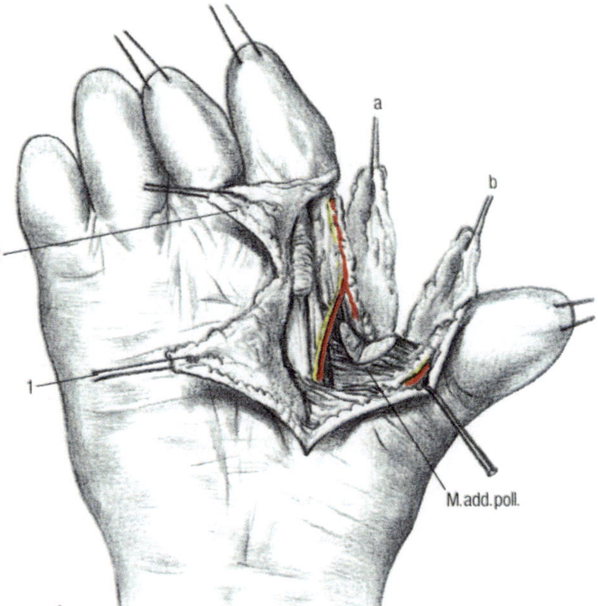


4

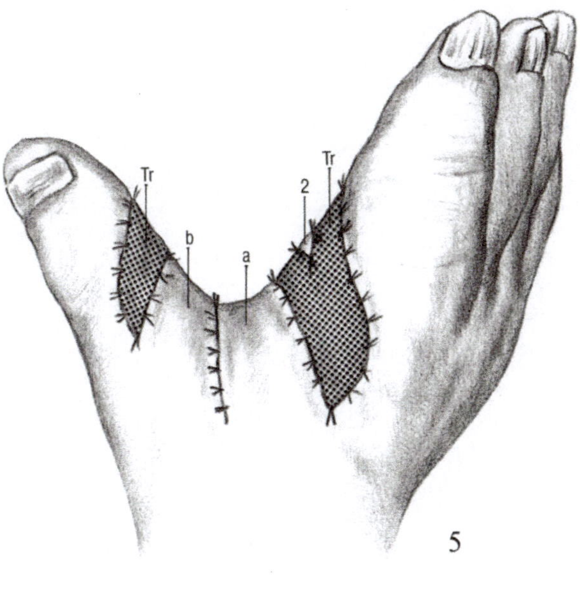


5

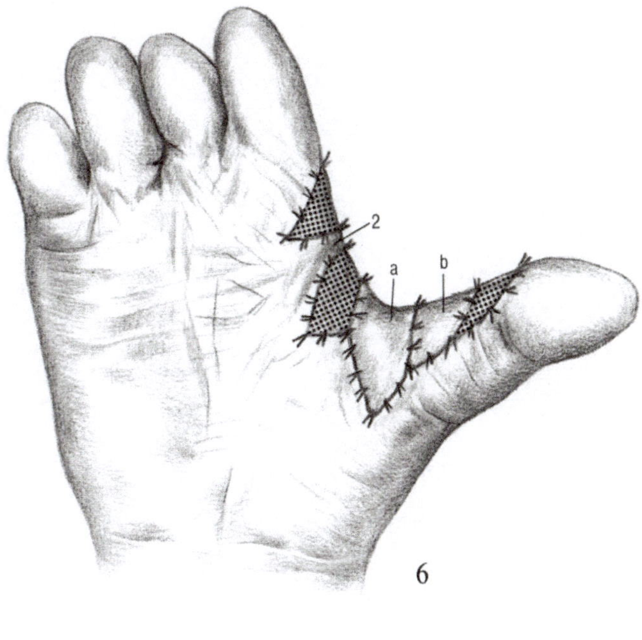


6

# 3. Periphere Hypoplasien

## 3.1 Einführung

### 3.1.1 Allgemeines

Unter dem Begriff „Periphere Hypoplasien" (GRUBER, 1937) werden Handfehlbildungen mit *amputationsartigen Fingerdefekten, Schnürringen, polsterartigen Weichteilauftreibungen* ["annular groves and allied acral absences" (KELIKIAN, 1974)] und verschiedenartigen *Syndaktylien* zusammengefaßt. Eine brauchbare Ordnung dieser ätiologisch-pathogenetisch und auch morphologisch uneinheitlichen Deformitäten steht noch aus. Unter morphologischen und operationstechnischen Gesichtspunkten wären am ehesten die einseitigen amputationsartigen Defekte, die sog. *Perodaktylien* abzugrenzen. Eine derartige Aufgliederung ist aber im Hinblick auf die hier zu besprechenden Behandlungsmaßnahmen nicht unbedingt erforderlich: Die operativen Probleme lassen sich nämlich anhand der genannten Hauptmerkmale der Mißbildungen übersichtlich darstellen.

Bei Händen mit querverlaufenden Fingerstümpfen ohne Schnürfurchen (Perodaktylien) werden heute *endogene* Entstehungsmechanismen angenommen, nicht zuletzt auf Grund von Beobachtungen heredofamiliärer Häufung (SCHADE, 1937, 1940; MACARTHUR u. MCCULLOUGH, 1932; KELIKIAN, 1974: dort weiteres Schrifttum).

Für bestimmte Formen, wie z.B. Hände mit Schnürfurchen und peripheren Syndaktylien, sind amniogene und andere *exogen*-mechanische Ursachen nicht von der Hand zu weisen (GRUBER, 1937; WERTHEMANN, 1952; GREBE, 1964; KINO, 1975; u.a.).

Die Fehlbildungen treten *ein- und doppelseitig* auf: Bei Perodaktylien ist einseitiger „Befall" die Regel. Formen mit amputationsartigen Defekten, Schnürringen, Weichteilpolstern und Syndaktylien sieht man dagegen häufiger doppelseitig. Nach Art, Ausmaß und Lokalisation der Schäden scheinen die einzelnen Finger ziemlich wahllos betroffen zu sein. Nicht immer weisen alle Finger einer Hand Störungen auf. Oft bestehen auch gleiche oder ähnliche Erscheinungen an den Zehen. Wir kennen Kombinationen mit proximal gelegenen Schnürfurchen (z.B. am Unterarm: s. Beispiel 3.12) oder Fußdeformitäten (z.B. Klumpfuß).

*Amputationsartige Verkürzungen* sind die regelmäßigsten morphologischen Veränderungen bei peripheren Hypoplasien.

Für sie lassen sich bevorzugte Lokalisationen nicht nachweisen. Nach eigenen Beobachtungen ist allerdings der Daumen etwas seltener befallen. Der einzelne Finger kann in jeder beliebigen Höhe betroffen sein; die Defekthöhe wechselt von Finger zu Finger. Die knöchernen Stumpfenden laufen manchmal konisch-spitz aus und besitzen eine sehr dünne, nur unzureichend gepolsterte Hautdecke (s. Beispiel 3.8). Um mehr als Fingernagellänge verkürzte Finger weisen keinerlei Nagelreste auf. Das *Fehlen von Fingernägeln* ist für die Gruppe der peripheren Hypoplasien charakteristisch (Differentialdiagnose: Symbrachydaktylien u.a.), wenn auch keinesfalls obligat: Bei sog. Fingerenddefekten fehlen nur Teile der Endglieder mit entsprechender Verkürzung des Fingernagels.

Grundsätzlich können proximal des jeweiligen Fingerdefektes normale Weichteil- und Skeletverhältnisse angenommen werden. Manchmal allerdings — bei Perodaktylien häufiger — findet man Hypoplasien oder Dysplasien der distalen Fingergelenke. Von einem eigenen Fall ist uns außerdem die Dysplasie eines Daumensattelgelenkes als zusätzlicher Befund bekannt. Die damit verbundene Funktionsstörung war so erheblich, daß die Möglichkeiten operativer Verbesserungen wesentlich eingeengt wurden.

Die distale Phalanx ist nicht selten auf einen minimalen Knorpel-Knochenrest reduziert (bei manchmal gut ausgebildetem Endgelenk).

*Syndaktylien.* Periphere Hypoplasien gehen oft mit Syndaktylien einher. Diese treten in vier verschiedenen Formen auf: Bei den *proximalen Syndaktylien* handelt es sich um die üblichen Formen der partiellen cutanen Syndaktylien (s. Kap. 2.1). Diese Schwimmhautbildungen kommen ebenso an fehlgebildeten wie an normalen Fingern vor. An der Daumencommissur treten dadurch u.U. besonders schwerwiegende Behinderungen auf (s. Beispiel 3.4).

Besonders charakteristisch sind die sog. *Akrosyndaktylien:* Hautverschmelzungen zwischen zwei oder mehreren Finger- oder Stumpfenden. Die Hautbrücken können sehr schmal sein, so daß girlandenartige Bilder entstehen. Häufiger liegen jedoch breite Hautverschmelzungen vor: Üblicherweise bleibt proximal nur ein sondierbarer Hautkanal frei (s. Beispiel 3.2). Diese Kanäle, manchmal gerade noch an trichterförmigen Hauteinziehungen zu erkennen, verlaufen nicht immer senkrecht zur Fingerlängsachse, sondern auch schräg und gewunden. Sie liegen etwas distaler als eine normale Fingercommissur.

Abzugrenzen sind ferner die seltenen *„Brückensyndaktylien“:* Weichteilverbindungen im mittleren Fingerbereich. Die Fingerenden bleiben frei, proximal liegen zwischen den hypoplastischen Fingern ebenfalls sondierbare Hautkanäle (s. Beispiel 3.3).

Eine weitere Syndaktylie-Form ist schließlich bei eigenartigen dreieckigen bis kegelförmigen, breitbasigen Fingerstümpfen zu finden: Hier liegen zwei oder drei der Mittelhand aufsitzende Fingerrudimente in einer gemeinsamen Hautdecke. Die nach peripher sich verjüngenden Phalangenreste können einander stark genähert sein (ähnlich Beispiel 3.5).

*Schnürringe und Weichteilauftreibungen.* Schnürringe verlaufen meistens zirkulär um die Finger. Sie können unmittelbar dem Knochen aufsitzen oder auch nur oberflächlich angelegt sein (dann beschränken sie sich im allgemeinen auf die Dorsalseite des Fingers). Zirkuläre Schnürringe im endständigen Fingerbereich führen nicht selten zu knospenartigen, nur an einem Weichteilstiel hängenden Fingerresten, in denen auch Skeletelemente vorkommen („Defektpseudarthrosen“).

An der gleichen Gliedmaße können Schnürringe auch weiter proximal liegen und dann zusätzliche Zirkulationsstörungen hervorrufen. Ein Unterarmschnürring (s. Beispiel 3.12) ist gelegentlich sogar mit einer entsprechend umschriebenen radio-ulnaren Synostose verbunden (wie Beispiel 14.3).

Manche Formen peripherer Hypoplasien zeigen gehäuft umgrenzte Weichteilauftreibungen (s. Beispiel 3.2), die meistens distal von Schnürringen liegen.

Entsprechend den mannigfaltigen morphologischen Veränderungen sind die *Funktionen* von Händen mit peripheren Hypoplasien in sehr unterschiedlichem Umfange gestört: Schwere und schwerste Funktionsausfälle rufen manche Perodaktylien sowie Hände mit überkreuzten und ineinander verwachsenen Fingerresten hervor. Geringer ausgeprägte Fehlbildungen ergeben dagegen weniger funktionelle als mehr ästhetische Probleme.

### 3.1.2 Operationsindikation

Nur wenige Mißbildungen fallen so stark ins Auge wie die meisten der peripheren Hypoplasien. Deshalb sprechen ganz wesentlich auch *ästhetische Gesichtspunkte* dafür, die Indikation zu operativen Maßnahmen großzügig zu stellen. Die Operationstechnik muß allerdings besonders hohen Anforderungen genügen: Hinreichende Erfahrungen, feinstes Nahtmaterial, Lupenbrille, optimale Möglichkeiten der Nachbehandlung etc.

Vor der Entscheidung zu den teilweise sehr aufwendigen funktionsverbessernden Eingriffen ist der voraussichtliche Gewinn kritisch abzuwägen und im Verhältnis zur Anzahl und Schwere der Operationen sowie zur Behandlungsdauer zu sehen (Operationsrisiko, psychische Belastung durch Hospitalisierung etc.). Die Grenzen des operativ Sinnvollen lassen sich beispielsweise an etwaigen Aufstockungsoperationen bei Perodaktylien oder an Überbrükkungsplastiken bei endständigen Fingerabschnürungen erkennen: Bei ihnen wird der funktionelle Gewinn nur in Einzelfällen das Vorgehen rechtfertigen (s. Beispiel 3.10).

Für die Vielzahl der möglichen Eingriffe ergeben sich *verschiedene Dringlichkeitsstufen:*

Unbedingt erforderlich sind operative Maßnahmen bei Händen mit überkreuzten und untereinander zu grotesken Gebilden verschmolzenen, lediglich durch proximale, sondierbare Hautkanäle getrennten Fingerresten, die unbehandelt nur geringe Funktion aufweisen (Beispiel 3.2). Die gleiche Dringlichkeit kommt den Fällen zu, bei denen tiefreichende Schnürringe periphere Zirkulationsstörungen hervorrufen (Beispiel 3.8, 3.12), ebenso den angeborenen „Defektpseudarthrosen" funktionell wichtiger Fingerphalangen (Beispiel 3.10) und den amputationsartigen Verkürzungen des Daumens mit Weichteilüberschuß (Beispiel 3.9). Im letztgenannten Falle sollte der in der Länge stark reduzierte Daumenstrahl jedoch im Sattelgelenk gut beweglich sein, weil nur dann durch eine Aufstockungsoperation eine entscheidende Steigerung der Gebrauchsfähigkeit zu erwarten ist. Grundsätzlich sind operative Eingriffe schließlich auch bei Akrosyndaktylien mehrerer Finger sowie bei Händen mit sehr enger Daumencommissur (s. Beispiel 3.4) angezeigt.

Eingriffe mit geringerer Dringlichkeit ergeben sich meist aus dem nachteiligen Aussehen der Hand: Derartige Indikationen sehen wir bei flacheren Schnürringen (s. Beispiel 3.7), partiellen cutanen Syndaktylien (s. Beispiel 3.3 u.a.), bei den meisten dorsalen Fingerpolstern (s. Beispiel 3.7), bei störenden Hautbürzeln und totalen Syndaktylien zweier Fingerstümpfe (s. Beispiel 3.6 und 3.5).

### 3.1.3 Zeitpunkt der Operationen

Im allgemeinen sollten alle langwierigen operativen Maßnahmen mit Schulbeginn abgeschlossen sein. Weniger zeitraubende Hautkorrekturen können auch im Schulalter oder noch später stattfinden. Besonders frühzeitiges Vorgehen — u.U. schon im ersten Lebensjahr — verlangen hingegen Schnürringe mit bedrohlichen Stauungserscheinungen. Auch bei den Akrosyndaktylien mit schweren Funktionsstörungen und Fingerfehlstellungen ist der Operationszeitpunkt relativ früh zu wählen, um weiterem Fehlwuchs entgegenzuwirken.

### 3.1.4 Allgemeine Operationsrichtlinien

In Anbetracht von Vielzahl und Formenreichtum der Fehlbildungen hängen Art und Reihenfolge des chirurgischen Vorgehens von der Lokalisation und Schwere der jeweiligen Deformität ab. Im allgemeinen empfiehlt sich das *„Operieren in kleinen Schritten"*.

So entsteht z.B. bei der Trennung einer *Akrosyndaktylie* distal des sondierbaren Hautkanales meistens keine ausreichend tiefe und breite Commissur. In einem zweiten Eingriff muß auch die proximal des Kanals gelegene Hautbrücke beseitigt werden. Erst dadurch erhält man eine funktionstüchtige Schwimmhaut.

Als weiteres Beispiel schrittweisen Vorgehens möge die chirurgische Behandlung eines *tiefen Schnürringes* gelten: Die große Gefahr postoperativer Zirkulationsstörungen verbietet die einzeitige komplette Excision (s. Operationsbeispiel 3.7 u.a.).

Im übrigen ist folgendes zu beachten:

Die Behandlung der *proximalen cutanen Syndaktylien* der Langfinger richtet sich nach den im Kapitel 2.1 angegebenen Empfehlungen. Die Erweiterung und Vertiefung der (funktionell wichtigen) Daumencommissur sollte in der Regel mittels zusätzlicher Schwenklappen (wie im Beispiel 3.4 dargestellt) vorgenommen werden, weil eine Commissurotomie allein durch eine Z-Plastik zwar eine tiefere, jedoch keine breitere Schwimmhaut ergibt.

*Akrosyndaktylien* mit übereinandergeschlagenen Fingerresten müssen mit Hilfe von Röntgenaufnahmen und Sondierungen der Hautkanäle sowie

Beachtung von Hautgrübchen genau analysiert werden, bevor man an die Trennung der Finger herangeht. Unter Umständen kann es zweckmäßig sein, weniger wichtige Skeletteile zu opfern und Spalthauttransplantate zum spannungsfreien Wundverschluß zu verwenden.

Manche Akrosyndaktylien weisen in der Fingerperipherie lediglich eine sehr schmale, girlandenartige Hautbrücke auf, so daß ein „Scherenschlag" zur Trennung genügt. Die verbleibenden Hautdefekte sind klein und können mit ein bis zwei Nähten verschlossen werden. Diese Formen werden deshalb im Bildteil nicht dargestellt.

*Dorsale Fingerpolster* geht man am besten in Verbindung mit einer halbzirkulären Excision des proximal gelegenen Schnürringes an, um erneute Zirkulationsstörungen zu vermeiden.

*Schnürringe* sind stets zweizeitig und mit Lupenbrille zu entfernen: Die Präparation muß mit großer Sorgfalt erfolgen, um die in dem engen Raum zwischen Haut und Knochen verlaufenden Gefäße und Nerven nicht zu verletzen.

*Weichteilbürzel,* knospenförmige Fingerbeeren oder abgeschnürte Fingerteile mit *Defektpseudarthrosen* dürfen nicht ohne weiteres abgetragen werden. Stets ist zu prüfen, ob nicht Aufstockungsoperationen oder Überbrückungsplastiken zu einer Verlängerung und Stabilisierung des Fingers und damit zu einer Verbesserung der Funktion führen können.

Aufstockungsoperationen bei *Perodaktylien* haben nur dann einen Sinn, wenn der Zuwachs an Fingerlänge auch genutzt werden kann. Die Problematik solcher Eingriffe liegt in der richtigen Dosierung der Weichteilresektionen sowie in der Wahl der Knochenlänge. Werden bereits nach Öffnen der Blutsperre Zirkulationsstörungen festgestellt, ist der Knochenspan zu kürzen, damit keine irreversiblen Schäden entstehen.

Beim *Fehlen sämtlicher Langfinger* ist eine Mittelhandvertiefung mit Resektion eines Metacarpale nur dann sinnvoll, wenn die Randstrahlen ausreichend beweglich sind.

### 3.1.5 Postoperative Behandlung

Sie richtet sich nach den jeweiligen Eingriffen und wird bei den einzelnen Operationsbeispielen besprochen.

## 3.2 Syndaktylie mit Digiti superducti

*Operationsziel*

Trennen der übereinandergeschlagenen Finger (unter Teilresektion der rudimentären Phalangen des IV. Strahles) und Vertiefung sowie Verbreiterung der entstehenden Zwischenfingerfalte (zwei Eingriffe)

*1. Eingriff*

Abb. 1 Ausgangsbefund und Schnittführung, Ansicht von dorsal.
Über dem verplumpten und verkürzten III. Finger liegt ein Weichteilkonglomerat. Der Röntgenbefund und zwei sondierbare Hautkanäle (α, β), die palmar auf beiden Seiten der Mittelfingerbasis enden, klären die Verhältnisse: Es besteht eine komplette Verschmelzung des II. und IV. Fingers über dem Mittelfinger (mit peripherer Hypoplasie). Auch ein kurzer Rest vom V. Finger (mit Grundgliedbasis und einem angedeuteten Hautkanal) ist hiermit verschmolzen. Nagelrudimente tragen nur der I. und III. Finger. Eine zusätzliche Deformierung ergibt sich durch Fettpolster.
Der Hautschnitt reicht bis zum ulnarseitigen Hautkanal (β) (durch Sonde markieren), später bis zum radialseitigen Kanal (α) (Abb. 4). Schraffierte Knochenbezirke werden später reseziert

Abb. 2 u. 3 Ansicht von palmar und apical.
Die Langfingerrudimente sind nach palmar und dorsal auseinandergezogen. Die palmaren Ausgänge der beiden Hautkanäle liegen radial (α′) und ulnar (β′) vom Mittelfinger in einer Weichteilfurche verborgen.
Die „Verklebungsfläche“ zwischen III. und II./IV. Finger (schwarz schraffiert) wird scharf bis in Höhe der Markierungssonde gelöst

Abb. 4 Ansicht von palmar-ulnar.
Die rudimentäre Grundphalanx des IV. Fingers wird im dorsalen Weichteilkonglomerat freigelegt und reseziert (s. Abb. 1). Ein hypoplastisches, palmares Gefäß (IV. Finger?) wird unterbunden (nicht dargestellt). Nach der Resektion wird die „Verwachsung“ weiter gelöst unter Vordringen zum ulnarseitigen Hautkanal (β-β′). Der freigelegte II. Finger soll schließlich spannungsfrei zwischen Daumen und Zeigefinger zu liegen kommen (s. Pfeile). Gelöste „Verklebungsflächen“ zwischen III. und II./IV. Finger rot punktiert

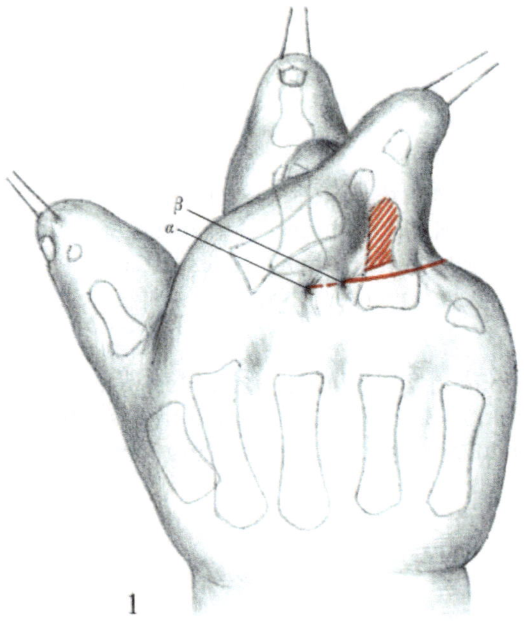


1

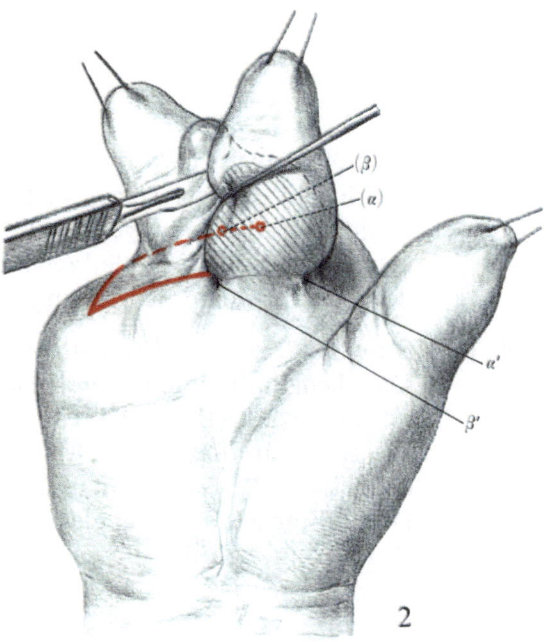


2

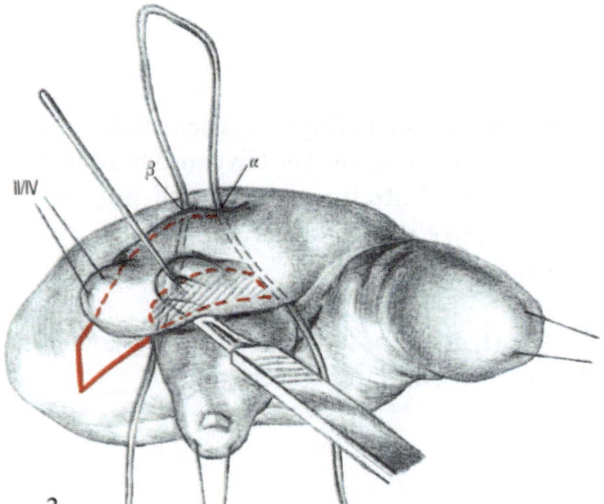


3

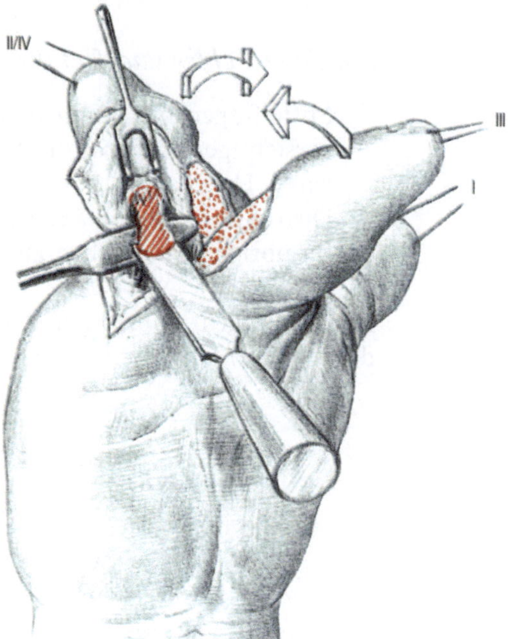


4

Abb. 5 Schlußbild, Ansicht von dorsal.
Die Fläche der gelösten „Verklebungen" am Mittelfinger ist mit einem dicken Spalthauttransplantat gedeckt (Tr). Der nach Resektion des IV. Grundgliedrudimentes entstandene große Weichteillappen wurde entsprechend zugerichtet und bildet jetzt die ulnare Begrenzung des Zeigefingerrudimentes

Abb. 6 Schlußbild, Ansicht von palmar.
Die ehemaligen sondierbaren Hautkanäle bilden radial und ulnar den Rand der III. Fingerbasis (bzw. die Tiefe der II. Commissur). Die Fingerstellung ist durch transarticuläre Kirschner-Drähte fixiert (nicht dargestellt). Dorsalseitige Wundränder gestrichelt, Transplantatfläche punktiert.
Der II. Finger kann beim gleichen Eingriff durch Resektion von Fettpolstern (s. z.B. Häkchen in Abb. 3) teilweise verschmächtigt werden

*Postoperative Behandlung*

Siehe Angaben zu Operationsbeispiel 2.1.2 u.a.

*Spezielle Fehler und Gefahren*

- Mittelfinger und durch Resektionen freigelegter Zeigefinger werden nicht unter vorsichtiger Präparation (Schonen von Gefäßen!) bis in das Niveau der sondierbaren Hautkanäle voneinander getrennt: Der Mittelfinger läßt sich nur unter Distraktion von Gefäßen und Nerven am Zeigefinger vorbeiführen.
- Im übrigen s. Angaben zu Operationsbeispiel 2.1.2 u.a.

Der 2. Eingriff sollte sich bald anschließen (frühestens aber nach 6—8 Wochen), da es andernfalls zur Fingerdeviation durch Narbenkontrakturen käme

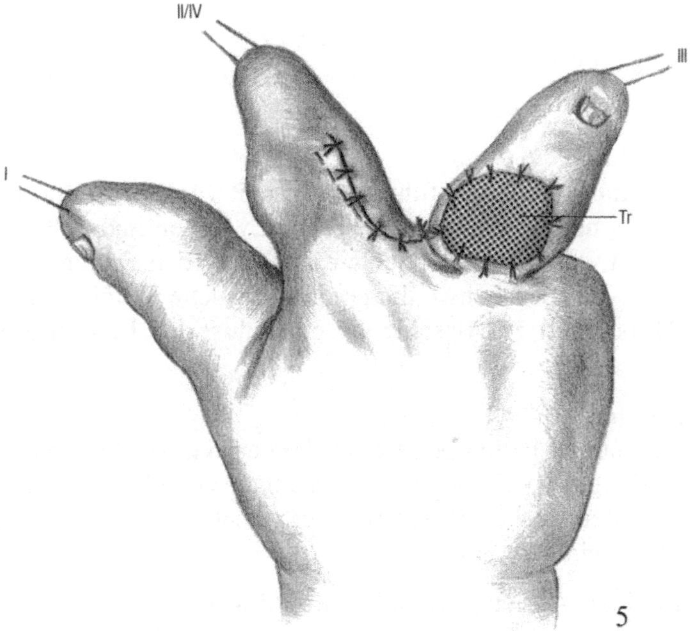


5

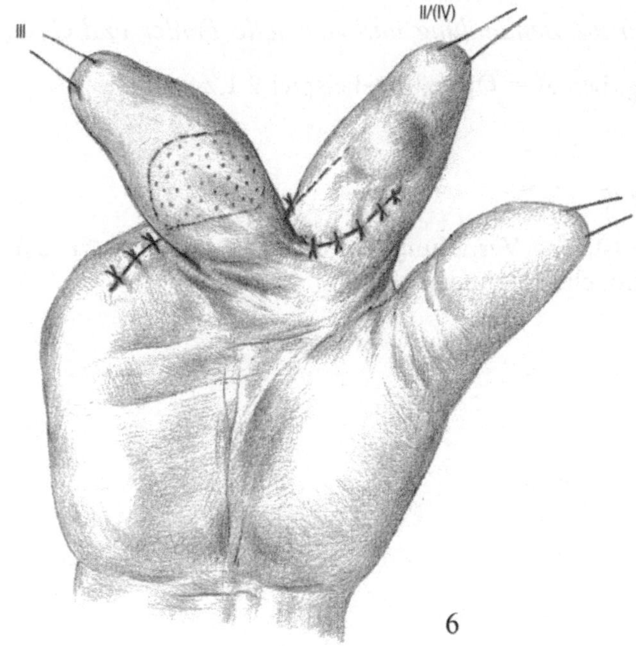


6

*2. Eingriff*

Abb. 7 u. 8 Ausgangsbefund und Schnittführung, Ansicht von dorsal und palmar.
Eine sehr enge, nach distal vorgeschobene Zwischenfingerfalte zwischen den beiden Langfingern ist verblieben. Die Schwimmhaut wird aus einem palmaren Dreieckslappen und zwei dorsalen Schwenklappen (eventuelle Schnittverlängerung gestrichelt) gebildet. Hilfsschnitt zur Beseitigung eines dorsalen Fettpolsters am rudimentären Zeigefinger

Abb. 9 Ansicht von dorsal.
Schwenklappen und palmarer Dreieckslappen dargestellt. Beim Abtragen des überschüssigen Fettgewebes sind die Hauptvenen zu schonen. Vor Durchtrennen der straffen Weichteilbrücke müssen (rot gestrichelt) die palmaren Gefäß-Nerven-Bündel dargestellt sein

Abb. 10 u. 11 Schlußbilder, Ansicht von apical und dorsal.
Hautdefekte an den Fingerseitenflächen sind mit dicken Spalthauttransplantaten (Tr) gedeckt

*Postoperative Behandlung und Spezielle Fehler und Gefahren*

Siehe Angaben zum Operationsbeispiel 2.1.2

*Anmerkung*

Eventuell ist eine Vertiefung der ersten Commissur zu einem späteren Zeitpunkt aus funktionellen Gründen sinnvoll

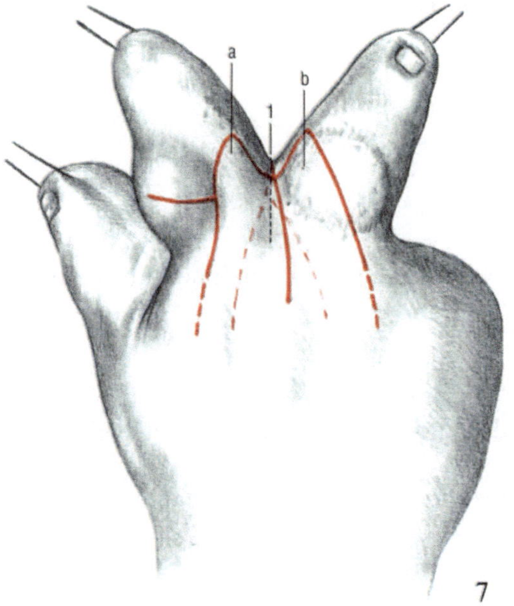

7

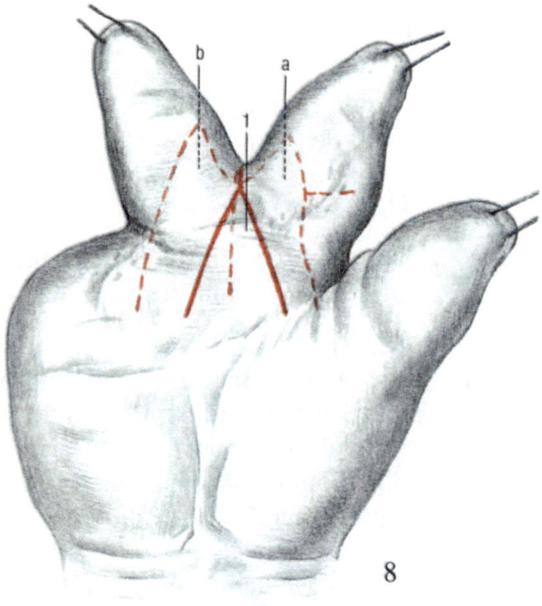

8

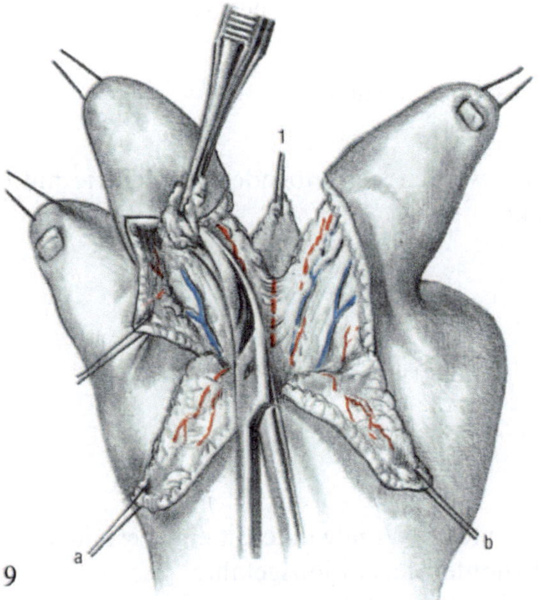

9

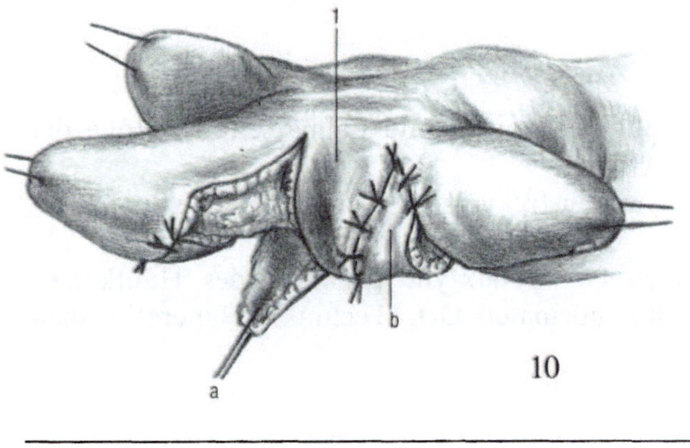

10

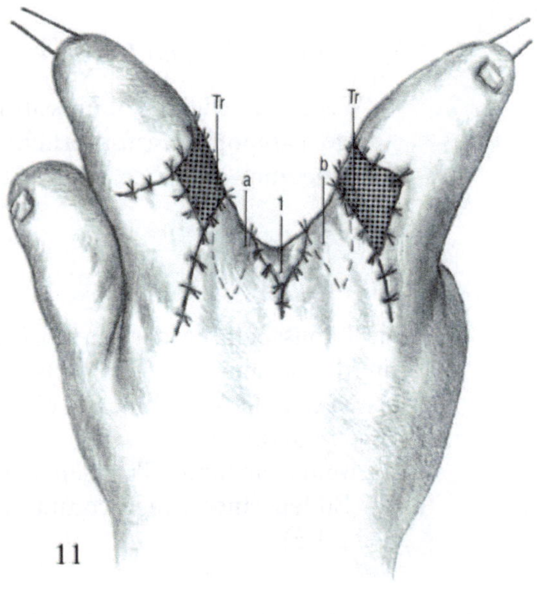

11

## 3.3 Interdigitale Hautbrücke („Brückensyndaktylie“)

*Operationsziel*

Trennung der interdigitalen Hautbrücke als vorbereitende Maßnahme zur Bildung einer Fingercommissur am normalen Ort

Abb. 1 Ausgangsbefund und Schnittführung, Ansicht von dorsal.
Die Brückensyndaktylie und der Befund an der anderen Hand erlauben die Einordnung als periphere Hypoplasie.
Eine Sonde markiert den trichterförmigen Hautkanal zwischen beiden hypoplastischen Fingern.
Auf der Streckseite wird ein vom Mittelfinger (a), auf der Beugeseite ein vom Ringfinger her (1) ernährter Lappen gebildet. Bei der Lappenpräparation ist eine Lupenbrille zu benutzen, um auch kleinste Gefäße schonen zu können

Abb. 2 u. 3 Nach Präparation der Lappen:
Hauptgefäße und -nerven müssen geschont werden!

Abb. 4 u. 5 Schlußbilder.
Nach Einnähen der gestielten Lappen werden freibleibende Hautdefekte mit dicken Spalthauttransplantaten (Tr) gedeckt

*Postoperative Behandlung*

Siehe Einführung zu Kap. „Cutane Syndaktylien“ (2.1.1)

*Spezielle Fehler und Gefahren*

- Wegen der engen Commissur im unteren Wundwinkel ist eine besonders sorgfältige Tamponade erforderlich: Erhöhte Macerationsgefahr.
- Siehe auch Angaben zum Operationsbeispiel 2.1.2

*Anmerkung*

Die Längsspaltung der Hautbrücke auf der Dorsal- und Palmarseite in Höhe des Interdigitalraumes ist ebenfalls möglich.
Lassen sich die Wundflächen nicht spannungsfrei verschließen, sind dicke Spalthautlappen aufzunähen
In zweiter Sitzung: Trennen der cutanen Syndaktylie proximal des Hautkanals und Bilden einer Fingercommissur am normalen Ort (Technik s. Operationsbeispiel 2.1.5)

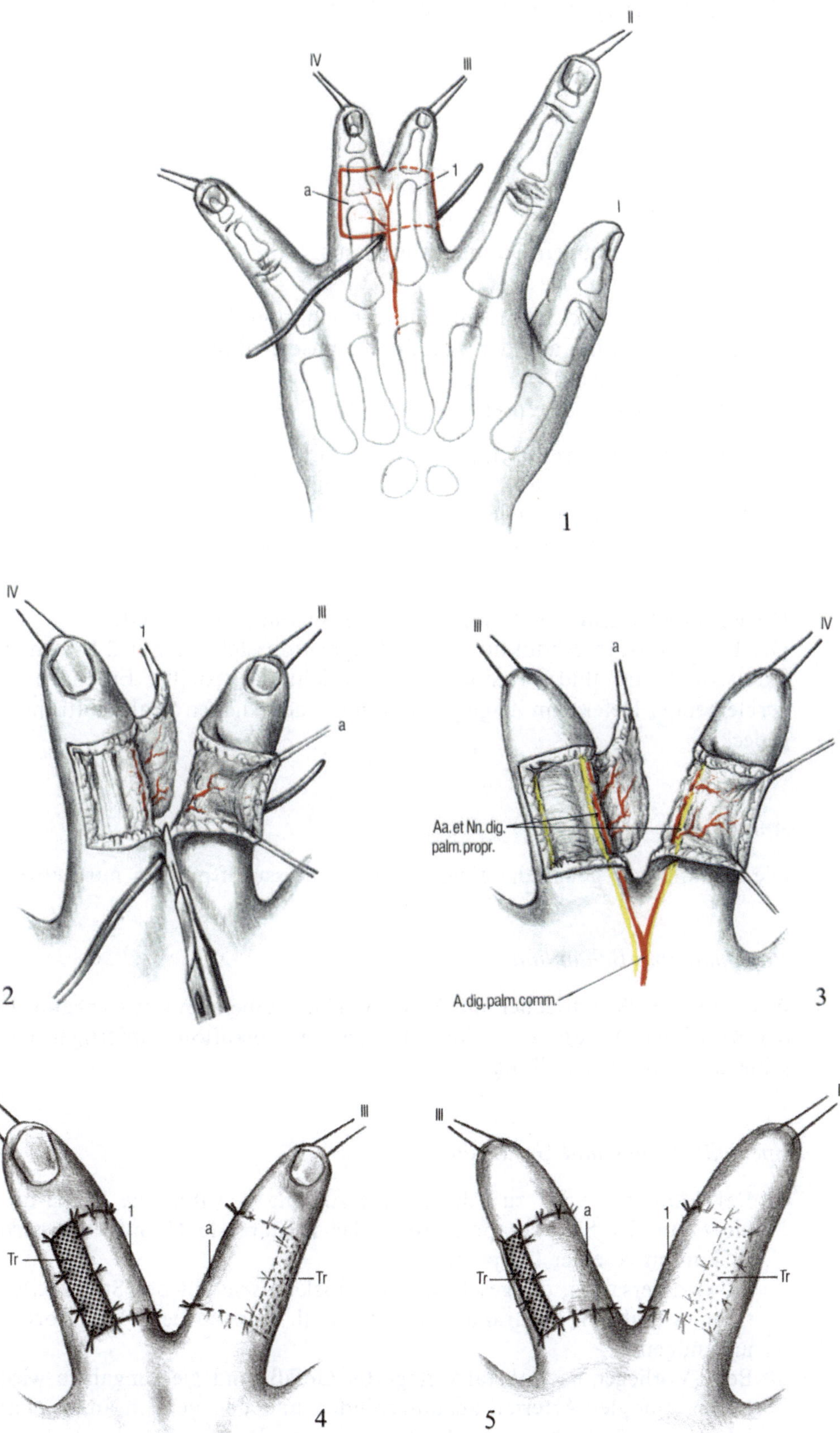
IV
III
II
I
a
1
Aa. et Nn. dig. palm. propr.
A. dig. palm. comm.
Tr
2
3
4
5

## 3.4 Partielle Syndaktylie zwischen Daumen und Zeigefinger

*Operationsziel*

Bildung einer normalen Daumencommissur

Abb. 1 Ausgangsbefund und Schnittführung, Ansicht von dorsal.
Der Lappen a wird auf der Handrückenfascie abpräpariert. Dabei zuführendes Gefäß nicht verletzen!
Schnittführung der Gegenseite gestrichelt

Abb. 2 Ansicht von dorsal nach Lappenpräparation:
Dorsale Fascie und M. add. poll. werden eingekerbt, bis eine optimale Abspreizung des I. Strahles möglich ist. Ein Elevatorium liegt schützend zwischen den palmaren Gefäß-Nerven-Bündeln und dem Adductor-Muskel!

Abb. 3 u. 4 Schlußbilder.
Die eigentliche Commissur wird vom Schwenklappen a gebildet.
Der I. Strahl ist in Abduktions- und Oppositionsstellung mit 2 Kirschner-Drähten fixiert (nicht im Bild). Redondrainage (nicht dargestellt). Ein nach Hautschluß verbleibender Defekt am Zeigefinger ist mit einem dicken Spalthauttransplantat (Tr) gedeckt

*Anmerkung*

Die Zeichnungen geben die erzielbaren Commissuröffnungen nur teilweise wieder!

*Postoperative Behandlung*

Abdecken der Wundflächen mit Vaseline-Gaze. Oberarm-Gipsverband. Entfernung der Kirschner-Drähte ca. 2 Wochen nach der Operation. Anfertigen einer Nachtschiene. Übungsbehandlung

*Spezielle Fehler und Gefahren*

- Der Lappen a wird zu schmal und zu lang gewählt, die Präparation erfolgt nicht auf der Streckeraponeurose, das zuführende Hauptgefäß wird verletzt: Es kommt zu einer Lappennekrose.
- Es wird versäumt, die geschrumpfte Muskelfascie auf der Streckseite zu durchtrennen und den kontrakten M. add. poll. einzukerben: Die Korrektur bleibt ungenügend.
- Beim Vorliegen nach distal verlagerter Gefäß- und Nervengabeln wird es unterlassen, eine der Arterien zu unterbinden und den gemeinsamen Nervenstamm interfasciculär nach proximal aufzuspalten (s. Beispiel 2.2.2 u.a.): Die Vertiefung der Commissur muß ungenügend bleiben

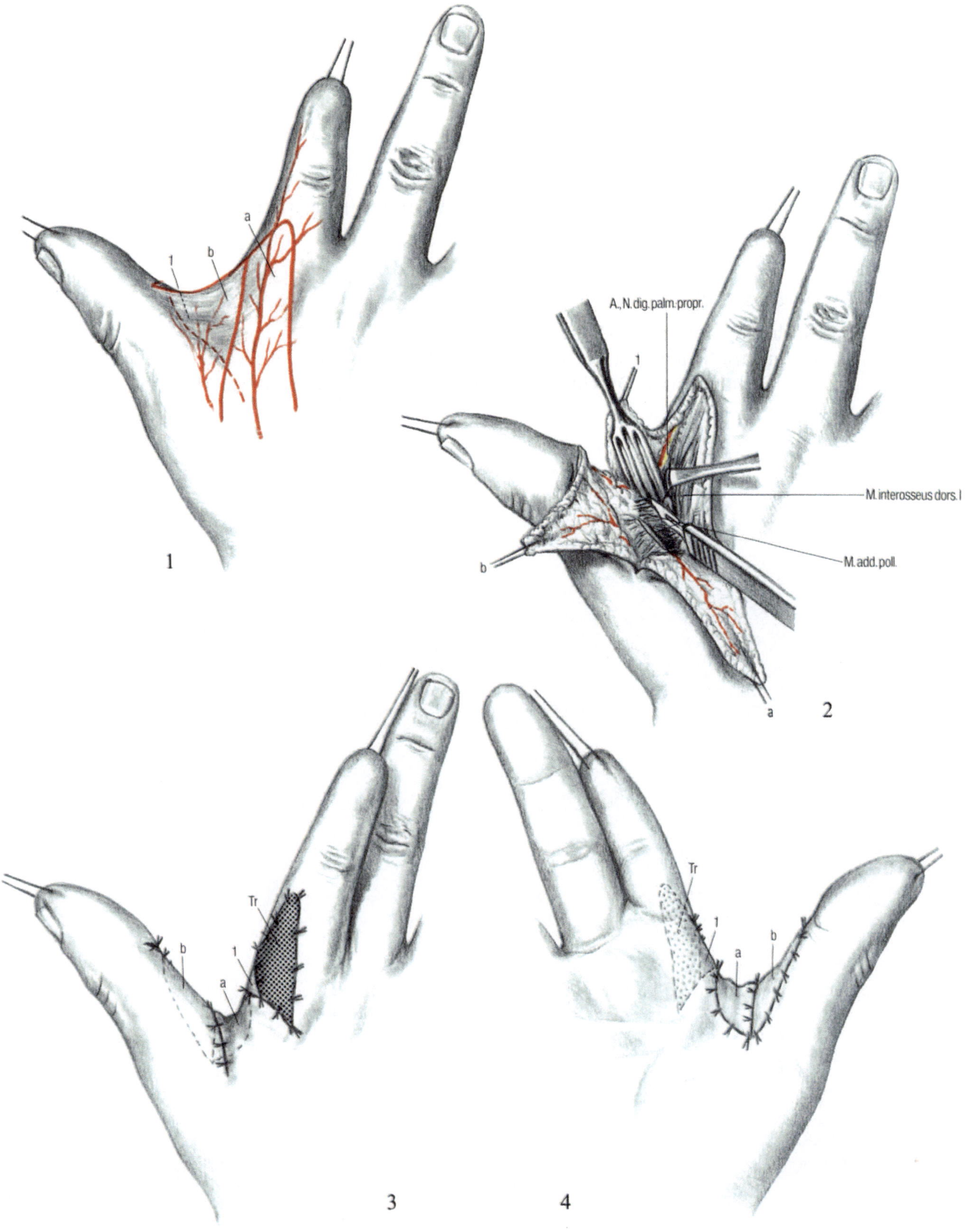
a
b
1
A., N. dig. palm. propr.
M. interosseus dors. I
M. add. poll.
Tr

## 3.5 Totale Syndaktylie ungleich langer Fingerstümpfe

*Operationsziel*

Trennung der Fingerstümpfe (Phalangisation) und Konstruktion einer Commissur am normalen Ort

Abb. 1 u. 2 Ausgangsbefund und Schnittführung

Abb. 3 Nach Präparation der Dorsalseite.
Der ulnare Seitenzügel des Mittelfingerrudimentes wurde abgetrennt und rückversetzt (Kontraktur!). Durchtrennen des Lig. capit. transversum (markiert)

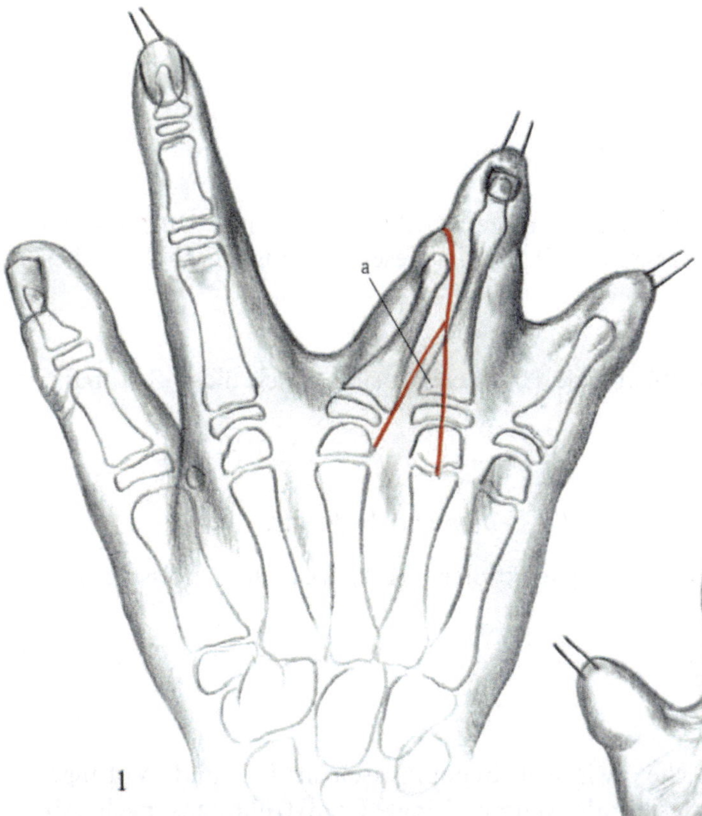
a

1

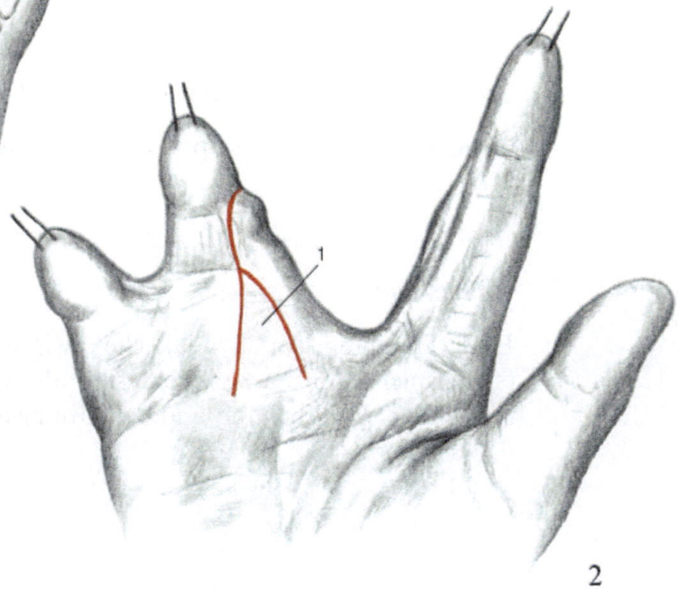
1

2

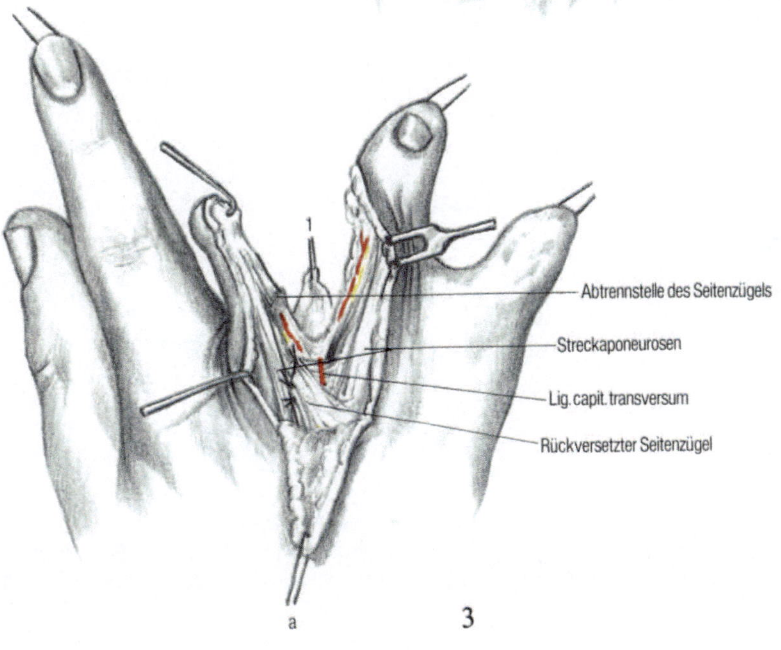
1
Abtrennstelle des Seitenzügels
Streckaponeurosen
Lig. capit. transversum
Rückversetzter Seitenzügel
a

3

Abb. 4 Ansicht von dorsal.
Die radialseitige Haut des Mittelfingerstumpfes wird zur optimalen Deckung der Fingerkuppe nach palmar verlagert (Pfeil) und in dieser Stellung durch Vernähen mit der Subcutis fixiert

Abb. 5 u. 6 Schlußbilder.
Nach Einnähen der Lappen verbleibende Hautdefekte sind durch dicke Spalthauttransplantate (Tr) gedeckt

*Postoperative Behandlung und Spezielle Fehler und Gefahren*

Siehe Einleitung des Kap. „Cutane Syndaktylien" (2.1) und Operationsbeispiele 2.1.3, 2.1.4 u.a.

*Anmerkung*

Eine Trennung der Syndaktylie zwischen hypoplastischem IV. und V. Finger (s. Beispiel 2.1.6 u.a.) schließt sich als weiterer Eingriff an (frühestens nach Abschluß der Wundheilung und der Übungsbehandlung)

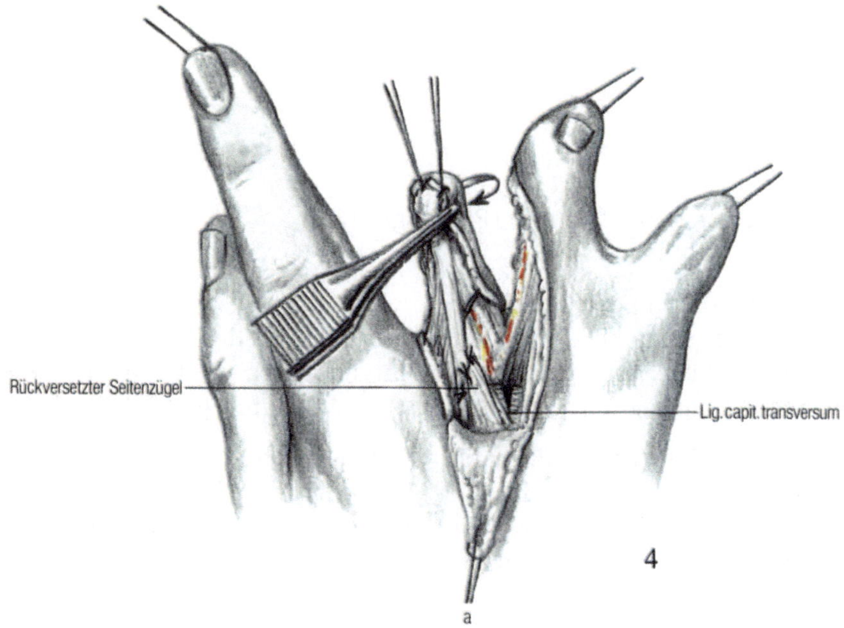
Rückversetzter Seitenzügel
Lig. capit. transversum
a
4

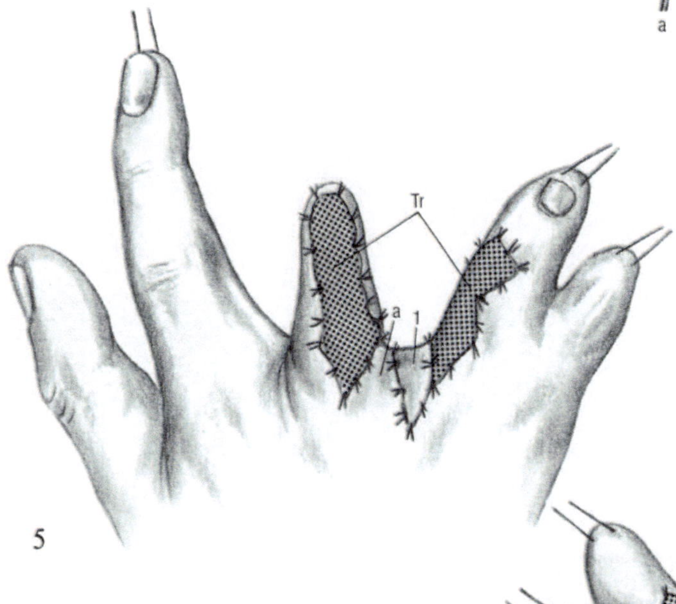
Tr
a
1
5

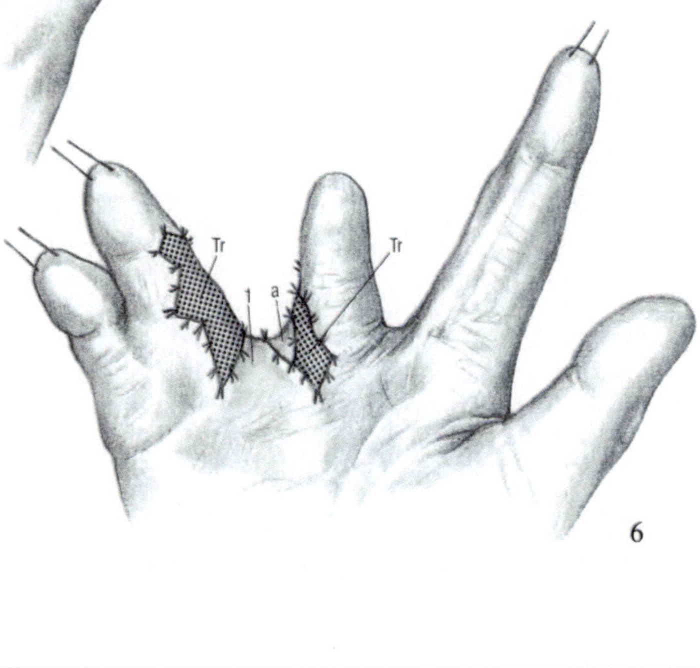
Tr
1
a
Tr
6

# 3.6 Totale Syndaktylie gleich langer Fingerstümpfe

*Operationsziel*

Trennung der Fingerstümpfe (Phalangisation)

Abb. 1 u. 2 Ausgangsbefund und Hautschnitte.
Die Lage der späteren Commissur zwischen II. und III. Fingerstumpf ist mit einer Kanüle markiert. Der palmare Commissurlappen greift auf die Dorsalseite über. Die Schnittführung der Gegenseite ist jeweils durch gestrichelte Linien angedeutet

Abb. 3 Ansicht von dorsal nach Präparation der Lappen.
Die Bandverbindung zwischen den Metacarpalköpfchen (Lig. capit. transversum) wird durchtrennt. In der Tiefe sind die palmaren Gefäß-Nerven-Bündel erkennbar; die Gabelung des Gefäßes ist nach distal verlagert. Eine Fingerarterie wird unterbunden

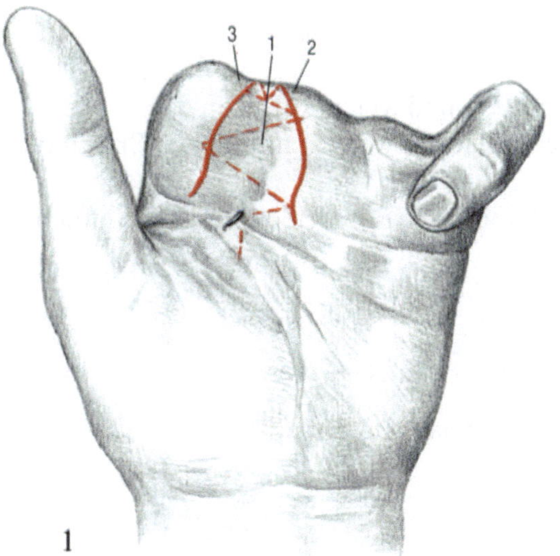
3
1
2
1

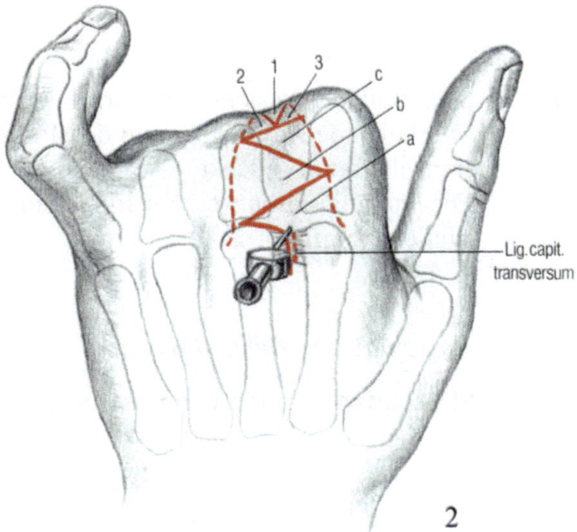
2
1
3
c
b
a
Lig. capit. transversum
2

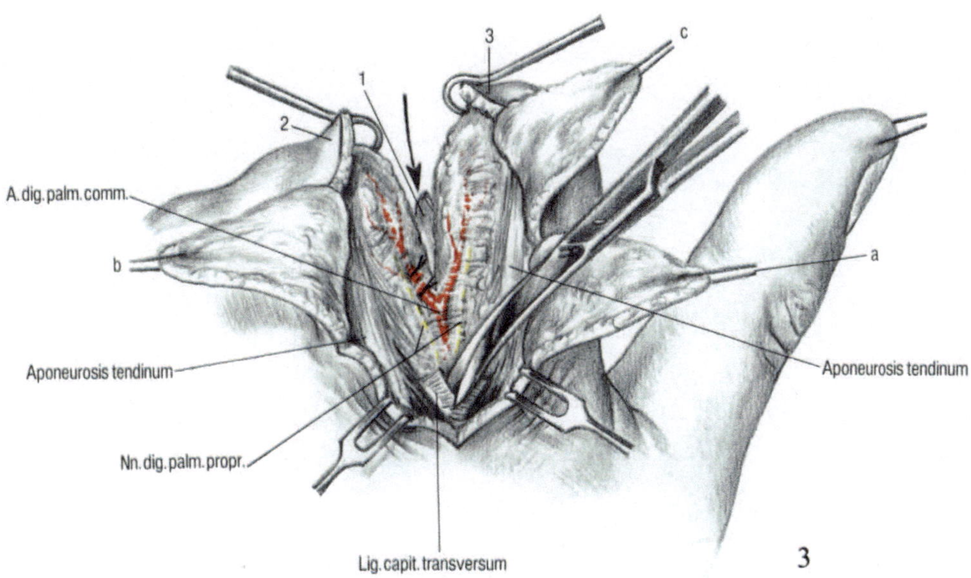
3
c
1
2
A. dig. palm. comm.
b
a
Aponeurosis tendinum
Aponeurosis tendinum
Nn. dig. palm. propr.
Lig. capit. transversum
3

Abb. 4–6 Schlußbilder, Ansicht von dorsal (4), palmar (5) und apical (6).
Verbleibende Hautdefekte an den Fingerseitenflächen werden mit dicken Spalthauttransplantaten gedeckt.
Die Phalangisation weiterer Fingerstümpfe kann zu späterem Zeitpunkt in ähnlicher Weise erfolgen

*Postoperative Behandlung und Spezielle Fehler und Gefahren*

Siehe entsprechende Hinweise beim Operationsbeispiel 3.5 u.a.

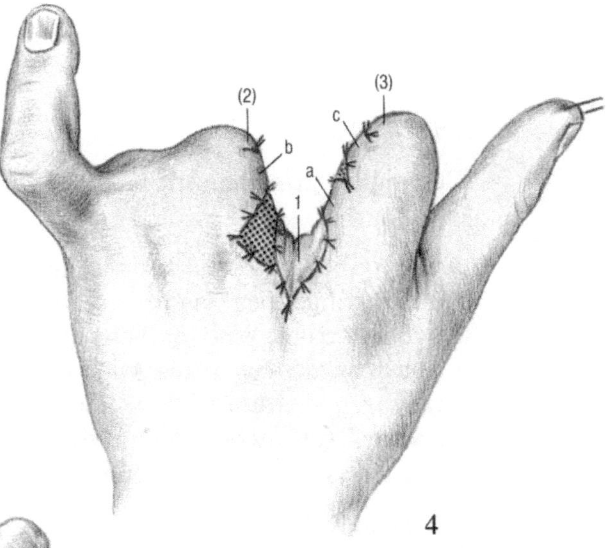


4

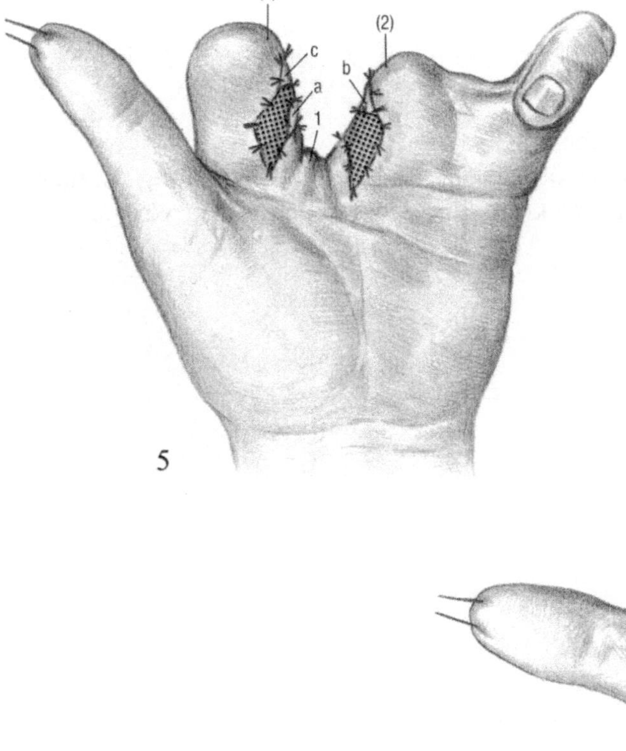


5




6

## 3.7 Schnürringe mit dorsalen Fingerpolstern

*Operationsziel*

Beseitigung von Schnürringen und dorsalen Fingerpolstern

Abb. 1 Ausgangsbefund: Ansicht von ulnar (1a) und dorsal (1).
Am Ringfinger liegt ein *hohes,* am Zeigefinger ein *flaches* Polster vor. Zur Excision der Schnürringe sind halbzirkuläre Hautincisionen erforderlich. Die punktierten Flächen werden nach Resektion der Fettpolster im Zuge der Zurichtung der Lappen abgetragen. Darüber hinaus sind kleinere Zusatzincisionen erforderlich, um eine stärkere Lappenwölbung zu beseitigen und einen spannungsfreien Wundschluß zu erreichen (s. Abb. 4, Ringfinger)

Abb. 2 Die Schnürringe sind reseziert.
Überschüssiges subcutanes Fettgewebe wird entfernt. Anschließend Zurichten der einzelnen Lappen (markiert)

Abb. 3 Probeweises Einpassen der Verschiebelappen.
Vor der Hautnaht ist die Blutsperre zu öffnen und eine exakte Blutstillung vorzunehmen. Falls erforderlich, sind Feinkorrekturen an den Lappenspitzen vorzunehmen

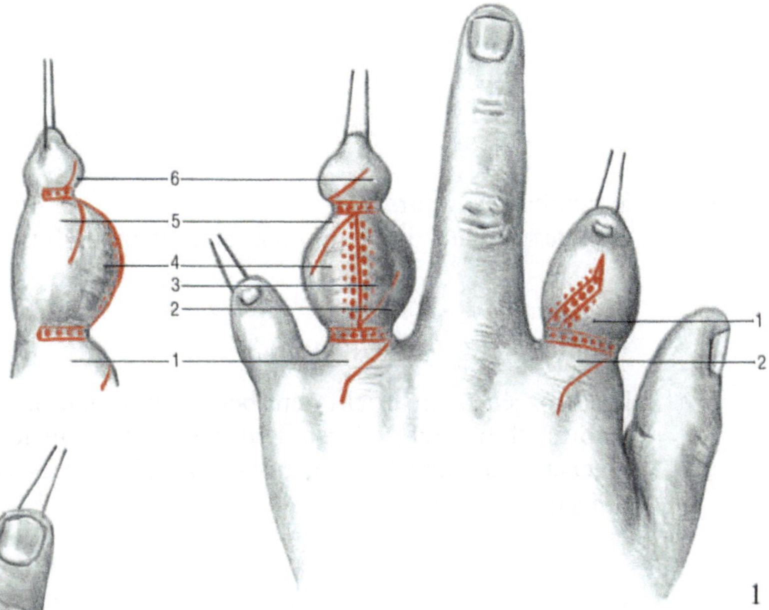
6
5
4
3
2
1
1
2

1

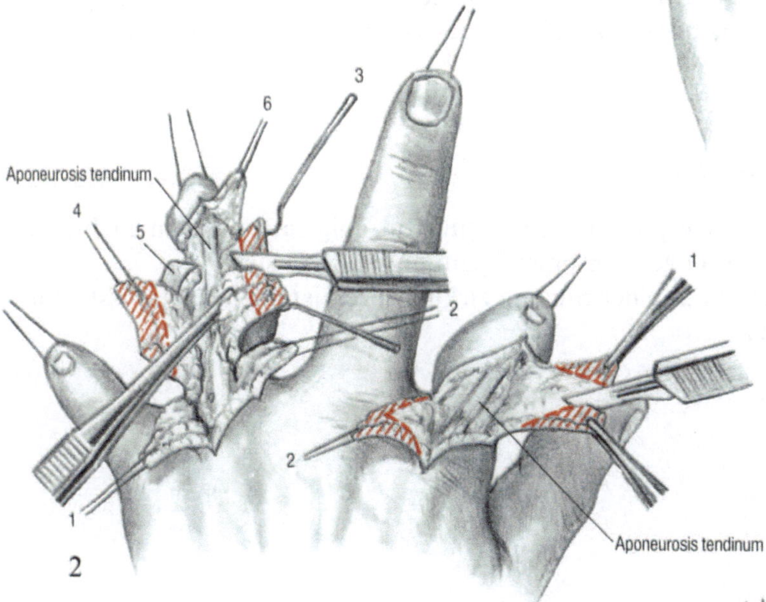
Aponeurosis tendinum
3
6
4
5
2
1
2
1
Aponeurosis tendinum

2

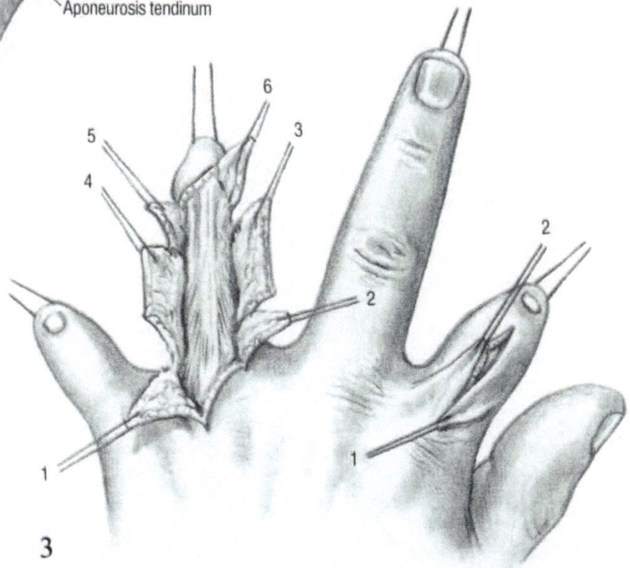
6
5
3
4
2
2
1
1

3

Abb. 4 Schlußbild von dorsal.
Die Beseitigung der palmaren Schnürringhälften erfolgt ggf. in zweiter Sitzung

*Postoperative Behandlung*

Das Vorgehen entspricht dem bei anderen hautplastischen Eingriffen (s. Kap. 2.1): Ruhigstellung auf volarer Unterarm-Gipsschiene für 8–10 Tage. Konsequente Hochlagerung und Gabe von Antiphlogistica zur Vermeidung von Zirkulationsstörungen

*Spezielle Fehler und Gefahren*

- Die Abtragung der Fingerpolster erfolgt zu großzügig und nicht in mehreren Schritten: Die Hautnähte geraten unter Spannung.
- Die Schnürringe werden in einer Sitzung zirkulär excidiert: Zirkulationsstörungen sind zu erwarten

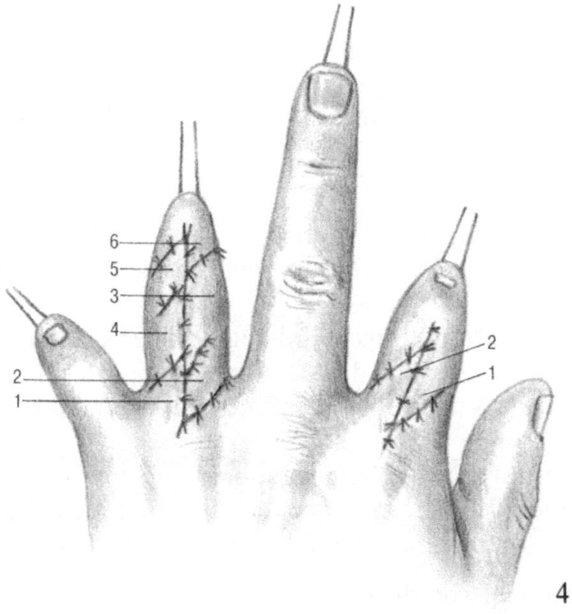


4

## 3.8 Konischer Fingerstumpf; dorsales Fingerpolster

*Operationsziel*

Beseitigung von Schnürring und dorsalem Fingerpolster am rudimentären Ringfinger. Amputation des konischen, nur spärlich weichteilgedeckten Mittelfingerstumpfes

Abb. 1 Ausgangsbefund, Ansicht von dorsal.
Der Mittelfingerstumpf ist schlecht gepolstert und deshalb vermehrt stoßempfindlich.
Der Schnürring am Mittelfinger wird halbzirkulär sparsam excidiert. Überschüssiges subcutanes Fettgewebe und die punktiert markierten Hautbezirke werden bis zu spannungsfreiem Wundschluß entfernt [auch modifizierte Z-Plastik möglich (s. Operationsbeispiel 3.7)].
Der konisch zugespitzte Mittelfingerstumpf ist so zu umschneiden, daß die palmarseitige Haut nach Teilabtragung der rudimentären Mittelfingerphalanx zum Stumpfdecken (schraffiert markiert) herangezogen werden kann

Abb. 2 Schlußbild, Ansicht von dorsal

*Postoperative Behandlung und Spezielle Fehler und Gefahren*

Siehe Angaben zum Operationsbeispiel 3.5 u.a.

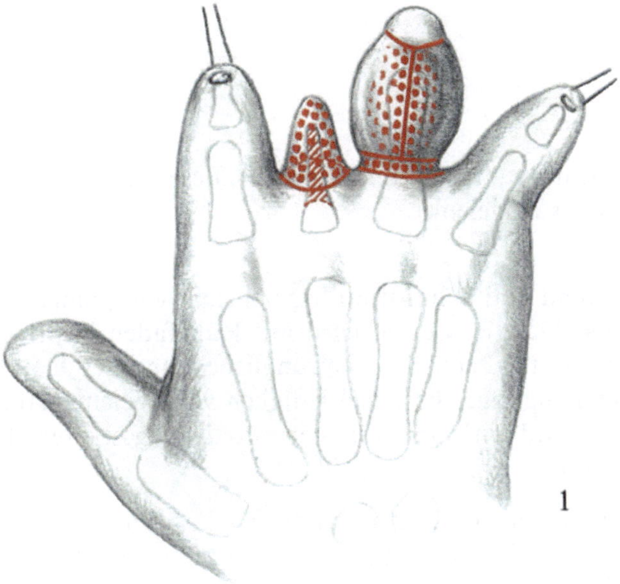

1

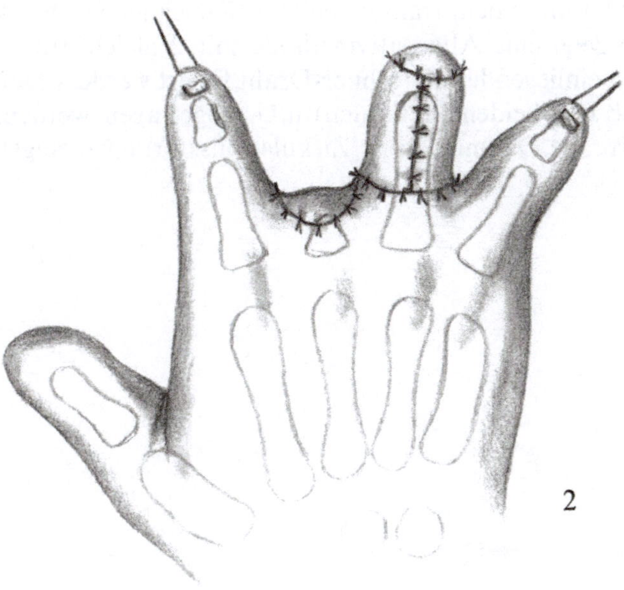

2

## 3.9 Daumenstumpf mit Weichteilüberschuß

*Operationsziel*

Verlängerung des rudimentären Daumens, Beseitigung der Weichteilkontraktur über dem Daumengrundgelenk

Abb. 1 Ausgangsbefund und Schnittführung, Ansicht von palmar.
Der nagellose Daumenstumpf wird mit Haltefäden in Streckstellung gezogen. Die gestrichelte Kontur zeigt die ursprüngliche Lage des Daumens in der Hohlhand. Anstelle der Langfinger bestehen lediglich vier Weichteilstummel.
Am Daumen wird ein dorso-radialer, proximal gestielter Hautlappen gebildet; die Daumenbeugefalte wird quer incidiert

Abb. 2 Ansicht von palmar nach Präparation der Lappen.
Das Fettgewebe wird vorsichtig distal der rudimentären Daumenphalanx entfernt, um Platz für ein autologes Knochenimplantat zu schaffen. Ein Beckenkammspan wird zugerichtet und auf das angefrischte Daumenrudiment aufgestülpt. Die Fixation erfolgt mit einem transarticulären Kirschner-Draht (Abb. 2a).
Abb. 2b zeigt eine Alternativmethode mit 2 gleich großen autologen Spänen, die um einen einliegenden Kirschner-Draht fixiert werden. Der schraffierte Knochenbezirk muß (bei beiden Methoden) u.U. abgetragen werden, wenn nach Öffnen der Blutsperre die Daumenkuppe Zirkulationsstörungen zeigt!

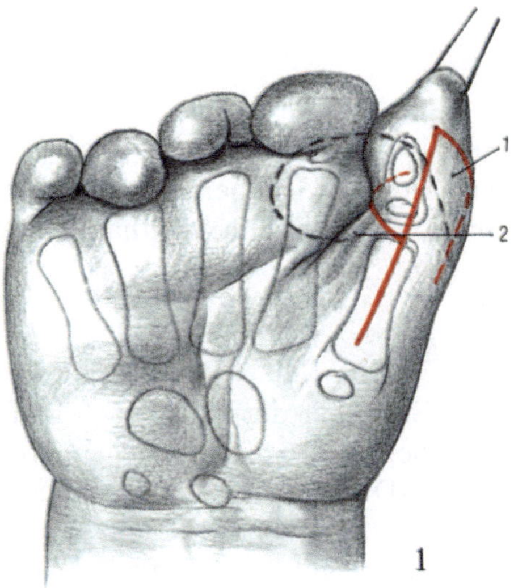


1

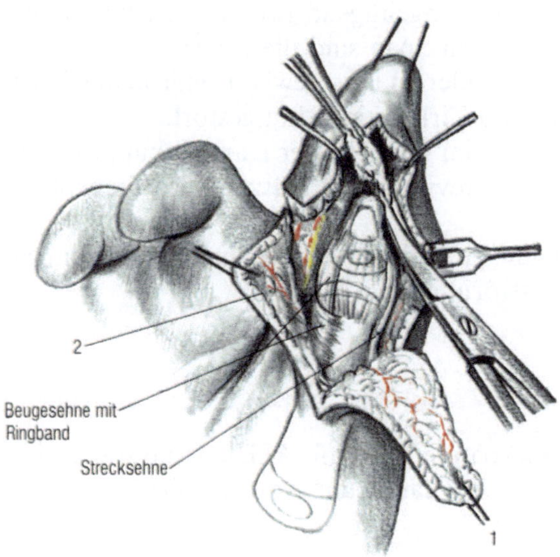


2a

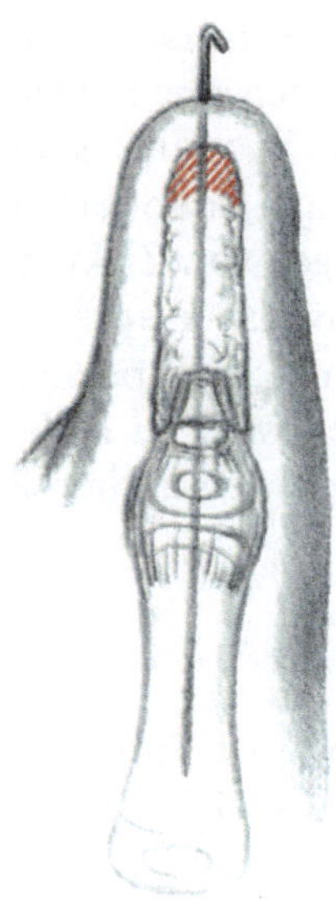

2b

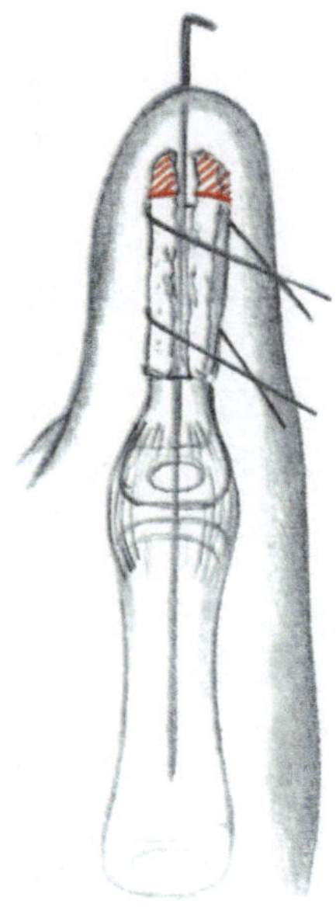

2c

Abb. 3 Schlußbild von palmar.
Der Schwenklappen (1) ist in die incidierte Daumenbeugefalte eingefalzt, der Defekt auf der Daumenstreckseite mit dickem Spalthauttransplantat (Tr) gedeckt

*Postoperative Behandlung*

Oberarm-Gipsverband. Entfernen der Fäden nach 14 Tagen und Fixieren mit neuem Gipsverband für die Dauer von ca. 6–8 Wochen. Anschließend Röntgenkontrolle, Entfernung des Kirschner-Drahtes und Anlegen eines gut anmodellierten Unterarm-Gipsverbandes für weitere 4–6 Wochen. Dann erneut Röntgenkontrolle und nach gutem Einbau des Spanes Freigabe des Daumens zur vorsichtigen Übungsbehandlung. Nachtschiene

*Spezielle Fehler und Gefahren*

- Bei der Präparation werden palmare Gefäße und Nerven verletzt.
- Die Weichteile im Daumenendglied werden ungenügend reseziert: Zirkulationsstörungen durch ungenügenden Platz für den Span sind die Folge.
- Der autologe Spongiosaspan wird zu dick oder zu lang gewählt oder mangelhaft auf die Phalanx adaptiert: Einheilung und Zirkulation sind gestört.
- Beim Vorliegen von Zirkulationsstörungen im Bereiche der Daumenkuppe (nach Öffnen der Blutsperre) wird auf eine Wundrevision und Kürzung des Transplantates verzichtet: Kuppennekrose.
- Der Daumen wird zu früh für Bewegungen freigegeben: Einheilungsstörungen des Spans, evtl. zusätzlich Zirkulationsstörungen

*Anmerkung*

An den rudimentären Fingern kommen als spätere Eingriffe Aufstockungsoperationen in Betracht. Welcher Finger zu wählen ist, hängt u.a. von der Daumenfunktion ab

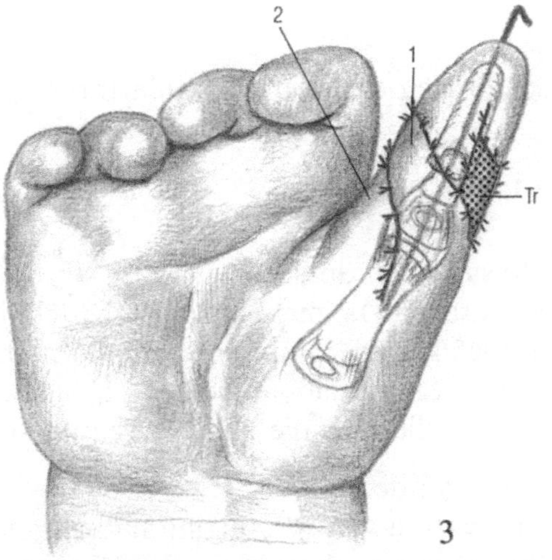


3

# 3.10 Schnürring und Defektpseudarthrose des Daumens

*Operationsziel*

Beseitigung von Schnürring und Defektpseudarthrose (3 Operationen)

*1. Eingriff*

Abb. 1 Ausgangsbefund, Ansicht von dorsal.
Zwischen den dysplastischen Daumenphalangen besteht im Bereich des Schnürringes ein breiter Knochendefekt. Die punktierte Fläche markiert den Hautbereich, der beim ersten Eingriff reseziert und mit einem Haut-Fett-Lappen aufgefüllt wird. Präparation mit Lupenbrille! Gefäße und Nerven im Weichteilstiel nicht verletzen!

Abb. 2 Ansicht des Daumens von dorsal.
Bei halbzirkulärer Resektion von Schnürring und angrenzenden Hautbezirken: Die Haut wird vorsichtig tangential abgetragen. Streck- und Beugesehnen bleiben intakt. Palmar ist besonders auf die Gefäß-Nerven-Bündel zu achten!

Abb. 3 Ein gestielter Haut-Fett-Lappen aus der distalen Thoraxregion oder vom Abdomen wird in den Defekt eingeschlagen und zunächst am ulnaren Wundrand des Daumens eingenäht. Die Hautentnahmestelle wird von distal her soweit wie möglich durch Einzelknopfnähte verschlossen (s. auch Kap. 4.2.2)

Abb. 4 Blick auf die Hautentnahmestelle nach maximaler Pronation der Hand.
Nach Zurichten und Entfetten des Stiellappens (dessen Rand ulnar am Daumen eben erkennbar ist), werden die freien Lappenränder in den Weichteildefekt am Daumen eingenäht

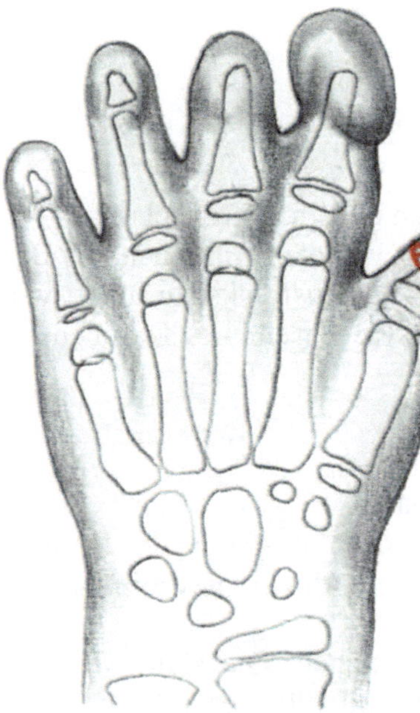

1

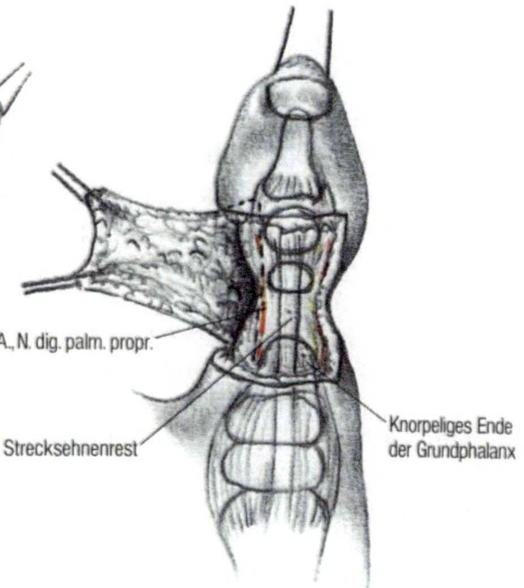
A., N. dig. palm. propr.
Strecksehnenrest
Knorpeliges Ende
der Grundphalanx

2

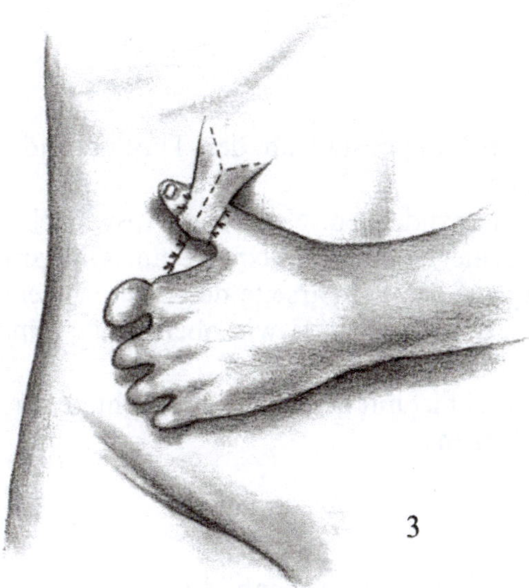

3

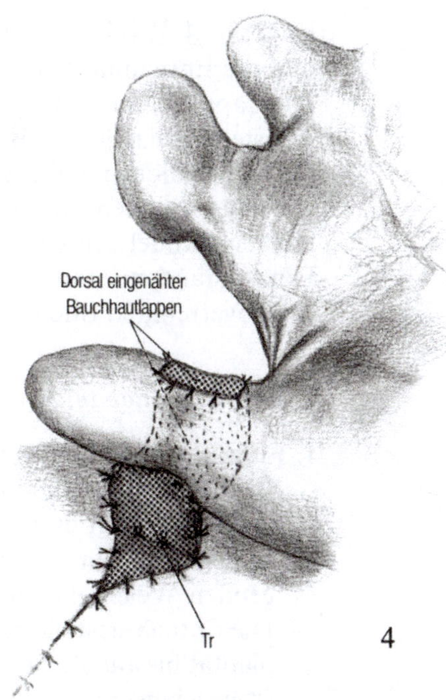
Dorsal eingenähter
Bauchhautlappen
Tr

4

Abb. 5 Querschnitt durch Daumen und Bauchhaut.
Der verbleibende Defekt ist mit einem dicken Spalthauttransplantat (Tr) zu decken, das auf die Basis des Lappens übergreift und vor dem Einnähen des Bauchhautlappens am radialseitigen Wundrand auf der Daumenstreckseite fixiert wird.
Schraffiert: Verlauf des Stiellappens auf der Gegenseite des Daumens

*Postoperative Behandlung*

Abdecken der Wundflächen mit Vaseline-Gaze.
Kompresse zwischen Vollhauttransplantat und Palmarfläche des Daumens. Auspolsterung der Achselhöhle mit Watte und Fixation des Armes mit elastischen Binden am Rumpf.
Die Lappenbasis darf nicht unter Spannung stehen. Die Hand wird entweder mit einigen Nähten an die Bauchhaut fixiert oder mit Pflaster aufgeklebt. Der gestielte Hautlappen darf nicht vollständig abgedeckt werden, damit die Spannungs- und Zirkulationsverhältnisse beobachtet werden können (s. auch Angaben zum Operationsbeispiel 4.2.2)

*2. Eingriff (ohne Abbildung)*

Etwa 3–4 Wochen später wird der Lappenstiel an der Thoraxwand abgetrennt und die Entnahmestelle verschlossen.
Die Lappenwunde ist zunächst steril abzudecken. Nach dem Auswickeln des Armes mit steriler elastischer Binde und Anlegen einer Blutsperre am Oberarm wird der noch vorhandene halbe Schnürring auf der Palmarseite des Daumens einschließlich der angrenzenden Hautbezirke reseziert (Vorgehen wie oben; auf palmare Gefäß-Nerven-Bündel achten!).
Der entstandene Haut-Weichteil-Defekt ist mit den exakt zugerichteten freien Enden des abgetrennten Stiellappens zu decken

*Spezielle Fehler und Gefahren:*

1. Eingriff (Excision des Schnürringes und Stiellappenbildung):
- Bei der halbzirkulären Resektion des Schnürringes und der angrenzenden Hautbezirke kommt es zur Verletzung palmarer Gefäße und Nerven, weil z.B. keine Lupenbrille benutzt oder der Hautbezirk nicht flach genug von den darunterliegenden Weichteilen abpräpariert wird.
- Die Entnahmestelle des Stiellappens wird nicht mit einem dicken Spalthauttransplantat bis auf die Stielbasis übergreifend gedeckt: Eine erhöhte Infektionsgefahr ist gegeben.

2. Eingriff (Abtrennen des Stiellappens):
- Die Durchtrennung der Stielbasis wird vorzeitig, d.h. früher als mindestens 3 Wochen p.o. vorgenommen: Die Ernährung des Transplantates wird gestört

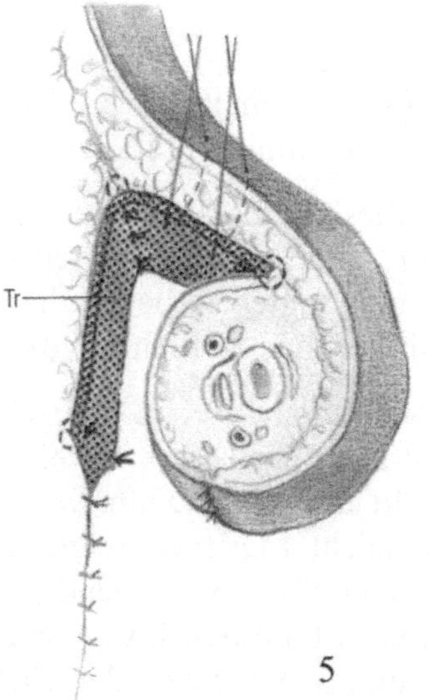


5

*3. Eingriff*

Abb. 6 Teilansicht von dorsal (nach Einheilen des Stiellappens). Dorsale Hautincision zur Spanimplantation

Abb. 7 Die Strecksehne ist dargestellt und mit einem Langenbeck-Haken weggedrängt. Beide Phalanxreste sind „angefrischt“. Zwischen diesen wird ein Spanlager durch Ausräumen von Fett- und Bindegewebe geschaffen (Gefäße und Nerven schonen: Lupenbrille!). Die Phalanxenden werden für die Aufnahme des Spanes zugerichtet

Abb. 8 Von der Wundhöhle aus wird ein Kirschner-Draht in das distale Knochenstück eingeführt und zunächst zur Fingerbeere soweit hinausgeleitet, daß er die Anfrischstelle des Knochens nicht überragt. Dann wird ein genau zugerichteter, autologer Beckenkammspan unter leichter Distraktion der Fragmente eingefügt. Zur Spanfixation wird der Kirschner-Draht anschließend von proximal durch den Span und den proximalen Phalanxrest hindurch bis ins Metacarpale I gebohrt.
Öffnen der Blutsperre und Überprüfen der Zirkulationsverhältnisse: Falls durch zu starke Weichteilspannung die Durchblutung der Fingerbeere gestört ist, wird der Span etwas verkürzt

Abb. 9 Schlußbild.
Fixation des Spanes durch weiteren Kirschner-Draht. Hautschluß

*Postoperative Behandlung:*

Oberarm-Gipsverband. Die Daumenkuppe bleibt zur Zirkulationskontrolle frei.
2 Wochen nach der Operation werden die Hautfäden entfernt und ein neuer Oberarm-Gipsverband angelegt.
6–8 Wochen nach der Operation – je nach Alter des Patienten und Größe des Defektes – Röntgenkontrolle des Daumens in 2 Ebenen. Im allgemeinen ist bis dahin der Span eingebaut, so daß der Längsdraht entfernt werden kann. Anlegen eines gut anmodellierten Unterarm-Gipsverbandes für weitere 4 Wochen. Dann Entfernung des 2. Drahtes und Freigabe des Daumens zur vorsichtigen Übungsbehandlung nach erneuter Röntgenkontrolle. Weitere Kontrollen in 4–6wöchigen Abständen

*Spezielle Fehler und Gefahren:*

3. Eingriff (Überbrückungsplastik):
- Überschüssiges Fettgewebe wird nicht reseziert: Nach Implantation des Knochenspanes trägt es auf und führt zu zirkulatorischen Störungen.
- Die Phalanxenden werden ungenügend angefrischt, das spongiöse Transplantat nicht sorgfältig zugerichtet und fixiert: Die Einheilung ist gestört

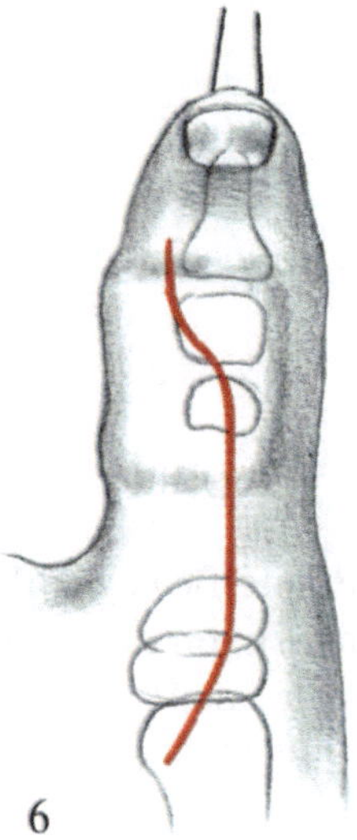

6

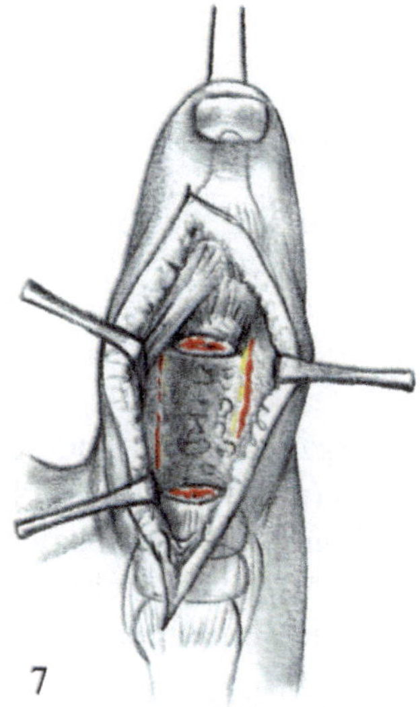

7

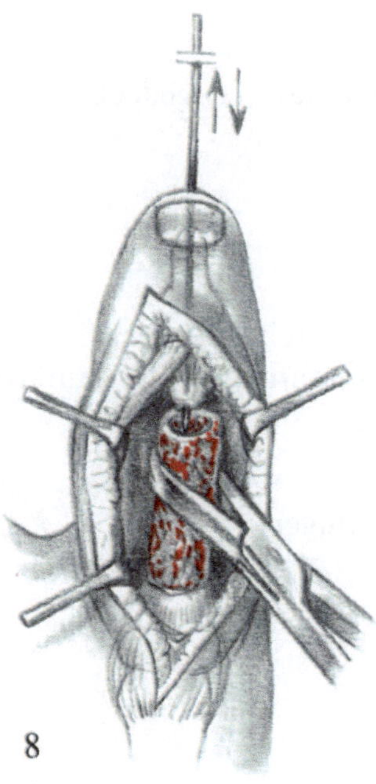

8

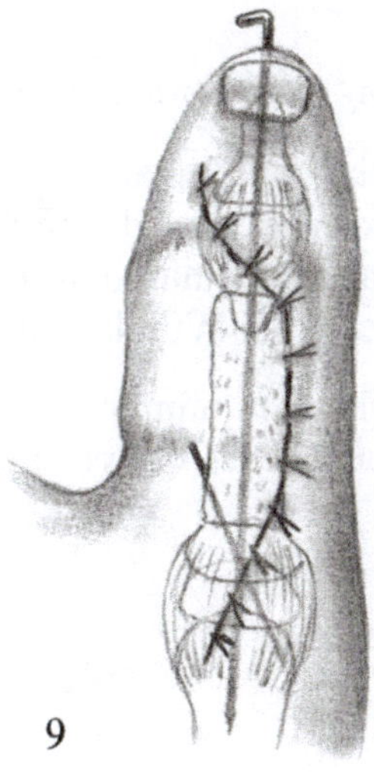

9

## 3.11 Zeigefingerstumpf mit Weichteilüberschuß und Schnürring

*Operationsziel*

Beseitigung des Schnürringes und Aufstocken der Zeigefingerphalanx (3 Eingriffe)

*1. Eingriff*

Abb. 1 Ausgangsbefund und Ansicht von dorsal.
Das (proximale) Interphalangealgelenk zeigt eine gute Beweglichkeit.
Bildung eines gekreuzten Fingerlappens nach Tempest von der Streckseite des Nachbarfingers. Vorsicht: Radiale dorsale Fingerarterie nicht verletzen! Das aufnehmende Hautareal an der Palmarfläche des Zeigefingers ist gestrichelt markiert

Abb. 2 Ansicht von palmar-radial.
Aus dem eingeschnürten Zeigefingerbereich wird mit großer Vorsicht ein Hautareal excidiert, das dem spannungsfrei aufgelegten Stiellappen in Größe und Breite entspricht

Abb. 3 Bild nach eingenähtem „cross-flap“.
Entnahmestelle mit dickem Spalthauttransplantat (Tr) gedeckt

*2. Eingriff (etwa 3 Wochen später)*

Abb. 4 Ansicht von dorsal.
Streckseitig wird die interdigitale Hautbrücke (eingeheiltes dickes Spalthauttransplantat) am ulnaren Rand des II. Fingers durchtrennt. Der punktierte Hautbezirk wird erst bei Wundschluß excidiert

Abb. 5 Ansicht von palmar.
Abtrennen des Cross-Lappens vom Spenderfinger

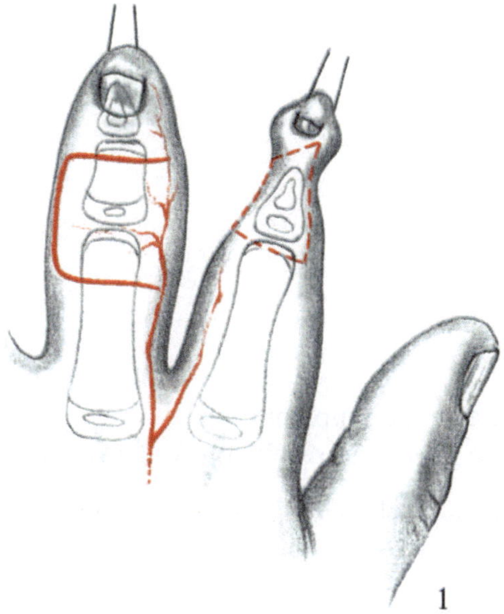

1

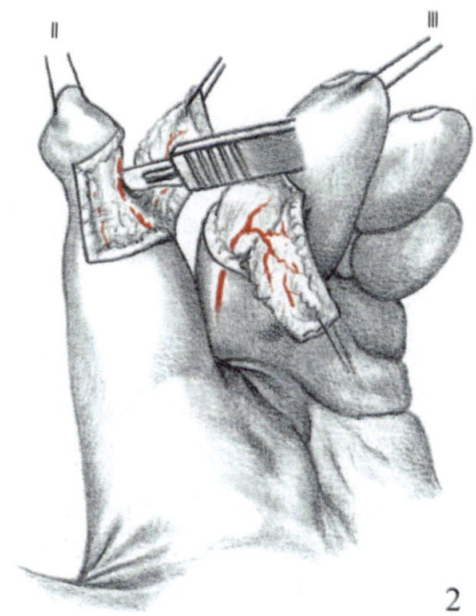


2

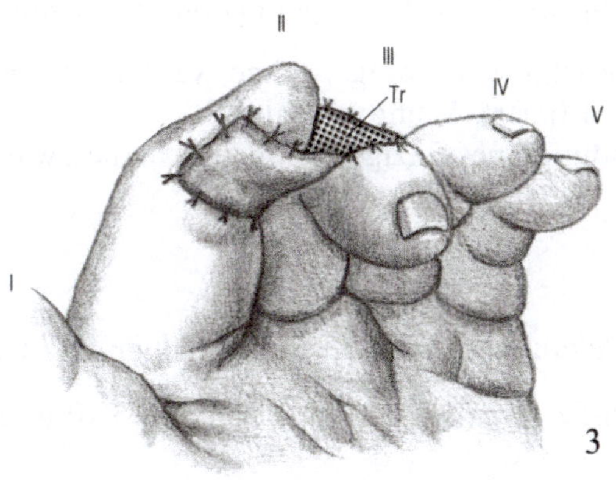


3

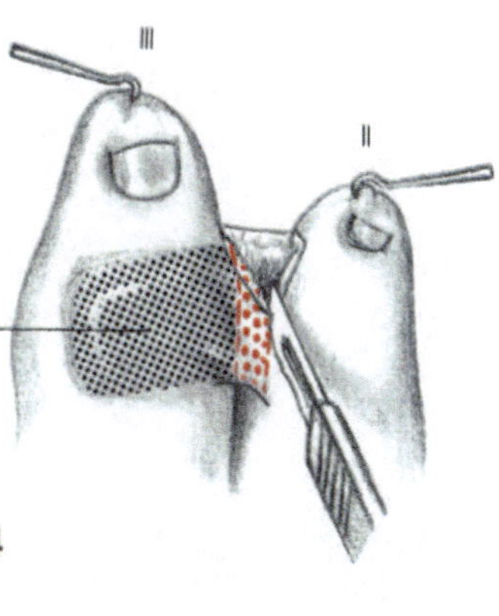


4

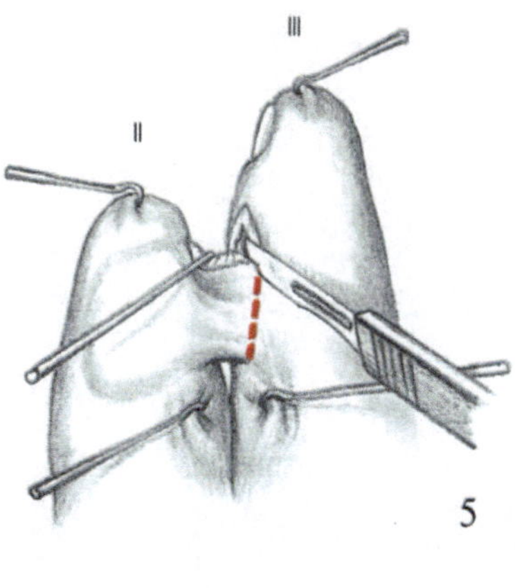


5

Abb. 6 Schlußbild.
Hautschluß nach Zurichten der Lappen

*3. Eingriff (nach weiteren 6 Wochen)*

Abb. 7 Ausgangsbefund und Schnittführung zur Spanimplantation.
Der eingeheilte Hautlappen ist an den Konturunregelmäßigkeiten noch erkennbar

Abb. 8 Der Phalanxrest wird dargestellt und „angefrischt". Unter vorsichtigem Spreizen der Weichteile im Bereich der Fingerbeere werden Teile des Fettgewebes zur Bildung eines Spanbettes abgetragen

Abb. 9 Ein Langenbeck-Haken drängt die Strecksehne (-aponeurose) zur Seite. Ein Kirschner-Draht wird durch die Wunde nach distal zur Fingerbeere hinaus, anschließend nach proximal-zentral bis in die Zeigefingergrundphalanx eingeführt

Abb. 10 Zwei genau zugerichtete, autologe Späne werden um den zentralen Draht gelegt und mit Cerclagen fixiert. Wundverschluß.
Auch die Verwendung eines einzigen Spongiosaspanes, wie in Beispiel 3.10, ist möglich

Abb. 11 Schlußbild

*Postoperative Behandlung und Spezielle Fehler und Gefahren*

Siehe entsprechende Angaben zu den Beispielen 3.10 und 3.9

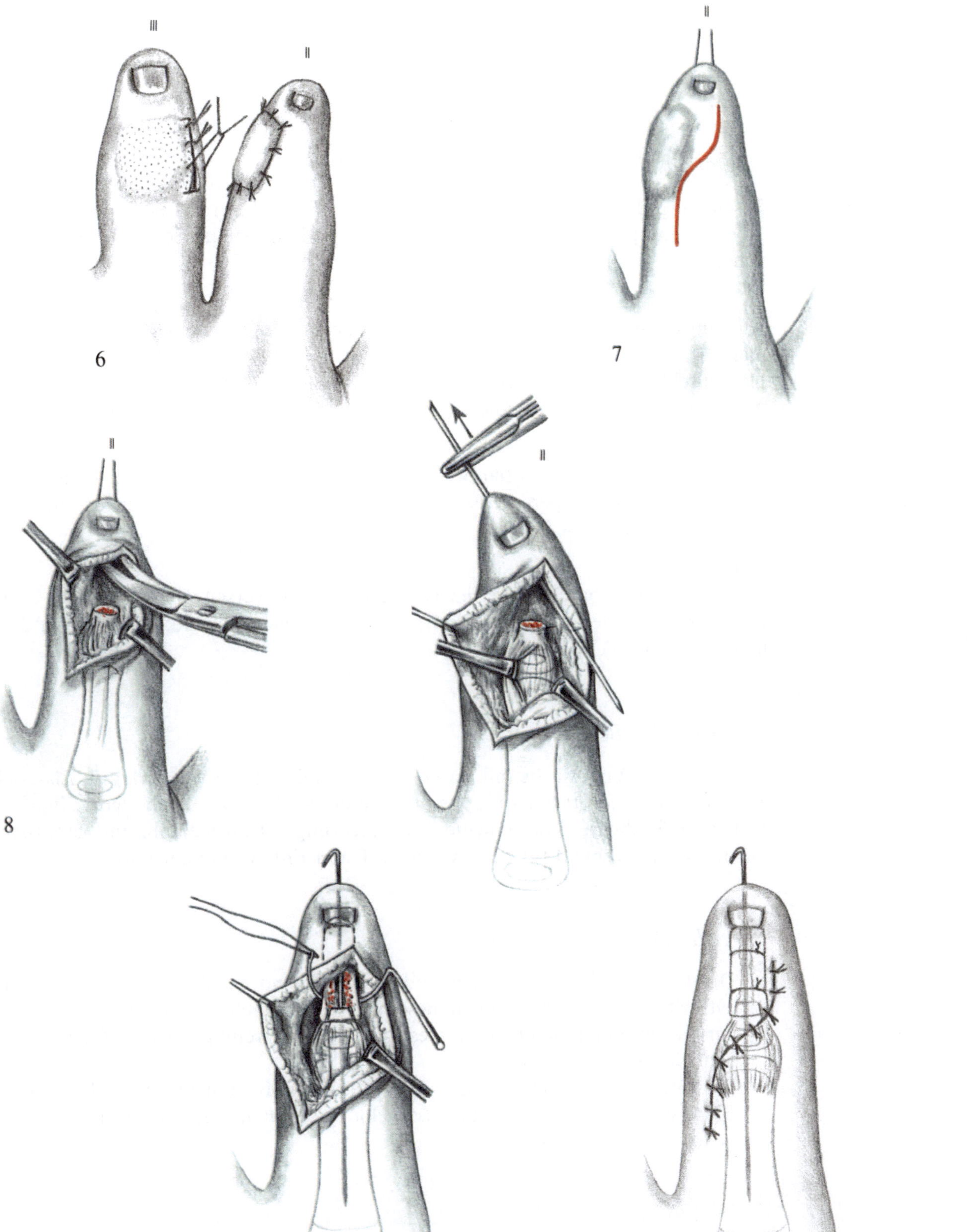


6 7 8 10 11

## 3.12 Unterarm-Schnürring

*Operationsziel*

Beseitigung des Unterarmschnürringes einschließlich der Fascia antebrachii und Überbrückung des Weichteildefektes durch örtlich gestielte Schwenklappen (2 Sitzungen)

Abb. 1 Ausgangsbefund und Schnittführungen, Ansicht des rechten Unterarmes von palmar.
Der einschnürende Hautring wird halbzirkulär (d.h. zunächst nur palmar) sparsam und äußerst vorsichtig excidiert (Lupenbrille!). Große Gefahr der Verletzung von Gefäßen und Nerven!

Abb. 2 Nach Präparation der Hautlappen erfolgt die vorsichtige Excision der Unterarmfascie. Einzelne Hautlappen müssen vor dem Wundverschluß noch etwas zugerichtet werden (punktierte Bezirke)

Abb. 3 Schlußbild.
Seitlich noch sichtbare leichte Einziehungen der Haut verschwinden nach der 2. Operation, bei der der dorsale Schnürring mit gleicher Technik beseitigt wird (ca. 6 Wochen später)

*Postoperative Behandlung*

Abdecken der Wundfläche mit Vaseline-Gaze und lockeren Tupferlagen. Elastischer Verband unter *leichter* Kompression; dieser ist 1–2 Std nach dem Eingriff zu lockern (:Spalten). Konsequente Hochlagerung. Ruhigstellung im gepolsterten Oberarm-Gipsverband für ca. 2 Wochen. Dann Entfernung der Fäden

*Spezielle Fehler und Gefahren*

- Die Unterarmfascie wird nicht oder ungenügend excidiert: Schnürfurche und evtl. Stauungen werden nicht beseitigt. (Erst durch die vollständige Excision der Fascia antebrachii kommt es zu einer „Befreiung“ der Gefäße, Nerven, Sehnen und Muskeln.)
- Der Wundverband wird unter zu starker Kompression angelegt, die elastische Binde wird nicht nach ca. 2 Std p. o. gelockert: Wundheilungsstörungen, Lappennekrosen etc. sind die Folge

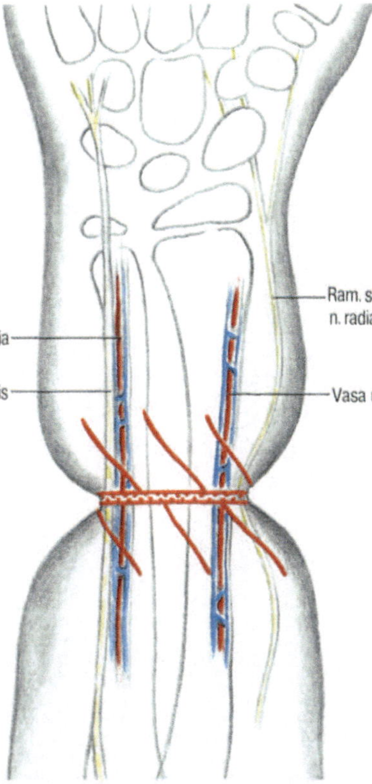
Ram. superfic.
n. radialis
Vasa ulnaria
N. ulnaris
Vasa radialia

1

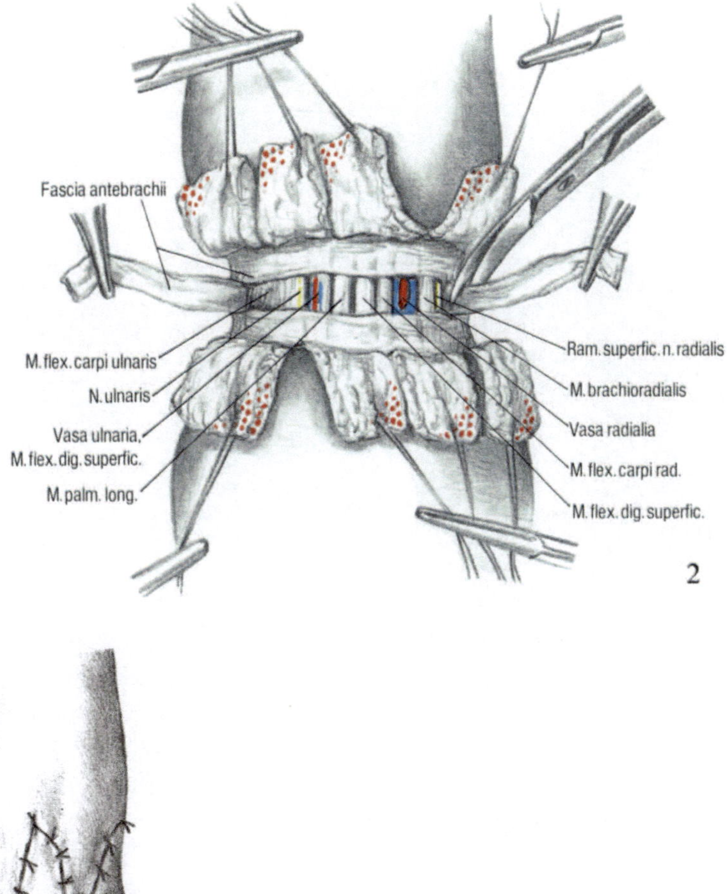
Fascia antebrachii
M. flex. carpi ulnaris
N. ulnaris
Vasa ulnaria,
M. flex. dig. superfic.
M. palm. long.
Ram. superfic. n. radialis
M. brachioradialis
Vasa radialia
M. flex. carpi rad.
M. flex. dig. superfic.

2

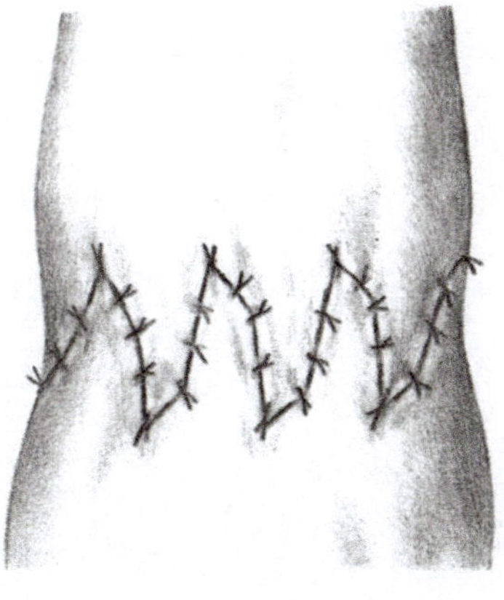

3

# 4. Numerische Variationen

## 4.1 Einführung

### 4.1.1 Allgemeines

Unter dem Begriff „Numerische Variationen“ werden Fehlbildungsformen zusammengefaßt, die von der normalen Ausbildung fünf selbständiger Fingerstrahlen zur Plus- und Minusseite hin abweichen. Ein Großteil dieser Poly- und Oligodaktylien läßt sich aus einer *überschießenden oder mangelhaften skeletären Breitendifferenzierung* in Form von „Aufspaltungen“ oder „Verschmelzungen“ an einzelnen Strahlen ableiten. W. MÜLLER (1937) hat die Gemeinsamkeit ihrer morphologischen Erscheinungen anhand seines Schemas der nach *peripher geöffneten Skeletgabel* deutlich gemacht und gezeigt, daß am Einzelstrahl identische Bilder entstehen können.

Die Unterschiede zwischen derartigen Rückbildungs- und Überschußformen liegen lediglich in der Richtung der Fehlentwicklung: Geordnet zu einer teratologischen Reihe schreitet bei den *Oligodaktylien* die mangelhafte Breitendifferenzierung (*„Verschmelzung“*, proximale Skeletaplasie) von zentral nach peripher fort, umgekehrt bei *Polydaktylien* die überschießende Differenzierung *(„Aufspaltung“)* von peripher nach zentral.

In ihrer schwächsten Ausprägung zeigen die Minusvarianten lediglich eine proximale Koaleszenz benachbarter Metacarpalia oder die Verschmächtigung bzw. partielle Unterdrückung eines Metacarpale, in stärkster Ausprägung die komplette Verschmelzung selbst der Endglieder bis zum Bild einer vollständigen Strahl-„aplasie“; umgekehrt steht bei den Überschußformen am Anfang die partielle, gabelförmige Verdoppelung des Endgliedes, am Ende die Ausbildung zweier spiegelbildlicher, kompletter Fingerstrahlen.

Die Grundformen weisen zahlreiche Variationen auf: Sie können durch gleichzeitige cutane Syndaktylien, durch Dislokationen, Hypo- und Aplasien einzelner Strahlenelemente (metrische Variationen) und sogar durch Mehrfachteilungen bedingt sein. Ungleich große Partner sind bei den Gabelbildungen eher die Regel als die Ausnahme.

#### 4.1.1.1 Polydaktylien

Sie gehören mit zu den häufigsten Erscheinungen bei Handfehlbildungen [bei Negern ungefähr zehnfach häufiger als bei Weißen (u.a. MELLIN, 1963)]. Am häufigsten sind die beiden Randstrahlen betroffen.

Am *Daumen* kommt es in leichten Fällen nur zu einer Verplumpung und Verbreiterung der Endphalanx; manchmal sind zwei Nägel angelegt, manchmal besteht ein gemeinsames, allerdings gegliedertes Nagelband. Bei stärkerer Ausbildung beobachtet man Gabelungen der End- und Grundphalangen. Schließlich können zwei Daumen mit zugehörigem Mittelhandknochen angelegt sein. Nicht selten ist der eine Partner dabei hypoplastisch, gelegentlich dreigliedrig. Auch Dreifachbildungen mit Syndaktylien und Dreigliedrigkeit sind bekannt.

Eine entsprechende Fortbildungsreihe zeigen die wohl nicht weniger häufigen Überschußbildungen am *ulnaren Randstrahl*. Bei einem Teil der Fälle handelt es sich lediglich um ein ulnarseitiges Weichteilanhängsel, etwa in Höhe des Kleinfingergrundgelenkes. Dieses enthält 1–2 hypoplastische Fingerglieder oder gar keine Skeletanteile und steht mit dem regelrecht angelegten V. Finger in keinem knöchernen Kontakt. Reicht hingegen die Doppelbildung bis zum Mittelhandknochen, können recht auffallende Bilder vorkommen: Beispielsweise kann der ulnarseitige Randstrahl vom gemeinsamen Metacarpale nahezu rechtwinklig nach ulnar abstehen, wobei die Basen der beiden Grundphalangen in einer gemeinsamen Gelenkkapsel stecken und einem Mittelhandknochen mit zwei distalen Gelenkflächen aufsitzen. In anderen Fällen treffen wir gabelförmige Metacarpalia. Häufig ist die ulnarseitige Hälfte des gedoppelten Kleinfingers nur zweigliedrig angelegt. Wie am Daumen zweigen sich Beuge- und Strecksehnen jeweils etwa in Höhe der Gabel aus einer „Stammsehne“ auf; Nerven und Gefäße verhalten sich ebenso. Daumen- und Kleinfinger-Ballenmuskeln setzen – häufig atrophisch – jeweils an der Außenseite der Fingergabel an. Gar nicht selten sind gleichzeitige Verdoppelungen ulnarer und radialer Randstrahlen.

Bei den Doppelungen an den *Binnenstrahlen* wiederholen sich im Prinzip die Erscheinungen; meist treten sie in Verbindung mit Syndaktylien auf und werden dadurch „verdeckt“.

Polydaktylien sind auch fakultatives oder obligates Merkmal einer ganzen Reihe von *Fehlbildungssyndromen* (z.B. Bardet-Biedl-Syndrom, Ellis-van Creveld-Syndrom, Carpenter-Syndrom u.a.m.).

Eine Sonderstellung, auch formalgenetisch, kommt den *inkompletten bis kompletten Handverdoppelungen* (Dicheirie, Diplocheirie, mirror hand) zu, die man als große Seltenheit bei Ulnaverdoppelungen (meist verbunden mit Radiusaplasie) findet. Immer handelt es sich um spiegelbildliche Verdoppelungen ulnarer Anteile (s. BONOLA u. MORELLI, 1972).

### 4.1.1.2 Oligodaktylien

Unter den numerischen Variationen kommt den Rückbildungsformen am *Daumen* wegen ihrer besonders nachteiligen funktionellen Folgen wohl die größte Bedeutung zu. Die verschiedenen Fehlbildungen lassen sich in eine teratologische Reihe ordnen, die wir unter praktisch-funktionellen Gesichtspunkten zu verschiedenen Schweregraden zusammengefaßt haben (W. MÜLLER, 1937; BLAUTH, 1967). Die Reihe zeigt die formalgenetische Sonderstellung der Rückbildungen des Daumenstrahles, die nicht wie an den Langfingern unter dem Bilde einer Verschmelzung mit dem Nachbarstrahl, sondern in einer im wesentlichen von zentral nach peripher fortschreitenden Hypo- und Aplasie von Skelet- (und Weichteilen) abläuft. Der Grund mag in der frühen Separierung des Daumens aus der Handplatte zu suchen sein.

Bei den leichtesten Fällen, den *Hypoplasien I. Grades,* finden wir nur eine Verschmächtigung des Daumenstrahles mit Hypoplasien des M. abd. poll. brev. und M. opp. poll. Die Handfunktionen sind dadurch nicht oder nur leicht beeinträchtigt.

*Hypoplasien II. Grades* fallen durch stärkere Form- und Funktionsstörungen auf. Die Thenarmuskulatur ist mangelhaft ausgebildet. Adduktionskontrakturen des Daumenstrahles, Einengungen der Daumencommissur und eine zum Teil beträchtliche Laxität des I. Metacarpophalangealgelenkes bestimmen das Ausmaß des jeweiligen Schadens. Der Operateur muß immer wieder mit Anomalien der Muskulatur, der Nerven und Gefäße sowie Gelenkdysplasien rechnen.

Als *Daumenhypoplasien III. Grades* bezeichnen wir Fälle mit partiellen Aplasien des I. Mittelhandknochens. Die Verkümmerung und Instabilität des I. Strahles sind nicht zu übersehen. Die Daumenballenmuskulatur fehlt fast vollständig; entsprechend schwere Veränderungen zeigen auch Nerven und Gefäße.

*Hypoplastische Daumen IV. Grades* besitzen überhaupt kein Metacarpale mehr. Das Däumchen hängt entweder lose an einem schmalen, gefäß- und nervenführenden Weichteilstiel (sog. Pendeldaumen, pouce flottant, floating thumb) oder ist radialseitig mit dem Zeigefingergrundglied verwachsen.

Diese Rückbildungsreihe endet in der *Daumenaplasie.* Die Tatsache, daß Vierfinger-Hände erhebliche Abweichungen an Muskeln und Sehnen sowie Verlaufsanomalien von Fingernerven und -gefäßen aufweisen können, ist in operativer Hinsicht (Pollicisation) von großer Bedeutung. In diesem Zusammenhang muß auf sog. *Nervenringe* hingewiesen werden, die manchmal einzelne Metacarpalarterien umschließen (s. Operationsbeispiel 4.5.7, Abb. 5 u.a.). Derartige Gebilde sind allerdings auch an normalen Händen beschrieben (s. BLAUTH, 1972).

So wie Rückbildungsformen am Daumenstrahl in der Mehrzahl in Verbindung mit einer *Radiusdysplasie* (s. Kap. 10) auftreten — seinerzeit gehäuft im Rahmen der Thalidomid-Embryopathien —, finden wir Oligodaktylien in Form von *Aplasien des IV. und V.,* seltener nur des *V. Fingerstrahles,* vornehmlich im Gefolge von *Ulnadysplasien.* Der verbleibende (randständige) Mittelfingerstrahl zeigt in der Mehrzahl unterschiedlich weitreichende Gabelungstendenzen. Diese Erscheinungsbilder entsprechen dann wiederum dem Müllerschen Schema.

An den Langfingern wiederholen Rückbildungserscheinungen, die nicht mit Ulnadysplasie vergesellschaftet sind, im Prinzip die Gabelungsformen der Plusvarianten. *Oligodaktylien der Binnenstrahlen* gehören [außerhalb der Spalthandbildungen (s. dort)] zu den großen Seltenheiten.

Eine *Sonderform* stellen die oligodaktylen, löffelartigen Hände dar, bei denen eine totale Syndaktylie der Langfinger mit multiplen Koaleszenzen benachbarter skeletärer Strahlenanteile und häufig mit einer Aplasie des I. Strahles verbunden sind. Eine primäre Störung im Weichteilblastem mit sekundärer Behinderung der Skeletdifferenzierung durch den Weichteilmangel kann vermutet werden.

### 4.1.2 Zeitpunkt der Operationen

Auch bei Oligo- und Polydaktylien ist der günstigste Zeitpunkt für operative Maßnahmen in engem Zusammenhang mit den jeweiligen Form- und Funktionsstörungen zu sehen. Im allgemeinen sollte die Behandlung im 3.—5. Lebensjahr stattfinden und bis zum Schulbeginn abgeschlossen sein. Diese Forderung gilt insbesondere für alle Eingriffe wegen Daumenhypo- und -aplasie sowie für die meisten Fälle von Daumen- und Kleinfinger-Verdoppelungen und -Überschußbildungen. Bei höhergradigen Oligo-Syndaktylien in Form von Löffelhänden oder bei Händen mit funktionslosen, aber störenden Fingerrudimenten sollte der Operationszeitpunkt u.U. schon ins 1.—2. Lebensjahr verlegt werden. Hingegen verschiebt man Eingriffe zur Vereinigung zweier Finger nach Möglichkeit ans Ende des 1. oder ins 2. Lebensjahrzehnt, falls kompliziertere Techniken mit der Gefahr der Epiphysenschädigung angewandt werden müssen.

### 4.1.3 Allgemeine Operationsrichtlinien

Bei höhergradigen *Hypoplasien am Daumenstrahl* führt allein die *Zeigefingerpollicisation* zu guten Resultaten (Beispiel 4.2.4 bis 4.2.6) (Buck-Gramcko, 1966, 1968; Blauth, 1967, 1969, 1970, 1972). Nur erstgradige und leichtere Formen zweitgradiger Hypoplasien eignen sich für funktionsverbessernde Eingriffe unter Erhaltung des Daumens. Dabei sollte eine Vertiefung und Verbreiterung der Daumencommissur (Beispiel 4.2.1, 4.2.2) anderen Eingriffen wie Opponensplastik (4.2.3) oder Stabilisierung des Daumengrundgelenkes (4.2.3) zeitlich vorausgehen.

Die Behandlung von *Oligo-Syndaktylien* erfolgt im Prinzip nach den Richtlinien von Syndaktylie-Operationen. Bei *Akrosynostosen* mit gemeinsamem Nagelband muß nach Spaltung und Aufteilung des Fingernagels auch ein randständiger Teil der Nagelmatrix mitreseziert werden, um unschönem Fehlwuchs vorzubeugen (4.3.1 bis 4.3.3).

Auch bei *Oligodaktylien mit hochgradigen Verschmelzungen der angelegten Finger* kann durch operative Trennungen eine wesentliche Verbesserung der Handfunktionen erreicht werden. Zwischengelagerte Skeletteile müssen allerdings u.U. bis in die Mittelhand hinein reseziert werden (4.3.2, 4.3.3).

Die operative *Vereinigung* zweier Finger ist ein besonders schwieriger Eingriff und erfordert äußerst schonendes Präparieren. Präoperative Skizzen können genauen Aufschluß über die Lage der Osteotomieflächen und Größe der Fragmente geben. Müssen Gelenkabschnitte mitreseziert und verschmälert werden, ist später eher mit einer Ab- als mit einer Zunahme der Gelenkbeweglichkeit zu rechnen (4.3.4, 4.3.5, 4.4.3). Nicht selten sind aber diese Gelenke bereits primär dysplastisch oder weitgehend unbeweglich (meistens handelt es sich um die proximalen und distalen Interphalangealgelenke). Dann kann man in dieser Hinsicht unbesorgter sein.

Ähnliche Gesichtspunkte gelten auch für die *Polydaktylien: Liegen zwei gleichgroße,* aber hypoplastische Partner vor, so führt die Resektion des einen zu keinem guten Resultat, weil nach der Amputation das Mißverhältnis zur Größe der übrigen Finger deutlicher hervortritt. Die Vereinigung der hypoplastischen Partner ist in solchen Fällen der bessere, wenn auch schwierigere Weg (4.4.1).

*Handelt es sich um ungleich große Partner,* wird der kleinere erst nach Präparation der palmaren Gefäße und Nerven amputiert (Beispiel 4.4.2, 4.4.4, 4.4.5, 4.4.7, 4.5.2, 4.5.3). Beachtet man dies nicht, können Verletzungen der Gefäß-Nerven-Bündel des Partnerfingers vorkommen.

Zweigt ein Doppelfinger in Höhe eines Grund- oder Mittelgelenkes ab, so verbleibt nach Resektion des einen Partners nicht nur ein *Dèfekt* in der gemeinsamen *Gelenkkapsel,* sondern auch eine *Verbreiterung des Gelenkköpfchens.* Das verbreiterte Köpfchen muß verschmälert, der Kapseldefekt verschlossen werden (Beispiel 4.4.4, 4.4.7, 4.5.2 u.a., ähnlich 4.4.2). Wird die modellierende Resektion des Gelenkköpfchens vernachlässigt, resultiert im Laufe der Jahre eine immer stärker ins Auge fallende Auftreibung.

Gabelt sich der Doppelfinger aus dem Metacarpalköpfchen auf, so empfiehlt sich eine sorgfältige Glättung der Resektionsfläche unter das Niveau der restlichen Diaphyse.

Bei Entfernung eines *überzähligen Binnenstrahls* kann die Teilresektion und Korrekturosteotomie des (gemeinsamen) Mittelhandknochens und eine Fesselungsoperation zum benachbarten Metacarpale erforderlich werden (4.5.4).

### 4.1.4 Postoperative Behandlung

Soweit bei einzelnen Operationen nicht abweichende Angaben gemacht werden (z.B. Pollicisation), gelten für alle Eingriffe bei Oligo- und Polydaktylien die aus der allgemeinen Handchirurgie bewährten Richtlinien. Die Dauer der Fixation der operierten Gliedmaße hängt von den jeweiligen Maßnahmen ab und beträgt für die Eingriffe an der Haut ca. 2 Wochen, für Weichteileingriffe an Kapseln und Gelenken ca. 3–4 Wochen, und für Eingriffe an den Knochen ca. 4–6 Wochen.

## 4.2.1 Partielle Syndaktylie bei Daumenhypoplasie II. Grades

*Operationsziel*

Bildung einer breiten, geschmeidigen Zwischenfingerfalte zwischen Daumen und Zeigefinger unter Verwendung örtlich gestielter Schwenklappen

Abb. 1 Ausgangsbefund und Schnittführung, Ansicht von dorsal.
Palmarseitige Incision und Einkerbung in den M. add. poll. gestrichelt, ebenso eventuelle Schnittverlängerungen. In der Mehrzahl der Fälle wird der Stiellappen auf der Zeigefingerstreckseite weiter nach distal reichen müssen, um der Commissur eine ausreichende Tiefe und Breite zu geben.
Die Muskeleinkerbung wird erforderlich, wenn nach Präparation der Hautlappen und Einschneiden der dorsalen und palmaren Fascie – und eines etwaigen Lig. capit. transvers. I/II – immer noch eine ungenügende, auf der Verkürzung dieser Muskelfasern beruhende Abspreizbehinderung besteht.
Einzelheiten des weiteren Vorgehens und des Operationssitus s. Operationsbeispiel 3.4 u.a.

Abb. 2 Schlußbild, Ansicht von dorsal.
Nach Einnähen der Hautlappen wird der verbleibende Hautdefekt am Zeigefinger mit einem dicken Spalthauttransplantat (Tr) gedeckt. Der I. Mittelhandknochen wird temporär mit 2 gekreuzten Kirschner-Drähten in Funktionsstellung fixiert (nicht dargestellt). Gestrichelte Linie: palmarseitige Hautlappengrenze

Abb. 3 Schlußbild, Ansicht von palmar.
Lage der dorsalseitigen Hautlappen durch gestrichelte Linie gekennzeichnet

*Postoperative Behandlung*

Abdecken des Wundgebietes mit Vaseline-Gaze und zurechtgeschnittenen Kompressen. Schmale, elastische Binde. Gepolsterter Oberarm-Gipsverband, der bis auf die elastische Binde gespalten wird. Erster Verbandswechsel nach etwa 8–10 Tagen, Anlegen einer Unterarmschiene. Entfernen der Fäden nach etwa 10–12 Tagen, der Kirschner-Drähte nach 15–20 Tagen. Anschließend Beginn mit aktiven Übungen; anfänglich in der übungsfreien Zeit Lagerung auf einer Schiene (Abduktions- und Oppositionsstellung). Diese wird später nur noch nachts angelegt (für insgesamt etwa 4 Monate)

*Notwendige weitere Eingriffe* (s. Operationsbeispiel 4.2.3) schließen sich ggf. an, frühestens aber nach 4–6 Wochen!

*Spezielle Fehler und Gefahren*

– Es wird lediglich eine Z-Plastik zur Commissurbildung verwandt: Ohne zusätzlichen Stiellappen ist fast ausnahmslos keine ausreichende Tiefe und Weite der

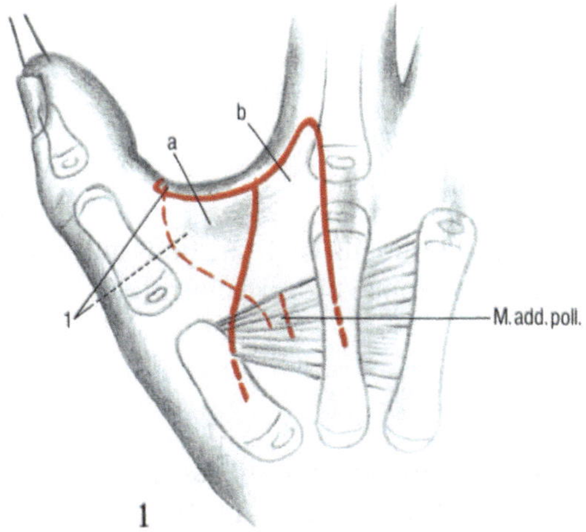


1

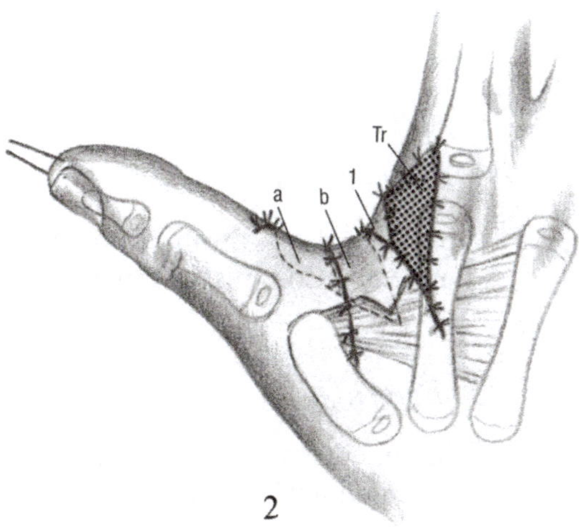


2

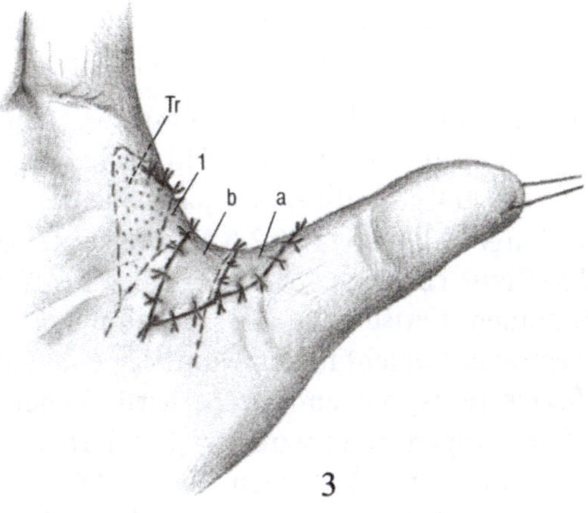


3

Commissur zu erreichen. Bei sehr engen Commissuren ist sogar die Verwendung eines Rundstiellappens erforderlich (s. Operationsbeispiel 4.2.2).

- Der dorsale Stiellappen wird zu kurz angelegt: Die Tiefe und Weite der Commissur bleibt. Es besteht die Gefahr von Hautspannungen und -ernährungsstörungen.
- Auf eine Einkerbung der Fascien und/oder des M. abd. poll. wird verzichtet: Die Abspreizfähigkeit des I. Strahles bleibt mangelhaft. Wenn trotz ausgiebiger Fasciotomie und Adduktoreneinkerbung die Abspreizfähigkeit des Daumens unbefriedigend bleibt, liegt die Ursache meist in der zu straffen Kapsel des Daumensattelgelenkes: Diese kann von einem getrennten Schnitt aus incidiert werden.
- Siehe Anmerkungen zu Operationsbeispiel 3.4, 2.2.3 und Einführung des Kapitels „Cutane Syndaktylien“ (2.1.1)

## 4.2.2 Partielle Syndaktylie bei Daumenhypoplasie II. Grades mit enger Commissur

*Operationsziel*

Abspalten des I. Strahles und Überführen des Daumens in Funktionsstellung, Bildung einer Commissur mit Hilfe eines Rundstiellappens (drei Eingriffe)

*1. Eingriff*

Bildung eines zweiseitig gestielten Rundlappens aus der gegen-(oder gleich)seitigen Bauchhaut nach der Technik von BUNNELL (1959). Im allgemeinen wird gegenseitige Bauchhaut bevorzugt; besondere Umstände, wie z.B. Kontrakturen in den großen Armgelenken, können die Bildung des Rundstiellappens aus gleichseitiger Bauchhaut zweckmäßiger erscheinen lassen. Auch ein sog. Leistenlappen nach McGREGOR u. JACKSON (1972) ist möglich (s. Kap. 1.3).

Abb. 1 Schnittführung (am rechten Unterbauch, s. Abb. 4).
Mit einem Farbstift werden die Hautschnitte markiert. Die Hauptincisionen verlaufen schräg von lateral-cranial nach medial-caudal. Das Verhältnis von Lappenbreite zu -länge sollte etwa 1:2,5 betragen. Zu berücksichtigen ist die Schrumpfung der Lappenhaut (BUNNELL: 25% größer als Wundflächen wählen) und die Dicke der subcutanen Fettschicht im Entnahmebereich (ausreichende Lappenbreite für spannungsfreien Verschluß des Rundlappens) sowie die Größe des voraussichtlichen Hautdefektes (entsprechend der erforderlichen Commissurbreite und Größe der Hand): Die Lappenbreite wird bei Kindern erfahrungsgemäß meist etwa zwischen 5 und 8 cm, die Länge zwischen 12 und 18 cm liegen.
Durch schräge Hilfsschnitte am caudalen Hautschnitt werden zwei spitzzipflige Hautlappen (1, 2) gebildet. Mit dieser Maßnahme wird erreicht, daß die Bauchhautnaht seitlich neben der Naht des Rundstiels zu liegen kommt (s. Abb. b). Aus gleichem Grund ist der caudale Hautschnitt geringgradig größer zu wählen. Die Haut (mit Subcutis) wird nun auf der Muskelfascie sehr (!) großflächig, vor allem senkrecht zu den Hauptschnitten mobilisiert: Von der Linea alba bis über den Beckenkamm hinaus nach lateral-caudal. Ohne diese Maßnahme ist ein spannungsfreier Verschluß des Bauchhautdefektes nach Anheben des Rundstiellappens in der Regel nicht möglich (Verschiebelappenplastik).
Einlegen von Redondrainagen, die bis an die tiefsten Stellen der unterminierten Haut — vor allem caudal — reichen (nicht dargestellt)

Abb. 2 Verlauf der Hautnähte am oberen Lappenstiel (unten entsprechend).
Als erstes werden die Zipfel beider Hautlappen (1 u. 2) in die Wundwinkel der oberen Incision eingenäht. Dann Naht der dazwischenliegenden Haut und Abtragen überschüssigen Fettgewebes an den Wundrändern, besonders auch an den zukünftigen Lappenstielen. Anschließend schlauchförmiges Zusammennähen des Lappens. Besondere Sorgfalt ist beim Hautschluß am Lappenstiel angebracht. Hier kommt es leicht zu Weichteilspannungen. Zweckmäßigerweise beginnt man damit, den oberen Rand des Rundstiellappens mit der Seitenfläche der Hautzipfel 1 (und 2)

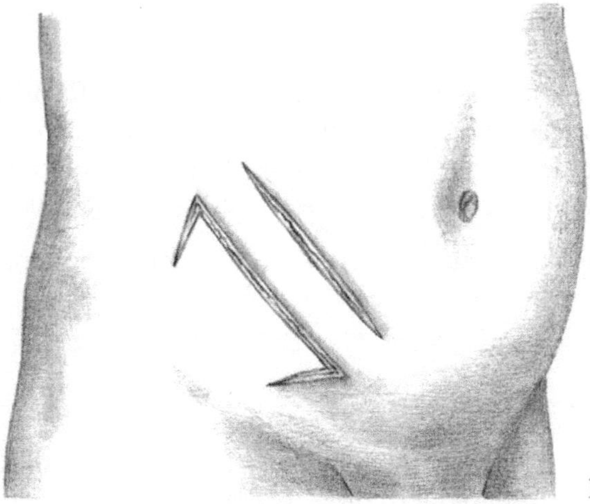

1

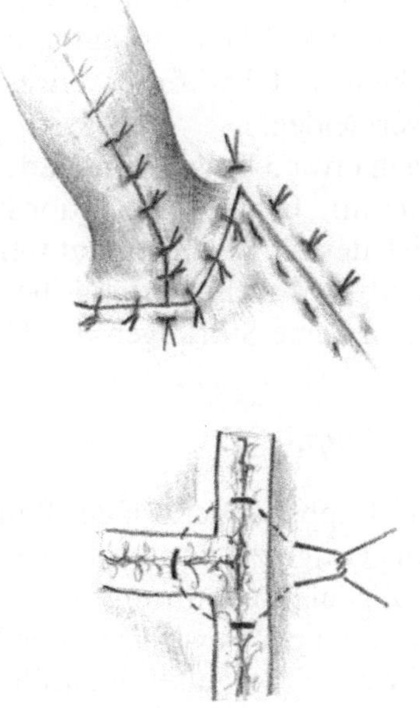

2

zu vernähen, bis die anschließende Längsnaht des Rundstiellappens ausreichend weit von der langen Bauchhautnaht entfernt und nach Möglichkeit leicht nach ventral gelegt werden kann. Einzelheiten s. Bild (zur Demonstration Rundstiellappen durchtrennt und angehoben). Das Insert zeigt die Technik der Winkelnaht

Abb. 3 Schlußbild nach vollständigem Hautschluß (Rundstiellappen zur Demonstration angehoben)

*Postoperative Behandlung*

Wundgebiet mit Vaseline-Gaze abdecken, Bauchdecke und Rundstiellappen mit flachen Tupferlagen auseinanderhalten. Dabei darf der Lappen nicht unter Spannung geraten. Man legt dann auf beiden Seiten neben den Stiellappen eine hohe Lage Verbandstoff und deckt das ganze Gebiet mit einem angeklebten Mullgazestreifen zu. Dieser Streifen wird zur Beobachtung der Lappenzirkulation über dem Lappen längs aufgeschnitten; die Ränder klebt man auf den Tupferlagen an.
Bei der Lagerung im Bett ist auf die Entspannung der Bauchdecke zu achten: Große Rolle unter die Kniekehlen, Oberkörper etwas hochlagern, Druckeinwirkungen durch Bettdecke etc. vermeiden.
1. Verbandswechsel nach etwa 5 Tagen. Die Fäden werden nach 2 Wochen entfernt. In der 3. Woche kann mit einem Zirkulationstraining begonnen werden: Man klemmt den Lappenstiel, der zuerst abgetrennt werden soll, mit einer weichen Darmklemme minutenweise ab und steigert stetig die Abklemmungszeiten, bis auch bei langzeitigem Abklemmen keine Störungen der Hautzirkulation auftreten

*Spezielle Fehler und Gefahren*

- Die schräge Lage des Lappens (Verlauf der Bauchwandgefäße!) wird nicht beachtet, die Relation von Länge zu Breite übersteigt das Verhältnis von ca. 3 zu 1: Große Gefahr von Zirkulationsstörungen.
- Die Mitte des Rundstiellappens wird vor der Naht der Lappenbasen verschlossen: Erhöhte Gefahr der Strangulation zuführender Gefäße.
- Die Bauchhaut in der Umgebung des Lappens wird nicht genügend mobilisiert: Verschiebelappen gerät unter Spannung; es drohen Nahtdehiszenzen, Infekte, Randnekrosen etc.
- Die Ränder des Rundstiellappens werden ungenügend oder zu ausgedehnt von Fettgewebe befreit: Rundstielnaht gerät unter Spannung (: Lappennekrose), Bildung eines subcutanen Hämatoms im Stiellappen möglich.
- Ungenügendes oder zu ausgedehntes Tamponieren der Wundflächen, insbesondere unterhalb der Lappenstiele: Maceration und nachfolgende Wundinfektion oder Zirkulationsstörungen etc.
- Verzicht auf Zirkulationstraining und/oder zu kurze Intervalle zwischen den einzelnen Eingriffen: Lappennekrose

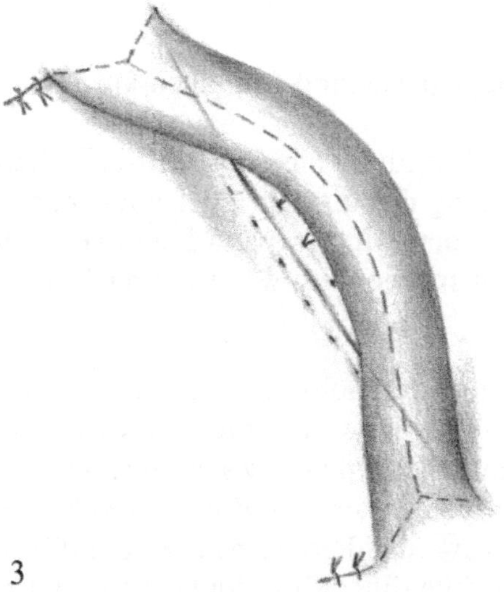

3

*2. Eingriff*

Abtrennen einer Lappenbasis und Einnähen am Handrücken

Abb. 4 Ausgangsbefund, nach Bildung eines doppelt gestielten Rundlappens.
Incision zur Abtrennung des distalen Stielendes markiert. Dieses abgetrennte Ende wird später zwischen den Metacarpalia I und II so eingenäht, daß die (ventrale) Spitze der markierten Incision am weitesten nach dorsal am Handrücken zu liegen kommt (s. Abb. 6)

Abb. 5 Hand von dorsal, mit röntgenologischem Skeletbefund und Schnittführung.
Neben der Daumenhypoplasie II. Grades besteht eine Brachydaktylie II und eine (funktionell unwesentliche) Aplasie des V. Strahles.
Zwischen I. und II. Metacarpale wird dorsalseitig bis zum Eingang der „Commissur" ein ovalärer Hautbezirk incidiert (schwarz schraffiert) und der Hautschnitt über den Scheitel der Zwischenfingerfalte hinweg zur Palmarseite hin verlängert: Hierdurch erreicht man eine gewisse, wenn auch noch nicht ausreichende Abspreizung des I. Strahles. Zwischen beiden Mittelhandknochen werden Fascien- und Bandbrücken (Lig. capit. transvers.?) incidiert und entfernt.
Schließlich wird der I. Mittelhandknochen mit 2 gekreuzten Kirschner-Drähten (nicht dargestellt) in bestmöglicher Abduktions-Oppositionsstellung fixiert. Der abgetrennte Lappenstiel wird entfettet und zur Defektdeckung zugerichtet (nicht im Bild)

Abb. 6 Zustand nach Einnähen des Rundstiellappens im Handrücken- und Commissurdefekt.
Gestrichelt: Von dorsal verdeckte Hautnähte.
Nicht dargestellt: Die Bauchhautwunde wird durch erneutes Mobilisieren der Wundränder geschlossen

*Postoperative Behandlung*

Abdecken der Wundgebiete mit Vaseline-Gaze und sterilen Tupfern, und zwar so, daß im Rundstiellappen keine Spannungen auftreten und Zwangsstellungen der Gelenke vermieden werden. Zwischen Arm und Rumpf (Achselhöhle!) kommt Polstermaterial. Anschließend wird der Arm mit elastischen Binden an den Rumpf fixiert, zusätzlich kann man Stärke- oder Pflasterbinden verwenden. Bei besonders unruhigen oder unvernünftigen Kindern empfehlen sich einige Fixationsnähte zwischen Hand und Abdomen. Nach Anlegen des Verbandes muß der Lappen locker liegen: Er darf weder unter Zug stehen noch verdreht oder geknickt sein.
Die Lage (Hand—Arm—Bauch: feste Einheit) und insbesondere die Zirkulation des Lappens sind regelmäßig durch Arzt und Pflegepersonal zu kontrollieren. Erster Verbandwechsel nach etwa 5 Tagen. Um Spannungen auf die Bauchhautwunde

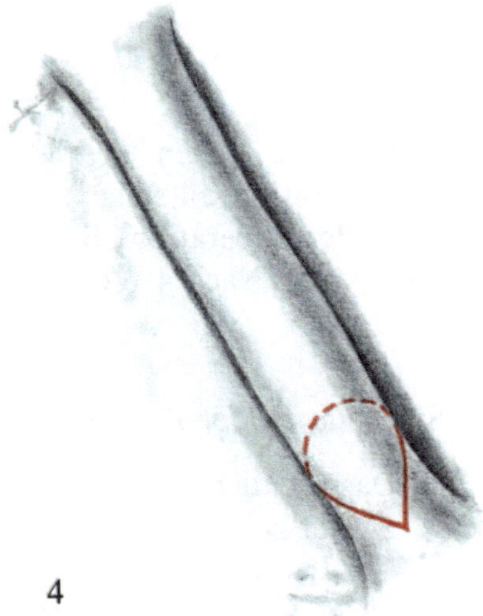

4

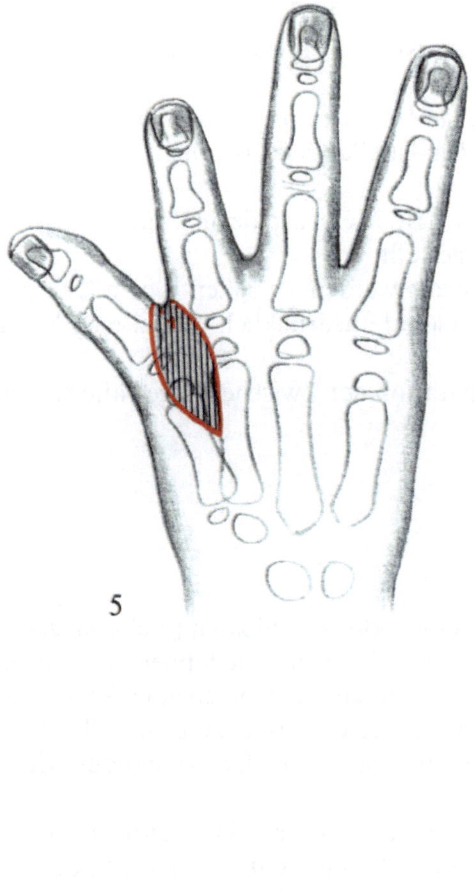

5

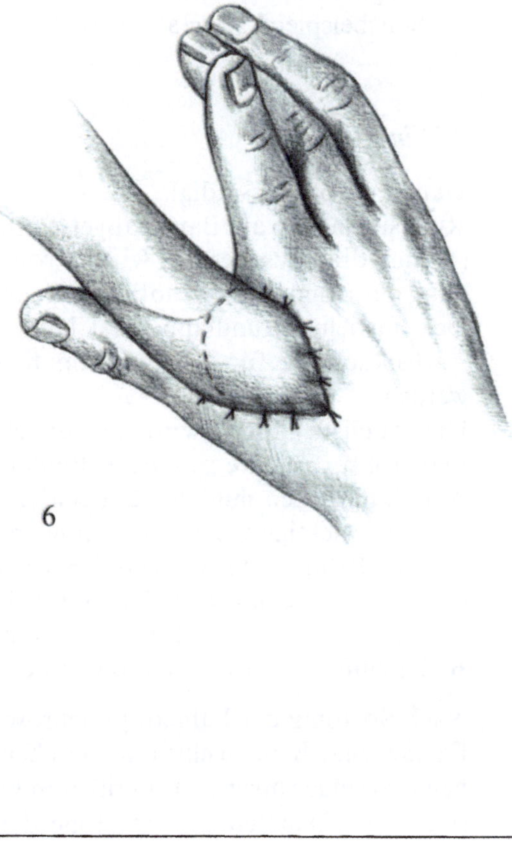

6

(Langersche Linien!) zu vermeiden, soll der Patient erst in der 3. Woche nach der Operation aufstehen. Die Fäden werden nach 14 Tagen entfernt. 3 Wochen nach der Operation Beginn mit Zirkulationstraining am anderen Rundstielende (s. o.). Nach 4 Wochen erfolgt die nächste Operation

*Spezielle Fehler und Gefahren*

- Das excidierte Hautareal im Handrücken ist im Vergleich zum Rundstieldurchmesser zu klein: Zirkulationsstörungen etc.
- Der Lappenstiel wird verdreht und/oder unter Spannung eingenäht; durch ungenügende Fixation der Hand wird der Rundstiellappen distrahiert: Zirkulationsstörungen im Transplantat etc.
- Auf eine temporäre Fixation des I. und II. Metacarpale in Funktionsstellung wird verzichtet: Hautnähte nicht ruhiggestellt.
- Lage und Zirkulation des Rundstiellappens werden zu selten (vor allem in den ersten Tagen) und zu flüchtig (Pflegepersonal ausdrücklich einweisen!) kontrolliert.
- Mögliche Fehler und Gefahren bei Präparation der Zwischenfingerfalte s. Operationsbeispiel 4.2.1 u.a.

*3. Eingriff*

Abb. 7 Hand von palmar-radial.
Rundstiellappen am Bauch abgetrennt, Bauchwunde verschlossen (nicht dargestellt). (Wenn vorauszusehen ist, wieviel von der Länge des Rundstiellappens zur Auskleidung der Commissur benötigt wird, empfiehlt sich eine entsprechende Abtrennung: Der einstielige Rundlappenrest kann, peripher verschlossen, zunächst als Reserve – insbesondere für den Fall von Komplikationen – an der Bauchhaut belassen werden.)
Der Rundstiellappen wird im Bereich der alten Narbe bis ins Zentrum eröffnet, Leitstruktur ist eine weißliche Bindegewebsschicht im Zentrum des Rundlappens. Am Handrücken muß zur Lappenbasis hin mit größter Vorsicht vorgegangen werden, um wichtige Gefäßverbindungen nicht zu verletzen. Es folgt die Hautincision auf der Palmarseite der Hand entsprechend dem Verlauf der Hohlhandfalte und die Entnahme eines schmalen Hautkeiles (schwarz schraffiert): Diese Verbreiterung des Hautdefektes ist erforderlich, um das spitz zugerichtete Lappenende in einer Breite einfalzen zu können, die seine Blutversorgung sichert

Abb. 8 Nach Spaltung der Palmaraponeurose sind palmare Gefäße und Nerven freigelegt. Fascien und Bandstrukturen zwischen beiden Metacarpalköpfchen wurden bereits beim vorangegangenen Eingriff durchtrennt. Die (tiefen?) Beugesehnen von Zeigefinger und Daumen sind in Höhe der Commissur miteinander verschmolzen: Sie

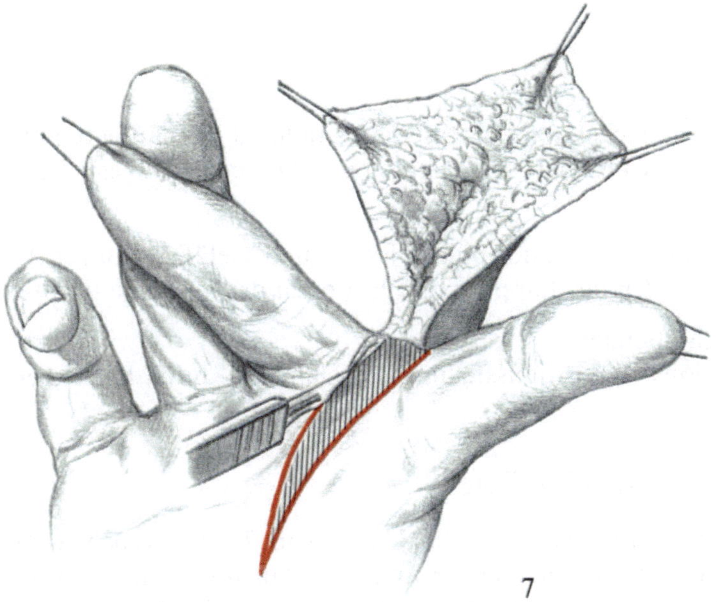

7

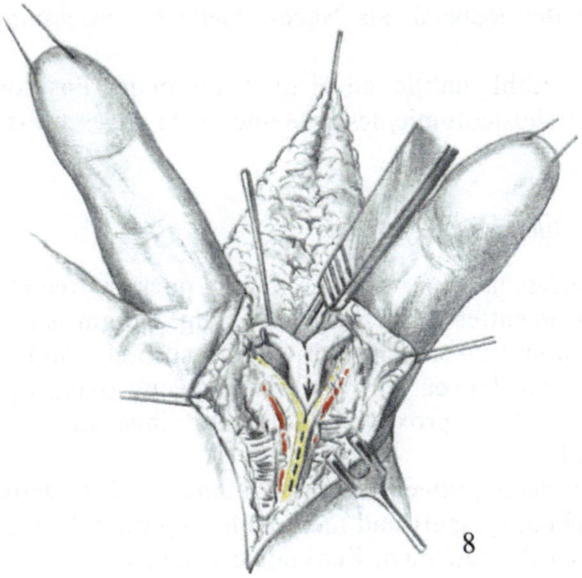

8

werden möglichst weit bis in die Hohlhand hin aufgetrennt. In gleicher Weise muß ein gemeinsamer Nervenstrang interfasciculär aufgespalten werden (gestrichelte Linien)

Abb. 9 Einkerbung des M. add. poll. (Nerven und Gefäße schützen!). Einpassen und Zurechtschneiden des Lappens und Entfetten des ausgebreiteten Rundstiellappens

Abb. 10 u. 11 Schlußbilder.
Abduktions-Oppositionsstellung des Daumens durch Kirschner-Drähte fixiert

*Postoperative Behandlung*

Oberarm-Gipsverband für die Dauer von $2-2^1/_2$ Wochen. Während dieser Zeit Bettruhe zur Vermeidung verbreiterter Bauchhautnarben (s. o.). Die Interphalangealgelenke des Daumens und des Zeigefingers bleiben frei. Diese Gelenke müssen frühzeitig systematisch (aktiv) durchbewegt werden, um Verwachsungen im Bereiche der aufgetrennten Beugesehnen vorzubeugen. Redondrainagen werden nach 48 Std entfernt, Kirschner-Drähte nach etwa $2^1/_2$ Wochen. Anschließend Fortsetzung der Übungsbehandlung, Anfertigen einer abnehmbaren Gipsschiene in Funktionsstellung, die später lediglich als Nachtschiene für insgesamt 4–6 Monate verwandt wird.
Falls der I. Strahl funktionell nicht in optimaler Position steht, muß evtl. später noch eine Drehosteotomie des I. Metacarpale angeschlossen werden

*Spezielle Fehler und Gefahren*

– Der Rundstiellappen wird zu knapp oder zu reichlich bemessen oder nicht ausreichend entfettet: Keine geschmeidige Commissur, Gefahr von Zirkulationsstörungen und unzureichender Commissurbreite und -tiefe.
– Der Rundstiellappen wird nicht weit genug (nach optimaler Abspreizung des I. Strahles) in die proximale Hohlhand eingenäht: Unbefriedigendes Aussehen der Hand etc.
– Die Interphalangealgelenke von Daumen und Zeigefinger werden im Gipsverband nicht ausgespart und nicht frühzeitig durchbewegt: Verklebungen der aufgetrennten Beugesehnen, Funktionsstörungen.
– Andere Fehler und Gefahren s. o. und Operationsbeispiel 4.2.1 u.a.
– Auf eine Nachtschiene wird verzichtet: Verlust an Commissurbreite durch Narbenbildung

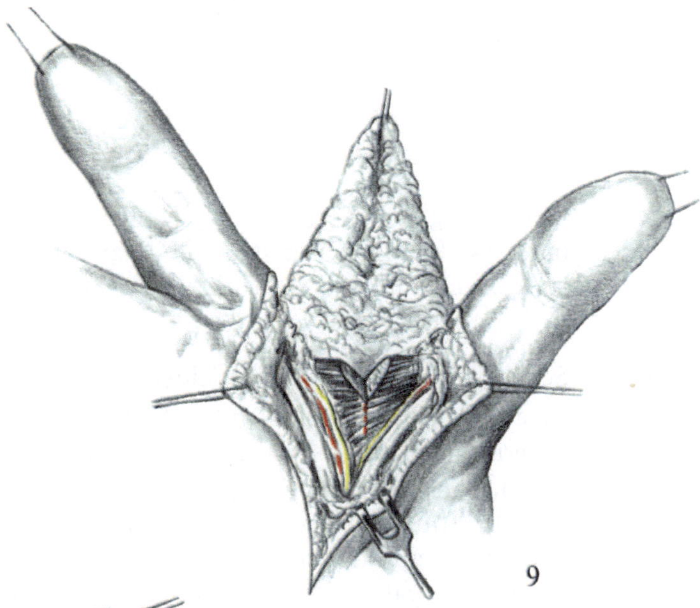

9

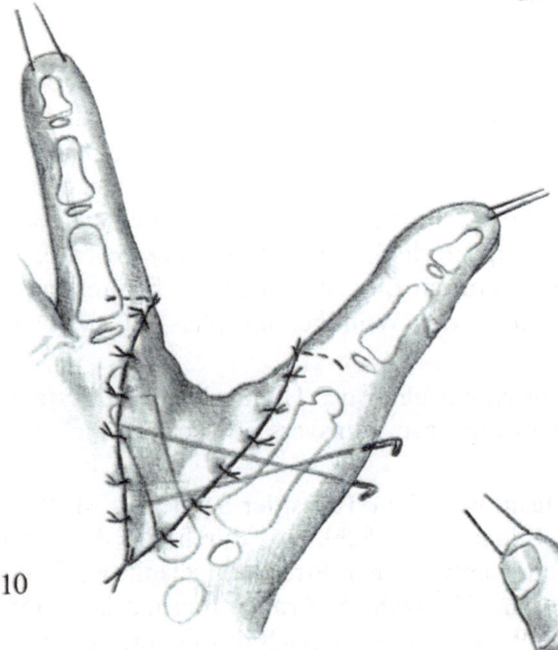

10

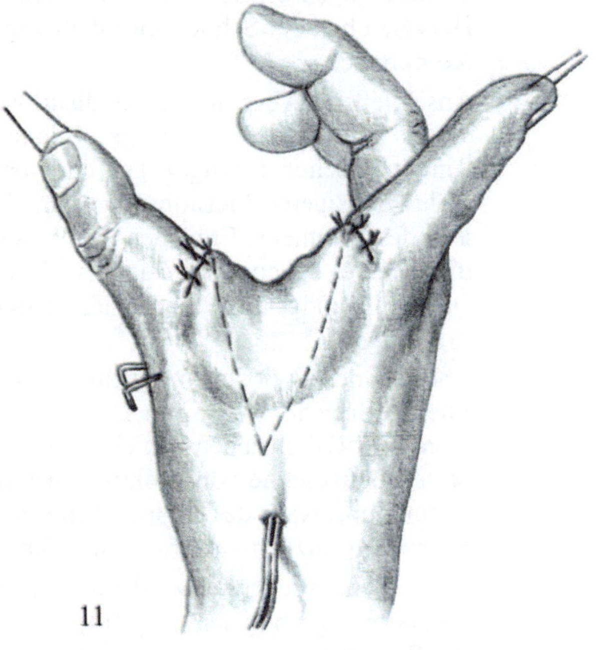

11

## 4.2.3 Dysplasie des Daumengrundgelenkes und Hypo- oder Aplasie der Opponensmuskulatur bei Daumenhypoplasie II. Grades

*Operationsziel*

Herstellung oder Verbesserung der Rotationsstellung des I. Strahles und der Opponierbarkeit (Opponensplastik, modifiziert nach THOMPSON und BUNNELL); Stabilisierung im Daumengrundgelenk

Abb. 1 Schnittführungen und Übersichtsbild.

Eine ausreichend breite und tiefe Daumencommissur wurde bei einem früheren Eingriff geschaffen (s. Beispiel 4.2.1 und 4.2.2).

Durch eine kleine quere Incision in Höhe der mittleren Ringfingerbeugefalte werden nach Eröffnung der Sehnenscheide beide Schenkel der oberflächlichen Beugesehne dargestellt, abgetragen und durch eine zweite quere Incision palmar über dem IV. Metacarpalköpfchen mobilisiert. Die Sehnenschenkel dürfen weder zu nahe noch zu fern ihres Ansatzes durchtrennt werden: Im ersten Falle droht eine Überstreckdeformität im proximalen Interphalangealgelenk (Schwächung der Gelenkkapsel), im zweiten Falle ist eine Beugekontraktur in diesem Gelenk zu befürchten, weil die zu lang gebliebenen Sehnenenden in der Wundheilungsphase (Gelenk gebeugt!) verkleben.

Weitere bogenförmige Incision proximal-ulnar des Handgelenkes, Darstellung und Hervorziehen der Sehne unter dem Lig. carp. transvers., Einschlagen in eine feuchte Kompresse.

Anschließend Abspalten eines distal gestielten Teiles der Sehne des M. flexor carpi ulnaris von 2–2,5 cm Länge; Bilden einer Schlaufe, durch die die mobilisierte Ringfingersehne durchgezogen und später zum I. Strahl umgelenkt wird. Wundverschluß der queren Incision über dem IV. Strahl. S-förmige Incision über der Streckseite des Daumens, Freilegen der Weichteile im Bereich des Daumengrundgelenkes. Bilden eines subcutanen Tunnels zwischen der Schlaufe am Os pisiforme und dem Daumengrundgelenk, Durchziehen der mobilisierten Sehne mittels Sehnendurchzugszange.

Ablösen des Periosts im distalen Diaphysenbereich des I. Metacarpale, Anlegen eines Bohrloches (3–4 mm Durchmesser) in der Frontalebene des Mittelhandknochens und Durchziehen der einen, durch Aufspaltung gebildeten Hälfte der mobilisierten Beugesehne von radial nach ulnar. Überführen des Daumens in Funktionsstellung und Naht des entsprechend gekürzten Sehnenschenkels auf die ulnare Seite der evtl. zusätzlich gerafften Gelenkkapsel (: Verstärkung des Lig. coll. uln.).

Der 2. Sehnenschenkel wird nun schräg über die Streckaponeurose zur Ulnarseite des Daumengrundgelenkes geführt und nach Excision eines apfelsinenscheibenförmigen Segmentes aus der Ulnarseite der Daumengrundgelenkkapsel dort sowie auf der Strecksehne vernäht (s. Abb. 2). Verschluß des Kapseldefektes mit feinsten atraumatischen Nähten.

Der I. Strahl wird mit dünnen Kirschner-Drähten in Funktionsstellung fixiert. Wundverschluß an Handgelenk und Daumen

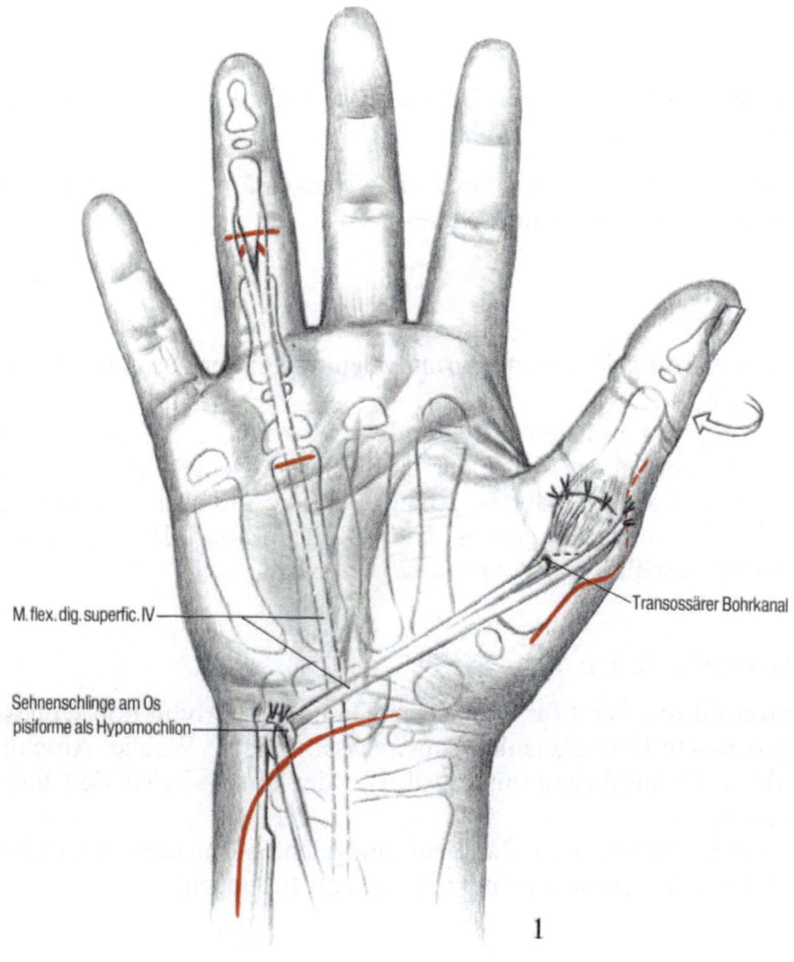
M. flex. dig. superfic. IV
Transossärer Bohrkanal
Sehnenschlinge am Os
pisiforme als Hypomochlion

1

Abb. 2 Ausschnittvergrößerung des Daumengrundgelenkes nach Naht der Sehnenzügel, Ansicht von dorsal

Abb. 3 Gleiches Bild, Alternativmethode ohne transossäre Verankerung (bei Kleinkindern mit zu geringem Knochendurchmesser)

*Anmerkung*

Zur Stabilisierung des Daumengrundgelenkes können zusätzliche Maßnahmen erforderlich sein:
Verstärkung des radialen Kollateralbandes durch freies Sehnentransplantat oder Verwendung der einen Hälfte der mobilisierten Beugesehne, auch zur Verstärkung des radialen Kollateralbandes: Anlegen eines 2. Bohrkanales distal der Epiphysenfuge des Daumengrundgliedes und Zurückführen des Sehnenschenkels. Nach Wachstumsabschluß ggf. Arthrodese

*Postoperative Behandlung*

Oberarm-Gipsverband für 3 Wochen (Daumen in Abduktion-Opposition mit minimal gebeugtem Grundgelenk), Gipswechsel in der 2. Woche. Anschließend vorsichtige aktive Übungsbehandlung, während der übungsfreien Zeit und nachts Opponensschiene.
Zunächst Bewegungen im Daumengrundgelenk vermeiden. Zunehmende Beanspruchung 8 Wochen postoperativ (z.B. Spitzgriffübungen)

*Spezielle Fehler und Gefahren*

- Beim Anlegen der Bohrlöcher werden die Epiphysenfugen geschädigt: Wachstumsschäden.
- Der radiale Sehnenschenkel zieht distal vom Daumengrundgelenk: Gefahr der Beugefehlstellung.
- Die Sehnenschenkel werden auf der Streckaponeurose fixiert: Überstreckdeformität im Grundgelenk möglich.
- Das Daumengrundgelenk wird ungenügend oder zu kurzfristig ruhiggestellt: Die Instabilität wird nicht beseitigt.
- Die Methode wird bei höhergradig dysplastischem Gelenk angewendet: Ersatzplastik für das Lig. coll. uln. erfolglos.
- Die translocierte Beugesehne wird unter zu geringer oder zu großer Spannung vernäht: Opponierbarkeit ungenügend, Bewegung des I. Metacarpale eingeschränkt.
- Die Beugesehnenansätze am IV. Strahl wurden zu lang oder zu kurz abgetrennt: Distale Sehnenreste führen zu Verklebungen mit Bewegungseinschränkung oder es entsteht eine Hyperextensionsdeformität im proximalen Interphalangealgelenk

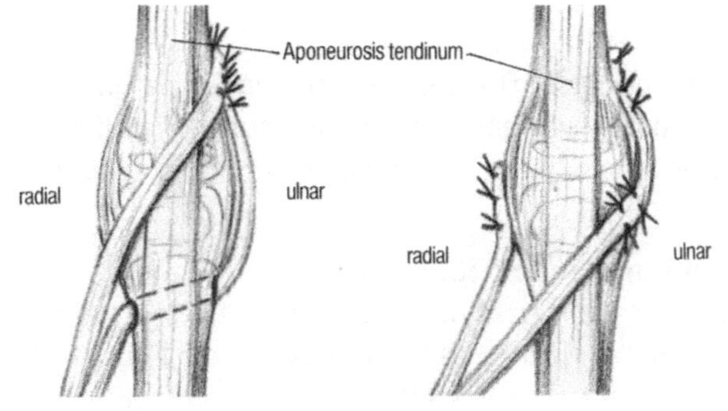
Aponeurosis tendinum
radial
ulnar
radial
ulnar

## 4.2.4 Daumenhypoplasie II./III. Grades (Zeigefingerpollicisation, Schnittführung nach Blauth)

*Operationsziel*

Amputation des mangelhaft funktionsfähigen Daumens und Umsetzen des entsprechend verkürzten Zeigefingers an einem neuro-vasculären Stiel als Daumenersatz, Bildung einer geschmeidigen Commissur (Technik s. auch 4.5.7)

Abb. 1 u. 2 Ausgangsbefund und Schnittführungen.
Die punktierten Hautbezirke der Lappen 2 und 3 fallen später weg, ebenso die schraffierten Skeletabschnitte. Der Lappen 1 darf nicht zu klein gewählt werden: Die Entfernung Spitze – Basis soll *mindestens* der Länge der streckseitigen Incision am Zeigefinger entsprechen.
[Neuerdings legen wir die halbzirkuläre palmarseitige Incision um den Zeigefinger noch weiter nach distal, etwa in die Mitte zwischen die Beugefalten des Grund- und Mittelgelenks (nicht im Bilde, s. Beispiel 4.5.7). Man erzielt dann kosmetisch noch bessere Resultate!]

Abb. 3 Ansicht von dorso-radial nach Präparation der Hautlappen.
Die Hauptvenen des Zeigefingers müssen auch auf der Dorsalseite geschont werden! Größere Gefäße werden nicht coaguliert, sondern (wie abgebildet) unterbunden. Die Sehnen des hypoplastischen Daumens sind so abzutrennen, daß ihre spätere Verwendung möglich ist

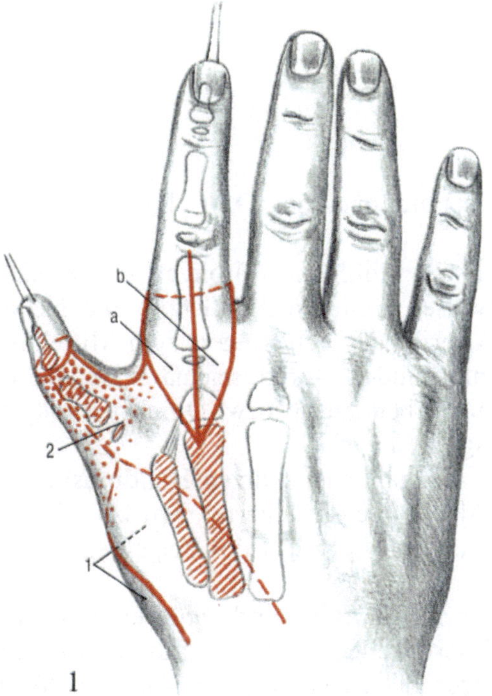
b
a
2
1

1

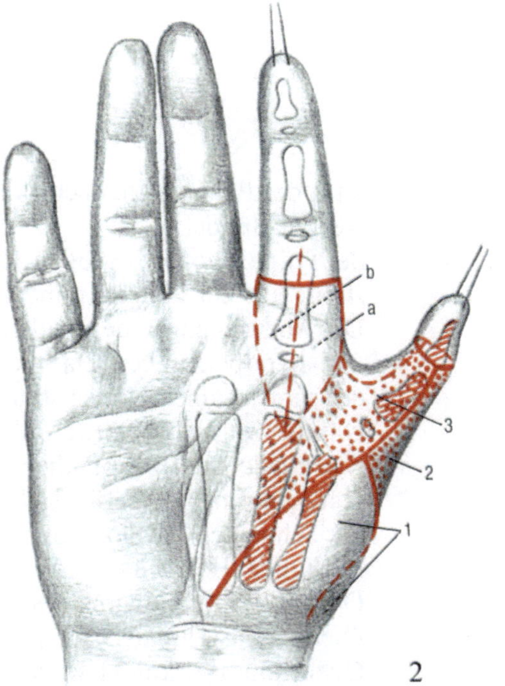
b
a
3
2
1

2

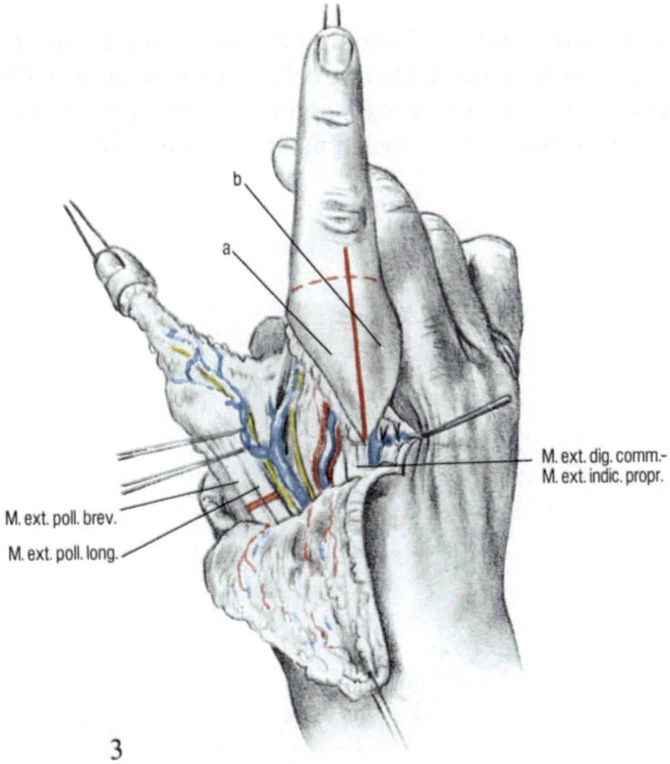
b
a
M. ext. dig. comm.-
M. ext. indic. propr.
M. ext. poll. brev.
M. ext. poll. long.

3

Abb. 4 Situs der Palmarseite nach Präparation der Hautlappen und Darstellung der Gefäß-Nerven-Bündel.
Bei Präparation des großen Hautlappens in der Hohlhand (3) bleibt man zunächst streng auf der Palmaraponeurose. Schrittweises Freilegen der Gefäße und Nerven. Die Abzweigungen der beiden palmaren Arterien des Zeigefingers zum Mittelfinger und hypoplastischen Daumen werden unterbunden. Interfasciculäre Aufspaltung des gemeinsamen Nervenstammes (Lupenbrille benutzen!) bzw. Durchtrennung des Daumenastes etwas distal der Aufzweigung.
Eventuelle Ansatzanomalien besonders der vorhandenen kurzen Handmuskeln am Daumen sind zu berücksichtigen (im Bild ein breitgefächerter Muskel, der von der Sehne des M. flex. poll. long. zum radialen Seitenzügel des Zeigefingers zieht: M. lumbr. II?).
Der Hautlappen 1 wird vorsichtig, d.h. unter Schonung zu- und abführender Gefäße, über dic Basis hinaus nach proximal mobilisiert. Verzichtet man auf diesen wichtigen Operationsakt, knickt später, nach Umsetzen des Zeigefingers (s. Abb.7 u. 8), der Lappen leicht ab und wird dadurch in seiner Ernährung gefährdet!

Abb. 5 Nach Amputation des hypoplastischen Daumens (einschließlich des Mittelhandknochens).
Die Sehnen der Mm. interossei sind durchtrennt. Nach Freipräparieren der Seitenzügel von der hier nicht dargestellten Streckaponeurose bis in Höhe des Mittelgelenkes werden beide Strecksehnen proximal des Zeigefingergrundgelenkes durchtrennt. Trennen der proximalen Strecksehnenstümpfe voneinander

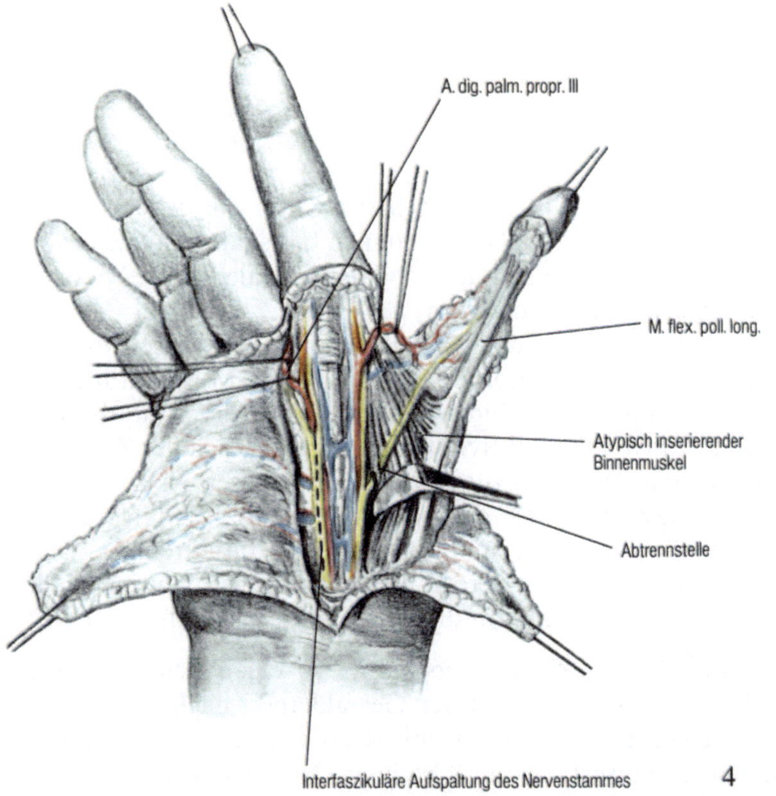

A. dig. palm. propr. III
M. flex. poll. long.
Atypisch inserierender Binnenmuskel
Abtrennstelle
Interfaszikuläre Aufspaltung des Nervenstammes


4

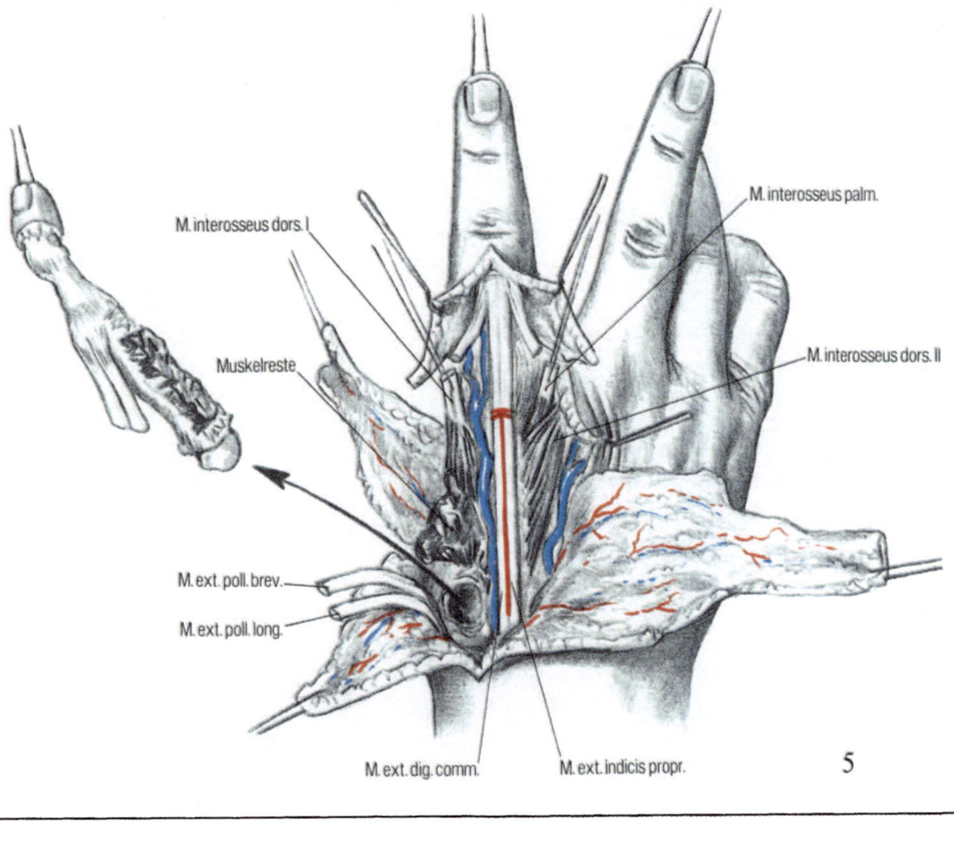

M. interosseus dors. I
M. interosseus palm.
Muskelreste
M. interosseus dors. II
M. ext. poll. brev.
M. ext. poll. long.
M. ext. dig. comm.
M. ext. indicis propr.


5

Abb. 6 Das Metacarpale II wird subperiostal bis auf sein distales Köpfchen reseziert (bei verkürzten Zeigefingerphalangen können basisnahe Anteile des Metacarpale stehenbleiben: Die neue Daumenkuppe soll dem distalen Drittel des gestreckten Mittelfingergrundgliedes gegenüberstehen).
Der Wachstumsknorpel der verbleibenden Epiphysenscheibe wird entfernt (Curettage mit feinem scharfen Löffel), die Interosseus-Muskulatur nach proximal vorsichtig, unter Schonung der feinen Gefäße und Nerven, mobilisiert. Dann wird das Lig. capit. transvers. durchtrennt. Erst jetzt läßt sich der Zeigefinger vom III. Strahl wegführen und der Handwurzel nähern. In dieser Phase muß man besonders auf die Spannungsverhältnisse der palmaren Gefäße und Nervenstämme achten und ggf. sperrende Weichteile mobilisieren oder durchtrennen. Zur Vorbereitung des Knorpel-Knochen-Bettes werden die radialseitigen Handwurzelknochen (Os trapezium und trapezoideum) von distal her freigelegt und angefrischt

Abb. 7a u. b Vor Umsetzen des Zeigefingers am neuro-vasculären Stiel wird das distale Köpfchen des II. Metacarpale mit der Gelenkkapsel nach dorsal bis zum Anschlag gekippt, mit einem scharfen Einzinkerhäkchen in dieser Position gehalten und mit einem feinen transarticulären Kirschner-Draht fixiert (s. Abb. 7b). Damit vermeidet man unschöne Überstreckdeformitäten im späteren Daumensattelgelenk (Buck-Gramcko, 1966, 1968, 1971)

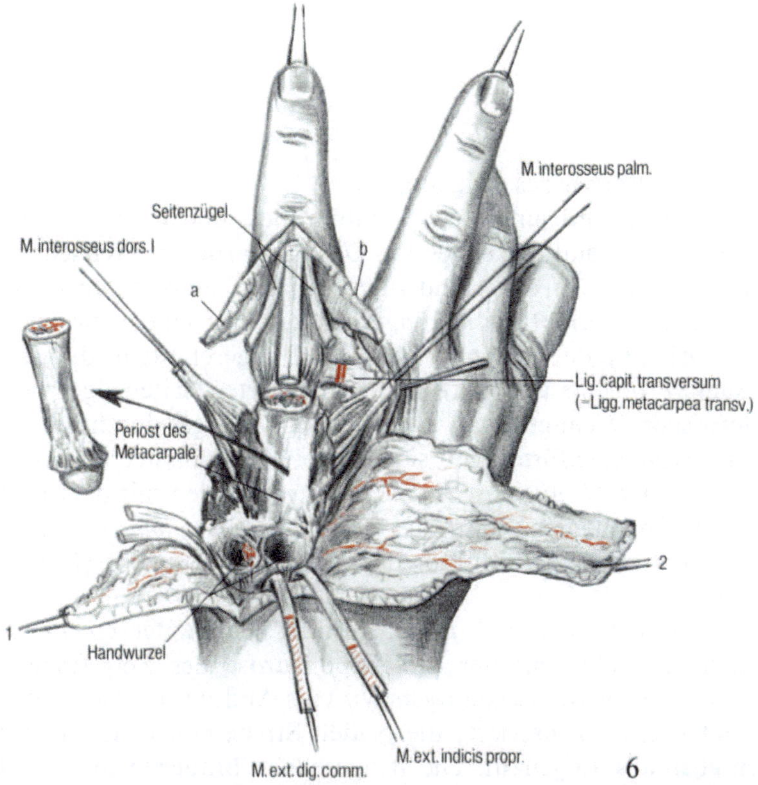
M. interosseus palm.
Seitenzügel
M. interosseus dors. I
b
a
Lig. capit. transversum
(=Ligg. metacarpea transv.)
Periost des
Metacarpale I
2
1
Handwurzel
M. ext. indicis propr.
M. ext. dig. comm.
6

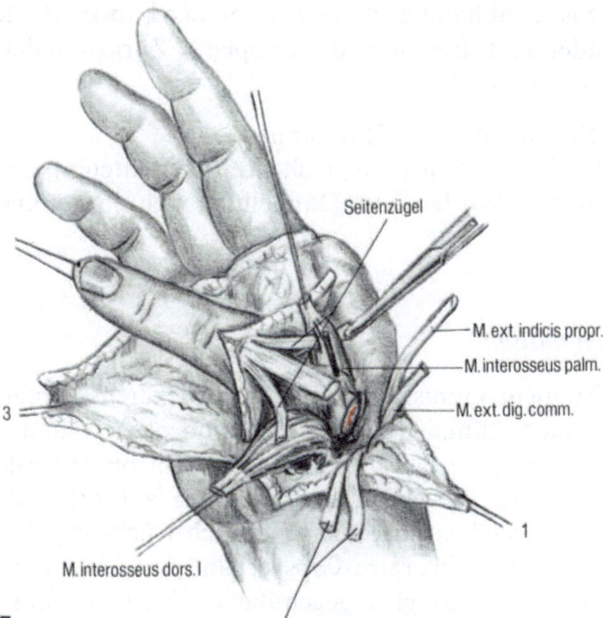
Seitenzügel
M. ext. indicis propr.
M. interosseus palm.
3
M. ext. dig. comm.
1
M. interosseus dors. I
M. ext. poll. long. et brev.
7a

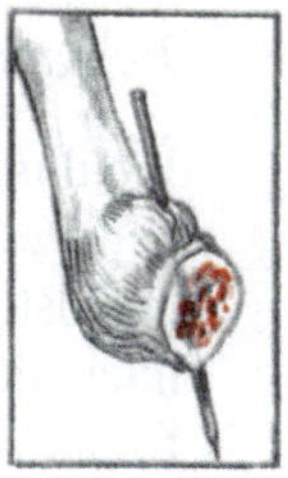

Abb. 8 Situs nach Umsetzen des Zeigefingers
Der Zeigefinger wird um ca. 130—140° rotiert und in ca. 25—30° Abduktion auf die angefrischte Handwurzel gesetzt. Der transarticuläre Kirschner-Draht wird weiter nach proximal in die Handwurzelknochen eingeschlagen, anschließend nach eventueller Feinkorrektur die Fingerposition mit einem zweiten Kirschner-Draht gesichert (die Drähte werden so gelegt und abgeschnitten, daß ihre spätere Entfernung keine Probleme aufwirft). Die mobilisierten Seitenzügel werden mit je einem M. interosseus vereinigt: Man zieht die Sehnenzügel durch die Muskelbäuche und vernäht sie schlingenförmig mit sich selbst; überschüssige Muskulatur wird vorsichtig entfernt. Der *M. interosseus dorsalis I,* verbunden mit dem radialen Seitenzügel, übernimmt Opponensfunktion; der *M. interosseus palmaris I,* mit ulnarem Seitenzügel vernäht, wird zum Adduktor des künftigen Daumens (Buck-Gramcko, 1966, 1968, 1971).
Die Sehne des *M. ext. ind. propr.* vernäht man unter entsprechender Spannung (Endglied gestreckt) mit der Streckaponeurose des Zeigefingers. Die Sehne des *M. ext. dig. comm.* des Zeigefingers wird als Abduktor verwendet und am Daumenstrahl entsprechend inseriert; die beiden Strecksehnen des amputierten Daumens werden ebenfalls aufgenäht. Die Beugesehnen brauchen nicht verkürzt zu werden, sie passen sich im Laufe einiger Wochen der neuen Fingerlänge an.
Anschließend Öffnen der Blutsperre, exakte Blutstillung. Von der Prüfung der Zirkulationsverhältnisse ist es abhängig zu machen, ob der Lappen 2 oder 3 zur Commissurbildung verwendet wird. Einnähen des Lappen 1, Zurichten der anderen Lappen, Redondrainagen, Hautschluß

Abb. 9 u. 10 Schlußbilder nach Einnähen der Hautlappen.
Die Commissur wird hier vom (entsprechend zugerichteten) dorsalen Lappen (2) gebildet. Der Daumen ist zur besseren Darstellung nicht in optimaler Funktionsstellung gezeichnet

### *Postoperative Behandlung*

Hohlhand und Daumencommissur werden mit lockeren Tupfern austamponiert, der Verband mit einer schmalen elastischen Binde fixiert und die Hand im gut gepolsterten Oberarm-Gipsverband hochgelagert. Ein bis spätestens zwei Stunden nach der Operation wird die elastische Binde bis auf die Haut aufgeschnitten. Erster Verbandwechsel nach ca. 6—8 Tagen. Nach Rückgang der Schwellung (und evtl. Entfernung der Fäden) Oberarm-Gipsverband mit Einschluß des Daumenendgliedes (steht dem des Ringfingers gegenüber): Gegebenenfalls in Narkose, um noch eventuelle Feinkorrekturen der Stellung vornehmen zu können. Ca. $2^1/_2$ Wochen nach der Operation wird das Daumenendgelenk zu aktiven Übungen freigegeben. Abnahme des Gipsverbandes ca. 4—5 Wochen nach der Operation, je nach Röntgenbefund; Entfernung der Kirschner-Drähte: Anlegen einer abnehmbaren Unterarm-Gipsschale, Daumen in Funktionsstellung.

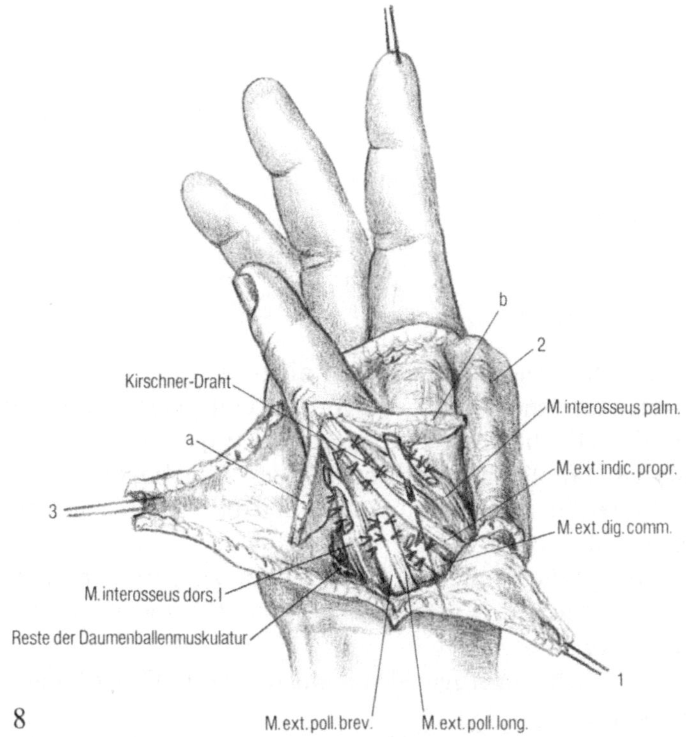
b
2
Kirschner-Draht
M. interosseus palm.
a
M. ext. indic. propr.
3
M. ext. dig. comm.
M. interosseus dors. I
Reste der Daumenballenmuskulatur
1
M. ext. poll. brev.
M. ext. poll. long.
8

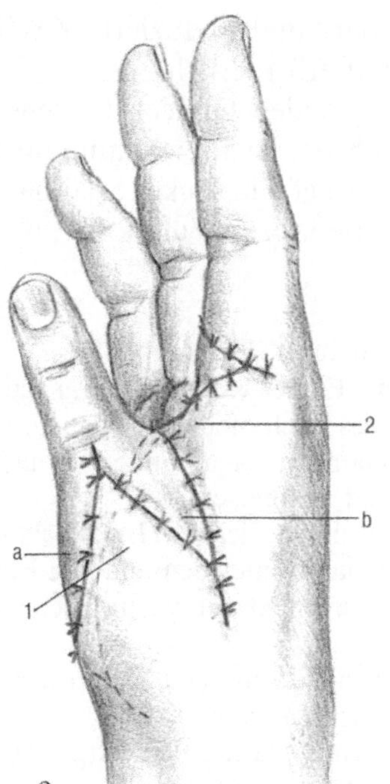
2
b
a
1
9

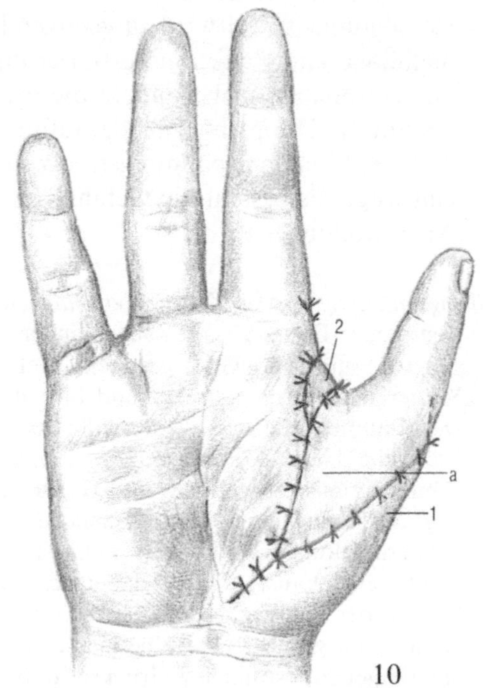
2
a
1
10

Mehrwöchige stationäre und ambulante Übungsbehandlung. Eine Übungsanleitung wird mitgegeben (s.u.)

*Spezielle Fehler und Gefahren*

- Der proximale Dreieckslappen wird nicht über die Basishaut hinaus mobilisiert: Der Lappen hebt nicht genügend von der Unterlage ab und kann Zirkulationsstörungen erleiden; die versetzten Interossei tragen u.U. zu stark auf.
- Die volaren Hauptgefäße und -nerven des Zeigefingers werden verletzt, stranguliert und distrahiert: Sensibilität und Trophik des Zeigefingerdaumens (bis zur Nekrose) sind gestört.
- Die Sehnen werden unter zu großer oder zu geringer Spannung vernäht: Ein Ungleichgewicht der Muskeln, Funktionsstörungen und später Fehlstellungen sind die Folge.
- Die distale Wachstumsfuge wird nicht reseziert: Das Metacarpale II ist ungenügend verkürzt.
- Auf die Abkippung des distalen Metacarpalköpfchens im Grundgelenk wird verzichtet: Es verbleibt/entsteht eine unschöne Überstreckdeformität im neuen Daumensattelgelenk.
- Der Daumenstrahl wird ungenügend rotiert und abduziert: Zweiteingriffe zur Stellungs- und Funktionsverbesserung sind erforderlich.
- Die Hautnähte, insbesondere die des proximalen Dreieckslappens, stehen unter Spannung. Die Naht wird daraufhin (auch bei leichter Spannung!) nicht nochmals geöffnet und spannungsfrei gelegt oder ggf. ein dickes Spalthauttransplantat eingefügt: Es besteht die Gefahr von Hautnekrose, Wundinfektion und späterer Narbenbildungen

*Übungsanleitung für den Zeigefinger-Daumen* (s. Blauth, 1969; Abb. 2)

1. Dein neuer Daumen sagt nacheinander jedem Finger „Guten Tag“; dabei bleiben die anderen Finger möglichst gestreckt. Gelingt dies noch nicht zu jedem Finger, hält deine Mutter die Finger gestreckt und hilft dem Daumen nach. Langsam und genau üben! Den Daumen jedesmal wieder voll strecken und abspreizen.
2. Halte die Hand so, daß du die Finger von innen siehst (Handfläche): Strecke den Daumen zunächst weit weg und verstecke ihn dann unter den anderen Fingern.
3. Lege die Hand auf den Tisch: Versuche, den Daumen soweit wie möglich an den Zeigefinger heranzuführen und wieder wegzustrecken.
4. Mache eine Faust; drücke dabei den Daumen fest an den Zeigefinger. „Drohe“ so fest mit der Faust, daß dein ganzer Arm zu zittern anfängt.
5. Nimm eine große Kugel Knetmasse in die ganze Hand. Versuche, den Daumen und alle Finger so fest hineinzudrücken, daß sie darin verschwinden.
6. Zupfe dir ein kleines Stück Knetmasse ab und drehe daraus ein Kügelchen zwischen Daumen und Zeigefinger.
7. Halte eine Flasche (einen Kegel oder anderen Gegenstand) zwischen Daumen und Zeigefinger: Laß sie schaukeln, aber laß nicht los!

8. Spiele mit dem Tennisball: Wirf ihn zu Boden und fange ihn mit einer Hand. Hochwerfen, fangen! Hochwerfen, aus der Luft schnappen.
9. Nimm einen alten Besenstiel: Stell ihn senkrecht auf den Boden, laß ihn los und fange ihn, bevor er umfällt, mit der rechten/linken Hand wieder auf. Klatsche einmal in die Hände, fange ihn wieder auf. Kannst du auch zweimal klatschen oder noch öfter?

Hinweis für Mutter (und Krankengymnastin):

Jede der Übungen sollte mehrfach hintereinander durchgeführt werden. Erfahrungsgemäß ermüden Kinder durch derartige, sich wiederholende Übungen rasch und lassen auch in ihrer Konzentrationsfähigkeit nach. Die Zahl der Wiederholungen und die gesamte Übungszeit muß hiervon abhängen. Wenn möglich, sollte mehrfach täglich geübt werden. Durch einen spielerischen Charakter der Übungen kann der Übungswille und die Konzentration gestärkt werden. Anspornende Ermunterungen und belobigendes Aufmerksammachen auf kleine Übungserfolge sind wichtig

## 4.2.5 Daumenaplasie (und Daumenhypoplasie IV. Grades) (Zeigefingerpollicisation, Schnittführung nach Blauth)

*Operationsziel*

Umsetzen des Zeigefingers mit einem neuro-vasculären Stiel als Daumenersatz und Bildung einer geschmeidigen Commissur

Abb. 1 u. 2 Ausgangsbefund und Schnittführungen.
Punktierte Hautbezirke fallen später weg. Einen rudimentären Daumen hülst man von einem Hilfsschnitt her aus (s. auch Beispiel 4.4.7); zuführende Daumengefäße sind zu ligieren, die Haut des Daumenrestes kann am Ende der Operation größtenteils abgetragen werden. Das weitere operative Vorgehen entspricht dem der Beispiele 4.2.4 und 4.5.7. (Siehe insbesondere Hinweis zu Abb. 1, Kap. 4.2.4!)

Abb. 3 u. 4 Schlußbilder nach Pollicisation.
Die neue Daumencommissur wurde in diesem Falle aus dem Hohlhandlappen gebildet

*Anmerkung*

Anstelle der Kirschner-Drähte kann hier, wie in den entsprechenden Beispielen, auch eine Fixation mit einer Knochennaht zwischen Metacarpalköpfchen und Handwurzelknochen durchgeführt werden. Vorteil: Fremdmaterial braucht nicht entfernt zu werden

*Postoperative Behandlung und Spezielle Fehler und Gefahren*

Siehe Operationsbeispiele 4.2.4, 4.5.7 u.a.

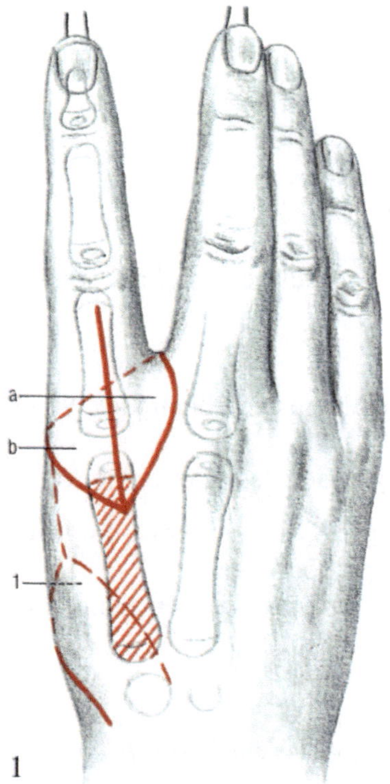


1

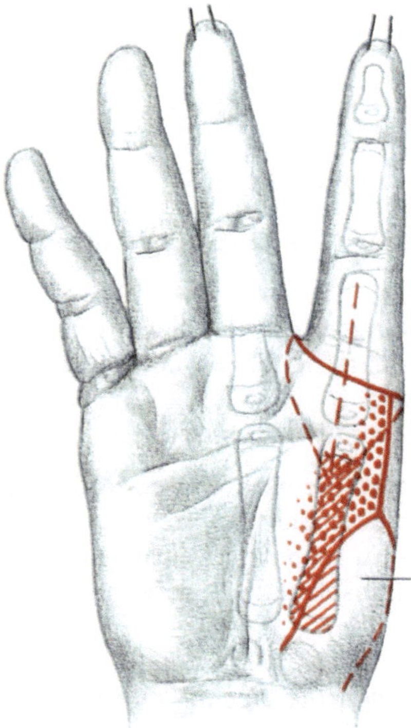


2

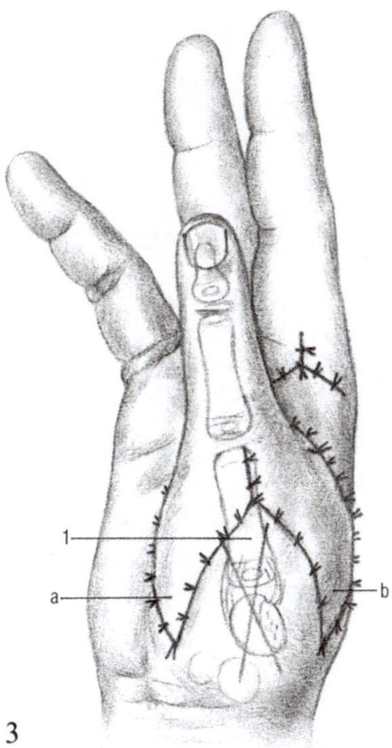


3

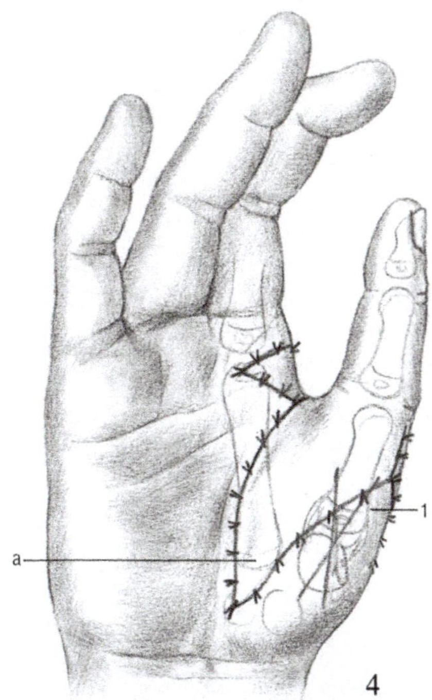


4

## 4.2.6 Daumenaplasie (Zeigefingerpollicisation, Schnittführung nach Buck-Gramcko)

*Operationsziel*

Umsetzen des Zeigefingers an einen neuro-vasculären Stiel als Daumenersatz

Abb. 1 u. 2 Ausgangsbefund und Schnittführungen.
Der schraffierte Teil des Metacarpale wird einschließlich der Wachstumsscheibe entfernt.
Die operative Technik entspricht im übrigen der des Kapitels 4.2.4

Abb. 3 u. 4 Schlußbilder nach Umsetzen des Zeigefingers. Man erkennt die (durch Kirschner-Drähte fixierte) Kippstellung des Metacarpalköpfchens.
Falls ein spannungsfreier Hautschluß nicht erreicht werden kann, sind dicke Spalthauttransplantate zu verwenden

*Postoperative Behandlung und Spezielle Fehler und Gefahren*

Siehe Operationsbeispiele 4.2.4, 4.5.7 u.a.

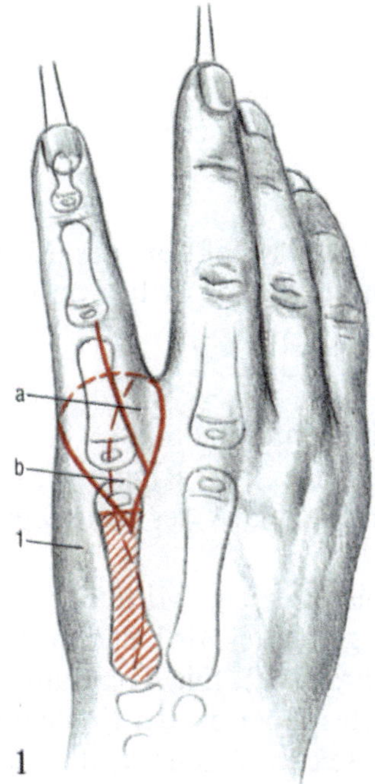

1

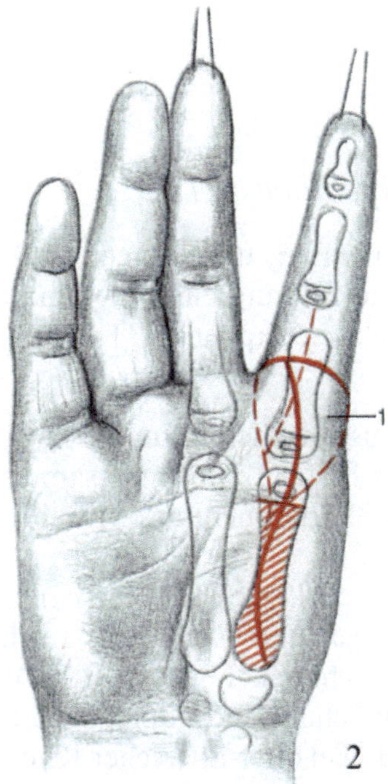

2

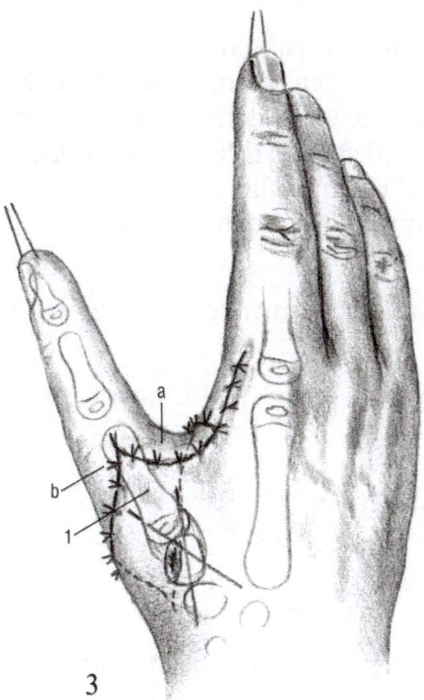

3

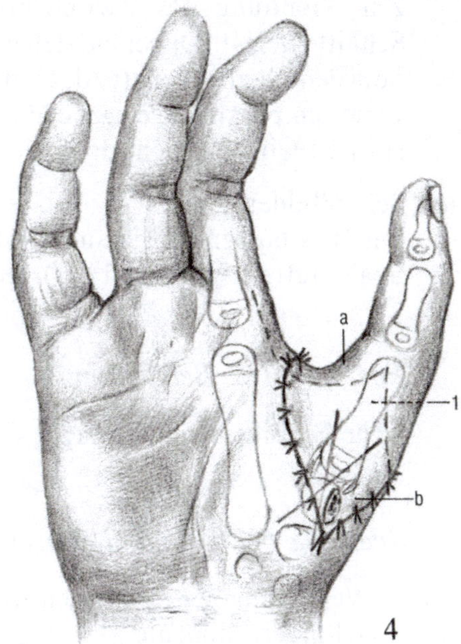

4

## 4.3.1 Oligo-Syndaktylie mit Akrosynostose

*Operationsziel*

Trennung der cutanen und ossären Syndaktylie, Resektion des Mittelfingerrestes und Bildung einer Commissur unter Verwendung eines örtlich gestielten, dorsalen Schwenklappens

Abb. 1 Ausgangsbefund und Schnittführung, Ansicht von dorsal.
Es besteht ein gemeinsames Nagelband vom Zeige- zum Ringfinger. Das periphere Skeletrudiment des Mittelfingers ist mit der Endphalanx des Ringfingers verschmolzen.
Die zick-zack-förmigen Incisionen müssen bis etwa zur Mitte der Dorsalseite von Zeige- und Ringfinger reichen. Aus der Nagelplatte wird der mittlere Abschnitt einschließlich Nagelbett reseziert (schwarz schraffiert). Die Trennung der Synostose zwischen den Endphalangen III/IV erfolgt nach subperiostaler Freilegung mit feinem Meißel oder Luerscher Knochenzange. Die Resektionsfläche wird mit einem Periostlappen (vom resezierten Mittelfingerrudiment) und anschließend nach Möglichkeit mit subcutanem Fettgewebe aus der Umgebung gedeckt. Der dorsale zweizipflige Schwenklappen (a) reicht bis über die Mitte der Grundglieder.

Abb. 2 Ausgangsbefund und Schnittführung, Ansicht von palmar.
Zur Trennung des Zwischenfingerraumes werden palmar ebenfalls Zick-zack-Schnitte gelegt. Dabei entstehen Hautlappen (5, 6, 7), deren Spitzen mit denen der dorsalen Stiellappen (c, d, e) ungefähr auf gleicher Höhe liegen sollen. Der am weitesten proximal gelegene Hautlappen (1) liegt am palmaren Eingang der Commissur und wird mit dem dorsalen Schwenklappen (a) vernäht (s. Abb. 4)

Abb. 3 u. 4 Schlußbilder.
Die Hautlappen sind spannungsfrei eingenäht, freibleibende Hautbezirke mit dicken Spalthauttransplantaten (Tr) gedeckt

*Postoperative Behandlung*

Siehe Einführung zum Kap. „Cutane Syndaktylien" (2.1.1)

*Spezielle Fehler und Gefahren*

- Verletzung der Epiphysenfuge des Ringfingerendgliedes beim Abtragen der Mittelfingerrudimente.
- Die beiden Mittelfingerrudimente werden nicht knochennah freipräpariert: Unbeabsichtigt kann es zur Eröffnung des Ringfingerendgelenkes mit nachfolgender Instabilität kommen.
- Weitere Fehler- und Gefahrenmöglichkeiten s. Hinweise zum Operationsbeispiel 2.1.2, 2.2.4 u.a.

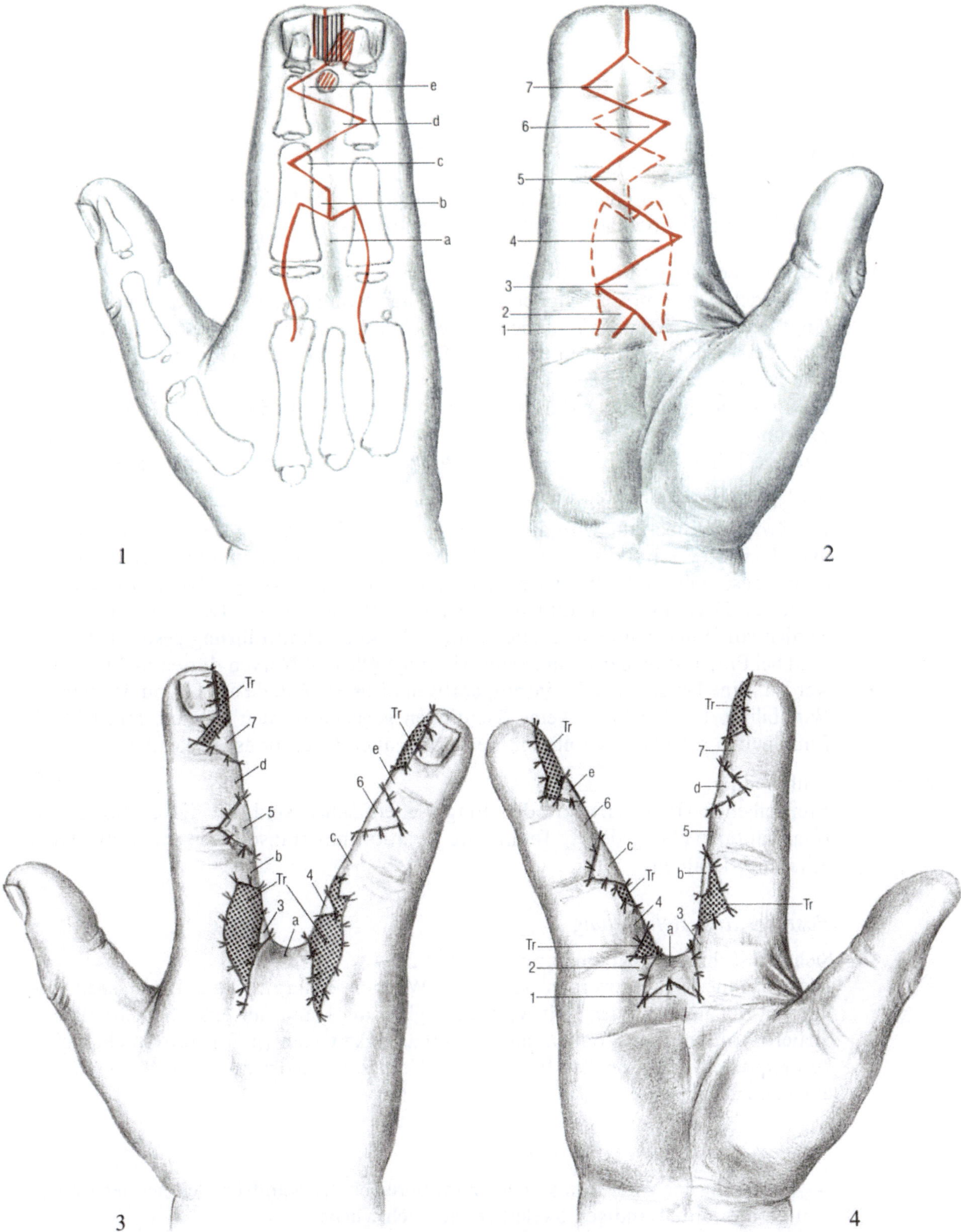
e
d
c
b
a
1
7
6
5
4
3
2
1
2
Tr
7
d
5
b
Tr
3
a
4
c
6
e
Tr
3
Tr
e
6
c
Tr
4
a
3
Tr
2
1
Tr
7
d
5
b
Tr
4

## 4.3.2 Oligodaktylie mit totalen Syndaktylien („Löffelhand“)

*Operationsziel*

Bildung einer Zweifingerhand als Greifzange durch Isolieren der randständigen Strahlen und „Mittelhandspaltung“ (Metacarpolyse)

Abb. 1 Ausgangsbefund und Schnittführung, Ansicht von dorsal.
Es handelt sich um eine höhergradige Oligo-Syndaktylie mit vier erkennbaren, längenreduzierten (und z.T. knöchern verschmolzenen) Strahlen (sog. Löffelhand). Zum besseren Überblick über die Gefäßtopographie empfiehlt sich präoperativ eine Arteriographie der Hand.
Die Fingerstrahlen werden durch Zick-zack-Schnitte bis in die proximale Mittelhand getrennt. Die schraffierten Skeletbezirke werden später reseziert, ebenso der mittelständige Teil des Nagelbandes mitsamt der zugehörigen Matrix (gepunkteter Bezirk)

Abb. 2 Ausgangsbefund und Schnittführung, Ansicht von palmar.
Die Zwischenfingerfalte wird aus einem palmaren Blattlappen (1) gebildet. Die palmare Incision verläuft distal, etwa in der Mitte der miteinander verbundenen Fingerbeeren aus, damit für jeden der beiden randständigen Finger genügend ortsständige Haut zur Deckung der Endphalangen zur Verfügung steht. Die Lappen c und 3 werden vor Wundschluß noch zugerichtet. Dorsale Schnittführung gestrichelt. Vorsicht bei Präparation der Palmarseite: Hauptgefäße und Nerven dürfen nicht verletzt werden. Eine Darstellung der intraoperativen Situs entfällt, da auf Grund der starken Variabilität der Weichteile keine Richtlinien gegeben werden können. Hinsichtlich Einzelheiten s. frühere Kapitel, insbesondere auch Operationsbeispiel 2.2.4

Abb. 3 u. 4 Schlußbilder.
Freibleibende Hautbezirke an den Fingerseitenflächen sind mit dicken Spalthauttransplantaten (Tr) gedeckt. Temporäre Fixation mit transossären-transarticulären Kirschner-Drähten

*Postoperative Behandlung*

Siehe Ausführungen zu Operationsbeispiel 2.2.4.
Die Kirschner-Drähte werden nach ca. 4 Wochen entfernt. Dann Übungsbehandlung; in der übungsfreien Zeit wird anfänglich die Hand auf einer Schiene fixiert. Spätere Rotationsosteotomien sind in Abhängigkeit vom (präoperativ nicht sicher bestimmbaren) funktionellen Ergebnis zur Verbesserung des Zangengriffes in Erwägung zu ziehen

*Spezielle Fehler und Gefahren*

- Verletzung der Wachstumsscheiben im Bereiche der Randstrahlen bei der Resektion der mittelständigen Skeletbezirke: Fehlwuchs.
- Verletzung von Gefäßen und Nerven.
- Verzicht auf temporäre Kirschner-Draht-Fixation: Instabilität der verbleibenden Fingergelenke u.a.

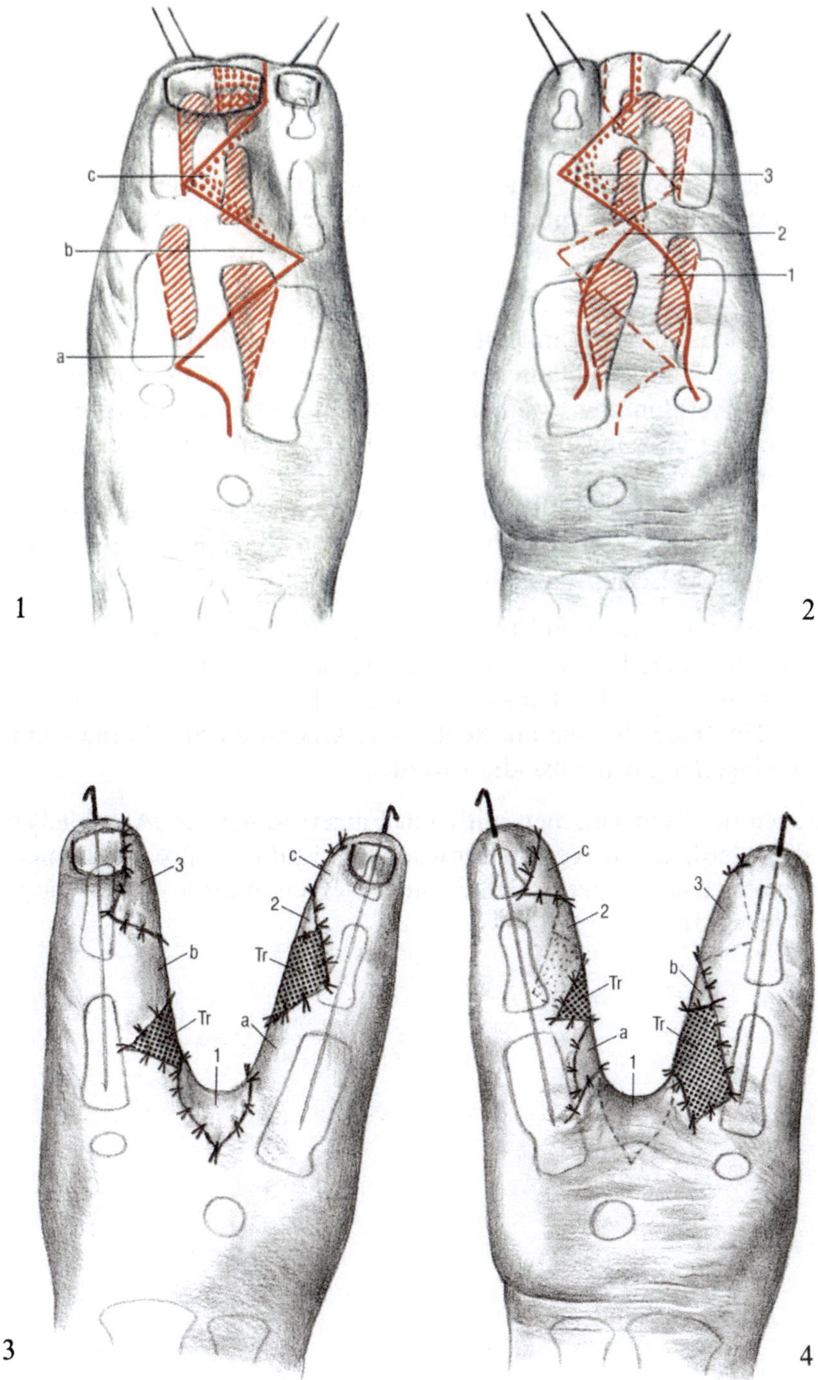
c
b
a
1
3
2
1
2
3
b
Tr
a
1
c
2
Tr
3
c
2
Tr
a
1
3
b
Tr
4

## 4.3.3 Oligodaktylie mit totaler Syndaktylie der Langfinger und Akrosynostose

*Operationsziel*

Beseitigung der Syndaktylie unter Resektion rudimentärer Mittelfingerteile und Bildung einer breiten, geschmeidigen Commissur zwischen den verbleibenden Langfingern

Abb. 1 Ausgangsbefund und Schnittführung, Ansicht von dorsal.
Nach distal konisch zulaufende Langfingerfläche. Röntgenologisch erkennt man neben dem verplumpten zweiten Fingerstrahl einen im Fingergrundglied sich aufgabelnden, ulnaren Randstrahl. Die beiden resp. drei Langfinger sind im Endgliedbereich verschmolzen.
Zick-zack-Schnitte zur Eröffnung des Zwischenfingerraumes. Schraffierte Skeletteile und ggf. mediale Abschnitte des gemeinsamen Fingernagels (einschließlich Matrix) werden später reseziert (s. Abb. 3)

Abb. 2 Ausgangsbefund und Schnittführung, Ansicht von palmar.
Die Zwischenfingerfalte wird aus einem palmaren, proximal gestielten, ortsständigen Hautlappen (1) gebildet. Ulnar und radial gelegene, rot punktierte Dreiecke markieren die Hautbereiche, die am Schluß der Operation zur Vermeidung von Narben in der Fingerlängsachse excidiert werden

Abb. 3 Abtragen des dysplastischen mittleren Fingerrudimentes. Anschließend Durchtrennen der interdigitalen Weichteilbrücke von distal nach proximal unter zunehmender Fingerspreizung. Palmare Gefäße und Nerven müssen zuvor dargestellt werden (nicht im Bild)

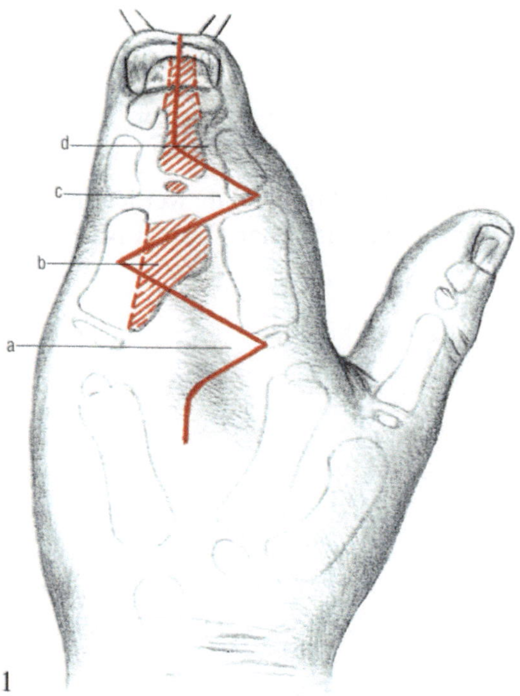


1

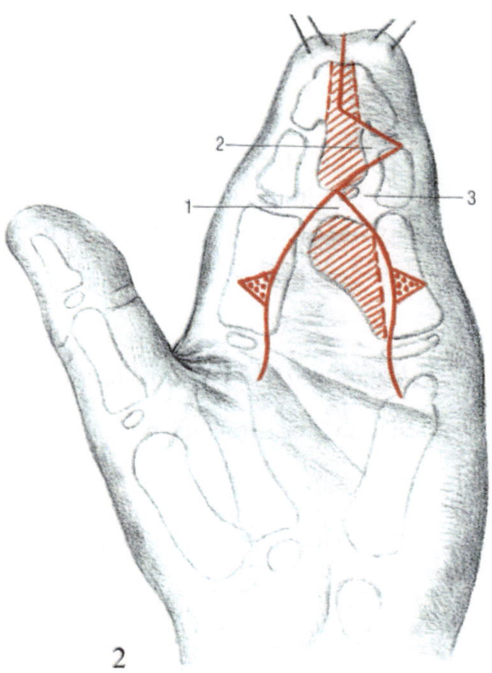


2

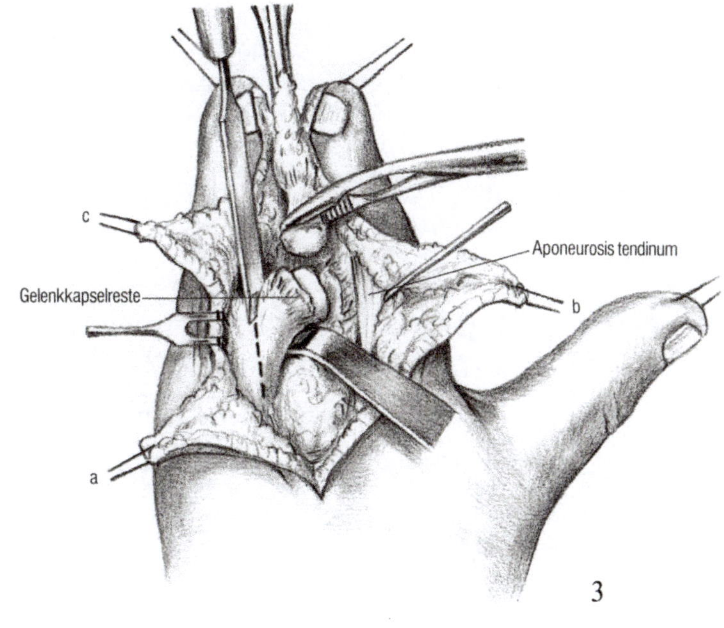


3

Abb. 4 u. 5 Schlußbilder.
Nach Einnähen der Hautlappen: Verbleibende Hautdefekte werden mit dicken Spalthauttransplantaten (Tr) gedeckt. Temporäre Kirschner-Draht-Fixation der Interphalangealgelenke

*Postoperative Behandlung*

Siehe Operationsbeispiel 4.3.2

*Spezielle Fehler und Gefahren*

Siehe Operationsbeispiel 4.3.2, 2.2.4 u.a.

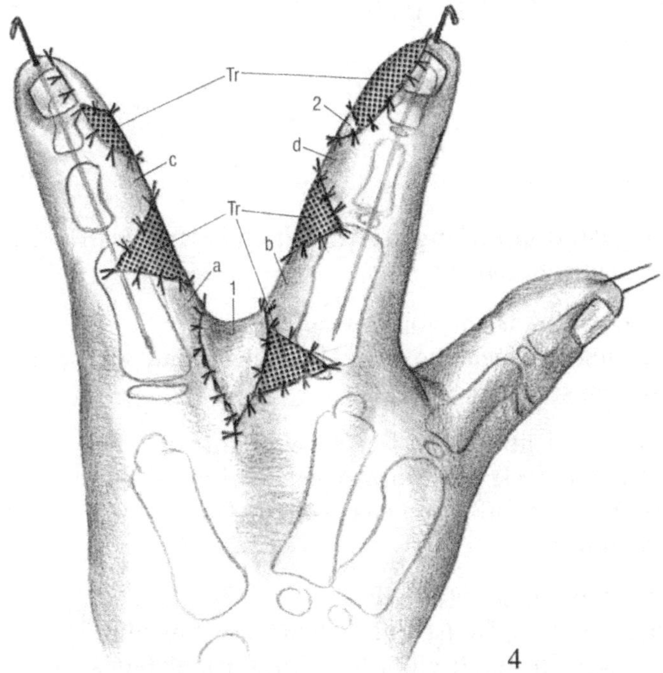


4

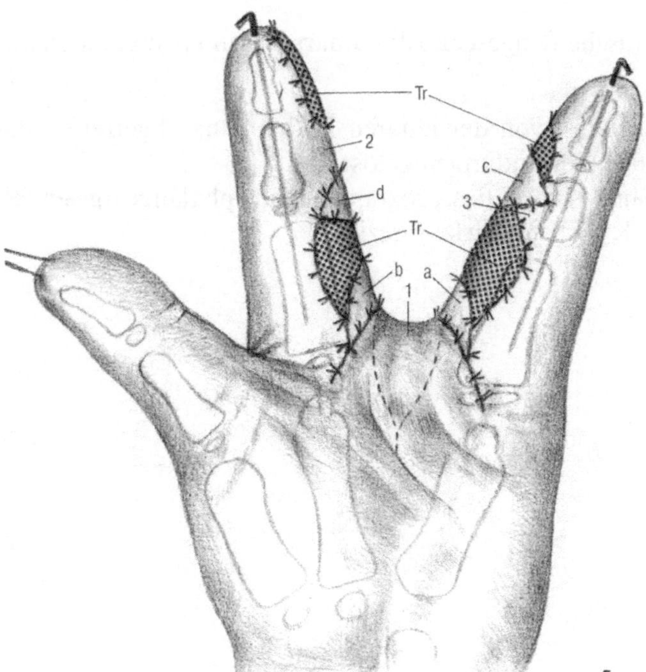


5

## 4.3.4 Oligodaktylie mit „Doppelung" einer Mittel- und Endphalanx (und Akrosynostose)

*Operationsziel*

Vereinigung der doppelt angelegten Mittelphalanx des III. Fingers, Resektion einer dysplastischen Endphalanx

Abb. 1 Ausgangsbefund, Ansicht von dorsal.
Die Mittel- und Endgelenke vom III. Finger sind wackelsteif. Schraffierte Skeletbezirke werden später reseziert

Abb. 2 Hautschnitt, Ansicht des III. Fingers von dorsal.
Die schraffierten Teile des Fingernagels und der dorsalen Fingerhaut werden abgetragen. Bei Wundschluß kann eine weitere Zurichtung der Wundränder erforderlich werden (punktiert)

Abb. 3 Ansicht der Langfinger von palmar.
Der ulnare Hautlappen ist zur Palmarseite hin abpräpariert. Man erkennt, daß beide Beugesehnen durch ein sehr breites Ringband an die Mittelglieder gefesselt werden. Das ulnare Gefäß-Nerven-Bündel (A. und N. dig. palm. prop.) verläuft im Lappen.
Die hypoplastische Beugesehne des ulnarseitigen Partners wird abgetrennt (markiert)

Abb. 4 Ansicht von dorsal.
Eine Strecksehne ist von der ulnaren Endphalanx abgetrennt, das ulnarseitige Endglied aus seinen Verbindungen gelöst.
Die gemeinsame Kapsel des proximalen Interphalangealgelenkes wird eröffnet, die schraffierten Knochenbezirke reseziert

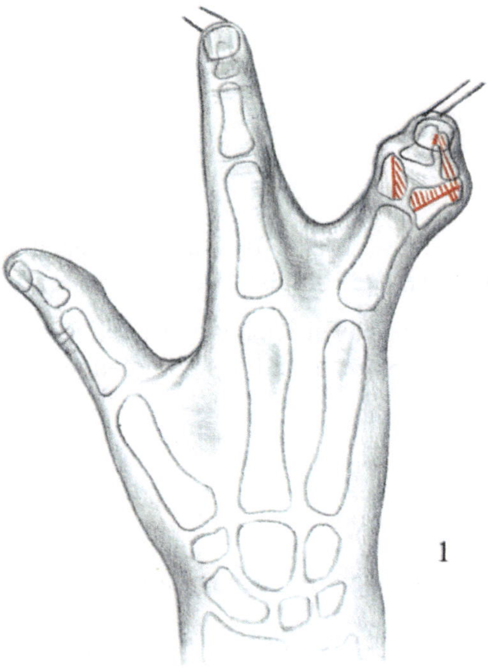

1

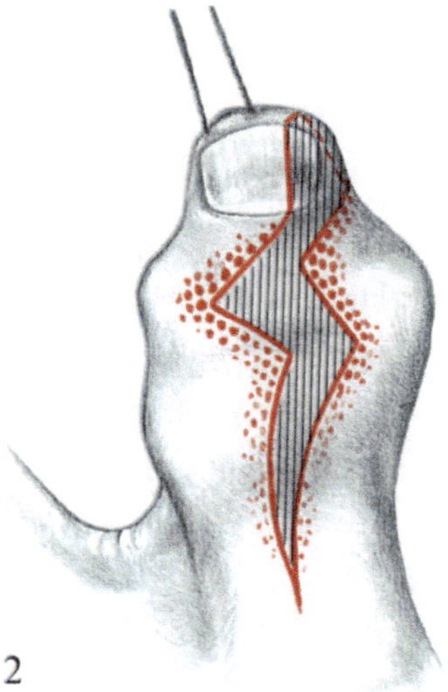

2

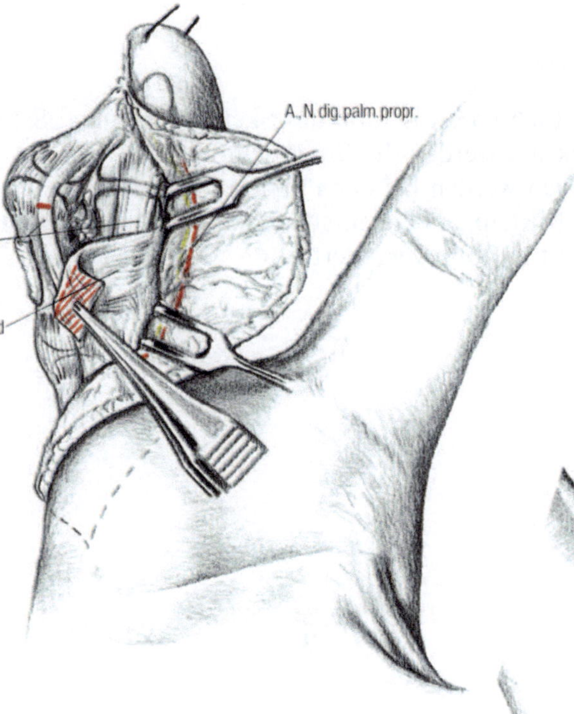
A., N. dig. palm. propr.
Beugesehnen
Gemeinsames Ringband
(später gekürzt)

3

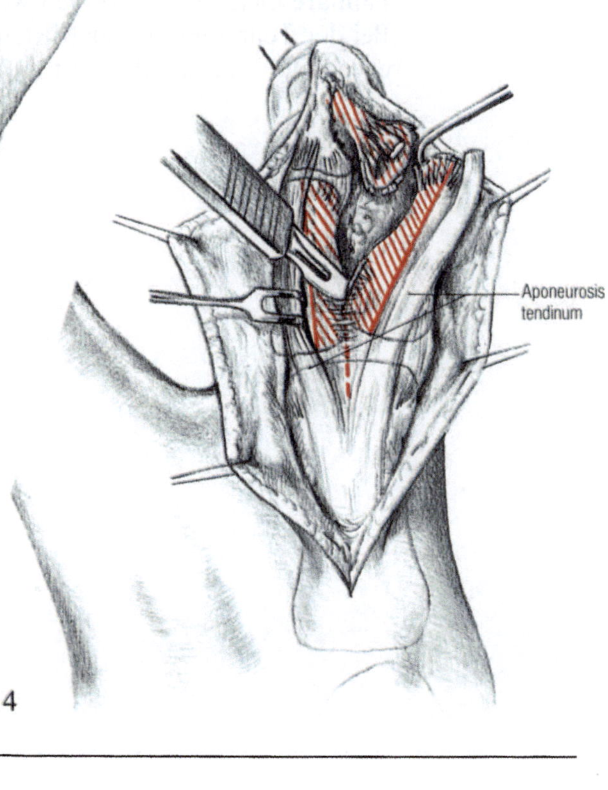
Aponeurosis
tendinum

4

Abb. 5 Ansicht von dorsal.
Man erkennt die durchtrennte Beugesehne (s. Abb. 3). Die einander zugewandten Hälften der Mittelglieder und das ulnarseitige Endglied werden reseziert

Abb. 6 Die exakt zugerichteten Hälften der Phalangen werden adaptiert und mit 2 Cerclagen fixiert. Anschließend Nähte der Kapseln, Sehnen und des Ringbandes

Abb. 7 Schlußbild; Ansicht von dorsal

*Postoperative Behandlung*

Die partielle cutane Syndaktylie zwischen den vorhandenen Langfingern ist in einem zweiten Eingriff zu beseitigen (s. Kap. 2.1).
Volare Unterarm-Gipsschiene. Ruhigstellung für (3—) 4—6 Wochen in typischer Funktionsstellung

*Spezielle Fehler und Gefahren*

— Der Eingriff erfolgt wesentlich vor Abschluß des Skeletwachstums: Schiefwuchs und stärkere Längenreduktion werden die Folge sein.
— Palmare Gefäße und Nerven werden bei der Präparation verletzt.
— Bei der Teilresektion der Mittelphalange entstehen keine planen Osteotomieflächen: Die Osteosynthese ist unnötig verzögert

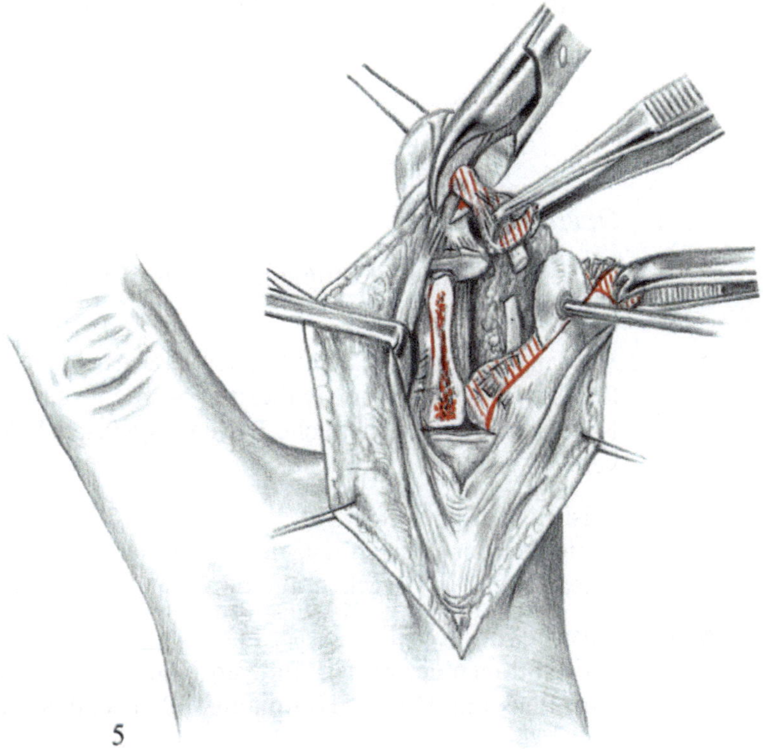

5

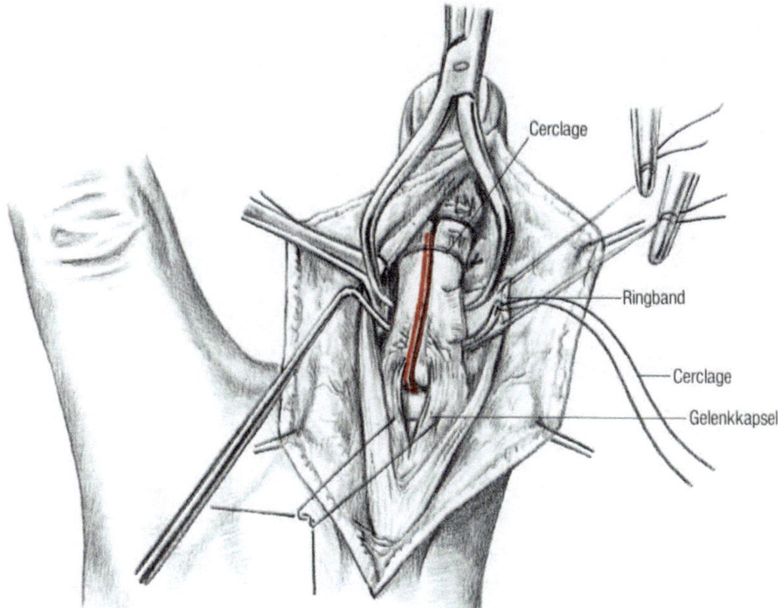


6

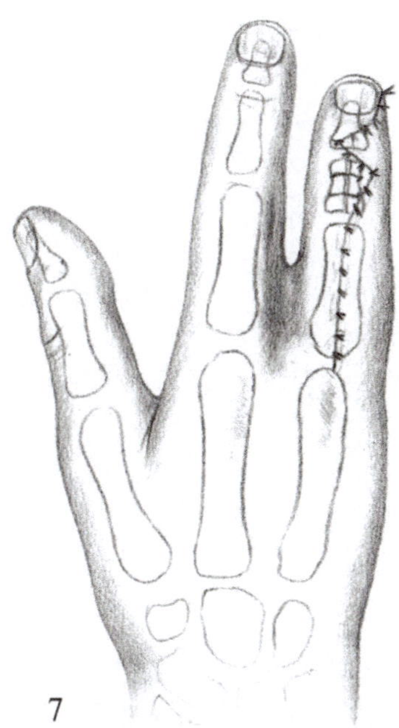

7

## 4.3.5 Oligodaktylie mit Synostose der Grundphalangen

*Operationsziel*

Teilresektion und Vereinigung der Finger (in Anlehnung an BILHAUT-CLOQUET)

Abb. 1 u. 2 Ausgangsbefund und Schnittführung, Ansicht von dorsal und palmar.
Die schraffierten Knochenbezirke werden später entfernt. Es besteht (in diesem Falle) bereits eine erhebliche Bewegungseinschränkung in den Interphalangealgelenken

Abb. 3 Ansicht von palmar.
Entfernen der überschüssigen Haut unter Schonung der Hauptgefäße und -nerven; entsprechendes Vorgehen auch auf der Dorsalseite

Abb. 4 Ansicht von dorsal.
Das Abtragen der mittelständigen Knochenanteile (s. Abb. 1) erfolgt teils mit feiner Säge, teils mit Meißel. Hohmann-Hebel schützen palmare Gefäße und Nerven

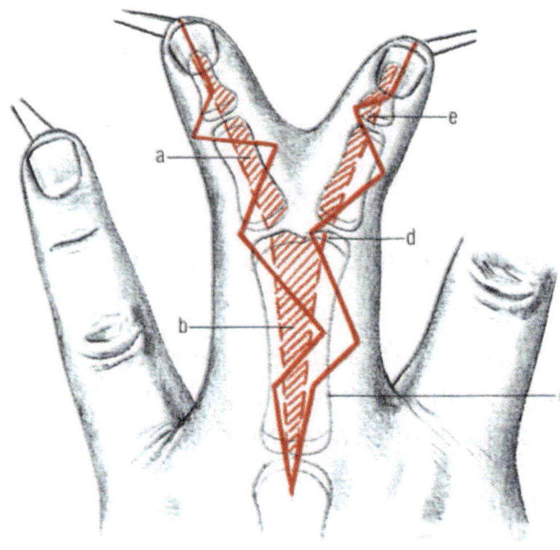


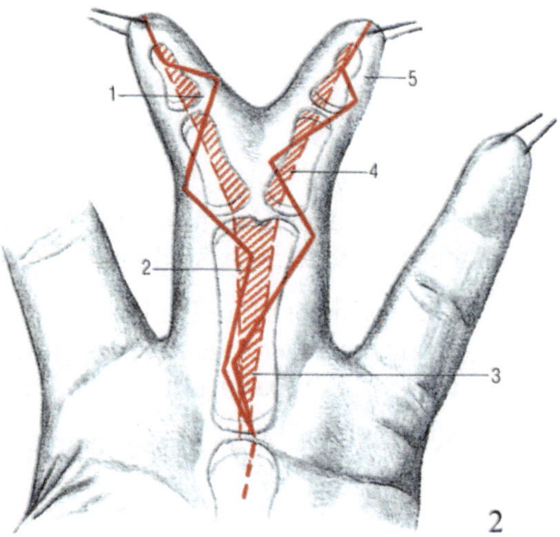


2

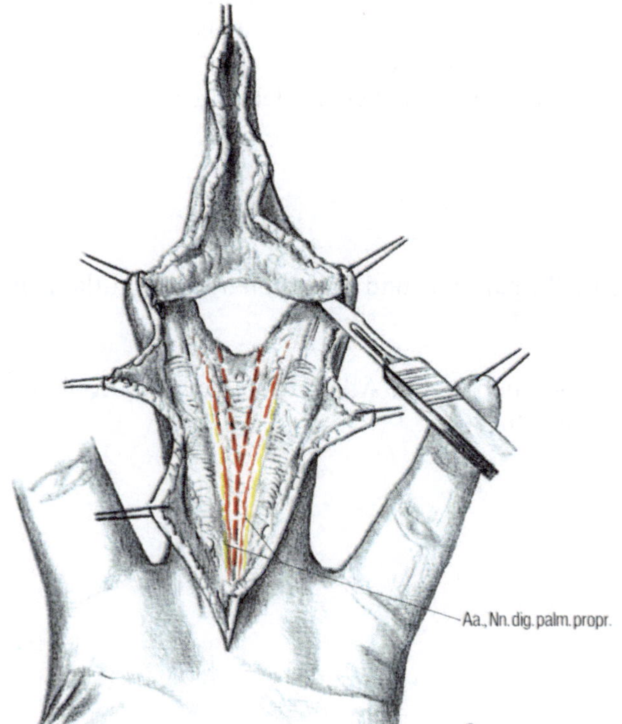


3

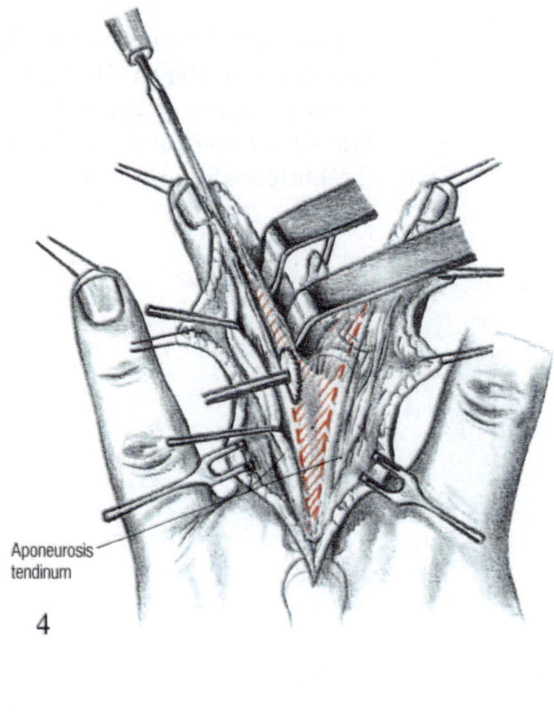


4

Abb. 5 Ansicht von radial.
Die medialen Abschnitte der distalen und mittleren Phalangen sowie zentrale Anteile der Grundphalanx sind abgetragen

Abb. 6 Die verbleibenden Phalanxhälften werden adaptiert und mit querem Kirschner-Draht und Cerclagen (Kunststoffaden verwenden, keinen Draht!) fixiert, Kapsel- und Streckapparat mit atraumatischem Nahtmaterial verschlossen

Abb. 7 u. 8 Schlußbilder, Ansicht von palmar und dorsal

*Postoperative Behandlung*

Oberarm-Gipsverband für ca. 3–4 Wochen. Danach Röntgenkontrolle und Entfernen der aus der Haut herausstehenden Kirschner-Drähte. Anschließend wird der Finger zunehmend zur aktiven Beugung freigegeben.
Bei diesem Verfahren ist lediglich eine Teilbeweglichkeit in den Interphalangealgelenken zu erwarten

*Spezielle Fehler und Gefahren*

- Gefäße und Nerven werden beim Präparieren und Resezieren der Hautlappen und der betroffenen Phalangen verletzt.
- Sehnen werden geschädigt.
- Die Knochen-Resektionsflächen sind uneben: Die Adaptation bleibt mangelhaft, die Durchbauung verzögert sich unnötig

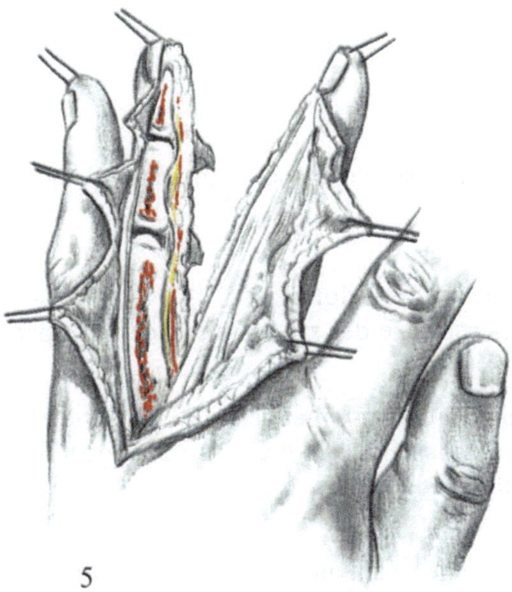

5

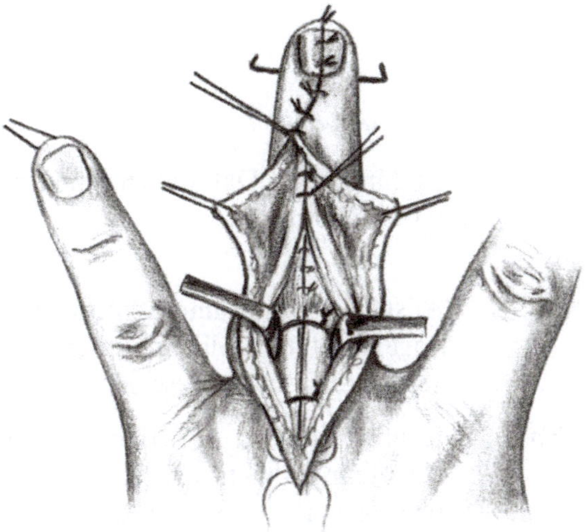

6

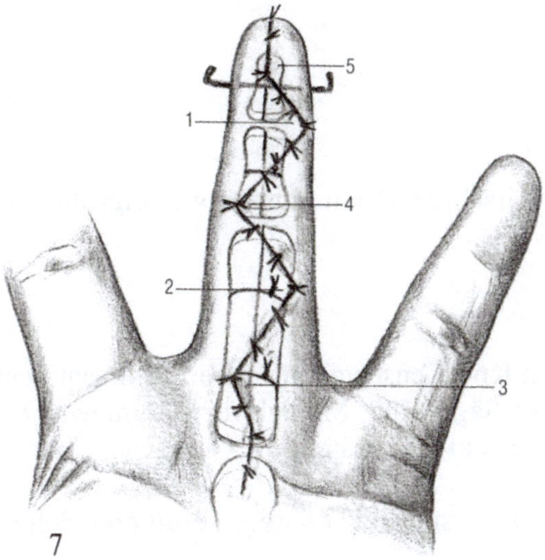


7

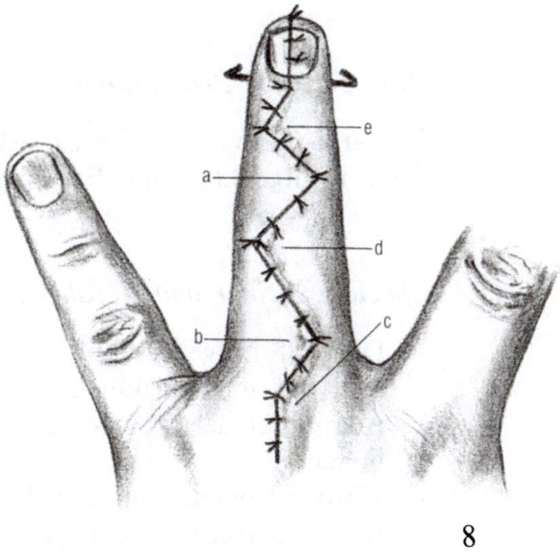


8

## 4.4.1 Unvollständige Doppelbildung der Daumenendphalanx

*Operationsziel*

Bildung eines Daumenendgliedes regelrechter Breite durch Keilresektion nach BILHAUT-CLOQUET

Abb. 1 Ausgangsbefund und Schnittführung, Ansicht von dorsal.
Sogenannter „Kolbendaumen". Schraffierte Teile der synostosierenden Endphalangen werden später reseziert

Abb. 2 Keilförmig wird dorsal und palmar die Haut einschließlich des Mittelteiles vom Nagelband abgetragen; keilförmige Resektion auch aus der einstrahlenden Sehnenplatte sowie der Kapsel des gemeinsamen Endgelenkes

Abb. 3 Die Gelenkkapsel ist eröffnet.
Keilförmige Resektion eines mittleren Knochensegmentes. Feinste Meißel benutzen!

Abb. 4 Endgelenk breit eröffnet, Teile der Beugesehne sichtbar. Die übriggebliebenen Endgliedteile werden probeweise aneinandergelegt. Glättung der Resektionsflächen

Abb. 5 Schlußbild nach Vereinigung der Fragmente und querer transcutaner Fixation mit zwei feinen Kirschner-Drähten. Kapsel-, Sehnen- und Hautnaht

*Postoperative Behandlung*

Oberarm-Gipsverband für ca. 4 Wochen.
Dann Röntgenkontrolle, Entfernung der Kirschner-Drähte und Bewegungsübungen

*Spezielle Fehler und Gefahren*

- Die keilförmige Resektion des mittleren Knochensegmentes wird mit ungenügendem Instrumentarium, z.B. mit grober Säge oder Meißel vorgenommen: Die Adaptation der Fragmente gelingt mangelhaft; es besteht die Gefahr von Infraktionen.
- Werden Knochen und Weichteile nicht äußerst exakt vereinigt, resultieren Schiefwuchs, Narbeneinziehungen u.a.

*Anmerkung*

Auch bei schonendstem Vorgehen ist eine Längsnarbe im Fingernagel mit Verziehung des Nagelfalzes kaum zu vermeiden.
Eine teilweise Versteifung des Endgelenkes als Folge des Eingriffs ist die Regel

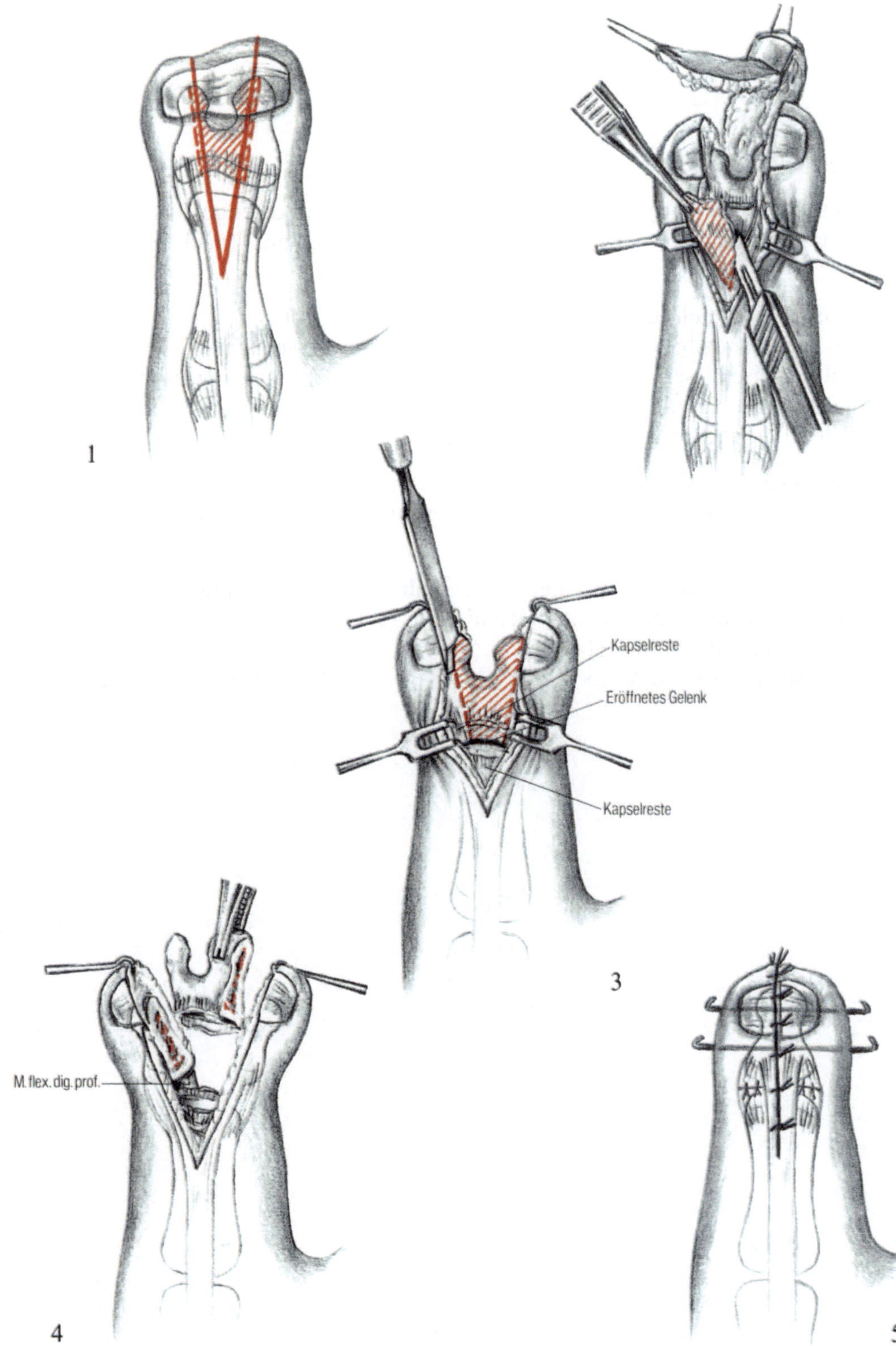
1
2
Kapselreste
Eröffnetes Gelenk
Kapselreste
3
M. flex. dig. prof.
4
5

## 4.4.2 Doppelbildung des Daumenendgliedes mit gleich großem Partner (und Verbreiterung der Grundphalanx)

*Operationsziel*

Beseitigung des Doppeldaumens durch Resektion der einander zugewandten Hälften unter keilförmiger Verschmälerung der Grundphalanx (nach BILHAUT-CLOQUET)

Abb. 1 Ausgangsbefund und Schnittführung, Ansicht von dorsal.
Im Daumenendgelenk besteht nur eine geringe Beweglichkeit. Deshalb kann ausnahmsweise diese Schnittführung gewählt werden, die zu Längsnarben in der Fingerachse über das Endgelenk hinweg führt.
Schraffierte Knochenbezirke werden später entfernt

Abb. 2 Dreieckiger Hautbezirk jeweils auf der Dorsal- und Palmarseite reseziert.
Die Streckaponeurose wird längs incidiert und zur Seite hin mobilisiert, anschließend das Interphalangealgelenk eröffnet

Abb. 3 Verschmächtigung der Partner durch Teilresektion der Endglieder und keilförmige Osteotomie der gemeinsamen Grundphalanx. Die palmarseitigen Weichteile werden mit einem Hohmann-Hebel geschützt.
Schmalen, scharfen Meißel oder feine Säge mit dünnem Blatt verwenden!

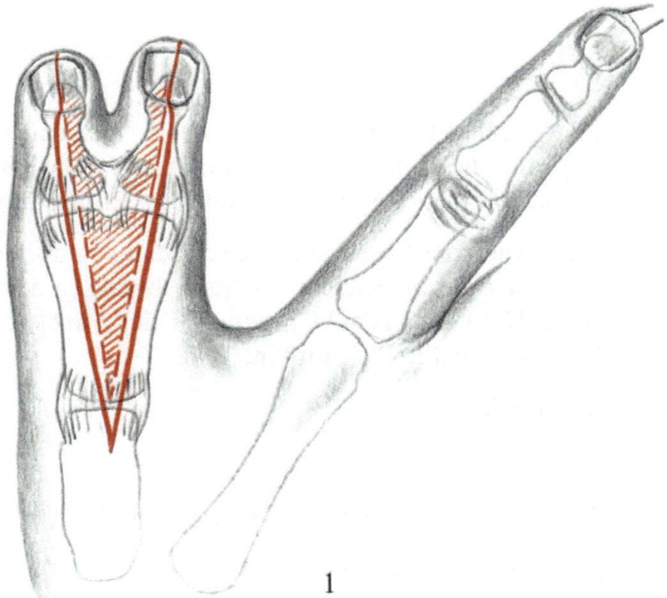

1

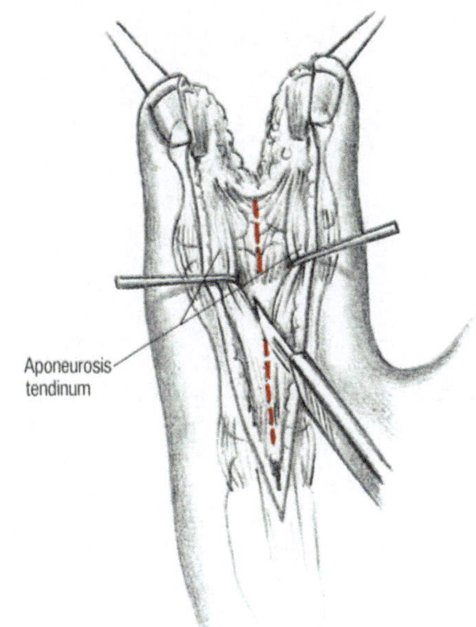


2

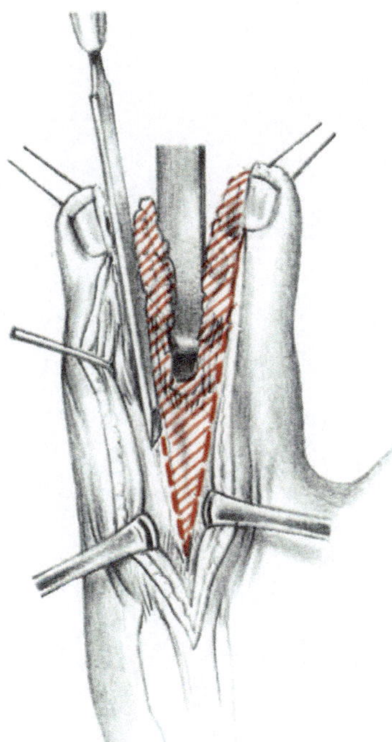

3

Abb. 4 In der Tiefe ist die Gelenkfläche des I. Metacarpale sichtbar (*). Subperiostale Cerclage um die Hälften der Grundphalanx. (Im Bild mit Draht; im allgemeinen sind Kunststoffaden vorzuziehen, weil ihre Entfernung entfällt)

Abb. 5 Adaptation der Resektionsflächen beider Endphalangen durch queren, transcutanen Kirschner-Draht. Kirschner-Draht ebenso an der Grundphalanx, proximal der Cerclage. Naht der Gelenkkapseln und der Streckaponeurose; genaue Adaptation der Fingernagelhälften. Hautnaht

Abb. 6 Schlußbild

*Postoperative Behandlung und Spezielle Fehler und Gefahren*

Siehe Operationsbeispiel 4.4.1

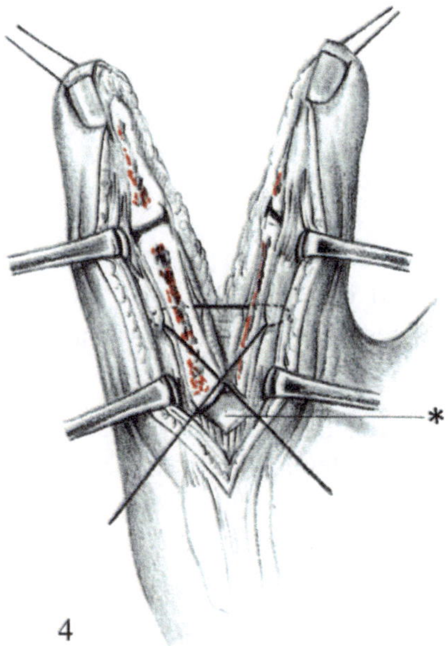


4

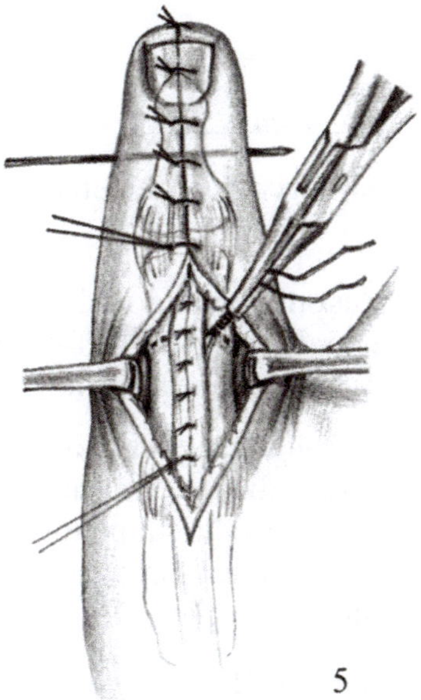

5

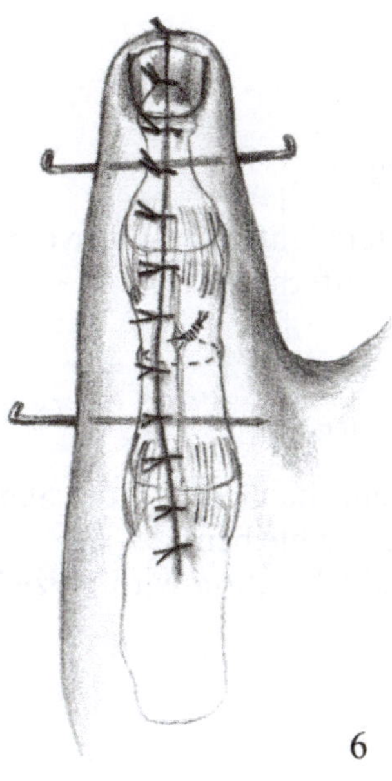

6

## 4.4.3 Doppelbildung des Daumenendgliedes mit kleinerem radialseitigen Partner

*Operationsziel*

Abtragen des kleineren Partners

Abb. 1 Ausgangsbefund und Schnittführung, Ansicht von dorsal.
Schraffierte Knochenbezirke werden später reseziert; die Strecksehne zum kleineren Partner trennt man ab („Gabelsehne")

Abb. 2 Nerven und Sehnen sind durchtrennt (*: distaler Stumpf der Flexor-pollicis-longus-Sehne), die Arterien unterbunden: Amputation des Partners im Daumenendgelenk. Anschließend subperiostale Resektion der überschüssigen Teile an der (ehemals) gemeinsamen Grundphalanx. Das Daumengrundgelenk wird dabei eröffnet. Resektionsfläche glätten!

Abb. 3 Schlußbild.
Der Kapsel-Band-Apparat des Daumengrundgelenkes ist mit Einzelknopfnähten verschlossen, das Endglied mit transarticulärem Kirschner-Draht temporär fixiert. Hautnaht

*Postoperative Behandlung*

Fixation in leicht gepolstertem Unterarm-Gipsverband für ca. 3 Wochen. Kirschner-Draht nach ca. 2 Wochen entfernen

*Spezielle Fehler und Gefahren*

- Bei der Resektion besteht die Gefahr einer Schädigung der Epiphysenfuge vom Grundglied: Extracapsulär bleiben!
- Auf eine Kirschner-Draht-Fixation wird verzichtet: Die Gefahr einer Gelenkinstabilität ist gegeben

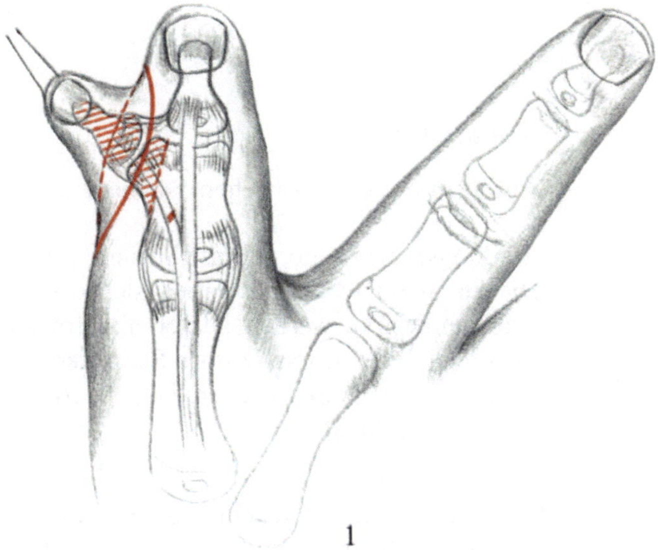

1

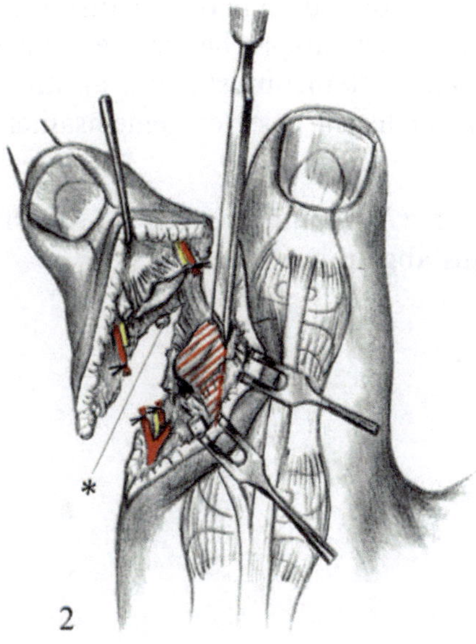


2

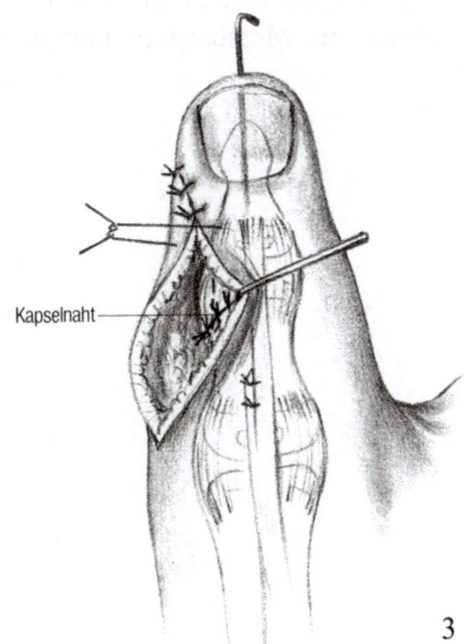


3

## 4.4.4 Doppelbildung des Daumens mit radialseitigem dreigliedrigen Partner

*Operationsziel*

Abtragen des dysplastischen Partners

Abb. 1 u. 2 Ausgangsbefund und Schnittführung, Ansicht von dorsal (1) und radial (2). Die Daumenstrecksehne gabelt sich über dem I. Mittelhandknochen. Schraffierte Knochenbezirke werden später abgetragen. Die Schnittführung beginnt mit den eingezeichneten, dorsalseitigen Schnitten; die Lage des ventralen Schnitts wird nach Aushülsen des dysplastischen Fingers von der Größe des entstehenden Hautdefektes abhängig gemacht

Abb. 3 Ansicht von radial-dorsal. Die Strecksehne des überzähligen Daumens ist abgetrennt und nach distal wegpräpariert, die palmarseitige Arterie unterbunden, der entsprechende Nerv durchtrennt und das Grundgelenk (nach Ablösen der Daumenballenmuskulatur an ihren Ansätzen) eröffnet. Die Basen beider Grundglieder liegen in einer gemeinsamen Kapsel

Abb. 4 Ansicht von radial-palmar. Der dysplastische Daumen wird amputiert, die Verbreiterung des I. Mittelhandknochens vom Metacarpophalangealgelenk aus abgetragen

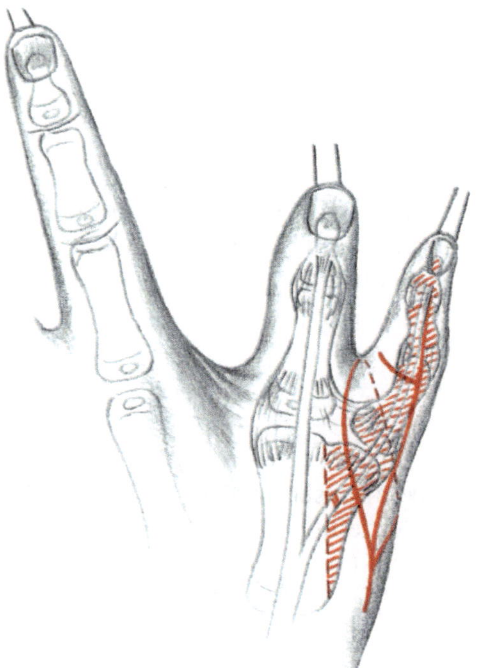

1

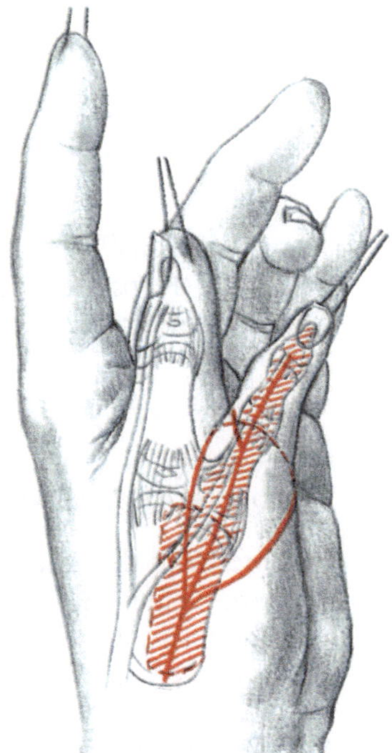

2

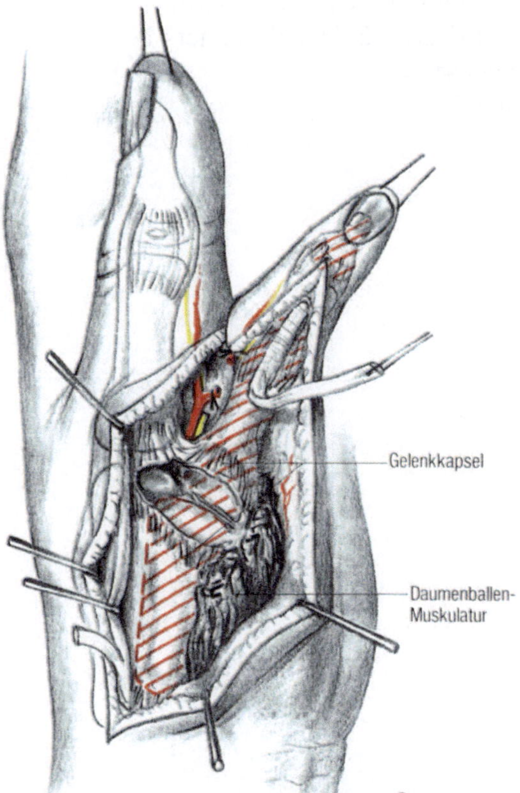


3

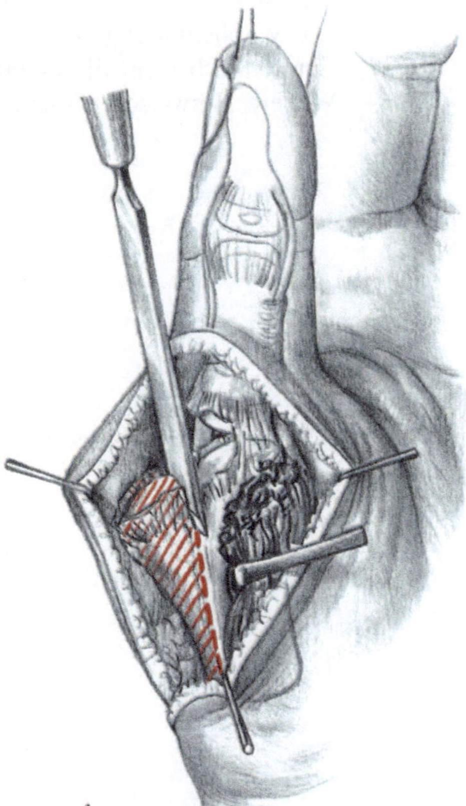

4

Abb. 5 Die Resektionsfläche am Metacarpale wird mit Daumenballenmuskulatur abgedeckt, die Kapsel des Grundgelenkes verschlossen (*). Transarticuläre Kirschner-Draht-Fixation (nicht dargestellt). Wundverschluß

Abb. 6 Schlußbild

*Postoperative Behandlung*

Entsprechend den Ausführungen zu den Operationsbeispielen 4.4.2 und 4.4.3.
Im dargestellten Beispiel schließt sich eine Vertiefung und Verbreiterung der Daumencommissur zu einem späteren Zeitpunkt an (entsprechend Beispiel 4.2.1)

*Spezielle Fehler und Gefahren*

- Das Metacarpale wird nicht verschmächtigt: Es verbleibt ein kosmetisch störender Buckel, der bei weiterem Wachstum noch deutlicher hervortritt.
- Die Wachstumsfuge des Metacarpale I wird geschädigt: Besonders bei frühem Eingreifen besteht die Gefahr des Fehlwuchses.
- Weitere Hinweise s. Operationsbeispiel 4.4.2

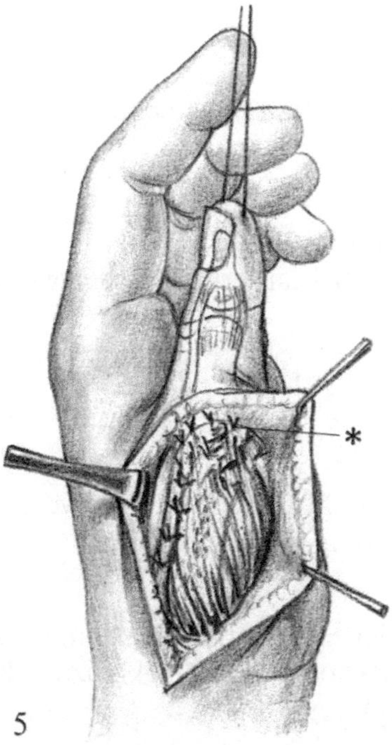


5

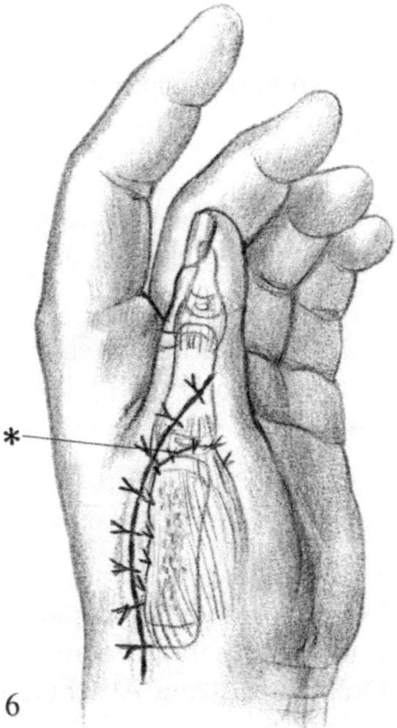


6

## 4.4.5 Doppelbildung des Daumens mit ulnarseitigem, rudimentären zweiten Metacarpale

*Operationsziel*

Entfernung des ulnaren Partners und Bildung einer funktionstüchtigen Daumencommissur

Abb. 1 Ausgangsbefund und Schnittführung, Ansicht von dorsal.
Es liegt eine gegabelte Daumenstrecksehne vor. Schraffierte Knochen werden später reseziert

Abb. 2 Ansicht von dorsal nach Präparation des dorsalen Hautlappens.
Der rudimentäre Mittelhandknochen wird zunächst an seinem proximalen Ende ausgelöst

Abb. 3 Nach Präparation des palmaren Lappens, Durchtrennung der Nerven, Unterbindung der Hauptarterie und querer Durchtrennung der Beugesehne

Abb. 4 Schlußbild.
Der proximale Strecksehnenstumpf wird mit der Extensor-pollicis-longus-Sehne vereinigt. Temporäre Fixation des I. Mittelhandknochens mit gekreuzten Kirschner-Drähten (bis zum Abschluß der Wundheilung)

*Postoperative Behandlung*

Unterarm-Gipsverband. Kirschner-Drähte nach 2–3 Wochen entfernen. Nachtschiene (Gipsschale)

*Spezielle Fehler und Gefahren*

- Palmare Gefäße und Nerven werden verletzt.
- Der palmare Dreieckslappen wird zu klein und zu kurz angelegt, die Hautnaht ist daher nur unter Spannung möglich: Es besteht die Gefahr einer Lappennekrose; spannungsfreie Deckung unter Verwendung von dicken Spalthauttransplantaten erforderlich

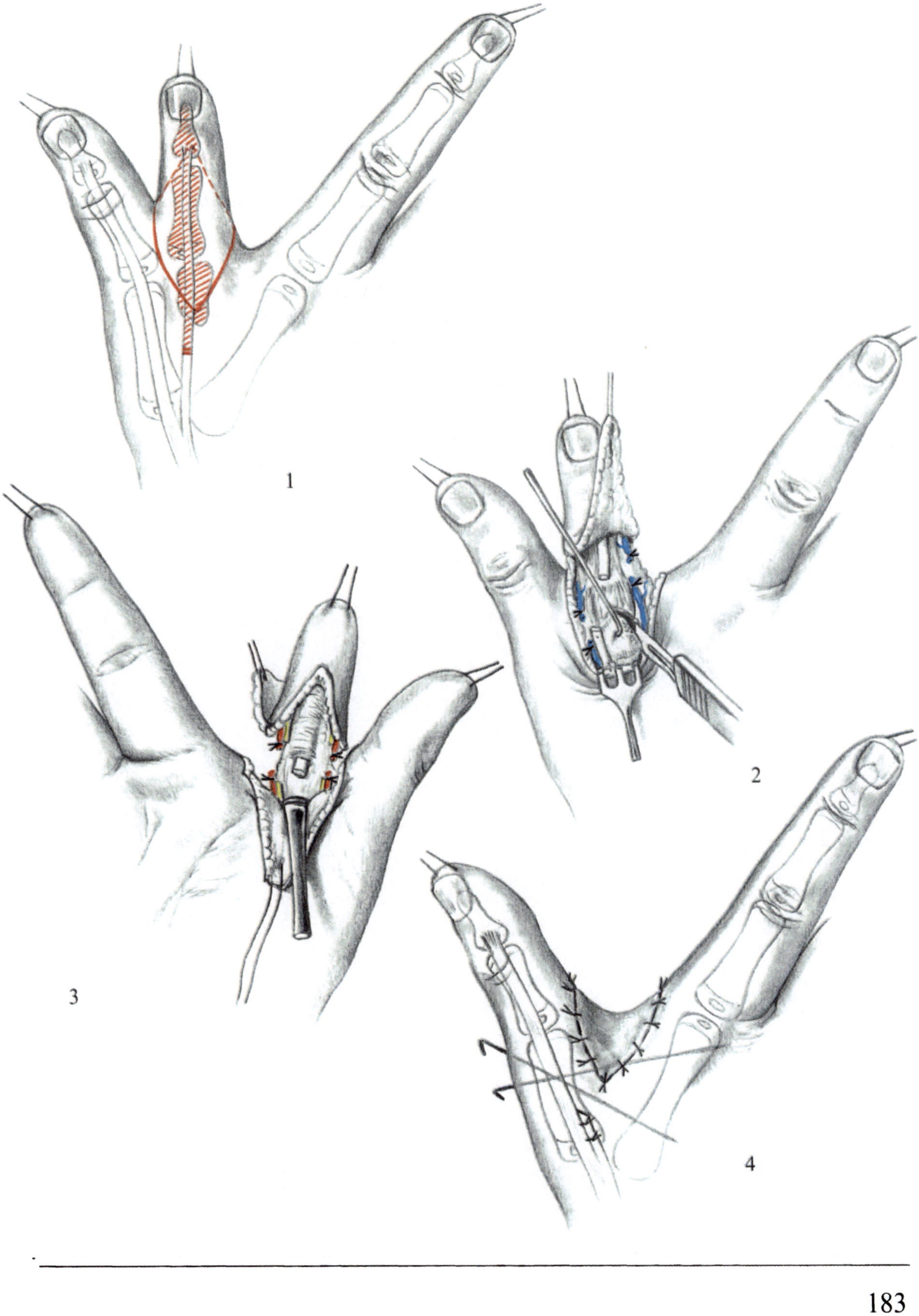

1
2
3
4

## 4.4.6 Doppelbildung des Daumens mit kleinerem ulnarseitigen Partner und deformiertem Metacarpale

*Operationsziel*

Resektion des kleineren Partners und Begradigung der Daumenachse durch Keilosteotomie am I. Metacarpale (s. auch Beispiele 4.4.3, 4.4.4)

Abb. 1 Ausgangsbefund und Schnittführung, Ansicht von dorsal.
Zum kleineren Partner zieht eine dünne Strecksehne („Gabelsehne“).
Schraffierte Knochenbezirke werden später entfernt

Abb. 2 Ansicht von palmar bei Abtragen des kleineren Partners.
Die Beugesehnen und Nerven sind durchtrennt und die Gefäße unterbunden; die radiale Daumenballenmuskulatur ist abgelöst (nicht dargestellt).
Anschließend Resektion des „Metacarpalbuckels“ (rot schraffiert)

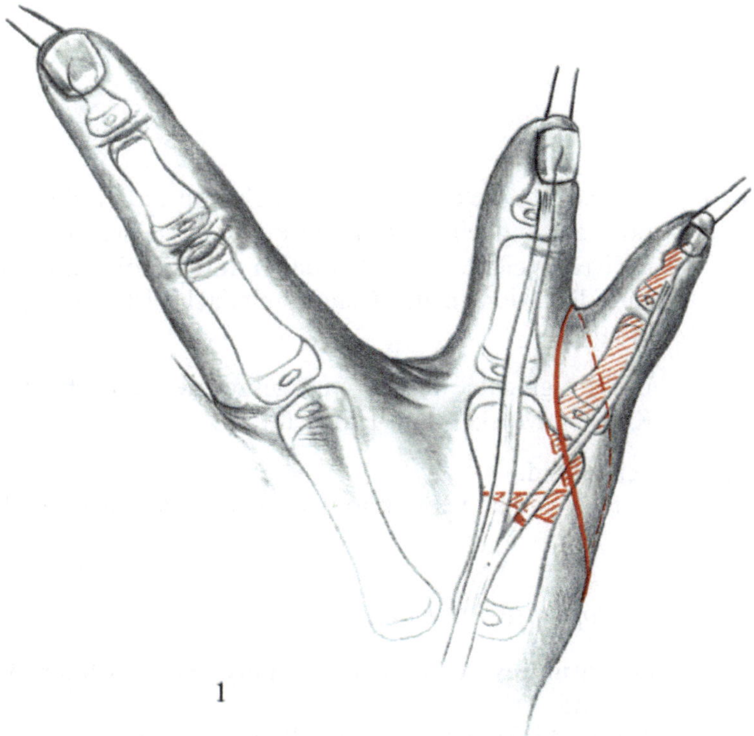

1

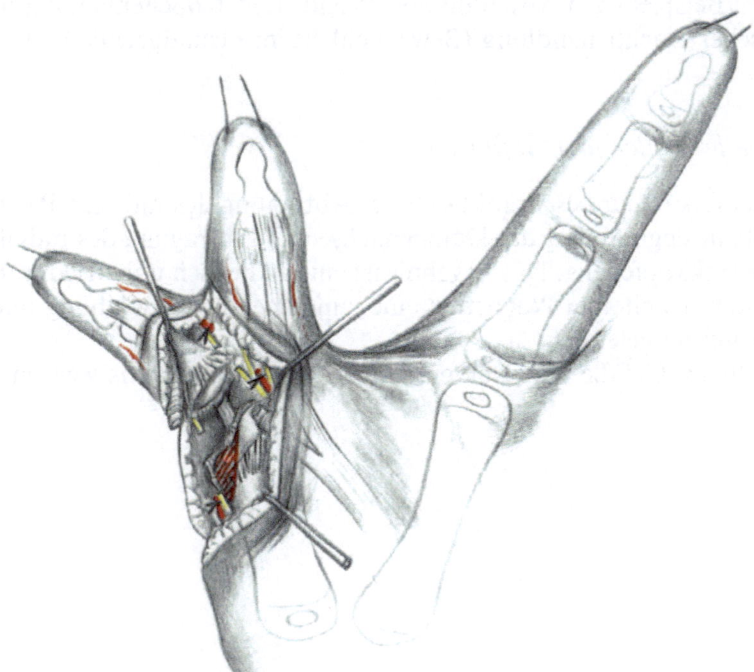

2

Abb. 3 Keilosteotomie des I. Metacarpale von radial (die Größe des Keiles wurde präoperativ anhand einer Röntgenskizze ausgemessen). Die Gefäß-Nerven-Bündel und übrigen Weichteile werden dabei durch Hohmann-Hebel geschützt.
Eine Rotation in der Osteotomiefläche ist bei ungenügender Oppositionsstellung möglich

Abb. 4 Die Fragmente werden mit gekreuzten Kirschner-Drähten fixiert. Anschließend Kapsel-, Muskel- und Hautnaht

Abb. 5 Schlußbild.
Osteotomie und Resektionsflächen am Metacarpale I sind rot markiert

*Postoperative Behandlung*

Oberarm-Gipsverband, Entfernung der Kirschner-Drähte ca. 4 Wochen nach dem Eingriff.
Nachtschiene, Übungsbehandlung.
Eine Vertiefung und Verbreiterung der Daumencommissur schließt sich im vorliegenden Beispiel nach Abschluß von Wund- und Knochenheilung und krankengymnastischer Nachbehandlung (Beweglichkeit im Grundgelenk!) an

*Spezielle Fehler und Gefahren*

- Der Operateur beschränkt sich auf Abtragung des radialen Partners und verzichtet auf Begradigung der Daumenachse und Abtragung des radialen rudimentären Gelenkköpfchens: Das Ergebnis ist eine ästhetisch unbefriedigende Daumenform und mit weiterem Wachstum eine zunehmende Vorwölbung unterhalb des Daumengrundgelenkes.
- Palmare Gefäße und Nerven des bleibenden Daumens werden verletzt

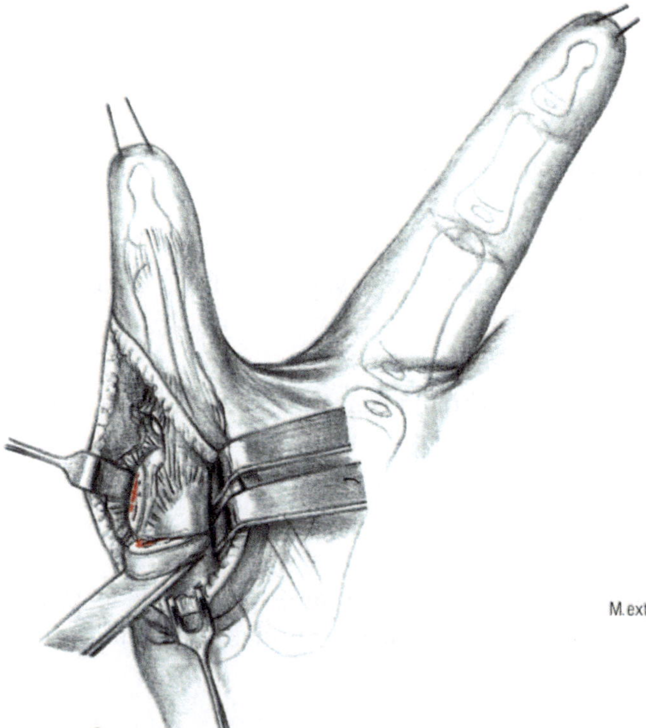

3

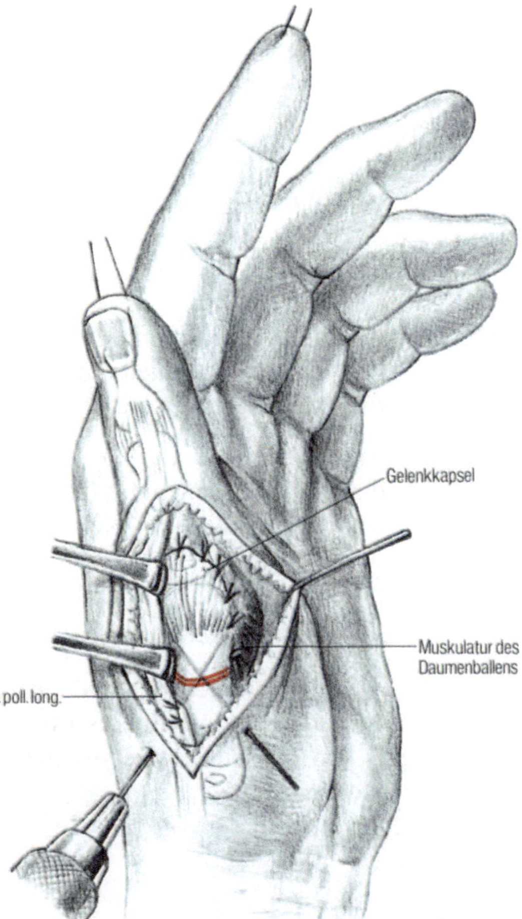
Gelenkkapsel
Muskulatur des Daumenballens
M. ext. poll. long.

4

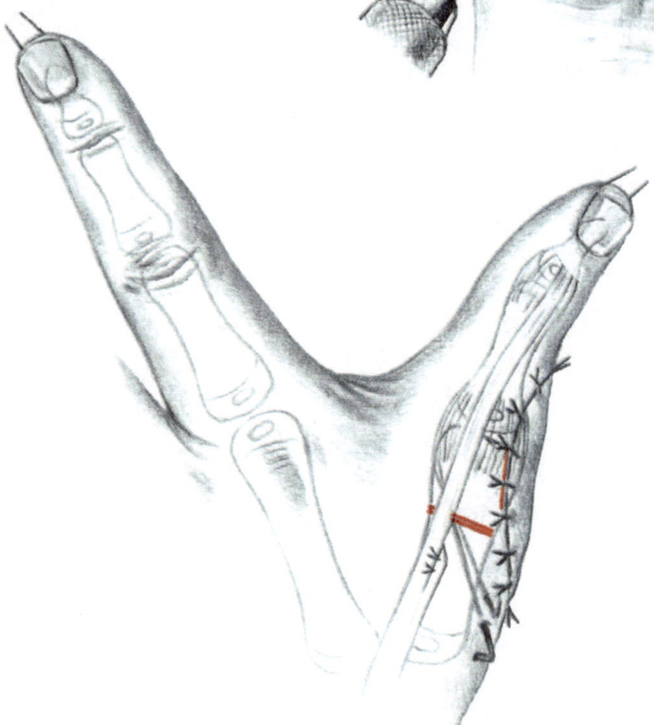

5

## 4.4.7 Doppelbildung des Daumens: Pendeldaumen

*Operationsziel*

Amputation des (akzessorischen) rudimentären Daumens

Abb. 1 Ausgangsbefund und Schnittführung, Ansicht von dorsal. Das Daumenrudiment ist an seiner Basis stielförmig verschmächtigt, es enthält zwei kleine Skeletreste (*)

Abb. 2 Ansicht von radial. Beim Durchtrennen der Gefäß- und Nervenverbindungen ist ein Verletzen des radiovolaren Gefäßes und Nervens vom eigentlichen Daumen zu vermeiden.

*Spezielle Fehler und Gefahren*

– Der Weichteilstiel wird einfach „abgebunden". Die dadurch auftretende Nekrose bedeutet ein erhöhtes Infektionsrisiko; später entsteht an der Abbindungsstelle ein warzenförmiger Auswuchs

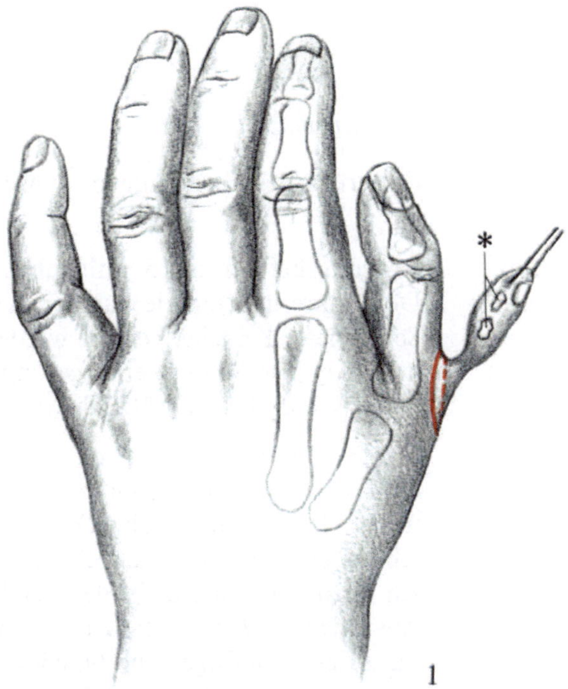


1

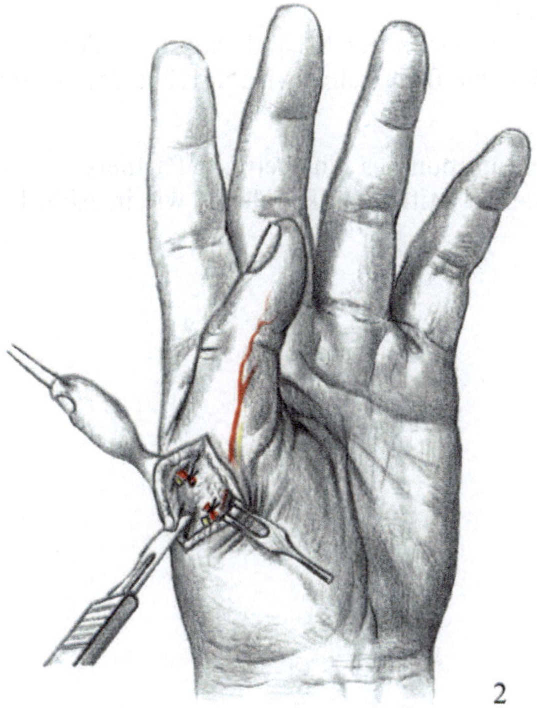

2

## 4.5.1 Doppelbildung des Kleinfingers

*Operationsziel*

Entfernen des überzähligen ulnaren Partners

Abb. 1 Ausgangsbefund und Schnittführungen, Ansicht von dorsal. Der ulnare und radiale Partner haben ein gemeinsames Metacarpale. Schraffierte Knochenbezirke werden später reseziert, Schnittführung der Gegenseite und mögliche Schnittverlängerung gestrichelt. Gepunktete Hautpartien fallen evtl. beim Wundschluß zusätzlich weg

Abb. 2 Teilansicht von dorsal, nach Präparation der Hautlappen. Die Aa. digiti palm. propr. sind ligiert, desgleichen die palmaren Nervenäste durchtrennt. Incision der Gelenkkapsel des gemeinsamen Kleinfingergrundgelenkes und Abtrennen (markiert) der Strecksehne des kleineren Partners (Streckaponeurosen zur Verdeutlichung nicht dargestellt). Anschließend Präparation und Abtrennen des M. abd. dig. V an der ulnarseitigen Basis des Kleinfingergrundgliedes; die Beugesehne wird in Höhe des Grundgelenkes durchtrennt (nicht dargestellt)

Abb. 3 Teilansicht von dorsal, nach Amputation des ulnarseitigen Partners. Verschmächtigung des gemeinsamen Mittelhandknochens, wie in Abb. 1 skizziert. Glätten der Resektionsfläche

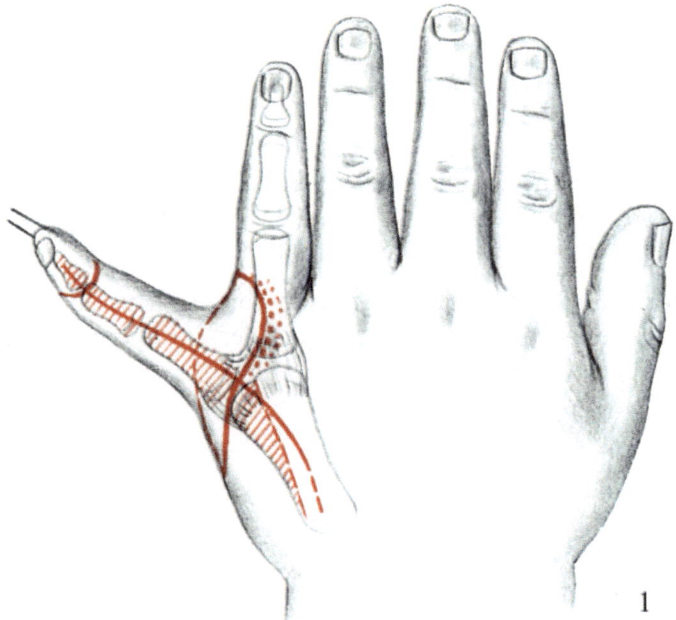

1

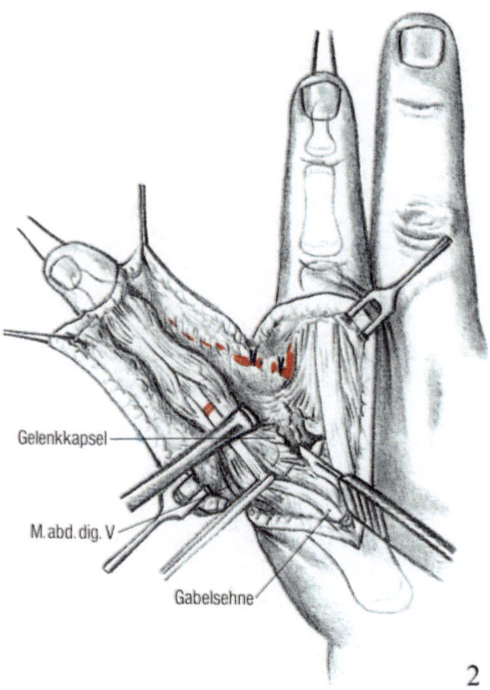


2

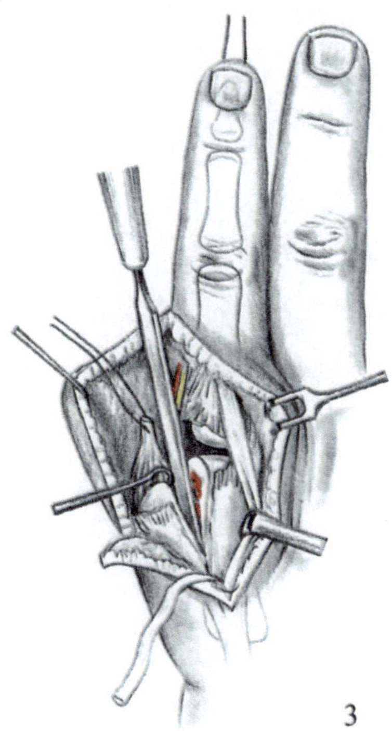

3

Abb. 4 Der M. abd. dig. V wird an den ulnarseitigen Seitenzügel angeheftet, die Grundgelenkkapsel mit Einzelknopfnähten verschlossen. Der Strecksehnenrest des amputierten Fingers wird an die andere Kleinfingerstrecksehne angeheftet

Abb. 5 Die Resektionsfläche am Metacarpale ist flächig von der Muskulatur des Kleinfingerballens bedeckt. Hautschluß unter Zurichtung der Hautlappen (schwarz schraffierte Teile fallen weg; s. auch Abb. 1)

Abb. 6 Schlußbild

*Postoperative Behandlung*

Fixation im Unterarmgipsverband für ca. 3 Wochen. Anschließend Übungsbehandlung, Nachtschiene

*Spezielle Fehler und Gefahren*

Siehe entsprechende Angaben zu den Kapiteln 4.4.3 und 4.4.4

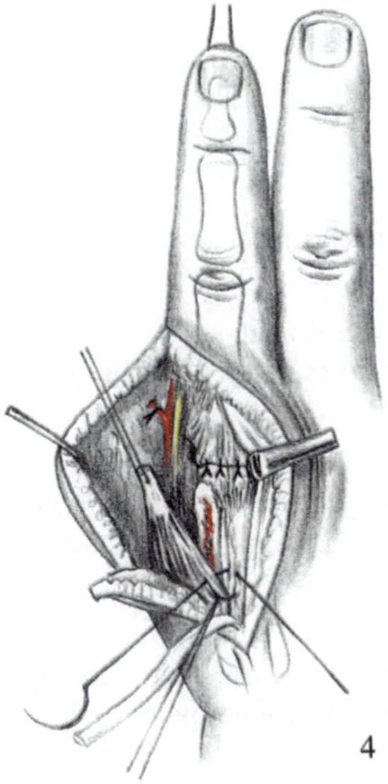

4

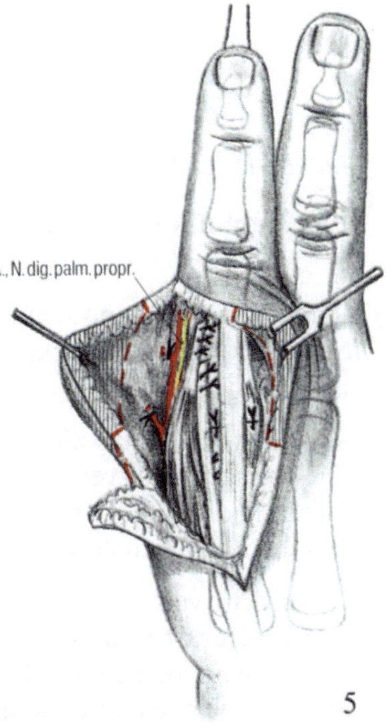


5

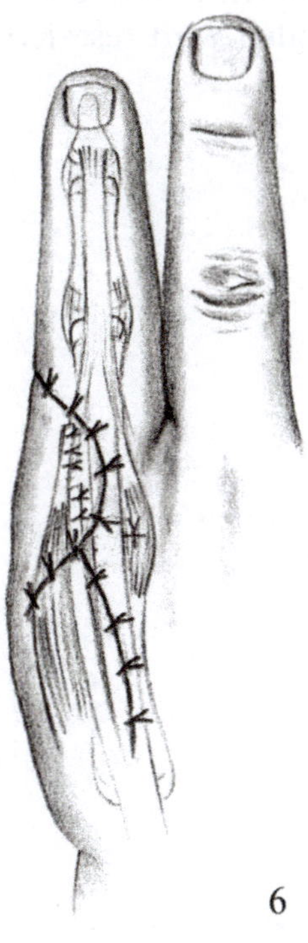

6

## 4.5.2 Doppelbildung des Kleinfingers mit Metacarpalgabel

*Operationsziel*

Resektion des überzähligen Kleinfingers und zugehörigen Metacarpalteils

Abb. 1 Ausgangsbefund und Schnittführung, Ansicht von dorsal.
Schraffierte Skeletbezirke werden später abgetragen. Der überzählige Kleinfinger ist zweigliedrig

Abb. 2 Ansicht von palmar-ulnar.
Die palmaren Nerven und Gefäße des überzähligen Fingers sind durchtrennt bzw. ligiert. Die palmare Fingerarterie zeigt eine Verlaufsanomalie (*). Anschließend werden die Beugesehnen durchschnitten (markiert)

Abb. 3 Teilansicht von dorsal.
Die Iunctura tendinum wird durchtrennt, ebenso die Strecksehne knapp oberhalb der Sehnengabelung (markiert). Die Muskeln des Kleinfingerballens werden peripher an ihrem Sehnenansatz abgelöst

Abb. 4 Nach Amputation des kleineren Partners im Grundgelenk.
Das zugehörige Metacarpalteil wird reseziert (s. Abb. 1), die Resektionsfläche mit feiner Raspel geglättet

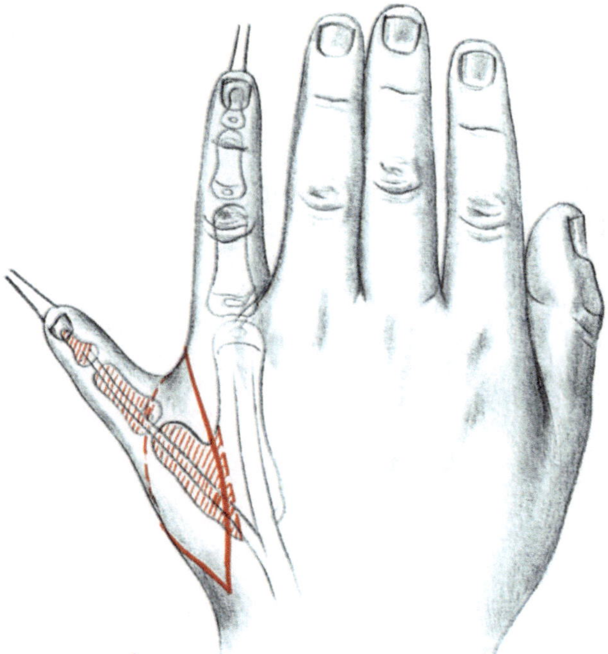

1

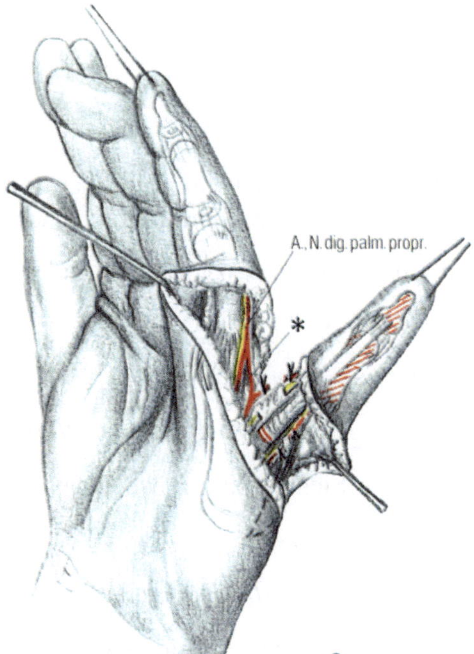
A., N. dig. palm. propr.
*

2

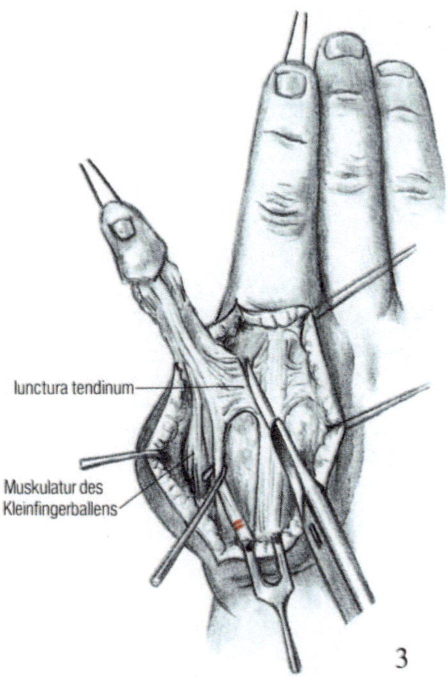
Iunctura tendinum
Muskulatur des Kleinfingerballens

3

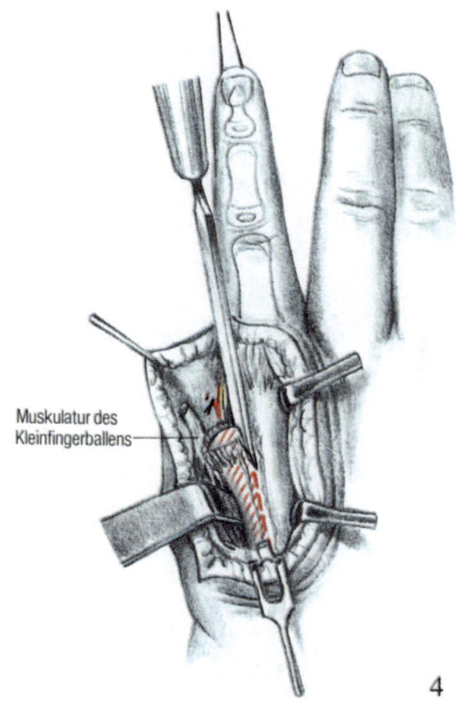
Muskulatur des Kleinfingerballens

4

Abb. 5 Anschließend Aufnähen der Kleinfingerballenmuskulatur auf die Resektionsfläche und Insertion an den ulnaren Seitenzügel

Abb. 6 Zustand vor Hautschluß

Abb. 7 Schlußbild

*Postoperative Behandlung*

Siehe Operationsbeispiel 4.5.1

*Spezielle Fehler und Gefahren*

– Verzicht auf Resektion des Metacarpalbuckels (s. Anmerkungen zu 4.4.3 u.a.)

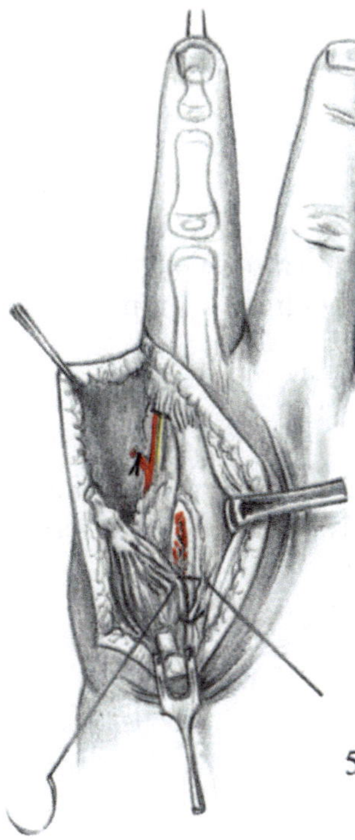

5

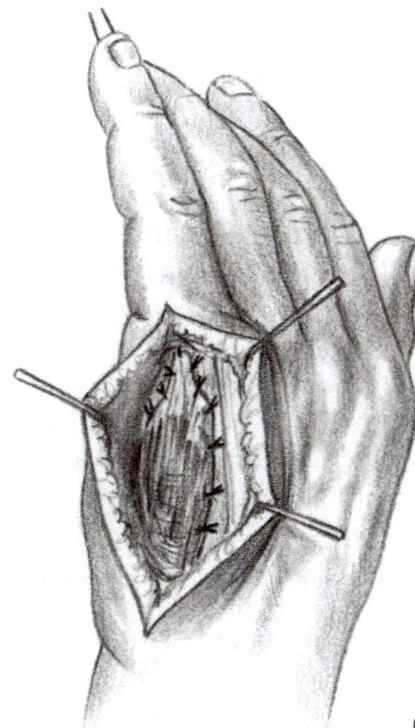

6

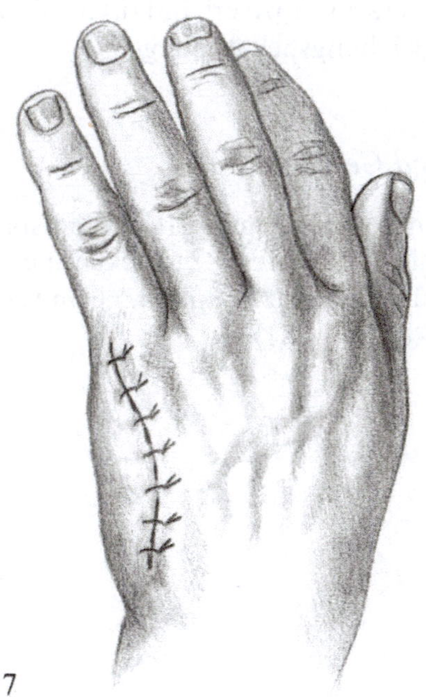

7

## 4.5.3 Doppelbildung des IV. Strahles mit totaler Syndaktylie

*Operationsziel*

Entfernen des überzähligen Strahles, Trennen der Haut-Weichteil-Brücke zwischen Mittel- und Ringfinger und Bilden einer geschmeidigen Commissur am normalen Ort

Abb. 1 u. 2 Ausgangsbefund und Schnittführung.
Die Commissur wird aus zwei örtlich gestielten Dreieckslappen gebildet. Schraffierte Knochenbezirke werden später entfernt, durch rote Punkte markierte Hautbezirke fallen beim Zurichten vor dem Wundschluß weg.
Weiterer Operationsgang entsprechend Beispiel 4.5.6 u.a.

Abb. 3 u. 4 Schlußbilder

*Postoperative Behandlung*

Ruhigstellung im Oberarm-Gipsverband für 3–4 Wochen, ohne Einschluß des Daumens. Anschließend Übungsbehandlung

*Spezielle Fehler und Gefahren*

- Eine Zügelung der Metacarpalia III/IV entsprechend Beispiel 4.5.3 (und Beispiel 9.4) unterbleibt: Das feste Zupacken u.ä. ist gestört.
- Siehe auch Ausführungen zu Beispiel 4.5.6 und entsprechende Angaben im Kapitel „Cutane Syndaktylien" (2.1)

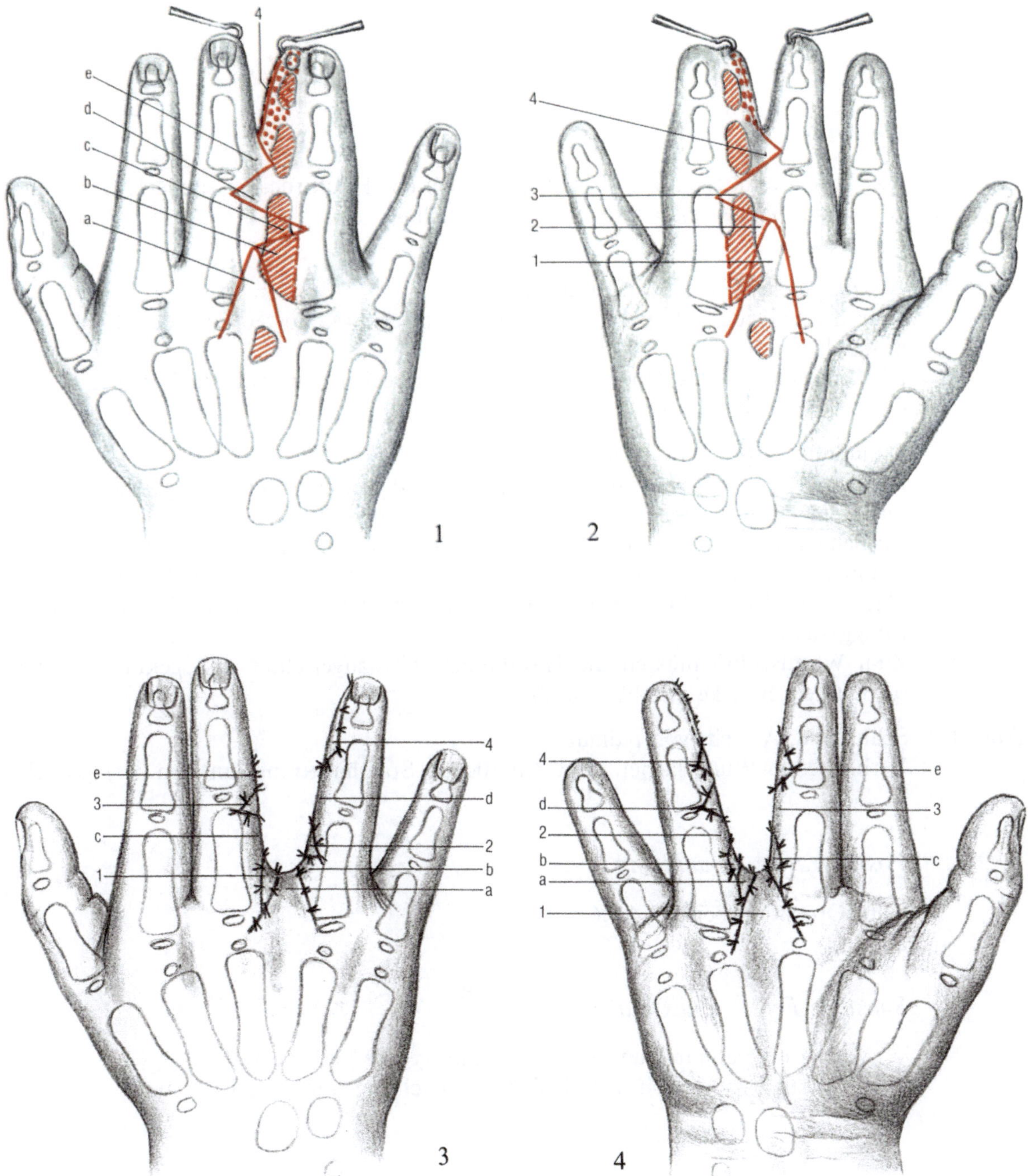

4
e
d
c
b
a
1
4
3
2
1
2
4
e
3
c
1
d
2
b
a
3
4
d
2
b
a
1
e
3
c
4

## 4.5.4 Doppelung des Ringfingers mit Syndaktylie und Schiefwuchs sowie Gabelung des Grundgliedes

*Operationsziel*

Resektion des überzähligen Fingers, Trennen der Hautbrücke zwischen Mittel- und Ringfinger und Beseitigen der Fingerfehlstellung

Abb. 1 u. 2 Ausgangsbefund und Schnittführungen.
Schraffierte Knochenbezirke werden später entfernt (Keilosteotomie des Ringfingergrundgliedes zur Achsenkorrektur).
Die Einzelheiten des Operationsganges entsprechen im wesentlichen denen des Operationsbeispiels 4.5.6 (s. dort)

Abb. 3 Schlußbild, Ansicht von dorsal.
Zur Aufrichtung des proximalen Interphalangealgelenkes des Ringfingers war radialseitig eine Capsulotomie erforderlich; das Ligamentum collaterale wurde durch ein Sehnentransplantat (vom resezierten Finger) ersetzt. Die Korrekturosteotomie ist mit 2 gekreuzten Kirschner-Drähten fixiert (auch selbstspannende Kleinfragmentplatte möglich), das Mittelgelenk durch transarticulären Kirschner-Draht temporär ruhiggestellt.
Zum Wundschluß müssen die Hautlappen z.T. zugerichtet und gekürzt werden (gepunktete Bezirke in Abb. 1 u. 2)

Abb. 4 Schlußbild, Ansicht von palmar.
Verbleibende Wundflächen sind mit dicken Spalthauttransplantaten (Tr) gedeckt

*Postoperative Behandlung*

Siehe Operationsbeispiel 4.5.6

*Spezielle Fehler und Gefahren*

- Verletzung palmarer und dorsaler Hauptgefäße und -nerven.
- Verletzung von Epiphysenscheiben mit nachfolgender Wuchsstörung

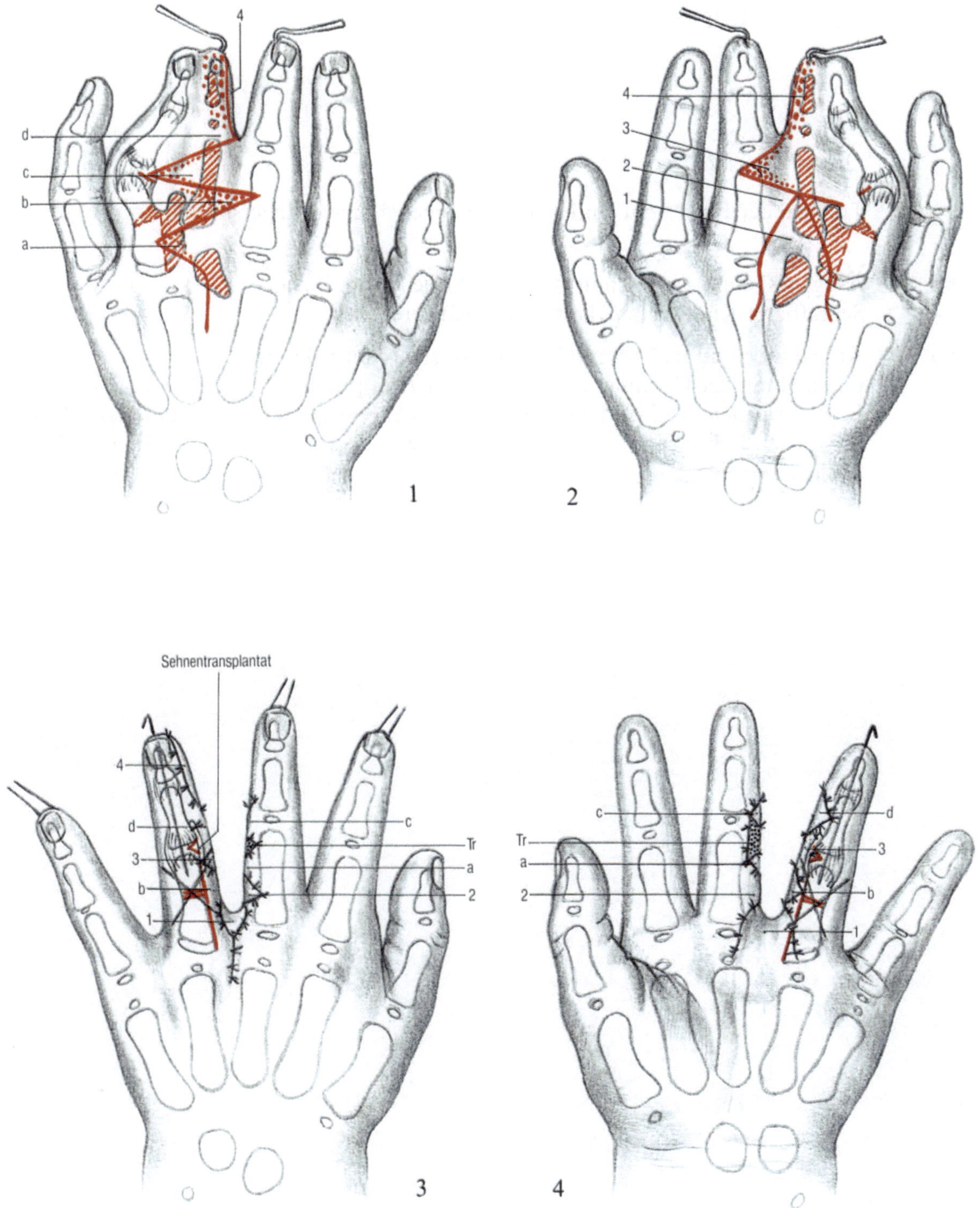
4
d
c
b
a
1
4
3
2
1
2
Sehnentransplantat
4
d
3
b
1
c
Tr
a
2
3
c
Tr
a
2
d
3
b
1
4

## 4.5.5 Doppelbildung des Ringfingers mit Akrosynostose und totaler Syndaktylie III/IV

*Operationsziel*

Trennen der Finger mit Entfernung des überzähligen Fingerstrahles

Abb. 1 Ausgangsbefund und Schnittführung, Ansicht von dorsal. Schraffierte Knochenbezirke werden später reseziert

Abb. 2 Ausgangsbefund und Schnittführung, Ansicht von palmar. Die Bildung der Commissur erfolgt durch zwei proximal gestielte Dreieckslappen. Beim Einnähen der Hautlappen ist später u.U. ein querer Hilfsschnitt erforderlich (gestrichelt). Die Schnittführung der Gegenseite ist durch gestrichelte Linien gekennzeichnet

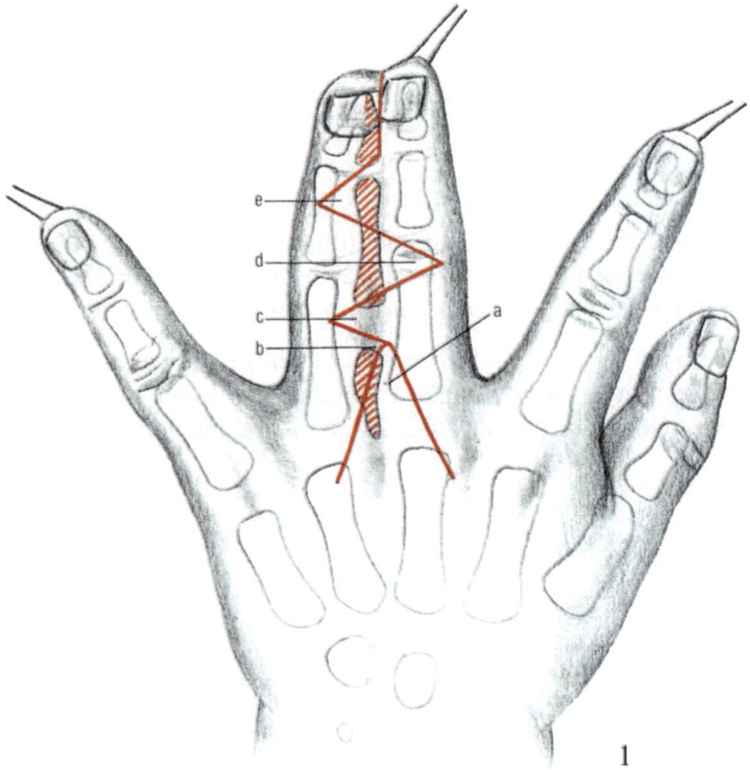


1

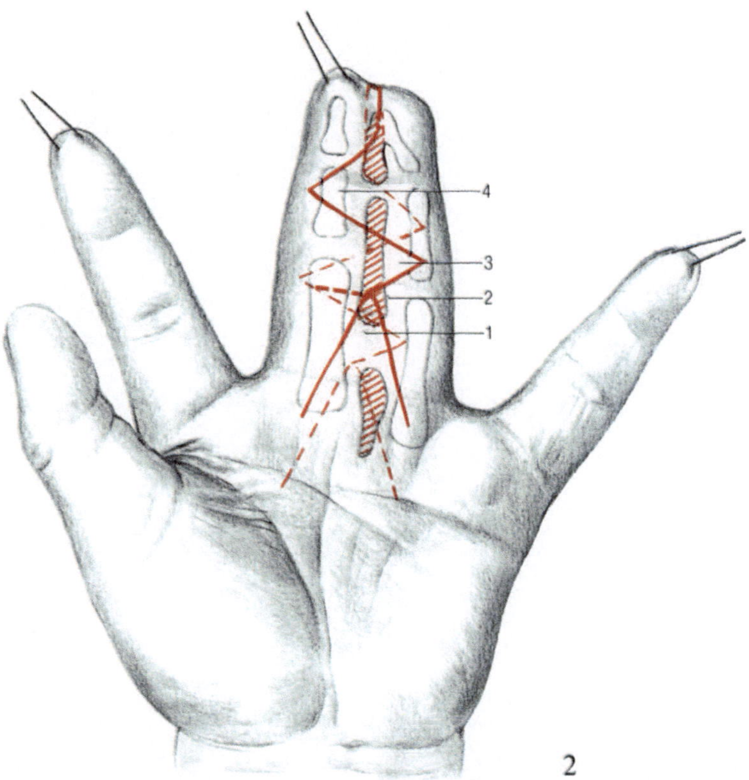


2

Abb. 3 Ansicht von dorsal, nach Präparation der dorsalen (und palmaren) Hautlappen. Zum dysplastischen Finger zieht eine dünne Strecksehne.
Die Knochenbrücke zwischen den distalen Phalangen des Ringfingers und des überzähligen dysplastischen Fingers wird mit einem schmalen Meißel durchtrennt

Abb. 4 Nach Abtragen der Endphalanx des überzähligen Fingers.
Der Rest des Fingers wird zunächst von der Streckseite her aus seinen Weichteilverbindungen gelöst (auf palmare Gefäß-Nerven-Bündel achten!)

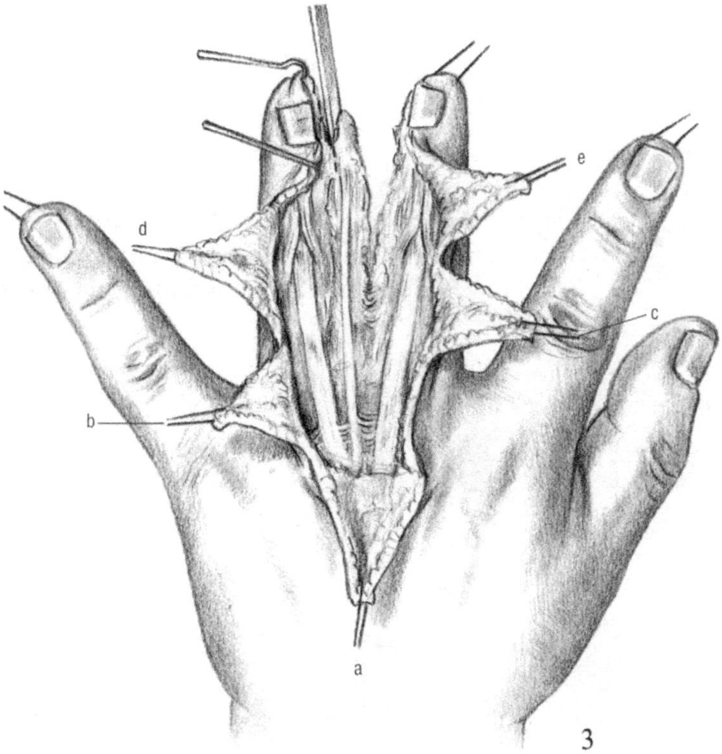


3

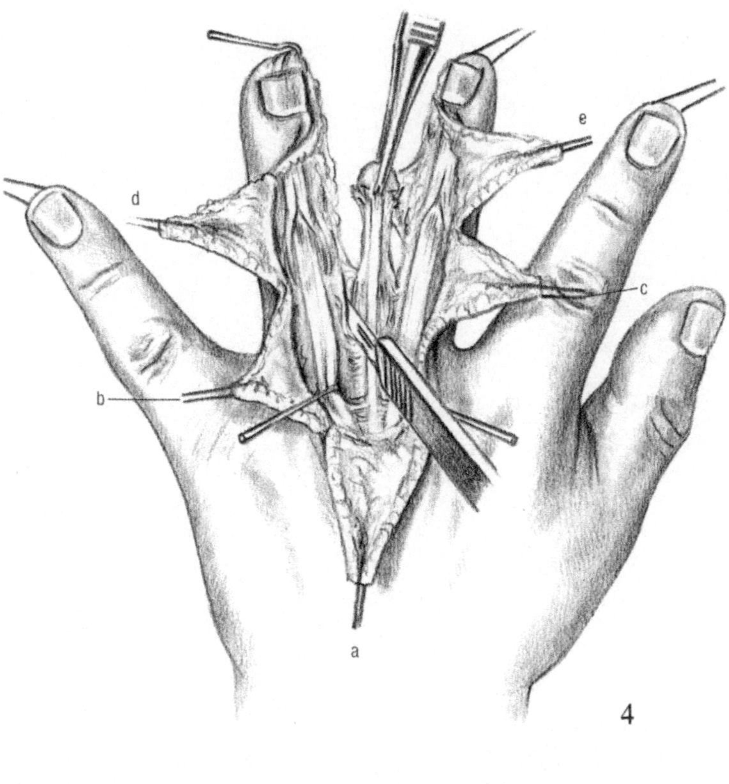


4

Abb. 5 Ansicht von palmar.
Fingerreste und zugehöriges Metacarpalrudiment werden entfernt, anschließend die durchtrennten Iuncturae tendinum miteinander vernäht (evtl. zusätzlich zur besseren Zügelung Bilden einer Sehnenschlinge entsprechend Bsp. 4.5.6)

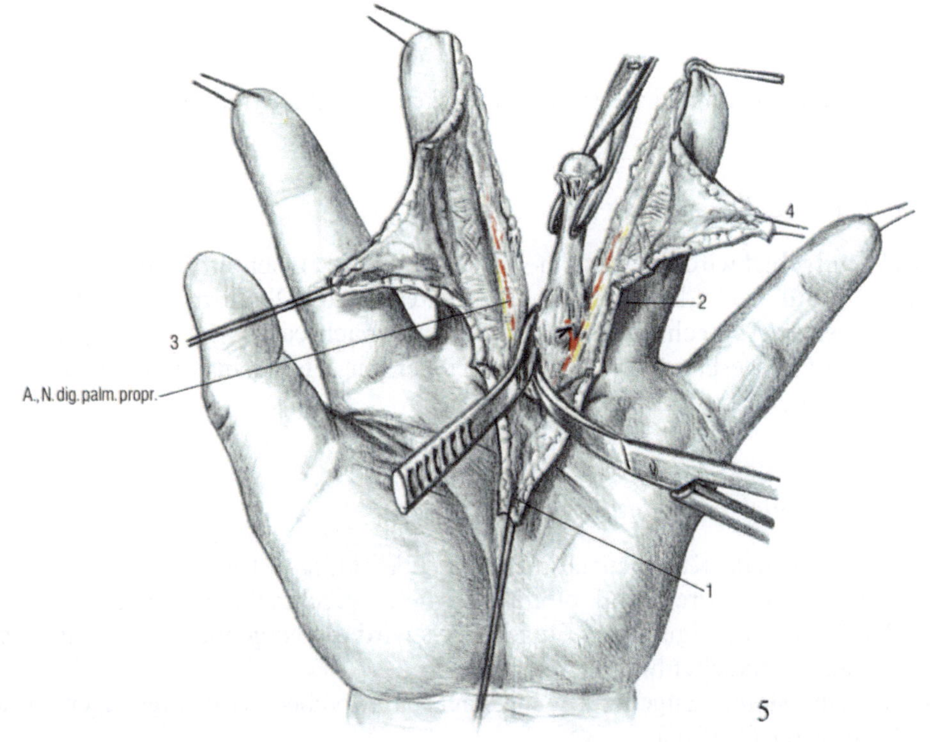
4
2
3
A., N. dig. palm. propr.
1
5

Abb. 6 u. 7 Schlußbilder.
Freibleibende Hautbezirke sind mit dicken Spalthauttransplantaten (Tr) gedeckt

*Postoperative Behandlung*

Das Wundgebiet wird mit Vaseline-Gaze abgedeckt. Leichter Kompressionsverband, der ca. 2 Std nach der Operation gespalten wird. Oberarm-Gipsverband für ca. 2–3 Wochen (1. Wechsel des Wundverbands nach ca. 8–10 Tagen), anschließend Unterarm-Gipsverband. Freigabe der Finger zur Übungsbehandlung ca. 4 Wochen nach der Operation

*Spezielle Fehler und Gefahren*

- Das proximale Knochenrudiment des überzähligen Fingers wird nicht mitreseziert: Keine ausreichend breite und tiefe, geschmeidige Commissur möglich.
- Bei Verschmächtigung des Fingernagels wird die Nagelmatrix nicht mitreseziert: Störender Nagelfehlwuchs.
- Auf eine stabile Zügelung der Metacarpalköpfchen wird ungenügend geachtet: Kein fester Griff u.ä.
- Siehe auch entsprechende Angaben im Kapitel „Cutane Syndaktylien" (2.1)

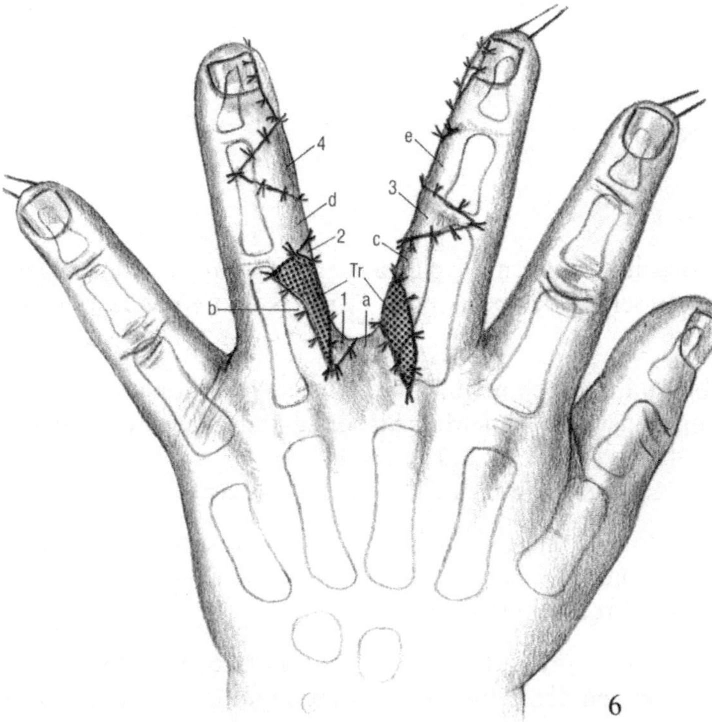


6

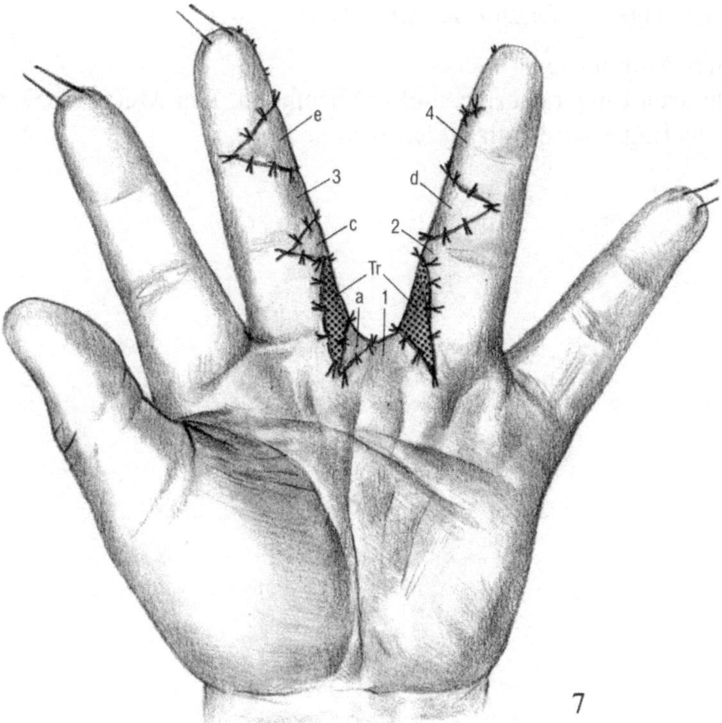


7

## 4.5.6 Doppelbildung des Zeigefingers

*Operationsziel*

Resektion des überzähligen dysplastischen Zeigefingers samt zugehörigem Metacarpalteil und Fesselung des belassenen Partners an den Mittelfinger

Abb. 1 Ausgangsbefund und Schnittführung, Ansicht von dorsal.
Durch Beugefehlstellung im Metacarpophalangealgelenk erscheint der überzählige Finger (perspektivisch) verkürzt.
Schraffierte Knochenbezirke werden später entfernt

Abb. 2 Ansicht von dorsal, nach Freilegen der Streckaponeurose und Durchtrennen der Iunctura tendinum.
Abtrennen der Strecksehne wie eingezeichnet

Abb. 3 Das Grundgelenk wird eröffnet, der zugehörige Mittelhandknochen dargestellt. Nach Durchtrennen der Fingerbeugesehnen und der palmaren Gefäß-Nerven-Bündel (Gefäße unterbinden!) erfolgt die Amputation des dysplastischen Zeigefingers. Die Strecksehne des amputierten Fingers ist möglichst weit nach distal abzupräparieren (Einschlagen in feuchte Kompressen)

Abb. 4 Bild nach Amputation.
Die palmaren Fingerarterien sind unterbunden. Der Metacarpalanteil vom überzähligen Zeigefinger wird nun abgetragen

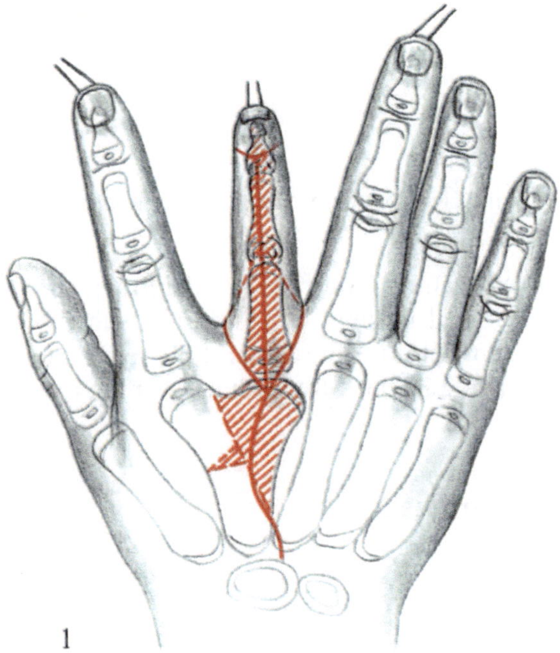

1

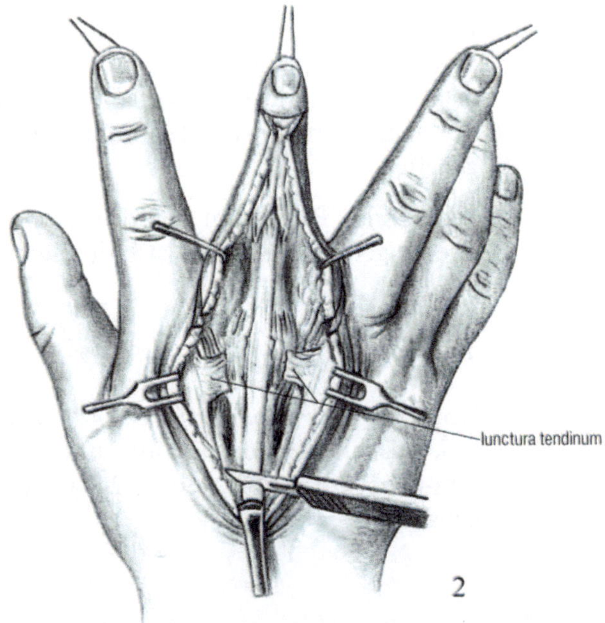
Iunctura tendinum

2

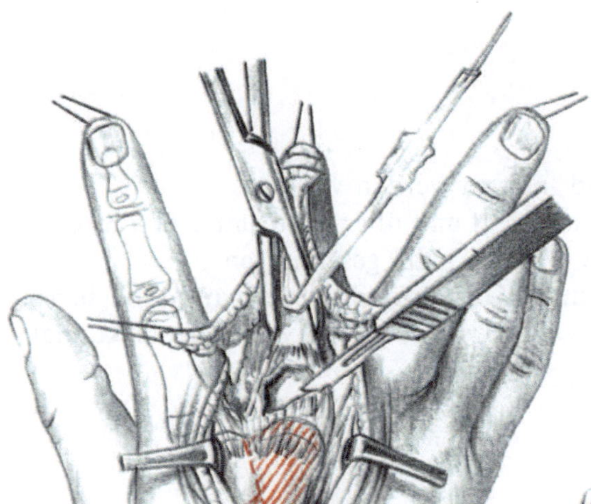

3

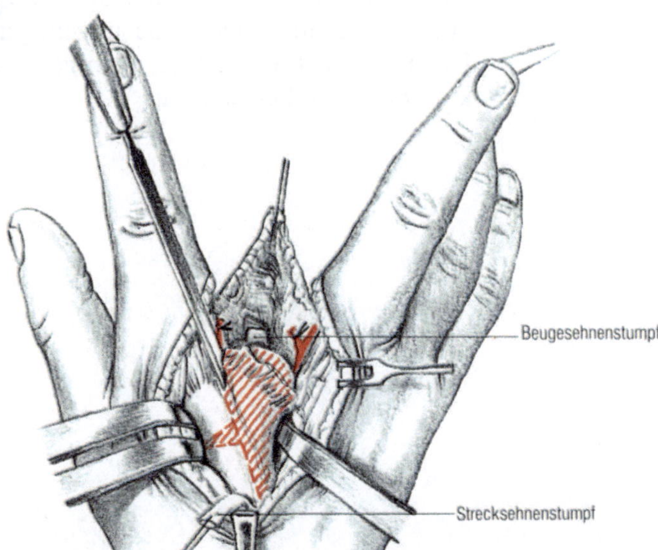
Beugesehnenstumpf
Strecksehnenstumpf

4

Abb. 5 Zur Achsenbegradigung erfolgt zusätzlich eine Keilosteotomie des verbleibenden Anteils des II. Mittelhandknochens

Abb. 6 u. 7 Die Korrekturosteotomie ist mit 2 Kirschner-Drähten fixiert (auch Kleinfragmentplatte möglich). Die abgetrennte Strecksehne wird in einer „Achtertour" subperiostal um den II. und III. Mittelhandknochen geführt und unter Spannung mit sich selbst vernäht. Die Iuncturae-tendinum-Reste beider Strecksehnen werden aufgeheftet

Abb. 8 Schlußbild, Teilansicht von dorsal.
Die Zeigefingerzügelung ist halbschematisch dargestellt

*Postoperative Behandlung*

Oberarm-Gipsverband für ca. 4 Wochen, Daumen und übrige Langfinger bleiben frei. Anschließend nach Röntgenkontrolle Entfernung der Kirschner-Drähte. Unterarm-Gipsverband für weitere 2–4 Wochen, je nach Röntgenbefund. Dann Übungsbehandlung

*Spezielle Fehler und Gefahren*

- Palmare und dorsale Hauptgefäße und -nerven werden verletzt.
- Die Sehnenzügel sind nicht fest genug angelegt und über, statt unter den Strecksehnen des III. und II. Fingers um die Metacarpalia geschlungen.
- Die Osteotomie ergibt eine ungenügende Korrektur des Metacarpalknochens.
- Die Osteosynthese erfolgt mangelhaft: Die Heilung ist verzögert, sekundär kommt es zur Fehlstellung

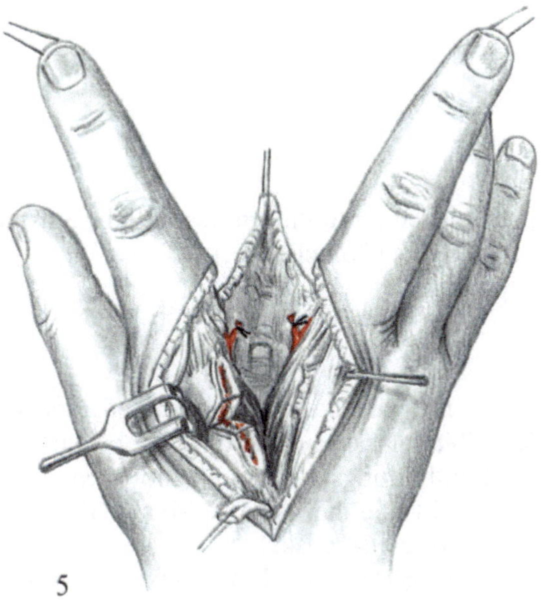

5

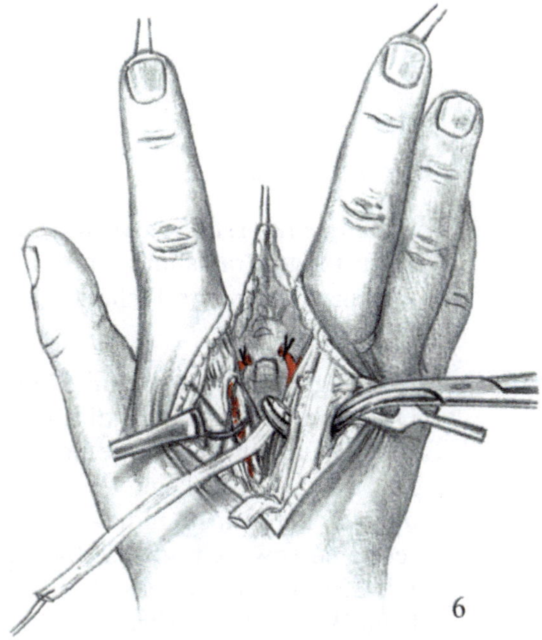

6

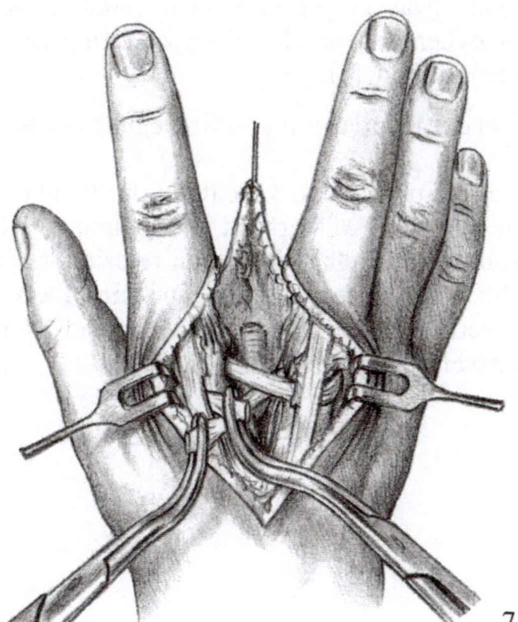

7

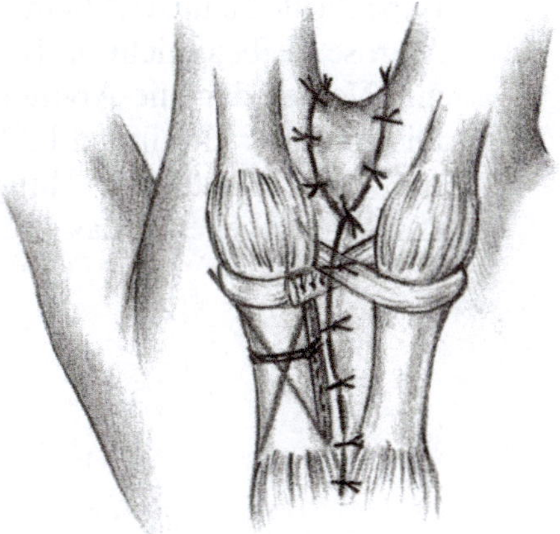

8

## 4.5.7 Hexadaktylie (6 dreigliedrige Finger)

*Operationsziel*

Bildung eines funktionstüchtigen Daumens durch Amputation des radial-randständigen Fingerstrahls und Umsetzen des II. Fingers (Pollicisation).
Zu Einzelheiten der Technik s. auch Kap. 4.2.4

Abb. 1 u. 2 Ausgangsbefund und Schnittführung.
Die Hand weist 6 vollständige Fingerstrahlen mit je 3 Phalangen auf (bei identischem Befund auf der Gegenseite und partieller Tibiaaplasie mit Polydaktylie beiderseits). Der Befund ist in keine der geläufigeren Fehlbildungsgruppen einzuordnen. Intraoperativ ließ sich am radial-randständigen Strahl eine thenarartige Muskulatur differenzieren sowie ein *ulnar*seitig liegender Lumbricalis-Muskel.
Die Schnitte der Gegenseite sind jeweils durch gestrichelte Linien markiert. Später beim Wundschluß fallen große Teile der Lappen 2 und 3 weg (punktierte Bezirke); der Schnittrand vom Lappen 3 sollte dann etwa der neuen Daumenballenfalte entsprechen. Die Hautincision auf der Streckseite des II. Fingers muß bis in Höhe des Fingermittelgelenkes reichen.
Der palmare Dreieckslappen kann auch etwas länger und mehr radial angelegt werden. Man kann dann den Defekt zwischen den streckseitigen Zeigefingerlappen mit ihm allein schließen (nicht wie im Schlußbild 11)

Abb. 3 Teilansicht von palmar, nach Präparation der Hautlappen und Freilegung der beugeseitigen Sehnen, Gefäße und Nerven.
Lupenbrille benutzen! Beim Darstellen der Lappen 1 und 3 dicht auf der Palmaraponeurose bleiben (nicht im Bild). Erst bei genügender Übersicht über palmare Gefäße und Nerven darf die Aponeurose bis zum III. Mittelhandknochen reseziert werden. Die Haut der Hohlhand läßt sich anschließend besser abheben. Die zum überzähligen Finger laufenden Hauptarterien werden unterbunden, Sehnen und Nerven durchtrennt, ebenso das Lig. capit. transvers. zwischen I. und II. Strahl

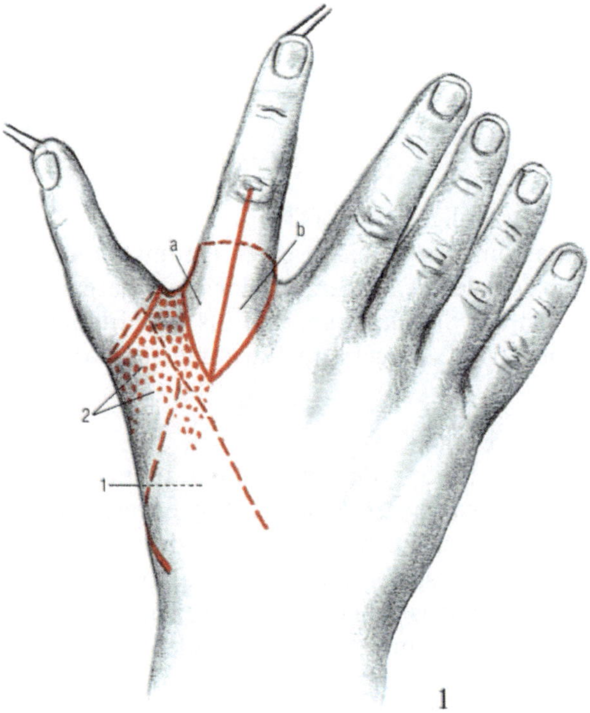
a
b
2
1

1

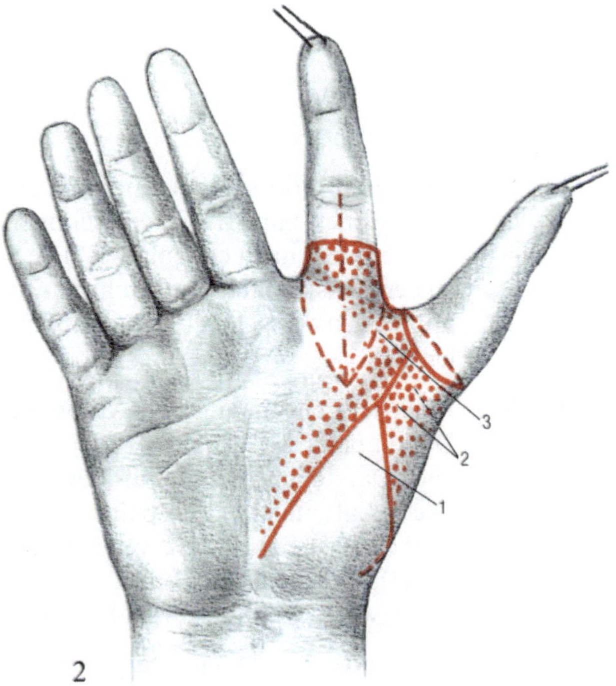
3
2
1

2

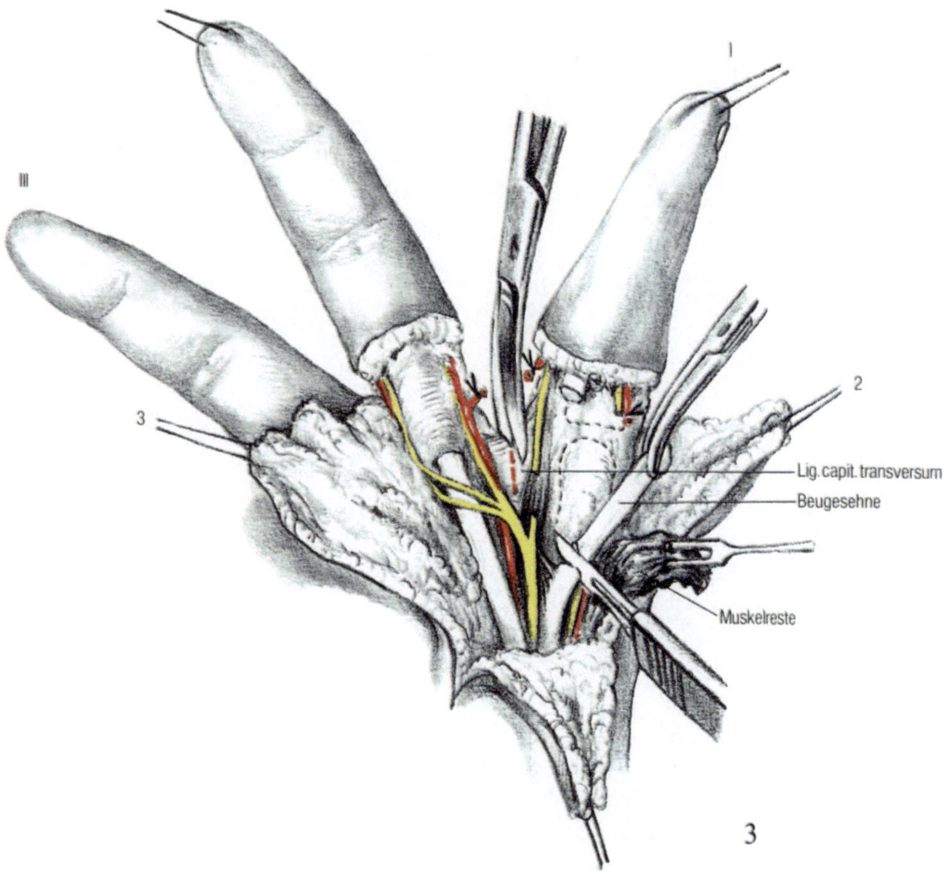
II
I
III
3
2
Lig. capit. transversum
Beugesehne
Muskelreste

3

Abb. 4 Ansicht von dorsal, bei Amputation des überzähligen Fingers.
Hauptvenen zum II. Finger schonen! Anastomosen in Nähe eines Hauptstammes unterbinden, nicht coagulieren! Die Seitenzügel des II. Fingers werden am Übergang zu den Muskelbäuchen durchtrennt und von der Streckaponeurose bis zum Fingermittelgelenk abgelöst (*). Dann Amputation des I. Fingers im Carpometacarpalgelenk

Abb. 5 Ansicht von palmar, nach Amputation des I. Fingers.
Der Lappen 3 ist weiter zur Ulnarseite hin abpräpariert, die Palmaraponeurose nach Darstellung der Gefäß- und Nervengabel zwischen II. und III. Finger reseziert. Die radialseitige A. dig. palm. prop. zum künftigen Zeigefinger hin wird unterbunden, der gemeinsame Nervenstamm interfasciculär soweit nach proximal aufgespalten (*), daß beim Umsetzen des künftigen Daumens keine Spannungen auftreten. Auf etwaige Verlaufsanomalien der Nerven ist zu achten (Beispiel s. Bild)

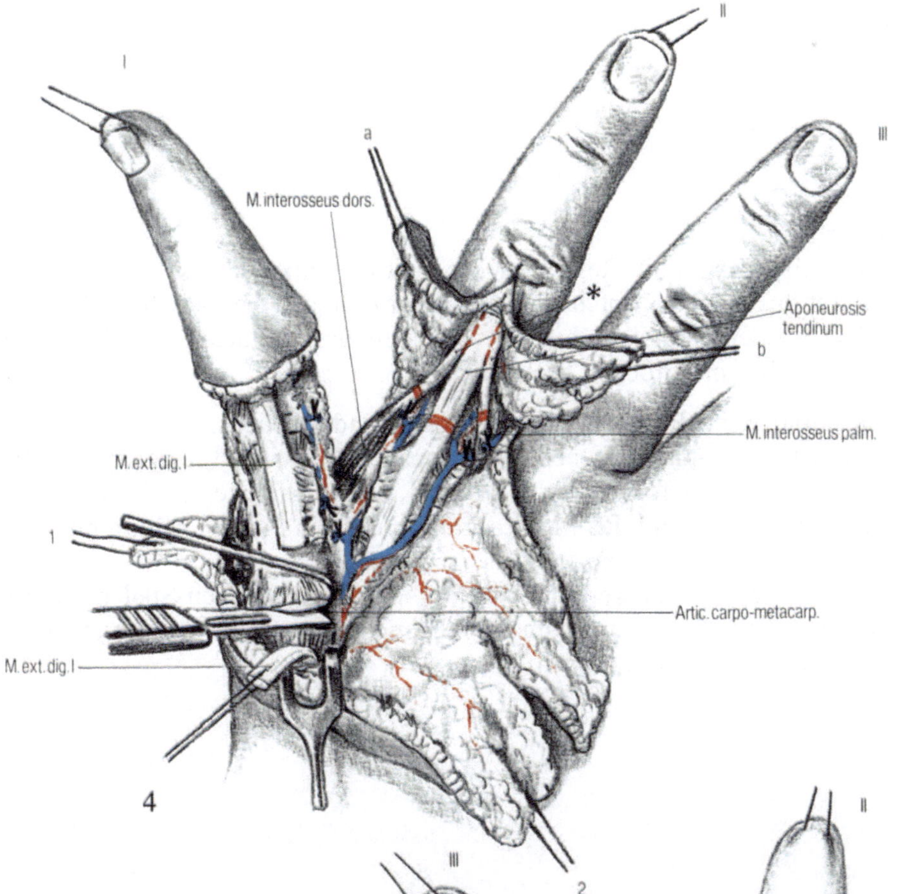

I
II
III
a
M. interosseus dors.
*
Aponeurosis tendinum
b
M. interosseus palm.
M. ext. dig. I
1
Artic. carpo-metacarp.
M. ext. dig. I
2


4

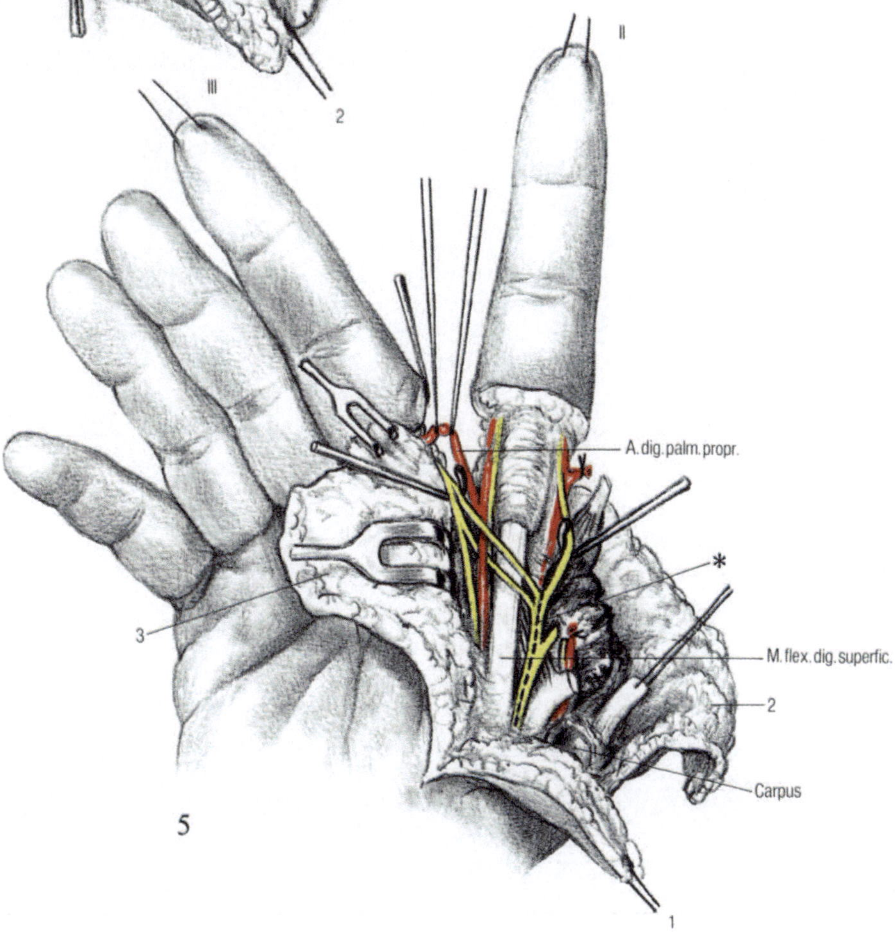

II
III
A. dig. palm. propr.
*
3
M. flex. dig. superfic.
2
Carpus
1


5

Abb. 6 Ansicht von radial.
Subperiostales Freilegen und Resektion des Mittelhandknochens vom künftigen Daumen bis auf das distale Köpfchen: Der Finger muß auf die natürliche Daumenlänge verkürzt werden! Vorsicht beim Ausschälen des Metacarpale: Die A. rad. kann proximal dicht am Knochen verlaufen

Abb. 7 Ansicht von radial, nach Resektion des II. Mittelhandknochens.
Die Epiphysenscheibe vom belassenen Metacarpalköpfchen wird reseziert. Zur Vermeidung von Überstreckdeformitäten wird die Resektionsfläche mit Einzinkerhäkchen nach dorsal gezogen und das Metacarpalköpfchen in dieser Position mit transarticulärem Kirschner-Draht fixiert (s. Insert).
Anschließend Drehen des im wesentlichen nur am Gefäß-Nerven-Stiel hängenden Fingers um 130–150°, Abduzieren um ca. 30° und Fixieren auf dem angefrischten Handwurzelknochen (Kirschner-Draht)

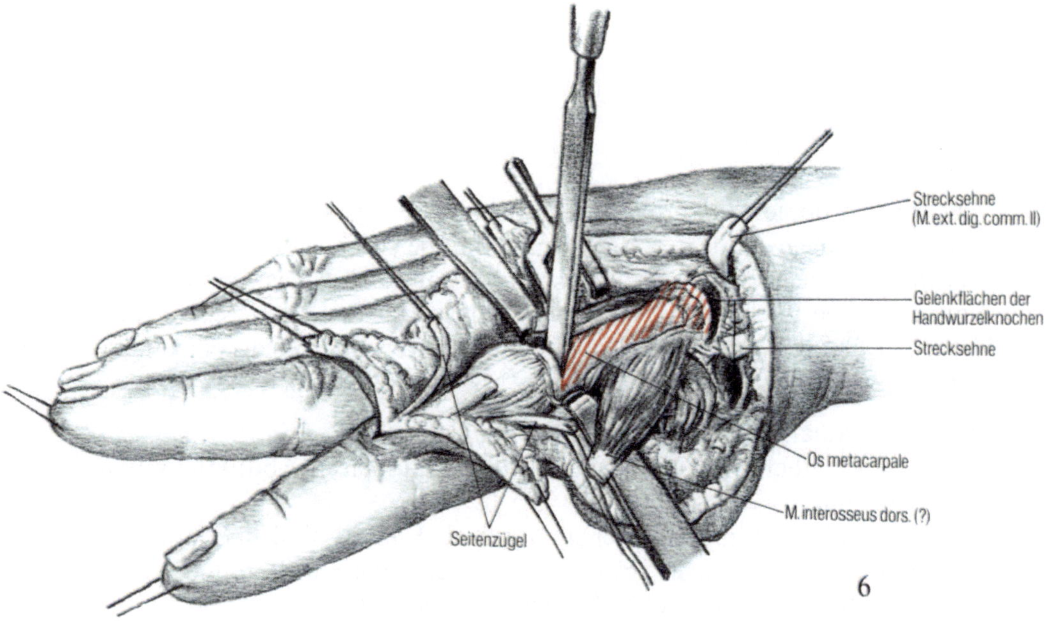
Strecksehne (M.ext.dig.comm.II)
Gelenkflächen der Handwurzelknochen
Strecksehne
Os metacarpale
M.interosseus dors. (?)
Seitenzügel

6

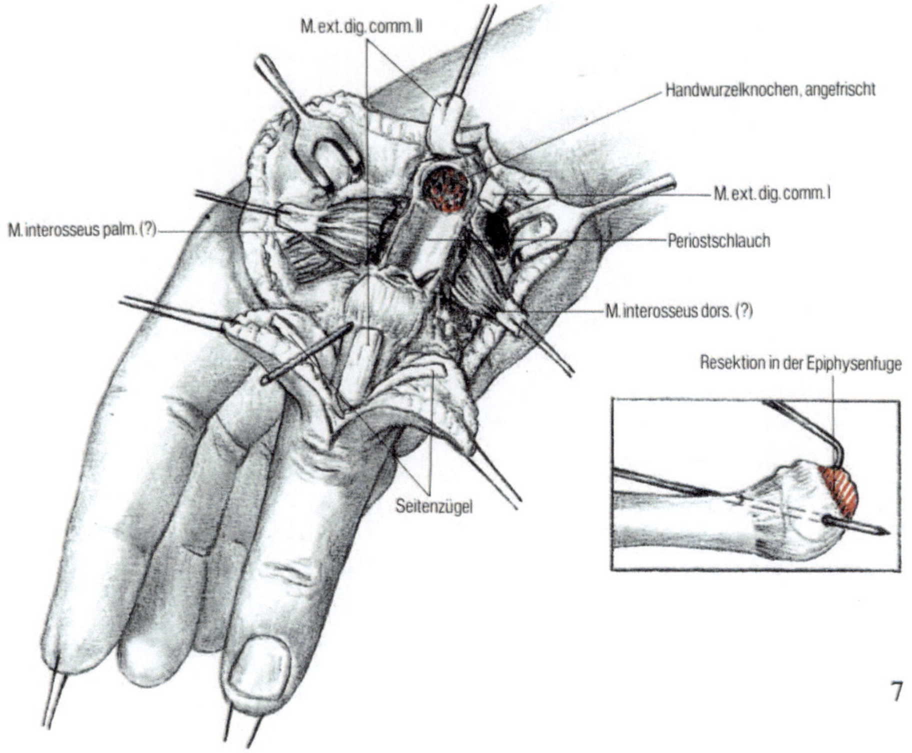
M.ext.dig.comm.II
Handwurzelknochen, angefrischt
M.ext.dig.comm.I
M.interosseus palm.(?)
Periostschlauch
M.interosseus dors. (?)
Resektion in der Epiphysenfuge
Seitenzügel

7

Abb. 8 Ansicht von dorso-radial, nach Umsetzen des Fingers.
Nach der Feineinstellung – die Daumenkuppe soll der des Ringfingers gegenüberstehen – sichert ein zweiter Kirschner-Draht diese Position (nicht dargestellt). Falls zu große Lücken zur Handwurzel hin verbleiben, sind Knochenchips anzulagern. Der ulnare Seitenzügel wird in den palmaren Interosseus eingeflochten, ebenso der radiale Seitenzügel in den dorsalen (Buck-Gramcko, 1966)

Abb. 9 Blick von radial-palmar auf die Sehnenanastomose.
Zur besseren Übersicht ist der neugebildete Daumen in Abduktions-Extensionsstellung gezeichnet.
Die Strecksehnenstümpfe des ehemaligen II. Fingers sind überlappt vereinigt. Die vom amputierten I. Finger stammende Strecksehne wurde radial an der Basis des jetzigen I. Metacarpale (früher II. Grundphalanx) fixiert.
Es wirken jetzt als Abductor die Strecksehne des ehemaligen I. Fingers, als Opponens die dorsalen Interossei des I. und II. Fingers, als Adductor der palmare Interosseus des II. Fingers. Nach Abschluß der Sehnennähte erfolgt das Öffnen der Blutsperre und eine exakte Blutstillung (Mikrocoagulation!)

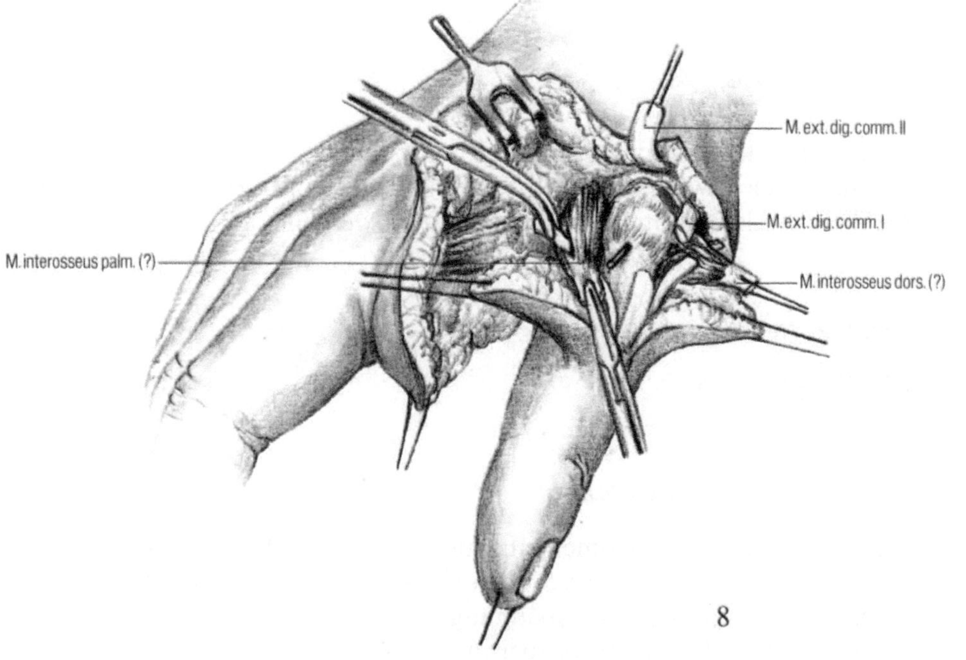
M. ext. dig. comm. II
M. ext. dig. comm. I
M. interosseus palm. (?)
M. interosseus dors. (?)

8

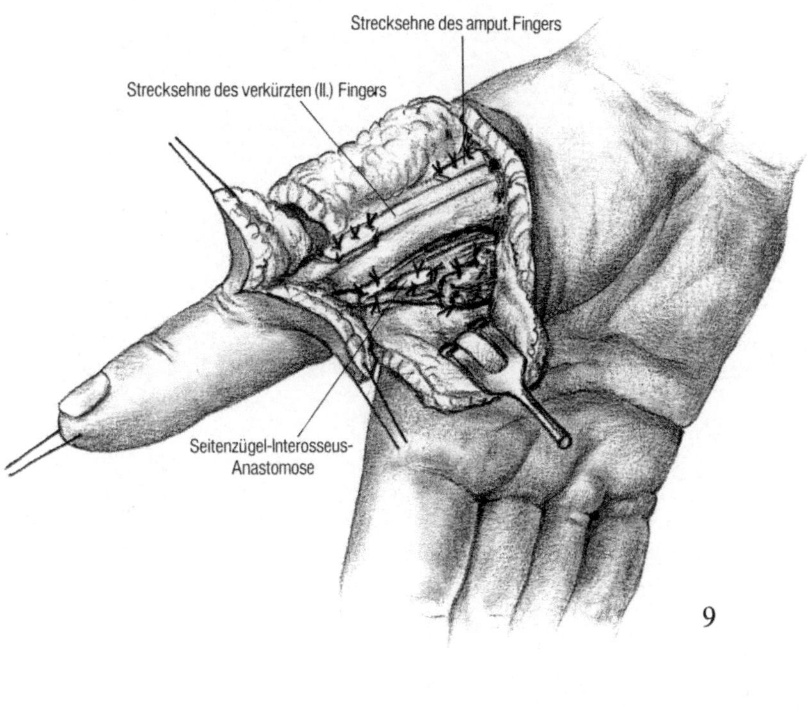
Strecksehne des amput. Fingers
Strecksehne des verkürzten (II.) Fingers
Seitenzügel-Interosseus-Anastomose

9

Abb. 10 u. 11 Schlußbilder, Ansicht von radial und palmar.
Spannungsfreier Wundverschluß. Einzelne Hautlappen (vor allem 2 und 3) mußten erheblich verkleinert und zurechtgeschnitten werden

*Postoperative Behandlung*

Siehe Beispiel 4.2.4

*Spezielle Fehler und Gefahren*

- Die überschüssige Daumenballenmuskulatur wird nicht reseziert, sondern am Streckapparat inseriert: Es drohen Ungleichgewicht der Muskulatur und Störungen der Hautzirkulation (Spannung!).
- Im übrigen siehe Operationsbeispiel 4.2.4

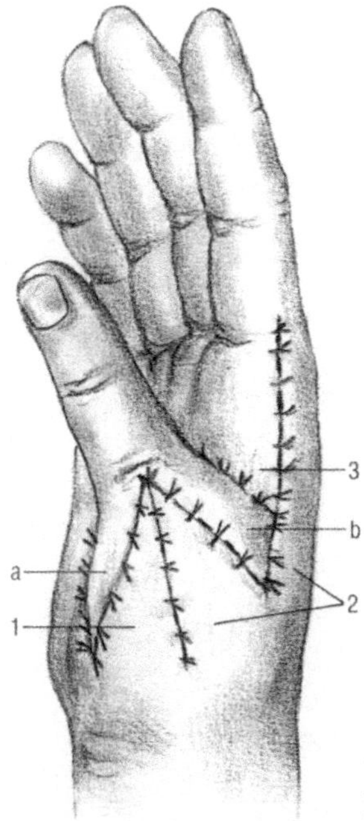


10

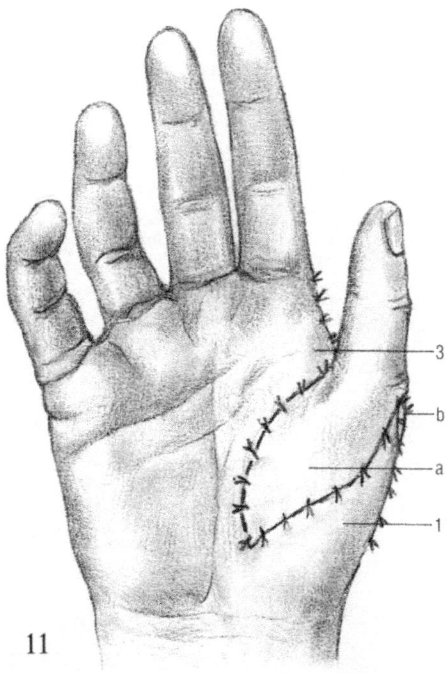


11

# 5. Metrische Variationen

## 5.1 Einführung

### 5.1.1 Allgemeines

Unter dem Begriff „metrische Variationen“ (W. MÜLLER, 1937) werden Handfehlbildungen zusammengefaßt, bei denen als Folge von angeborenen Differenzierungsstörungen *Abweichungen einzelner Finger- oder Phalanxlängen* bestehen (MÜLLER: „Störungen der Längendifferenzierung“).

Als „Plusformen“ sind dieses im wesentlichen die verschiedenen Ausbildungsgrade der Triphalangie des Daumens; „Minusvarianten“ stellen die relativ häufigen Brachydaktylien dar.

#### 5.1.1.1 Triphalangie des Daumens

Beim dreigliedrigen (triphalangen) Daumen existiert eine zusätzliche, rudimentäre oder vollständige Mittelphalanx.

Von den zahlreichen Erklärungsversuchen für den dreigliedrigen Daumen hat heute die Gegenbaur-Pfitznersche Assimilationshypothese (PFITZNER, 1898) am meisten Zustimmung gefunden. Danach wäre das übliche Fehlen einer Mittelphalanx am Daumen auf eine „Assimilation“ in die Endphalanx zurückzuführen; die triphalangen Daumenformen müßten demnach als Rückschlag in die phylogenetische Vergangenheit (s. POL, 1921, 1937; WERTHEMANN, 1952; ROCHLIN u. ZEITLER, 1968; u.a.) gesehen werden. Dagegen spricht, daß es sich bei der Zweigliedrigkeit offenbar um eine sehr ursprüngliche Organisation handelt: Säugetiere, Reptilien und Amphibien zeigen nahezu ausnahmslos am ersten Strahl nur zwei Phalangen (NAUCK, 1938). Jeder Grundlage entbehrt die Vorstellung von JOACHIMSTHAL (1900), später u.a. aufgegriffen von HOPF (1959), die Triphalangie des Daumens sei als Verdoppelung des Zeigefingers bei Daumenaplasie zu verstehen: Es fehlen ebenso dementsprechende morphologische Befunde wie darauf (in Form einer teratologischen Reihe) hinführende leichtere Fehlformen (SCHNEIDER-SICKERT u. HIPPE, 1975).

Für die metrischen Überschußformen läßt sich eine *teratologische Reihe* aufstellen (W. MÜLLER, 1937; POL, 1937). Deren wichtigste Stadien sind:

- Die Anlage eines kleinen keilförmigen Skeletsegments zwischen Grund- und Endphalanx („Schaltstück“),
- die Anlage einer rudimentären Mittelphalanx unterschiedlicher Länge *ohne* eigene kernhaltige Epiphysenanlage,
- die Anlage einer mehr oder weniger regelrecht ausgebildeten Mittelphalanx *mit* kernhaltiger Epiphyse.

Üblicherweise trennt man letztere Form als *„Dolichophalangie“* von den übrigen *„brachymesophalangen Formen“ der Daumentriphalangie.*

Die genannten Skeletbefunde sind nur ein Teilaspekt der Fehlbildungen: Mit zunehmender Ausprägung einer Mittelphalanx schwindet der Daumencharakter des I. Fingerstrahls bis hin zur Endform der *Dolichophalangie;* bei ihr besteht ein radial-randständiger Finger, der in Funktion und Aussehen in etwa einem üblichen Langfinger entspricht [I. Metacarpale proximal und distal in die straffen Bandverbindungen der Mittelhand mit einbezogen; Carpometacarpalgelenk ohne zusätzlichen Freiheitsgrad; keine eigene (?) oder nur in Resten vorhandene Daumenballenmuskulatur (eigene Beobachtungen); Verlust der Opponierbarkeit des Daumens und als Folge oder Ursache hiervon Fehlen der Rotationsstellung des gesamten Strahls gegenüber dem Langfingerniveau; Angleichung der Skeletdicke an die des Nachbarfingers]. — Das Metacarpale I zeigt meistens Doppelepiphysen, gelegentlich ist die proximale nur als Pseudoepiphyse angelegt. Verlaufsanomalien der Gefäße und Nerven wie beim hypoplastischen Daumen (s. 4.1.1.2) sind bekannt. Mit weiteren Muskel- und Sehnenanomalien muß gerechnet werden, wenn zusätzlich eine Kamptodaktylie vorliegt (s. Kap. 12).

Ein anderes klinisches Bild findet man bei *unvollständiger Ausbildung einer Mittelphalanx:* Hier ist insbesondere die wichtige Teilfunktion der Opponierbarkeit noch erhalten, wenn auch bei zunehmender Phalanxausprägung in schwindendem Umfange. KELIKIAN (1974) stellt diese Formen nach funktionellen Gesichtspunkten als „opposional threephalangeal thumb" dem nicht opponierbaren Daumen gegenüber. — Im allgemeinen erscheint der Daumenballen verschmächtigt. Trotz der überschüssigen Mittelphalanx kann der Daumen kürzer und dünner als ein normaler sein und häufig auch eine verengte Commissur aufweisen. Nicht selten ist außerdem die Rotationsstellung des I. Strahls vermindert.

Diese Formen gleichen daher den in Kapitel 4 angeführten Daumenhypoplasien I. und II. Grades. In vielen Fällen ist die distale Gelenkfläche des verkürzten Mittelgliedes nach lateral deviiert, in der überwiegenden Mehrzahl nach ulnar. Das Mittelglied weist hierbei Trapez- oder Keilform auf [„Deltaphalanx" (JONES, 1964)]. Bei noch geringerer Ausprägung (Schaltstück, s. Operationsbeispiel 5.3, 9.3) fällt klinisch lediglich eine schiefe Stellung der Endphalanx auf.

Für alle familiären Triphalangien ist bisher ein *autosomal-dominanter Erbgang* nachgewiesen worden. Interessant ist die gar nicht seltene Kombination mit einer Daumenverdoppelung (MÜLLER, 1937; u.a.m.). Auch im Rahmen des sog. Dysmelie-Syndroms treten neben Daumenhypo- und -aplasien gehäuft triphalange Daumenformen auf.

### 5.1.1.2 Brachydaktylien

Ihnen liegt der selektive Minderwuchs in der Regel eines Strahlenelementes an einem oder mehreren Fingern zugrunde.

Wesentliche Fragen zur Teratologie der Brachydaktylien sind noch ungeklärt. Viele Hinweise sprechen dafür, daß die formale Genese in umschriebenen Störungen der enchondralen Ossifikation zu suchen ist.

Interessanterweise korreliert die Disposition zur Phalanxreduktion mit dem Beginn der jeweiligen embryonalen Diaphysenossifikation: Je später der Ossifikationsbeginn, desto häufiger sind diese Skeletelemente betroffen (FÜRST, 1900; POL, 1937). Daher sind die zuerst ossifizierenden Mittelphalangen am häufigsten betroffen.

Je nach dem Ort der Verkürzung unterscheiden wir zwischen *Brachytele-, Brachymeso- und Brachybasophalangie* sowie Brachymetacarpie. Die Breitenentwicklung der verkürzten Finger ist im allgemeinen ungestört [Ausnahme: Kolbendaumen (Brachytelephalangie I)]. Bestimmte Kombinationen von Brachydaktylien treten als genetisch fixierte, *autosomal-dominante* Formen mit wechselnder Formvarianz auf (s. Typisierungen von POL, 1937; SCHINZ, 1943; BELL, 1951). Neben isoliertem Auftreten kommen Brachydaktylien als obligates oder fakultatives Symptom bei zahlreichen *Syndromen* vor (s. Zusammenstellung bei KELIKIAN, 1974; MCKUSICK, 1975; u.a.). Besonders hervorgehoben sei die Kombination mit Weichteildefekten im Rahmen der *Symbrachydaktylien* (s. Kap. 8).

Für die betroffene Phalanx läßt sich eine *teratologische Reihe* aufstellen, die am Mittel- und Grundglied der Reihe des Mittelgliedes am Daumen entspricht.

Der weitaus überwiegende Teil der Brachydaktylien weist nur geringe Funktionsbehinderung auf, weshalb die Diagnose häufig nur als Zufallsbefund gestellt wird. Lediglich einige wenige Formen sind Gegenstand operativer Maßnahmen. Hierzu gehören vor allem die Brachydaktylien mit zusätzlicher lateraler Fingerdeviation *(Klinodaktylien)*, die vor allem bei sog. anepiphysären Mittelphalangen vorkommen, und zwar mit Vorliebe am Kleinfinger, aber auch am II. und IV. Finger. Die Klinodaktylie ist fast ausnahmslos zum Mittelfinger hin gerichtet und verschwindet bei Fingerbeugung. Stärkere Deviationen, namentlich am Zeigefinger, kommen auch bei Brachybasophalangien vor.

Auf Grund des äußeren Erscheinungsbildes, aber auch der teratogenetischen Zusammenhänge, sind folgende *Störungen der transversalen Segmentierung* einzelner Fingerstrahlen abzugrenzen:

Bei der sog. *Assimilationshypophalangie* (Biphalangie) kommt es zu einer Fingerverkürzung infolge unterbliebener Segmentierung zwischen Mittel- und Endphalanx oder (selten) Mittel- und Grundphalanx. Dabei wird primär jeweils nur ein gemeinsamer Diaphysenkern ausgebildet (s. Schema von SCHINZ, 1943; COCCHI, 1965; WITT et al., 1966).

Bei den *Brachyhyperphalangien* (SCHINZ) (auch Pseudohyperphalangien genannt) liegt eine zusätzliche Segmentierung der im allgemeinen nicht wesentlich verkürzten Grundphalanx vor. Diese Fehlbildung ist am II. und III. Finger bekannt und regelmäßig mit einer Brachymesophalangie verbunden (sog. Typ Vidal). Nicht selten ist der proximale Teil der Grundphalanx trapezförmig gestaltet mit ulnarer Deviation des Zeigefingers. Zwischen beiden Teilen der Grundphalanx besteht ein funktionsloses Fingergelenk (Amphiarthrose). Diese Teile können später ebenso synostosieren wie Grundphalanx und brachymesophalanges Mittelglied.

Die postpartalen Phalanxverschmelzungen leiten zu den *Gelenkhypoplasien* (s. Kap. 6) über, die mit den Brachydaktylien in einem engen pathomechanischen Zusammenhang stehen dürften.

*Sonderformen* der Brachydaktylien weisen eigenartige Abweichungen der Epiphysenbildungen auf: Anstelle einer gelenkspalt-parallelen Epiphysenfuge verläuft diese bogenförmig vom proximalen bis zum distalen Ende der verkürzten Phalanx: sog. Bogenepiphyse (SCHNEIDER-SICKERT, 1975). Hiermit gehen im allgemeinen eine Dysplasie des distalen Gelenks und Deviationen des distalen Strahlanteils einher.

### 5.1.2 Operationsindikation

Nur ein kleiner Anteil der Brachydaktylien mit wesentlichen Funktionsbehinderungen oder ästhetisch stark störender Gestalt bedarf operativer Korrekturen.

Im wesentlichen handelt es sich dabei einmal um metrische Variationen mit *Achsabweichungen* am Daumen oder bei stärkerer Ausprägung an den Langfingern (besonders am II. und V. Finger), zum anderen um die *Dolichophalangie* und stärkere Ausbildungsgrade des *brachymesophalangen Daumens*. Operative Versuche einer Verlängerung einzelner Metacarpalia sind aus Einzelmitteilungen bekannt (KELIKIAN, 1974; VERDAN, 1975; v. ANDRIAN-WERBURG, 1975). Uns selbst sind bisher allerdings noch keine Fälle begegnet, bei denen eine Verlängerung trotz des Risikos eines Funktionsverlustes indiziert gewesen wäre.

Anlaß zu operativen Eingriffen können *Begleitfehlbildungen* sein, insbesondere Gelenkaplasien und -dysplasien, Doppelbildungen am Daumen und Kamptodaktylien (s. auch Kap. 8 „Symbrachydaktylien“).

### 5.1.3 Zeitpunkt der Operationen

Für triphalange Daumen, bei denen eine sog. *Pollicisation* angezeigt ist, gelten die in Kap. 4.1.2 genannten Richtlinien.

Auch andere Eingriffe sollten so rechtzeitig vorgenommen werden, daß die gesamte Therapie einschließlich der Übungsnachbehandlung spätestens mit Schulbeginn abgeschlossen ist. Hiervon auszunehmen sind z.T. die Korrekturosteotomien bei *Klinodaktylien* mit trapezförmiger Mittelphalanx am Daumen oder den Langfingern: Wegen der besseren Dosierbarkeit einer keilförmigen Korrekturosteotomie und des Risikos stärkerer Wachstumsstörung durch Epiphysenschädigung sollte der Operationszeitpunkt soweit hinausgeschoben werden, wie es die funktionelle Behinderung vertreten läßt. Ähnliches gilt für Achsabweichungen bei Brachyphalangie mit der beschriebenen Fehlanlage der Epiphysenfuge (5.4).

Hinsichtlich der *Begleitfehlbildungen* sei auf die entsprechenden Kapitel verwiesen (insbesondere Kap. 6, 8 und 12).

### 5.1.4 Allgemeine Operationsrichtlinien

Bei *Dolichophalangien* ist die subtotale Resektion des Metacarpale und Umsetzung des Fingers am neurovasculären Stiel *(Pollicisation)* Methode der

Wahl. Es gelten die gleichen Empfehlungen wie bei den anderen Pollicisationen (s. Kap. 4.1 und Operationsbeispiele 4.2.4 bis 4.2.6). Wenn zur Dreigliedrigkeit eine stärkere Hypoplasie des gesamten Strahls hinzutritt, ist in Einzelfällen eine Amputation und Pollicisation durch Umsetzen des II. Fingers angezeigt (Operationstechnik s. 4.2.4).

Funktionsstörungen beim *brachymesophalangen Daumen* können aus der Achsfehlstellung (Klinodaktylie), der Enge der Daumencommissur, dem Fehlen oder Mangel an Oppositionsfähigkeit, der verminderten Rotationsstellung und einer Grundgelenkinstabilität resultieren. Diese Behinderungen machen meist mehrere Eingriffe erforderlich, was auch bei der Wahl des Behandlungsbeginnes zu berücksichtigen ist. Mit einer *Achskorrektur* kann ggf. eine *Verbreiterung und Vertiefung der Commissur* (Z-Plastik und dorso-radialer Schwenklappen: s. 2.2.3 u.a.) (BLAUTH, 1975) und/oder eine *Drehosteotomie* am I. Metacarpale kombiniert werden. Ein möglicher weiterer Eingriff ist eine *Opponensersatzplastik* mit gleichzeitiger Stabilisierung des Daumengrundgelenkes. Diese Maßnahmen entsprechen den Eingriffen bei Daumenhypoplasien I. und II. Grades, wie sie im Kapitel 4.2 (Operationsbeispiele 4.2.1 bis 4.2.3) erläutert sind. *Fingerstrecksteifen* werden bei der Brachydaktylie seltener als sonst Anlaß zu Beugeosteotomien geben.

### 5.1.5 Postoperative Behandlung

Siehe Einzelbeispiele.

# 5.2 Dolichophalanger Daumen

*Operationsziel*

Verbesserung von Funktion und Aussehen der Hand durch Verkürzung des I. Strahls und Umsetzen des dreigliedrigen Daumens am neurovasculären Stiel

Abb. 1 u. 2 Ausgangsbefund und Schnittführung.
Neuerdings legen wir die halbzirkuläre palmarseitige Incision am Finger noch weiter nach distal, etwa in die Mitte zwischen die Beugefalten des Grund- und Mittelgelenks (nicht im Bild, s. Beispiel 4.5.7). Die Spitze des Lappens 1 reicht zunächst weiter nach distal; sie wird bei Bedarf später verkürzt. Man erzielt dann kosmetisch noch bessere Resultate!
Gegebenenfalls ist die Schnittführung am Lappen 1 zum spannungsfreien Schwenken nach proximal zu verlängern.
Dia- und Metaphyse des I. Metacarpale werden reseziert (schraffiert). Bei hypoplastischem dreigliedrigen Daumen kann es zweckmäßig sein, einen proximalen Rest des Metacarpale stehen zu lassen, um einen genügend langen Daumen zu erhalten. Die punktierten Hautbezirke werden später beim Wundschluß nach Bedarf reseziert

*Zur speziellen Operationstechnik*
Grundsätzlich gelten die in den Beispielen 4.2.4 bis 4.2.6 dargelegten Richtlinien und operationstechnischen Hinweise.
Wenn beim dolichophalangen Daumen Reste der Daumenballenmuskulatur vorliegen, können diese nach Umsetzen des Daumens z.T. mitverwendet werden (ebenso bei brachymesophalangem Daumen höheren Ausmaßes, wenn Eingriffe nach Art der Operationsbeispiele 4.2.1 bis 4.2.3 voraussichtlich nicht ausreichen und gleichfalls ein Umsetzen am neurovasculären Stiel angezeigt ist). Die Masse der Muskulatur darf jedoch nicht zu Schwierigkeiten beim Hautschluß führen; ggf. müssen Reste der Daumenballenmuskulatur reseziert werden

Abb. 3 u. 4 Schlußbilder, Ansicht von radial (3) und palmar (4).
Der Daumen steht in Oppositionsstellung und erscheint dabei um ca. 140° gedreht. Fixation in Funktionsstellung mit 2 Kirschner-Drähten (Metacarpalköpfchen gekippt! s. Beispiel 4.5.7 u.a.). Die Daumenkuppe reicht etwa bis in Höhe des proximalen Interphalangealgelenkes vom Nachbarfinger.
Zur besseren Darstellung ist in Abb. 4 die bis zum Beginn der postoperativen Übungsbehandlung gewünschte Fixation in Funktionsstellung nur z.T. wiedergegeben

*Postoperative Behandlung und Spezielle Fehler und Gefahren*

Siehe Operationsbeispiel 4.2.4 u.a.

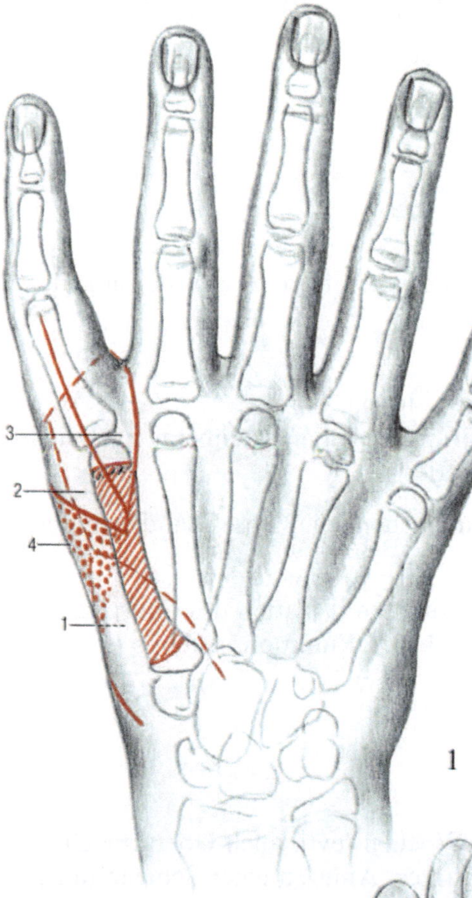


1

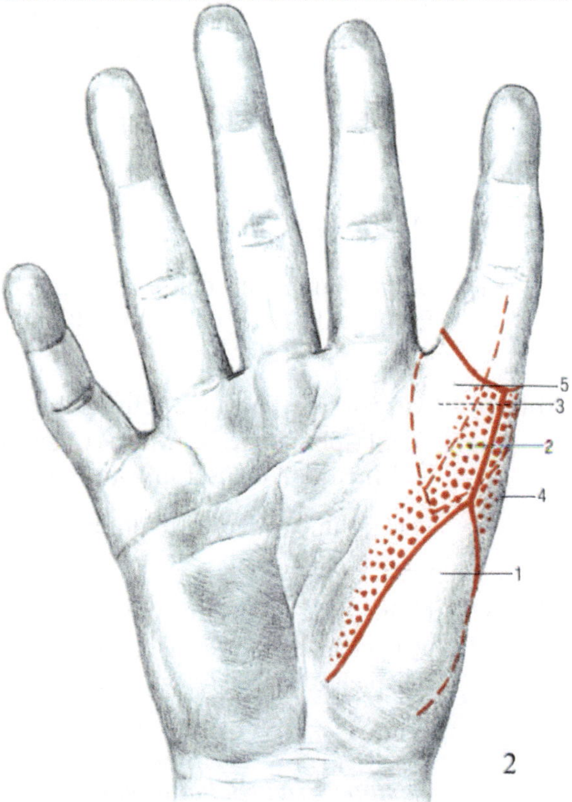


2

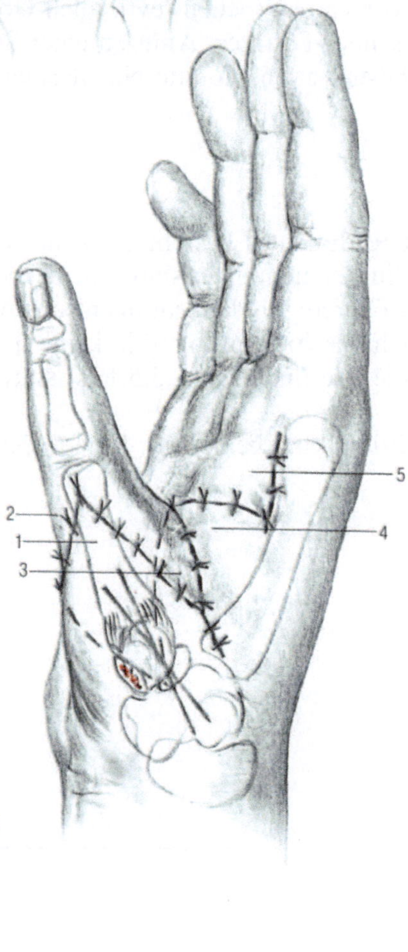


3

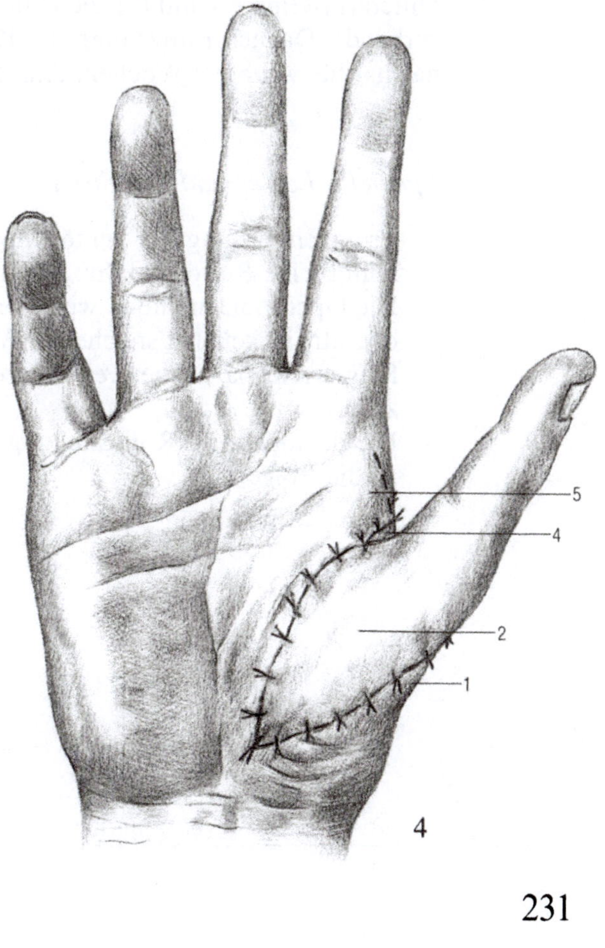


4

## 5.3 Brachymesophalanger Daumen: ulnare Klinodaktylie bei kleinem keilförmigen Schaltstück

*Operationsziel*

Begradigung der Daumenlängsachse und Erzielen einer fibrösen Einsteifung des Endgelenkes in Funktionsstellung

Abb. 1 Ausgangsbefund und Schnittführung, Ansicht von dorsal. Die Triphalangie beschränkt sich auf ein keilförmiges Phalanxrudiment, das nach Eröffnen der Kapsel in toto entfernt wird (schraffiert)

Abb. 2 Die rudimentäre Mittelphalanx ist aus dem durchgehenden Kapsel-Band-Apparat ausgehülst

Abb. 3 Naht des Kapsel-Band-Apparates mit Einzelknopfnähten. Fixation des Interphalangealgelenkes mit transossär-transarticulärem Draht in Funktionsstellung (s. auch Beispiel 9.3)

*Postoperative Behandlung*

Unterarm-Gipsverband für die Dauer von ca. 4 Wochen (evtl. auch Oberarm-Gipsverband). Danach Entfernung des Kirschner-Drahtes, Anlegen einer Schiene (auch nachts) für weitere 4 Wochen. Anschließend ca. 6 Monate Nachtschiene

*Spezielle Fehler und Gefahren*

- Trotz Entfernung des keilförmigen Rudimentes besteht bis zum Wachstumsabschluß eine Rezidivgefahr: Kontrolluntersuchungen sind erforderlich.
- Die Operationsmethode wird bei größerem Phalanxrudiment angewandt: Postoperativ ist keine ausreichende Weichteilschrumpfung, d.h. keine fibröse Einsteifung erreichbar. Eine Keilosteotomie wie im Beispiel 5.5.1 ist stattdessen angezeigt.
- Die postoperative Ruhigstellung wird zu kurz bemessen: Eine Gelenkinstabilität ist die Folge

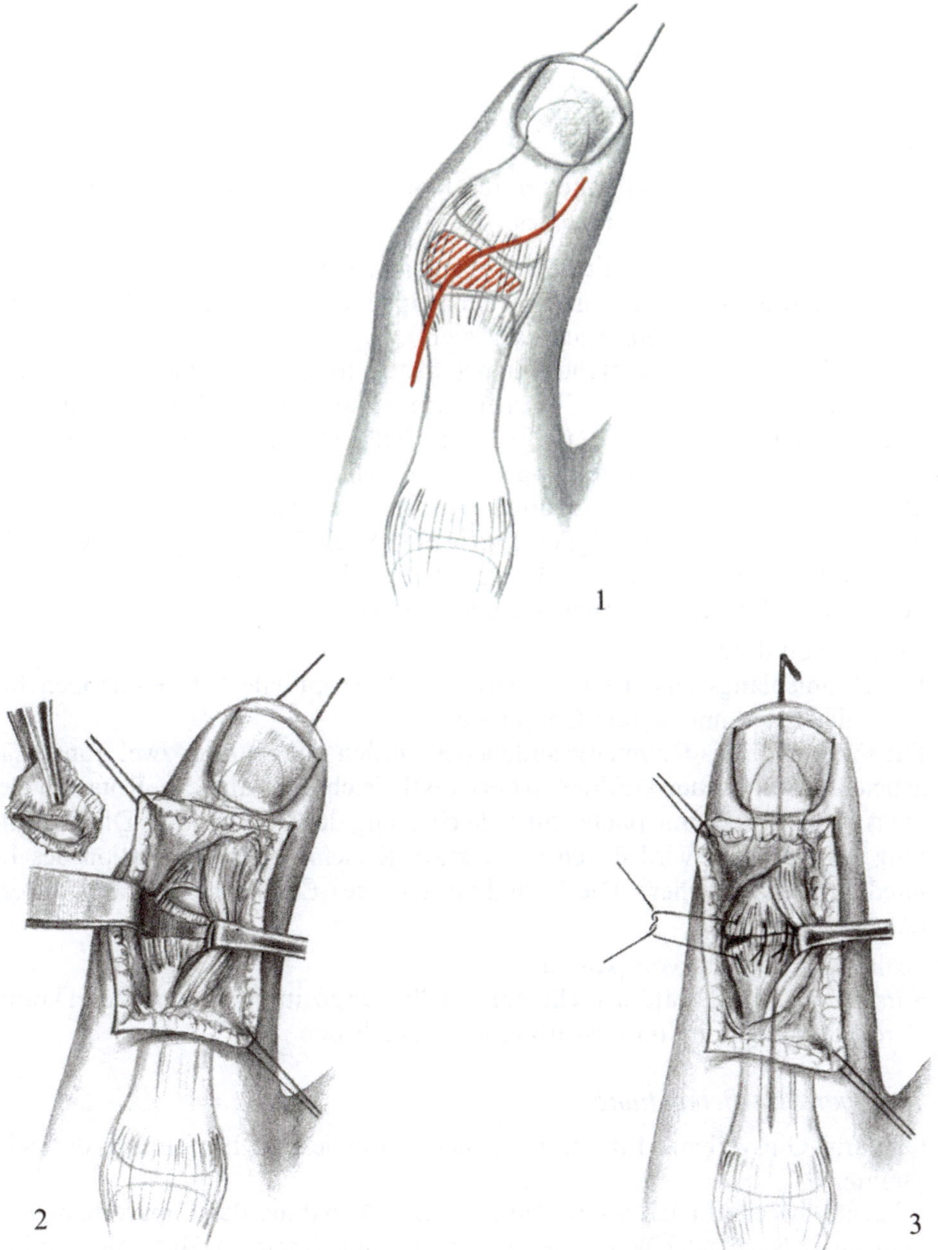

1 2 3

## 5.4 Radiale Klinodaktylie bei Brachybasophalangie des Daumens

*Operationsziel*

Verbesserung der Greiffähigkeit durch Korrektur der Daumenfehlstellung und Vertiefung des Zwischenfingerraumes I/II

Abb. 1 Ausgangsbefund und Schnittführung, Ansicht von dorsal.
Familiäre Brachydaktylie mit Brachybasophalangie I bei trapezförmiger Epiphyse („Deltaphalanx") (schematisch dargestellt).
Neben der starken Radialabduktionsfehlstellung des Daumens besteht eine enge I. Commissur. Um diesem Zwischenfingerraum Tiefe und auch genügend Weite zu geben, reicht eine „Z-Plastik" (wie im Beispiel 2.2.5) nicht aus. Erst ein zusätzlicher dorso-radialer Schwenklappen (a) ermöglicht eine hinreichende Verbreiterung. Die Daumenfehlstellung wird durch Knochenkeilentnahme mit ulnarer Basis (rot schraffiert) aus dem Grundglied korrigiert. Nach Beseitigung der Fehlstellung besteht auf der Streckseite des Daumens ein Hautüberschuß. Dieser Bezirk wird bei Wundschluß reseziert (schwarz schraffiert)

Abb. 2 Ansicht von dorsal.
Die Daumenlängsachse ist korrigiert, der dorso-radiale Schwenklappen bildet die Mitte der tiefen und weiten Commissur.
Die Fragmente des Daumengrundgliedes werden mit ein oder zwei transossär-transarticulären Kirschner-Drähten fixiert (evtl. leichte zusätzliche Rotation des Daumens in der Osteotomiefläche zur Erleichterung der Opposition). Die Funktionsstellung des Daumens wird durch transossäre Kirschner-Draht-Fixation des I. Mittelhandknochens gesichert. Die Entnahmestelle des Lappens a wird mit dicker Spalthaut gedeckt (Tr)

Abb. 3 Schlußbild, Ansicht von palmar.
Kirschner-Draht-Fixation nicht dargestellt, Oppositionsstellung des Daumens zur Verdeutlichung der Commissurbildung weggelassen

*Postoperative Behandlung*

Oberarm-Gipsverband für ca. 4 Wochen, anschließend Entfernung der Kirschner-Drähte.
1. Verbandwechsel nach 8–10 Tagen. Nach Abnahme des Gipsverbandes Anfertigung einer Nachtschiene, die den I. Strahl in maximaler Abduktions- und mittlerer Oppositionsstellung hält

*Anmerkung*

Ein erneutes Fehlwachstum im osteotomierten hypoplastischen Daumengrundglied (u.a. durch partielle Schädigung der Wachstumsfuge) ist möglich: Zu einem späteren Zeitpunkt sind evtl. erneute Korrekturosteotomien und bei dysplastischem Grund- und Endgelenk Weichteileingriffe (z.B. „Chondrodese", s. Kap. 7) erforderlich

*Spezielle Fehler und Gefahren*

– Siehe entsprechende Hinweise zu den Operationsbeispielen 2.2.5 und 2.2.3!

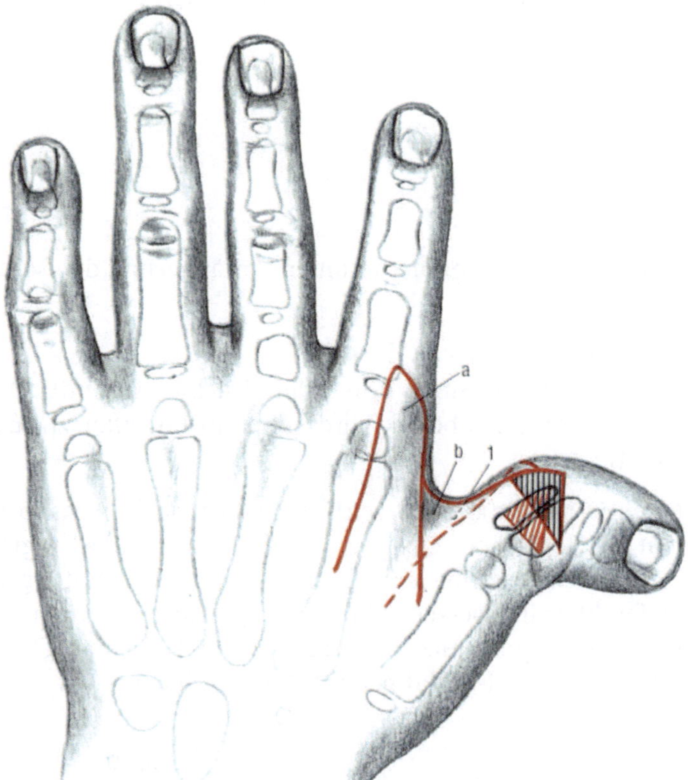


1

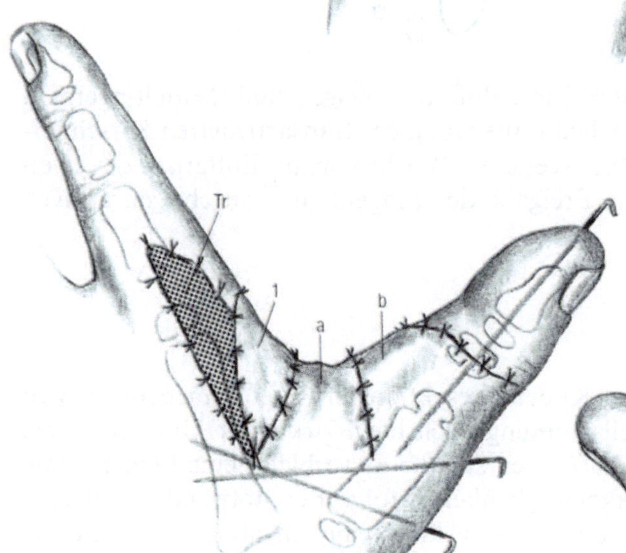


2

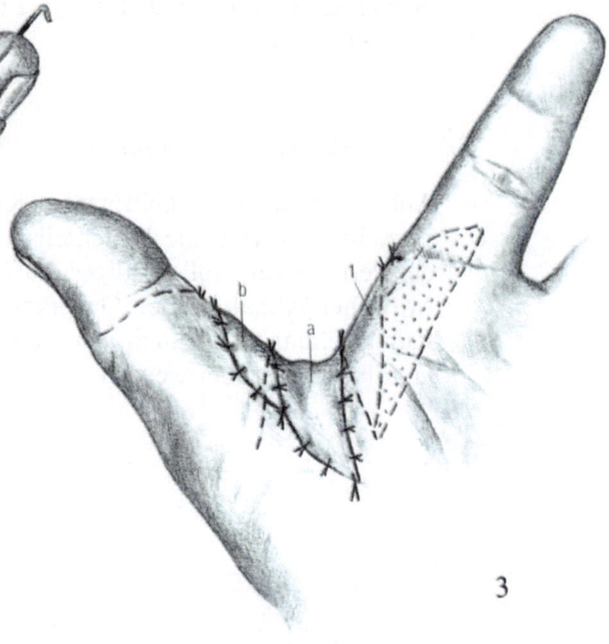


3

## 5.5.1 Radiale Klinodaktylie des Zeigefingers

*Operationsziel*

Begradigung der Fingerlängsachse unter Verlängerung des Mittelgliedes

Abb. 1 Ausgangsbefund, Ansicht von dorsal.
Zugang zum Mittelglied durch dorso-radialen Längsschnitt. Osteotomie gestrichelt markiert. Der Osteotomiebezirk wird subperiostal unter zirkulärer Umschneidung des Periosts freigelegt

Abb. 2 Nach querer Osteotomie und Auffüllung des nach Achskorrektur entstandenen Defekts mit autologer Spongiosa erfolgt die Fixation der Fragmente mit gekreuzten Kirschner-Drähten bei mittlerer Beugestellung des Mittelgelenkes. Der radiale Kirschner-Draht sollte besser subcutan abgekniffen werden. Man kann statt des transarticulären Längsdrahtes auch den zweiten Kirschner-Draht durch das Mittelglied bohren (von distal-radial nach proximal-ulnar)

*Postoperative Behandlung*

(Ober-)Unterarm-Gipsverband unter Einschluß des Zeige- und Mittelfingers in Funktionsstellung. Nach etwa 4 Wochen Entfernung des transarticulären Kirschner-Drahtes, Anlegen einer Fingerschiene. Weitere 2 Wochen später Entfernen des zweiten Kirschner-Drahtes und dosierte Freigabe des Fingers zur vorsichtigen aktiven Übungsbehandlung

*Spezielle Fehler und Gefahren*

- Auf eine zusätzliche keilförmige Knochenresektion im Osteotomiebereich wird verzichtet, obwohl die Weichteilspannung auch nach zirkulärer Umschneidung des Periosts kein vollständiges Aufrichten zuläßt: Es verbleibt eine Fehlstellung.
- Mit einer Abnahme der Gelenkbeweglichkeit infolge der notwendigen langen Ruhigstellung muß auch bei konsequenter krankengymnastischer Übungsbehandlung gerechnet werden

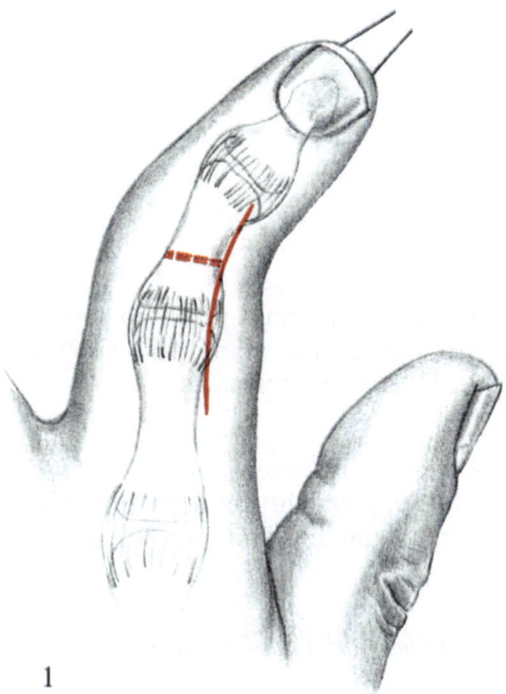

1

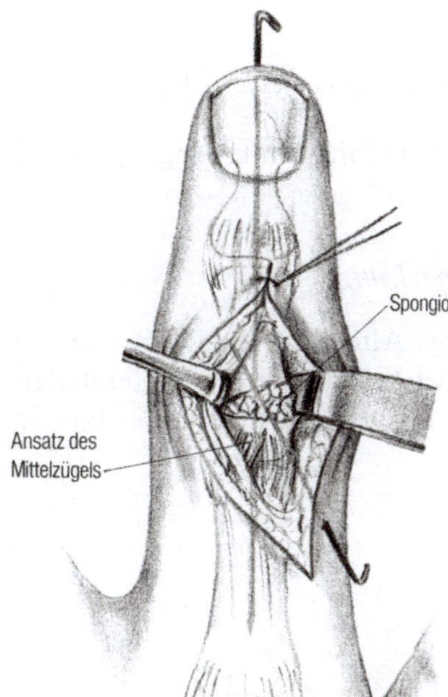


2

## 5.5.2 Radiale Klinodaktylie des Zeigefingers (Alternativmethode)

*Operationsziel*

Begradigung der Fingerlängsachse

Abb. 1 Ausgangsbefund; Ansicht von dorsal.
Zugang zum Mittelglied durch S-förmigen Hautschnitt (auch dorso-ulnarer Längsschnitt möglich: gestrichelt). Die S-förmige Incision erlaubt eine gleichzeitige Hautkorrektur (punktierte Fläche wird bei Hautschluß reseziert)

Abb. 2 Schlußbild.
Nach Entnahme eines ulnaren Keils aus der Phalanxdiaphyse erfolgt die Fixation mit gekreuzten Kirschner-Drähten (Mittelgelenk in mittlerer Beugestellung). Der radiale Kirschner-Draht sollte besser subcutan abgekniffen werden

*Postoperative Behandlung und Spezielle Fehler und Gefahren*

Siehe entsprechende Angaben zu Beispiel 5.5.1

*Anmerkung*

Dieses Alternativverfahren zum vorhergehenden Beispiel bietet sich vor allem bei vergleichsweise langer Mittelphalanx an. Ein Vorteil liegt in der kürzeren Ruhigstellung mit dem geringeren Risiko einer Teilsteife

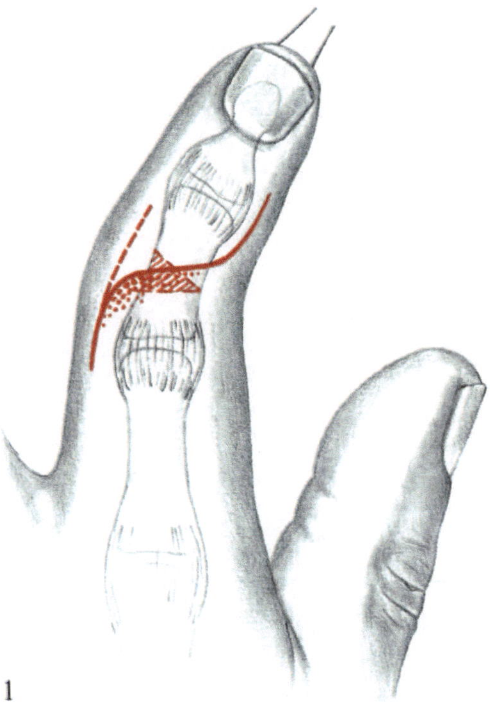

1

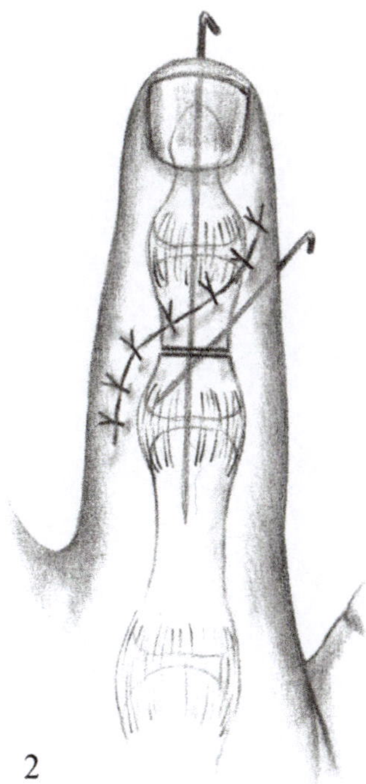

2

# 6. Hypoplasien und Aplasien von Fingergelenken

## 6.1 Einführung

### 6.1.1 Allgemeines

Die Gelenkhypo- und -aplasien (Pol, 1921, 1937) treten als *angeborene Strecksteifen* in Erscheinung und kommen sowohl *isoliert* als auch in Kombination mit anderen Fehlbildungen vor. Sie sind regelmäßige Begleitfehlbildung beim *Apert-Syndrom* (s. Kap. 2.2) und werden auch bei höhergradigen Extremitätenfehlbildungen, wie z.B. *Ektromelien*, bei *partiellem Riesenwuchs* und bei *Symbrachydaktylien* gesehen. Gelegentlich weisen auch andere Fehlbildungen, wie Syn- und Polydaktylien, Spalthände u.a., an einzelnen Fingern angeborene Strecksteifen auf (Überblick s. Kelikian, 1974; Pol, 1937). Im angloamerikanischen Schrifttum wird für diese Fehlbildungen vorwiegend der Begriff „symphalangism" (Cushing, 1916) gebraucht.

Sie kommen als isolierte Erscheinung sowohl sporadisch als auch familiär gehäuft mit unregelmäßiger autosomaler Dominanz und deutlichen Manifestationsschwankungen vor; ein alternierendes Vorkommen mit perodaktyler Verkürzung der Endphalangen ist beschrieben (Weyers, 1968). Enge pathogenetische *Zusammenhänge mit anderen Segmentierungsstörungen* werden angenommen (Duken, 1921; Pol, 1921; Werthemann, 1952; Drinkwater, 1917), da gehäuft gleichzeitig (an anderen Fingerstrahlen) oder bei Angehörigen Brachymeso- oder Brachytelephalangien, Doppelepiphysen und Assimilationshypophalangien gefunden werden (s. auch Kap. 5).

Betroffen sind – bei oft bilateraler Symmetrie – fast ausschließlich die Interphalangealgelenke der *Langfinger* – und zwar überwiegend die *Fingermittelgelenke* (einzelne oder alle), seltener die Fingerendgelenke, nur in Einzelfällen einmal beide Interphalangealgelenke oder auch Fingergrundgelenke.

Der Kleinfinger ist am häufigsten und bei „Befall" mehrerer Finger meist am ausgeprägtesten betroffen. Über Hypoplasien und Aplasien des Sattel-, Grund- oder Endgelenks des Daumens liegen nur Einzelbeobachtungen vor (s. Pol, 1937; u.a.).

Alle Fälle von Hypoplasien und Aplasien der Fingergelenke imponieren *klinisch* als angeborene Steifigkeit in vollständiger oder weitgehender Streckstellung (im Gegensatz zu den erworbenen Ankylosen!). Auffällig ist, wie bei den Assimilationshypophalangien und bei stärkerer Ausprägung einer Brachymesophalangie, das *Fehlen der palmaren und dorsalen Hautfältelung* im Bereich des zu erwartenden Gelenks. Eine Segment- resp. Fingerverkürzung kann sich im Verlauf des extrauterinen Wachstums einstellen; sie ist im Gegensatz zu den Biphalangien aber in der Regel gering.

Das klinische Bild und vor allem die unterschiedlichen röntgenologischen und histologischen Befunde lassen sich am besten von der *Pathogenese* her verstehen: Normalerweise beginnen sich die Fingergelenke im Vorknorpelstadium zwischen zwei Vorknorpelkernen aus der sog. *Intermediärzone* der primitiven Skeletanlage zu differenzieren (s. DUKEN, 1921; POL, 1937; u.a.).

Auch bei den Gelenkhypo- und -aplasien werden zwei getrennte Vorknorpelkerne angelegt, die später jeweils zu Knorpel und Knochen mit je einer Epiphysenfuge metaplasieren (Röntgenbild!). Die *Gelenkentwicklung* in der Intermediärzone wird jedoch *vorzeitig abgebrochen!*

Unterbleibt diese Aussonderung einer mesenchymalen Zwischenzone ganz, so entsteht anstelle zweier Phalangen eine einzige, entsprechend längere Phalanx mit *einer* diaphysären Ossifikationszone und *einer* kernhaltigen Epiphyse. Diese *Gelenkagenesie* wird, wenn sie das Endgelenk betrifft, als *Assimilationshypophalangie* (PFITZNER, 1898) oder allgemeiner als *Biphalangie* bezeichnet (s. Kap. 5). Einzelheiten s. DUKEN (1921), POL (1921, 1937) u.a.; dazu auch BARSKY (1958).

Interessant ist die Blechschmidtsche Theorie zur formalen Genese: Gestört sei die Ausbildung sog. (muskulärer) *Artikulationsschlingen,* die zusammen mit dem *Stemmkörperwachstum des Knorpels* normalerweise die Gelenkbildung bewirkten (s. BLECHSCHMIDT u. PETERSEN, 1967; u.a.).

Die von MESTERN (1934) nach histo-morphologischen Kriterien empfohlene Einteilung der Gelenkhypoplasien erscheint uns formalgenetisch problematisch und klinisch bedeutungslos.

Bei den *leichtesten Hemmungsmißbildungen* besteht noch ein Gelenkspalt *(Gelenkhypoplasie),* wenn auch mit nahezu planen Gelenkflächen *(Amphiarthrose).* Bei *stärkerer Bildungshemmung* kommt es nur noch zur Ausbildung von *Synarthrosen* in Form von Syndesmosen oder Synchondrosen. Letztere entwickeln sich fast immer im frühen Kindesalter zur Synostose. Die federnde Elastizität des hyalinen Knorpels der Synchondrose kann bis dahin eine abgeschlossene Gelenkbildung auch klinisch vortäuschen. Im Gegensatz zur Gelenkagenesie erkennt man im Röntgenbild auch nach Abschluß der Ossifikation nahezu immer die Zone der abgebrochenen Gelenkbildung durch eine bald stärker, bald schwächer ausgebildete Unregelmäßigkeit der äußeren Knochenkontur. Da die knöcherne Überbrückung des hypoplastischen Gelenkspaltes vor dem Schluß der Epiphysenfuge erfolgt, kann die Wachstumszone im Röntgenbild als Gelenkspalt fehlgedeutet werden.

### 6.1.2 Operationsindikation

In einem Großteil der Fälle ist die Gebrauchsfähigkeit der Hand trotz der ungünstigen Streckstellung der betroffenen Fingerglieder relativ wenig vermindert. Bei *isolierten Strecksteifen* sind deshalb operative Maßnahmen nur *selten indiziert.* In Einzelfällen können jedoch, zumal bei Kombinationsfehlbildungen, Beugeosteotomien sinnvoll sein.

### 6.1.3 Zeitpunkt der Operationen und allgemeine Richtlinien

Nach Abschluß des Längenwachstums kommt eine *Keilosteotomie* in Höhe des hypoplastischen Gelenks in Frage, ggf. mit Entfernung einer persistierenden Syndesmose oder Synchondrose (palmarer Keil, Fixation mit Kirschner-Drähten oder Kleinfragmentschraube).

Vor Wachstumsabschluß ist eine stärkere Längenreduzierung nur durch *diaphysäre Osteotomien* zu vermeiden; es sei denn, man versucht eine *„Chondrodese“:* Dabei erfolgt die keilförmige Entnahme einer Knorpelscheibe direkt aus der Gelenkregion. Die knorpeligen Resektionsflächen werden temporär (ca. 4–6 Wochen) mit feinen Kirschner-Drähten fixiert. Es resultiert ein steifes Gelenk in verbesserter Stellung. Als günstigste Gebrauchsstellung ist im Endgelenk ein Winkel etwa von 10–20°, im Mittelgelenk von 30–50° anzustreben (kleinfingerwärts zunehmend gebeugt).

*Arthroplastischen Maßnahmen* sollte, vielleicht vom Grundgelenk abgesehen, große Zurückhaltung entgegengebracht werden. Ansatzanomalien der Fingersehnen sind zu erwarten; so beschrieb Fischel (1909) einen Fall mit „Rückversetzung“ der Flexor-superficialis-Ansätze in den Bezirk der Grundphalanx bei Aplasie der Mittelgelenke (s. dazu Blechschmidtsche Theorie!).

Einzelheiten der operativen Technik werden im Kap. 5 und Kap. 2.2.1 im Zusammenhang mit anderen Fehlbildungen erläutert.

# 7. Gelenkdysplasien

## 7.1 Einführung

### 7.1.1 Allgemeines

Unter dem Begriff „Gelenkdysplasien" fassen wir die *Bildungsfehler der knorpelig-knöchernen und der ligamentär-capsulären* Gelenkanteile zusammen. Es handelt sich um ätiologisch und pathogenetisch recht unklare, in ihren Erscheinungsformen und Lokalisationen *uneinheitliche* Fehlbildungen, die entweder isoliert oder im Zusammenhang mit allgemeiner Bindegewebsschwäche (z.B. Marfan-Syndrom, Ehlers-Danlos-Syndrome) oder enchondralen Dysostosen auftreten oder als gelegentliche Begleitfehlbildungen bei verschiedenen komplexen Handmißbildungen, wie Spalthänden, Symbrachydaktylien, Oligo- und Polydaktylien u.a., vorkommen.

Führendes *klinisches Merkmal* ist die mangelhafte oder fehlende Stabilität der betroffenen Gelenke: Überstreckbarkeit, seitliche Aufklappbarkeit, Verschiebbarkeit der Gelenkkörper gegeneinander (Subluxations- und Luxationsstellungen).

*Ursache* kann eine Störung der primären knorpelig-knöchernen Formbildung und/oder eine mangelhafte Band-Kapsel-Führung sein, sei es auf Grund von Bänderanomalien oder infolge allgemeiner Bindegewebsschwäche.

Der *funktionelle Wert* der Finger kann erheblich eingeschränkt oder sogar aufgehoben sein.

Den Dysplasien der Gelenke am *Daumenstrahl* kommt sowohl aus morphologischen als auch funktionellen Gründen eine Sonderstellung zu: Sie gehören nach eigenen Beobachtungen und den wenigen Einzelmitteilungen im Schrifttum zu den großen Seltenheiten, führen aber oft zu schwerwiegenderen Funktionsstörungen als Dysplasien an einzelnen Langfinger. Subluxationen und Luxationen im Daumensattel- oder -grundgelenk mindern die Kraft beim Spitzgriff, gehen mit Greifunsicherheiten einher und können den Verlust typischer Greifformen, wie z.B. des Schlüsselgriffs, nach sich ziehen.

Diese *Luxationen im Daumensattelgelenk* sollen Ursache oder Symptom der sog. *Platthände* sein, auf die erstmals GOLDTHWAIT (1914) aufmerksam gemacht hat. Primäre Formfehler, vor allem des Trapezium, werden als Hauptursache vermutet (GOLDTHWAIT, 1914; G. HOHMANN, 1949), was in Einzelfällen belegt ist (KELIKIAN, 1974). Man diskutiert auch Beziehungen zu Dysostosen und kennt Beispiele mit deutlichen Kriterien eines Ehlers-Danlos-Syndroms.

*Dysplasien und Subluxationen im Daumengrundgelenk* sehen wir dagegen vor allem bei Daumenhypoplasien I. und II. Grades, aber auch beim diastrophischen Zwergwuchs („hitchhiker-thumb“: Hypoplasie des Metacarpale I). Der Daumen steht dann meistens in Radialabduktionsstellung und weicht beim Spitzgriff infolge der mangelhaften Bandführung weiter nach radial oder in Überstreckstellung aus (Blauth, 1967).

### 7.1.2 Operationsindikation und Operationszeitpunkt

Zur Behandlung dysplastischer Gelenke kommen entweder konservativ-technische Hilfen, wie z.B. Schienen, in Frage oder operative, stabilisierende Maßnahmen. Operationsindikation und -zeitpunkt richten sich nach dem Alter des Patienten und dem Grade der funktionellen und ästhetischen Störungen.

### 7.1.3 Allgemeine Operationsrichtlinien

Am einfachsten und hinsichtlich des Stabilisierungserfolges am sichersten sind *Arthrodesen* der betroffenen Gelenke in funktionell günstiger Stellung (s. Kap. 6). Der Schluß der Wachstumsfuge muß abgewartet werden, um stärkere Längenverluste zu vermeiden.

Über Versuche einer extraarticulären, *tendo-myoplastischen Stabilisierung* gibt es einige Einzelmitteilungen von Händen mit Subluxationen im Daumensattelgelenk oder Daumengrundgelenk. Angaben über Langzeitergebnisse sind uns allerdings nicht bekannt. Hohmann berichtet über erfolgreiche Behandlungen sowohl mit konservativ-technischen Verfahren als auch mit einfacher Kapselraffung. Andere beschreiben Erfolge durch eine Verstärkung der Kapsel-Band-Führung mittels freien Sehnentransplantats bei unterschiedlicher Operationstechnik (Edgerton et al., 1965; Witt, 1957; Witt et al., 1966; Bunnell, 1959; Blauth, 1972). Witt rafft bei Subluxationen im Daumengrundgelenk die beugeseitige Kapsel und ergänzt diese Maßnahme durch eine Versetzung distaler Anteile des M. opponens (1957) oder des M. abd. poll. brev. und M. flex. poll. brev. volar an die Basis des Grundgliedes. Er hält den Erfolg mit diesem Verfahren für sicher und empfiehlt lediglich für schwerste Fälle nicht beherrschbarer Luxationen im Jugendalter eine Arthrodese. Weckesser (1954, 1955) rät am Daumen zur Arthrodese oder zur äußeren Stabilisierung mit Schiene nebst zusätzlichen muskelkräftigenden Übungen. Er will durch Gipsfixationen des Daumens in Streckstellung ab dem 1.—3. Lebensmonat für insgesamt mindestens 1—7 Monate in mehreren Fällen gute Langzeitergebnisse erzielt haben.

Wir selbst haben in Einzelfällen von Dysplasien und Subluxationen des Daumengrundgelenkes Kapselraffungen, kombiniert mit plastischem Ersatz der Kollateralligamente (transossäre Sehnenschlinge), vorgenommen (Blauth, 1972); gelegentlich wurden bei Kindern auch sog. *Chondrodesen* ausgeführt: Wir resezierten dabei lediglich je eine schmale Knorpelscheibe der Gelenkkörper und stellten die Resektionsflächen in Funktionsstellung aufeinander. Für 4—6 Wochen wurde mit Kirschner-Drähten und Gipsverbänden, anschließend weitere 6–8 Wochen mit Gipsverbänden und Schienen fixiert. Mit diesem Verfahren sollten Wachstumsstörungen vermieden und ausreichende Gelenkstabilität erreicht werden.

Hier wie bei einem Weichteileingriff wegen angeborener Luxation im Daumensattelgelenk fehlen uns allerdings Langzeitergebnisse.

# 8. Symbrachydaktylien

## 8.1 Einführung

### 8.1.1 Allgemeines

Die vielfältigen Erscheinungsformen der Symbrachydaktylien lassen sich zwanglos zu einer *teratologischen Reihe* mit vier Schweregraden ordnen (Blauth u. Gekeler, 1971):

*Gruppe I:* Typisch für Deformitäten dieser Gruppe *(„Kurzfinger-Typ")* sind Reduktionen (oder Aplasien) einzelner oder aller Mittelphalangen *(Mesobrachyphalangien* bis zu *Biphalangien)* in Kombination mit mehr oder weniger ausgedehnten interdigitalen Hautbrücken (Syndaktylien). Diese Merkmale haben zu dem Begriff „Symbrachydaktylie" (Pol, 1921) geführt. Die Störungen sitzen hauptsächlich an den mittleren Fingerstrahlen. Der Daumen behält meist noch seine Form und Größe, kann aber auch im Niveau der Mittelhand liegen und seine Fähigkeit zur Opposition und Rotation im Sattelgelenk (Gelenkdysplasie!) eingebüßt haben. Die Daumencommissur ist dann verengt und nach distal vorgewachsen.

*Gruppe II:* Fehlbildungen der Gruppe II *(„Spalthand-Typ")* weisen höhergradige Reduktionen einzelner oder mehrerer Binnenstrahlen auf, bei stärkerer Ausprägung unter zunehmender Einbeziehung der Ulnarseite (dagegen Spalthand: Radialseite!). Die Rückbildungserscheinungen können bis in die Mittelhand reichen [„atypische Spalthand" (u.a. M. Lange, 1936), „atypical cleft-hand" (u.a. Barsky, 1964)]. Die betroffenen Finger bleiben aber immer als bürzelförmige Anhängsel, z.T. mit Knorpel-Knochen-Einlagerungen erhalten, wobei zumindest einzelne Fingerrudimente noch Nägel tragen (dagegen: periphere Hypoplasie!). An den Nachbarfingern häufen sich Klinodaktylien, Biphalangien, Gelenkaplasien, Luxationen und Subluxationen in den Fingergrund-, -mittel- und -endgelenken.

In der *Gruppe III („monodaktyler Typ")* erscheinen Hände, denen *sämtliche dreigliedrigen Finger* bis auf bürzelförmige nageltragende Rudimente *fehlen.* Der Daumenstrahl ist in seiner Größe und Beweglichkeit reduziert, in seiner Form aber erhalten.

Die *Gruppe IV („peromeler Typ")* ist durch *vollständiges Fehlen aller Finger* bis auf höckerförmige Reste gekennzeichnet.

Bei allen Formen muß mit *Größen- und Verlaufsanomalien* der *Gefäße, Nerven* und *Sehnen* gerechnet werden. Die Sehnen ziehen allerdings selbst bei schweren Fehlbildungen meist noch als rudimentäre Gebilde in die Fingerreste hinein.

Symbrachydaktylien gehören zu den vergleichsweise *seltenen* Handmißbildungen. Sie kommen vorwiegend *einseitig,* gelegentlich in Kombination mit einem Brustwanddefekt *(Poland-Syndrom)* vor. *Doppelseitiger* Befall ist hauptsächlich in Verbindung mit Peromelien und Mikrognathie beim *Hanhart-Syndrom* zu beobachten.

### 8.1.2 Operationsindikation

Bei fast allen Formen der Symbrachydaktylie bestehen *Funktionsbehinderungen,* die durch operative Eingriffe – und in der Regel nur durch diese – erfolgversprechend behandelt werden können. Daher sind operative Maßnahmen in fast allen Fällen angezeigt.

Vorwiegend bei den Gruppen II–IV werden Maßnahmen zur Ermöglichung oder *Verbesserung des Spitz- und Massengriffes* ganz im Vordergrund stehen.

Darüber hinaus erscheint die *Trennung syndaktyler Finger* nur dann sinnvoll, wenn die einzelnen Partner wenigstens noch eine gewisse Größe und Dicke sowie Funktionstüchtigkeit aufweisen. Nach Beseitigung der Syndaktylien wirken die Finger länger, so daß mit dem Eingriff auch das Aussehen der Hand verbessert werden kann.

Voraussetzung für den Aufbau einer natürlichen *Greifzange bei monodaktylen Formen* ist, daß die Kraft und Beweglichkeit des Daumens vorher ausreichend trainiert worden ist. Dazu bietet sich neben vielen anderen Übungsmöglichkeiten der Krankengymnastik und Beschäftigungstherapie besonders auch die zeitweilige Versorgung mit einem künstlichen Greifwiderlager an [Abb. hierzu s. bei Blauth u. Gekeler (1973), Abb. 42].

### 8.1.3 Zeitpunkt der Operationen

Der günstigste Zeitpunkt für operative Maßnahmen liegt bei Händen der Gruppe I und II etwa im Vorschulalter. Drittgradige Symbrachydaktylien sollten dagegen schon eher, etwa im 2.–3. Lebensjahr, operiert werden, um möglichst frühzeitig einen natürlichen Zangengriff zu erhalten. Mit Arthrodesen wartet man bis zum Schluß der Wachstumsfugen.

### 8.1.4 Allgemeine Operationsrichtlinien

Für die operative Behandlung der *interdigitalen Hautverschmelzungen* (8.2, 8.5) gelten die gleichen Richtlinien wie für einfache cutane Syndaktylien (s. Kap. 2.1).

Besondere Probleme entstehen bei stärkerer *Einengung oder Fehlen der Daumencommissur:* Die Aufweitung mit Hilfe zweier örtlich gestielter Dreiecklappen nach Art einer Z-Plastik läßt kein befriedigendes Resultat erwarten. Notwendig ist vielmehr ein weiterer Schwenklappen, der von der Dorsalseite des Daumens oder Zeigefingers entnommen werden kann (s. Operationsbeispiel 4.2.1, 3.4). Besteht gar eine weitgehende oder vollständige Annäherung des Daumens an den Zeigefinger, so wird der nach Abspaltung des Daumenstrahls entstandene Hautdefekt am besten mit einem Rundstiellappen ausgekleidet (s. Operationsbeispiele 4.2.2, 3.4).

*Korrekturosteotomien* randständiger Mittelhandknochen (8.3), *Vertiefungen* von Commissuren *bis in die Mittelhand* (8.5) und *Resektionen* funktionsloser, hypoplastischer Fingerstrahlen (8.4) sowie *Eingriffe am Daumensattelgelenk* (8.3) können weiter zur Funktionsverbesserung beitragen und sollten deshalb von Fall zu Fall ebenso in Erwägung gezogen werden, wie *Verlängerungsosteotomien* am I. und/oder V. Fingerstrahl.

Bei *monodaktylen Formen* kann eine *natürliche Greifzange* aufgebaut werden (8.7) (Blauth, 1972); die Position des zu bildenden Greifwiderlagers muß Bewegungsausmaß und Richtung des Daumenstrahls berücksichtigen. Der eingepflanzte Knochenspan nimmt am Längenwachstum nicht teil, so daß solche Greifbranchen u.U. später *verlängert* werden müssen. Der starre „Finger" erhält gewöhnlich genügend Schutzsensibilität. Als Alternativmethode zur sog. Aufstockungsoperation kommt in geeigneten Fällen auch eine Verlängerungsosteotomie in Betracht.

### 8.1.5 Postoperative Behandlung

Nach *Syndaktylie-* und anderen *Weichteil-Operationen:* s. Kap. 2.1.

Nach *Aufstockungsoperationen:* Gepolsterter Oberarm-Gipsverband unter Einschluß der Greifbranche; Gliedmaße bis zum Abschluß der Wundheilung konsequent hochlagern! Gipsverbandwechsel nach 2 Wochen. Gesamte Fixationsdauer ca. 6–8 Wochen, dann Röntgenkontrolle der Hand in 2 Ebenen. Nach Einheilen des Knochenspanes Entfernung der Kirschner-Drähte und evtl. Verschmächtigung des Rundstiellappens. Mit aktiver Übungsbehandlung und funktioneller Beschäftigungstherapie kann im allgemeinen ca. 12 Wochen nach der Operation begonnen werden. Sehr lebhafte Kinder sollten für weitere 12 Wochen mit einer Unterarm-Kunststoffhalbschale (ulnarseitig angelegt) zum Schutze der Greifbranche versorgt werden.

Nach konventionellen *Arthrodesen* (Kirschner-Draht-Fixation, Knochenbolzung): Es empfiehlt sich eine Ruhigstellung von ca. 8 Wochen. Sollte die Größe der Phalangen eine stabile Osteosynthese mit kleiner Zugschraube erlauben, kann eine äußere Fixation des Fingers entfallen.

## 8.2 Symbrachydaktylie I. Grades mit totaler Syndaktylie zweier Langfinger und partieller Syndaktylie zwischen Daumen und Zeigefinger

*Operationsziel*

Vertiefung und Verbreiterung der Daumencommissur; Trennung von IV. und V. Finger

Abb. 1 u. 2 Ausgangsbefund und Schnittführungen.
Beide Langfinger werden durch dorsale und palmare Zick-zack-Schnitte getrennt, die Schwimmhaut des Zwischenfingerraumes durch einen palmaren, proximal gestielten, blattförmigen Lappen (Lappen 1) gebildet. Einzelheiten der Technik wie bei Operationsbeispiel 2.1.2.
Die Konstruktion der Daumencommissur erfolgt mit Hilfe zweier ortsständiger Dreieckslappen (5, e) und eines dorso-ulnaren Schwenklappens vom I. Strahl (f). Lappen f nach der Hautincision auf der Daumenstreckaponeurose abpräparieren! Vorsicht: proximal einstrahlende Gefäße nicht verletzen (s. Abb. 3)!

Abb. 3 Blick auf die vertiefte und erweiterte Daumencommissur von radial-dorsal.
Fascien und M. add. poll. werden soweit eingekerbt, bis eine maximale Abduktion des I. Strahles möglich ist. Temporäre Kirschner-Draht-Fixation des Metacarpale in maximaler Abduktions- und mittlerer Oppositionsstellung. Einnähen der Lappen und Decken des verbleibenden Hautdefektes am Daumen mit dickem Spalthauttransplantat

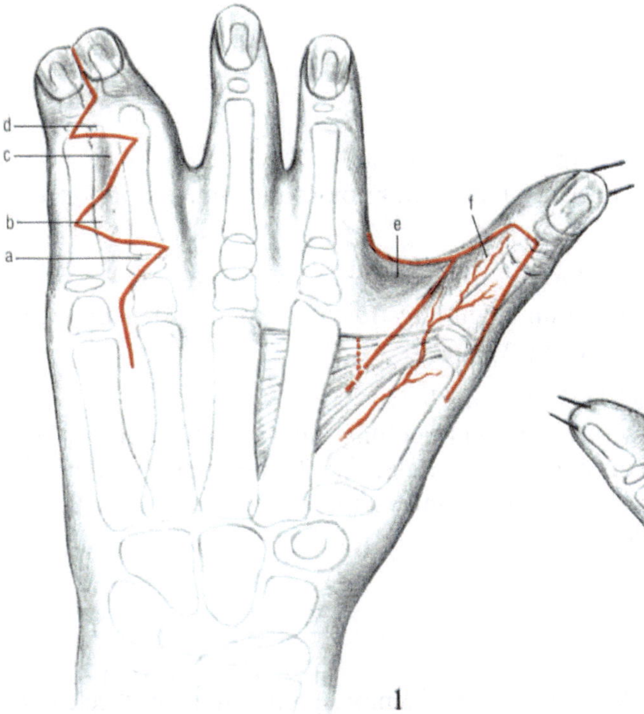
d
c
b
a
e
f

1

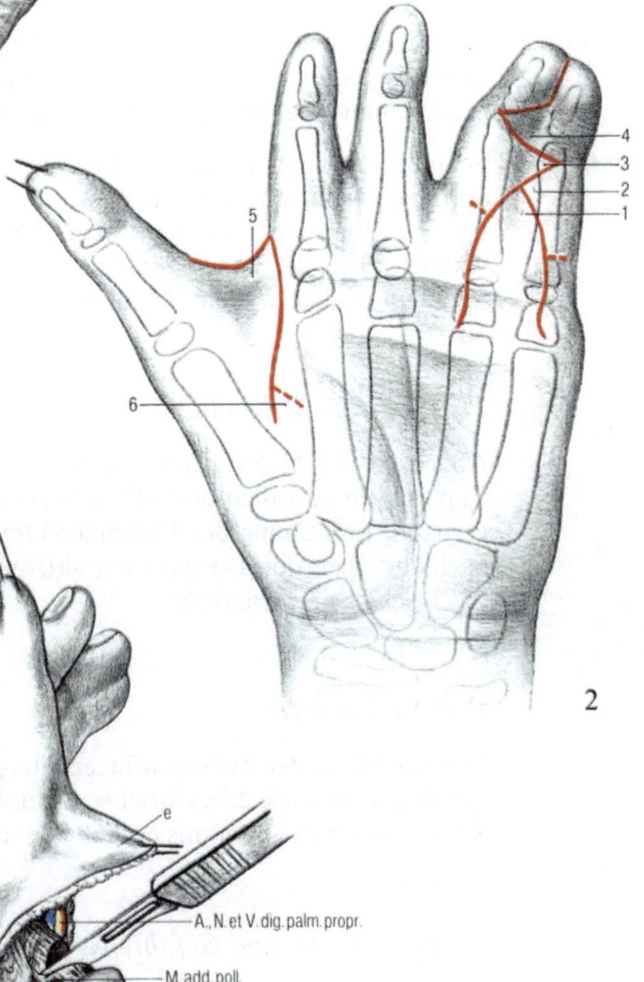
4
3
2
1
5
6

2

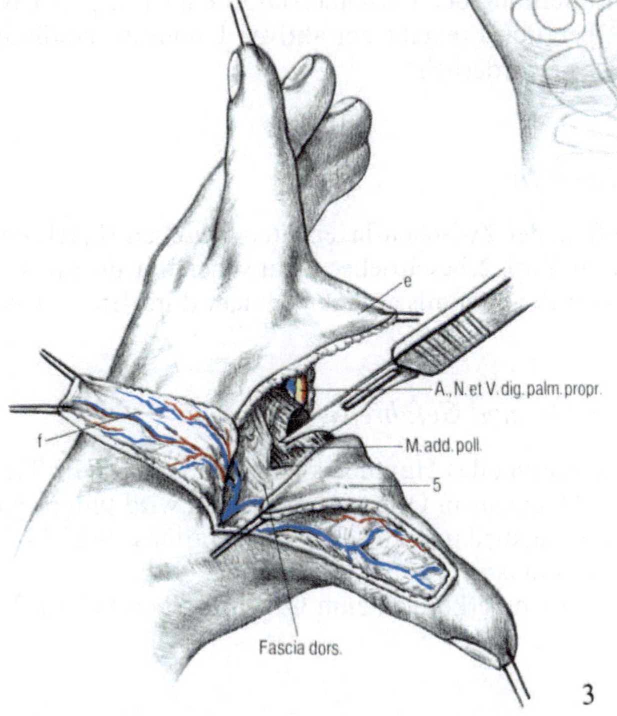
e
A., N. et V. dig. palm. propr.
f
M. add. poll.
5
Fascia dors.

3

Abb. 4 Schlußbild der Daumencommissur, Ansicht von dorsal. Zur Verdeutlichung ist der Daumen lediglich in Abduktion (ohne Opposition) dargestellt

Abb. 5 Schlußbild der Daumencommissur, Ansicht von palmar. Der Lappen 6 wird bei Wundschluß zum spannungsfreien Sitz der beiden Lappenenden f und e gebildet (s. Schnittführung Abb. 1)

Abb. 6 u. 7 Schlußbilder nach Trennung der Finger IV und V. Auf der Palmarseite der Finger werden zur Vermeidung längsverlaufender Narben und zur Verminderung der Spannung kleine dreieckige Hautbezirke (s. Abb. 2) reseziert. Freibleibende Hautdefekte an den Fingerseitenflächen sind mit dicken Spalthauttransplantaten (Tr) gedeckt

### *Postoperative Behandlung*

Abdecken der Nahtflächen mit Vaseline-Gaze, Commissuren mit locker gelegten Tupferlagen ausfüllen und mit schmaler elastischer Binde wickeln. Oberarm-Gipsverband. Entfernung der Kirschner-Drähte nach $2^1/_2$–3 Wochen. Etwa 3 Wochen nach der Operation Freigabe zur aktiven Übungsbehandlung. Im allgemeinen keine Nachtschiene erforderlich

### *Weitere Eingriffe*

Die Vertiefung der Zwischenfingerfalten zwischen II./III. und III./IV. Finger erfolgt später wie in Kap. 2 beschrieben: Entweder mit dorsalem Commissurlappen oder Konstruktion der Commissur aus je einem dorsalen und palmaren Dreieckslappen

### *Spezielle Fehler und Gefahren*

- Die Ausweitung des Hautdefektes nach Syndaktylie-Trennung I/II *und* Umstellung des Daumens in Oppositionsstellung wird unterschätzt: In manchen Fällen ist ohne Rundstiellappenplastik (s. Operationsbeispiel 4.2.2 und 3.4) keine ausreichende Commissuröffnung möglich.
- Siehe auch Anmerkungen zum Operationsbeispiel 2.1.2

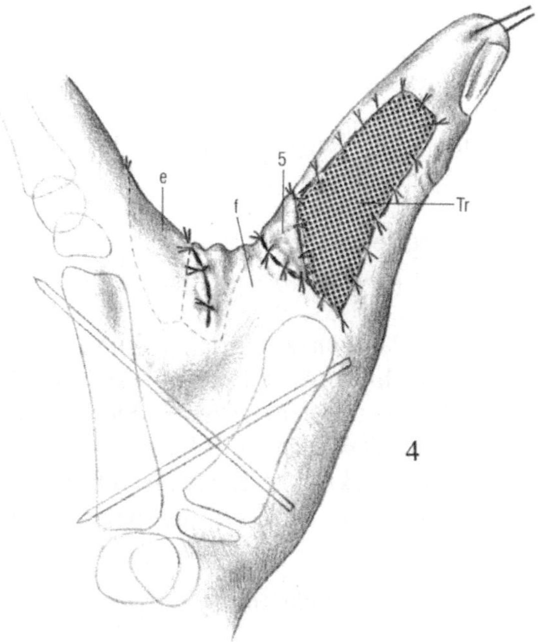


4

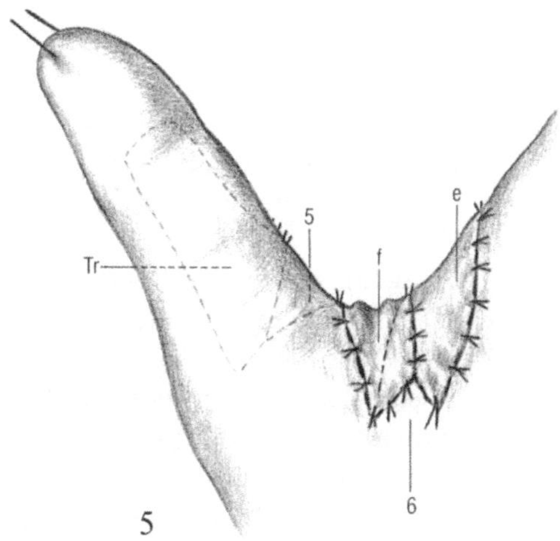


5

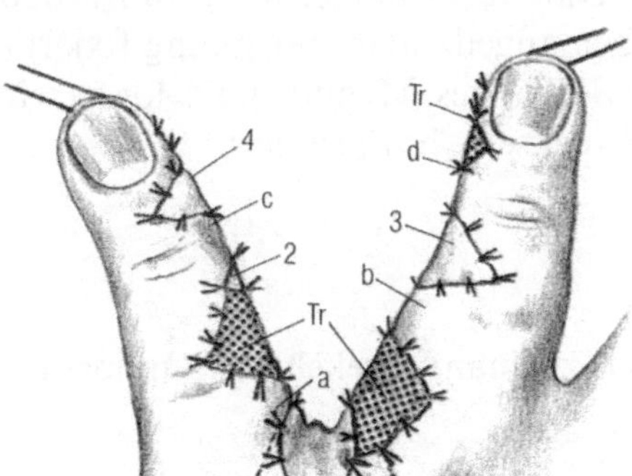


6

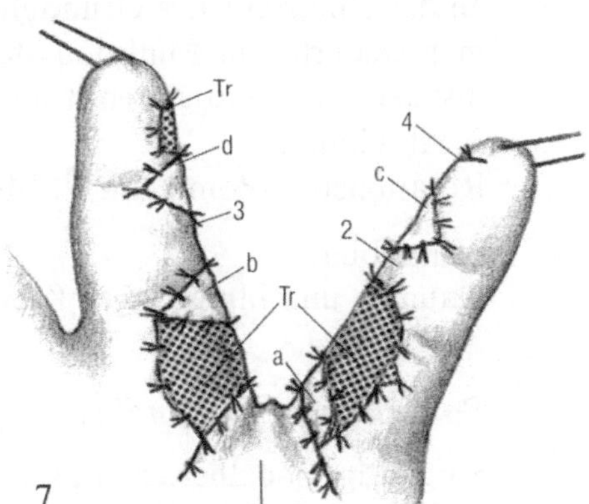


7

## 8.3 Symbrachydaktylie II. Grades mit „Platthand“

*Operationsziel*

Herstellen eines Spitzgriffes zwischen Daumen und Zeigefingerkuppe durch Umstellung des I. und V. Fingerstrahles und Opponensplastik

Abb. 1 Ausgangsbefund und Schnittführung, Ansicht von palmar.
Die Operation setzt sich aus drei Abschnitten zusammen:
1. Abschnitt:
Resektion des Os trapezium (bei Rigidität des Daumensattelgelenkes) und Interpositionsplastik nach BUCK-GRAMCKO: Der I. Strahl wird in Funktionsstellung (mitigierte Opposition) überführt; der anstelle des Os trapezium entstandene Hohlraum wird mit der abgespaltenen Sehnenhälfte des M. flexor carpi radialis (distal gestielt) aufgefüllt (Platzhalter). Anschließend werden 2 gekreuzte Kirschner-Drähte durch die Basis des I. Strahles und das Os scaphoideum gebohrt, um beide Knochen auf Distanz zu halten

Abb. 2 Nach Resektion des Os trapezium und Interpositionsplastik.
2. Abschnitt:
Opponensersatzplastik: Die Sehne des M. palmaris longus wird in ganzer Länge entnommen und mit Durchflechtnaht mit der distal abgetrennten Sehne des M. flexor carpi ulnaris verbunden, durch einen aus abgespaltener Sehne gebildeten Ring (Hypomochlion!) gezogen, subcutan zum Daumengrundgelenk geführt und hier an der Ulnarseite des Grundgliedes unter eben angedeuteter Spannung fixiert (Daumen weiterhin in Funktionsstellung!). Die Sehne des M. abd. poll. long. wird am distalen Ansatz abgetrennt und mehr zur Streckseite hin inseriert.
3. Abschnitt:
Rotationsosteotomie am V. Metacarpale

Abb. 3 Schlußbild.
Daumen und biphalanger Kleinfinger stehen zueinandergekehrt in Opposition

*Postoperative Behandlung*

Sorgfältig modellierter Gipsverband. Drahtentfernung nicht vor 3–4 Wochen, anschließend Beginn mit intensiver Übungsbehandlung. Nachtschiene

*Spezielle Fehler und Gefahren*

– Die Indikation zum Eingriff wurde zu großzügig gewählt: Die Bildung von weiten Commissuren, das Einschneiden der Sattelgelenkkapsel und/oder redressierende Gipsverbände sollten vorausgehen.
– Incision und Präparation berücksichtigen nicht genügend den Verlauf der sensiblen Radialisäste und der größeren Gefäße.
– Die transplantierte Palmaris longus-Sehne wird unter zu viel oder ohne jegliche Spannung am Daumengrundglied fixiert

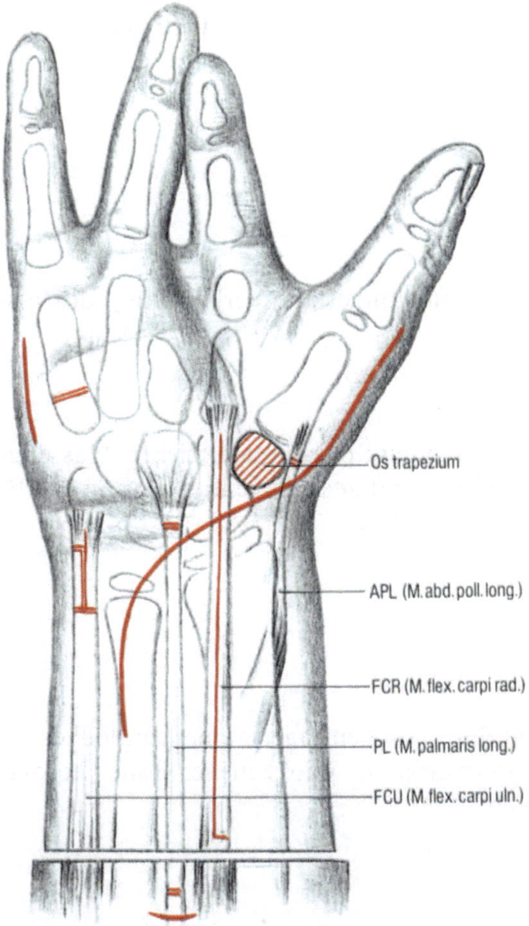
Os trapezium
APL (M.abd.poll.long.)
FCR (M.flex.carpi rad.)
PL (M.palmaris long.)
FCU (M.flex.carpi uln.)

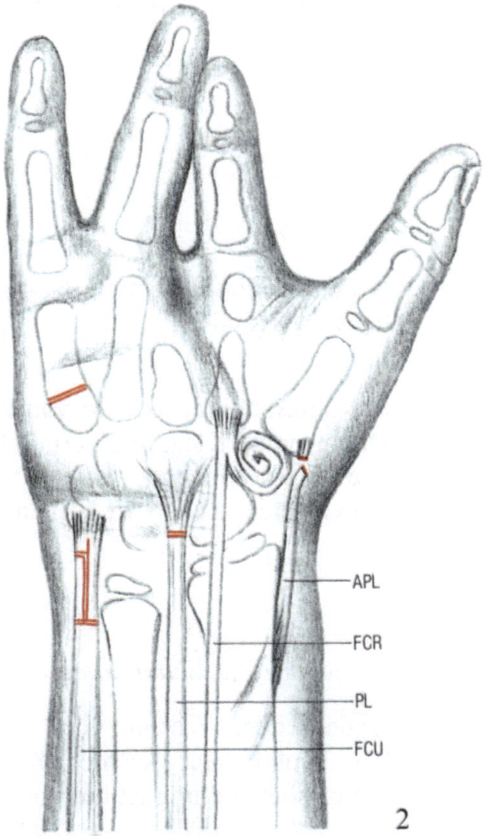
APL
FCR
PL
FCU

2

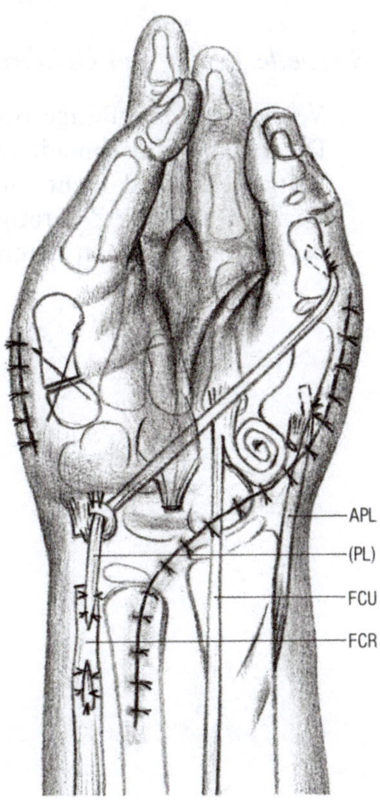
APL
(PL)
FCU
FCR

## 8.4 Symbrachydaktylie II. Grades mit knospenartigen Fingerrudimenten

*Operationsziel*

Resektion der aktiv nicht beweglichen Stummelfinger zur Verbesserung des Aussehens der Hand

Abb. 1 Ausgangsbefund, Ansicht von dorsal.
Daumen und Kleinfinger ermöglichen einen guten Spitz- und leidlichen Massengriff. Die Fingerrudimente werden etwas distrahiert und anschließend ovalär an der Basis umschnitten. Blutsperre öffnen, Gefäße coagulieren!

Abb. 2 Schlußbild

*Postoperative Behandlung*

Abdecken mit Vaseline-Gaze, Auffüllen des Zwischenfingerraumes mit locker gelegten Tupferlagen; leichter Kompressionsverband, Gipsschiene. Eine besondere Übungsbehandlung ist nicht erforderlich

*Spezielle Fehler und Gefahren*

- Verzicht auf sorgfältige Blutstillung nach Öffnen der Blutsperre.
- Die ovaläre Umschneidung der Rudimente erfolgt zu großzügig, überschüssiges Fettgewebe wird nicht mitreseziert: Die Hautnähte geraten unter Spannung.
- Verzicht auf eine Z-förmige Umlagerung der Hautränder, falls die Commissur bei Abspreizung von Daumen und Kleinfinger unter Spannung steht

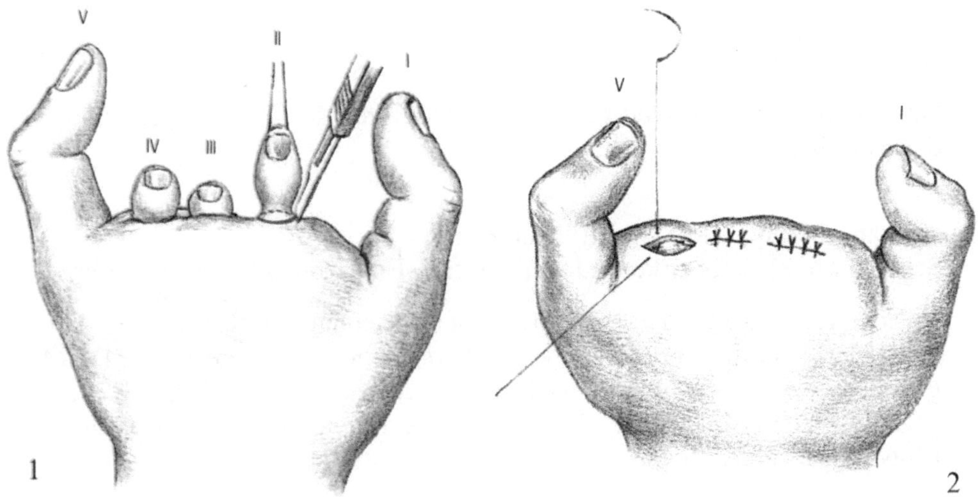
V
IV
III
II
I
1
V
I
2

## 8.5.1 Symbrachydaktylie II. Grades mit Mittelhand- und syndaktylen Fingerrudimenten (relativ weite Commissuröffnung)

*Operationsziel*

Abtragung der Fingerrudimente mit Befreiung des Kleinfingers und Vertiefung der Mittelhand

Abb. 1 u. 2 Ausgangsbefund und Schnittführung.
Schraffierte Skeletbezirke und rudimentäre Fingerbürzel werden entfernt

Abb. 3 Ansicht von apical, nach Präparation der einzelnen Hautlappen.
Schraffierte Hautbezirke fallen weg. Überstehende Anteile des II.–IV. Mittelhandknochens werden mit der Luerschen Zange abgetragen und die Resektionsflächen geglättet. Vor Einnähen der Lappen ist die Blutsperre zu öffnen und eine exakte Blutstillung vorzunehmen

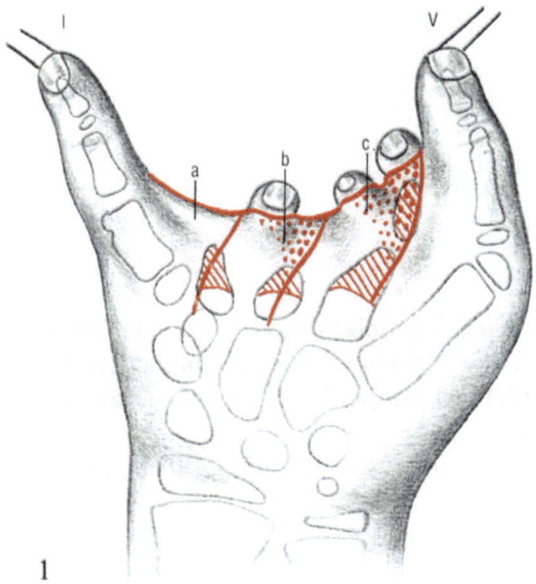
I
V
a
b
c

1

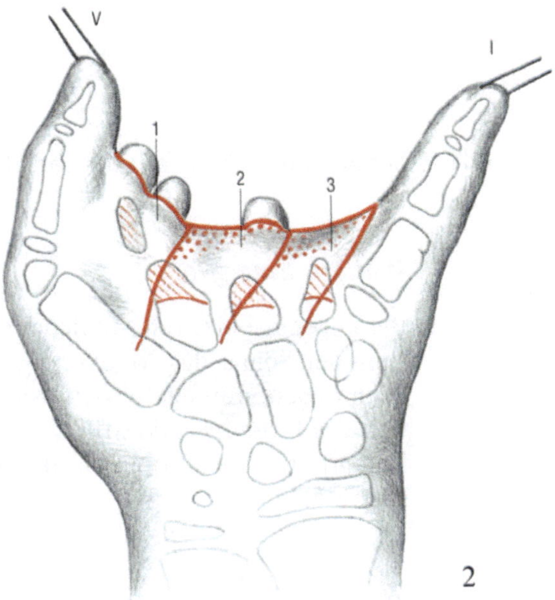
V
I
1
2
3

2

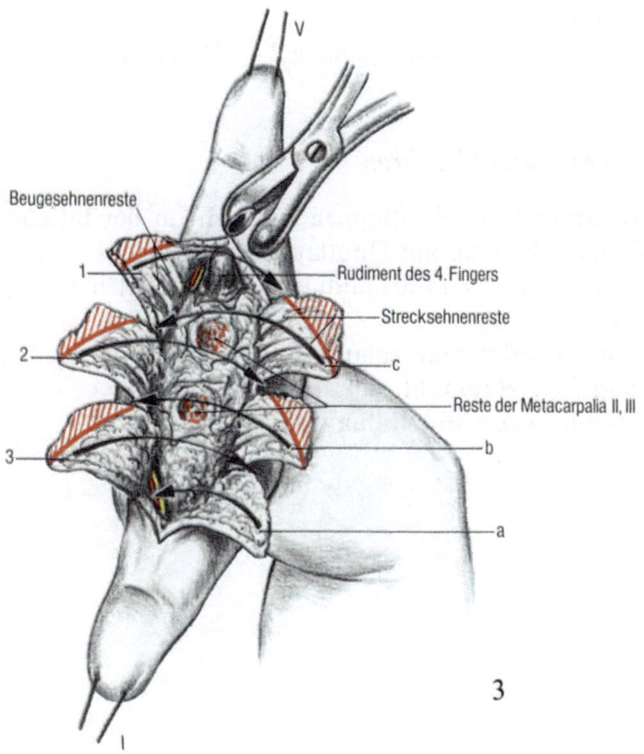
V
Beugesehnenreste
1
Rudiment des 4. Fingers
Strecksehnenreste
2
c
Reste der Metacarpalia II, III
3
b
a
I

3

Abb. 4 u. 5 Schlußbilder, Ansicht von dorsal und palmar

*Weitere Eingriffe*

Bei ungenügender oder fehlender aktiver Kleinfingerabduktion kann eine Verlagerung der Sehne des M. ext. dig. min. auf die Ulnarseite der Grundgliedbasis des Kleinfingers durchgeführt werden; anschließend temporäre Kirschner-Draht-Fixation des Grundgelenkes für ca. 3 Wochen.
Veränderte Operationstechnik bei geringer Commissuröffnung s. Operationsbeispiel 8.5.2

*Postoperative Behandlung*

Wie Operationsbeispiel 8.2.
Freigabe zur Übungsbehandlung nach 2—3 Wochen. Nachtschiene für ca. 3 Monate

*Spezielle Fehler und Gefahren*

- Die Präparation der Hautlappen geschieht in der falschen Schicht: Das subcutane Fettgewebe muß am Hautlappen bleiben.
- Gefäße und Nerven randständiger Fingerstrahlen werden bei der Präparation verletzt.
- Überstehende oder spitz zulaufende Metacarpalia werden nicht gekürzt: Keine spannungsfreie Hautnaht.
- Verzicht auf exakte Blutstillung und Redondrainage

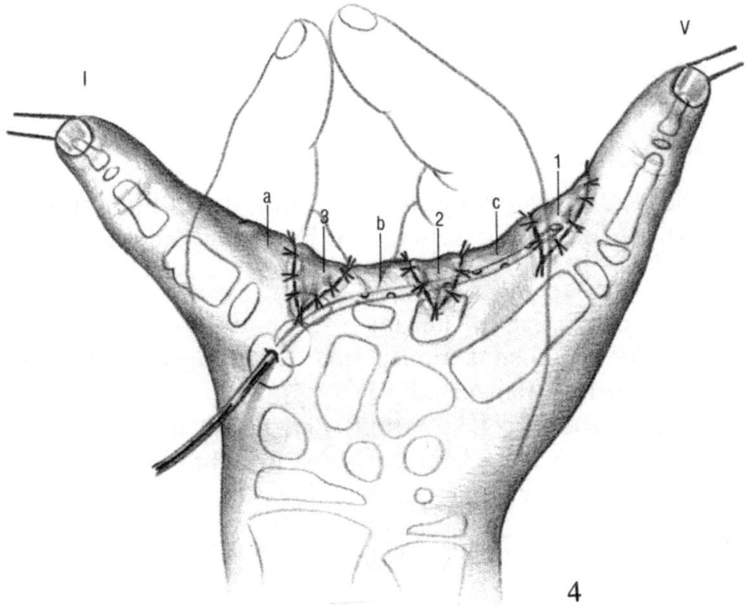


4

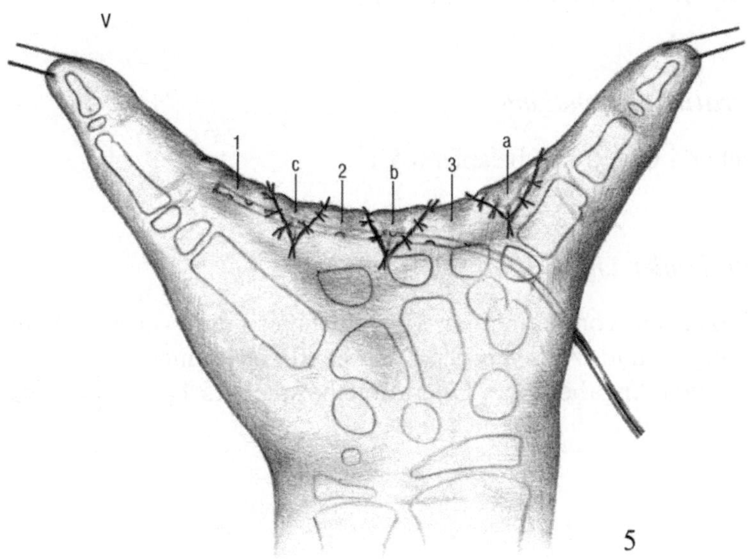


5

## 8.5.2 Symbrachydaktylie II. Grades mit Mittelhand- und syndaktylen Fingerrudimenten (geringe Commissuröffnung)

*Operationsziel*

Befreiung des Kleinfingerstrahls durch Abtragen von Fingerrudimenten und Vertiefung der Mittelhand (Verbesserung von Form und Funktion)

Abb. 1 u. 2 Ausgangsbefund und Schnittführung.
Die Hautbrücke zwischen Daumen und Kleinfinger ist wesentlich schmaler und straffer als im vorigen Beispiel (8.5.1).
Schraffierte Skeletbezirke (IV. Strahl) und rudimentäre Fingerbürzel werden entfernt. Nach Korrektur der Kleinfingerachse erlaubt die Schnittführung einen Wundschluß mit ortsständiger Haut

Abb. 3 Hautlappen präpariert. Dysplastischer IV. Finger weitgehend ausgehülst. Kleinfingerachse korrigiert.
Die Fixation mit transarticulär verlaufenden, dünnen Kirschner-Drähten ist empfehlenswert (im Bild nicht dargestellt). Palmare Gefäße und Nerven der randständigen Finger sind sichtbar. Teile des Lappen 1 fallen weg (schraffiert)

Abb. 4 u. 5 Schlußbilder, Ansicht von dorsal und palmar

*Postoperative Behandlung*

Entsprechend Operationsbeispiel 8.5.1

*Spezielle Fehler und Gefahren*

- Verletzungen von palmaren Hauptgefäßen und -nerven beim Abtragen des IV. Fingers und Vertiefen des Zwischenfingerraumes.
- Siehe auch Angaben zum Operationsbeispiel 8.5.1

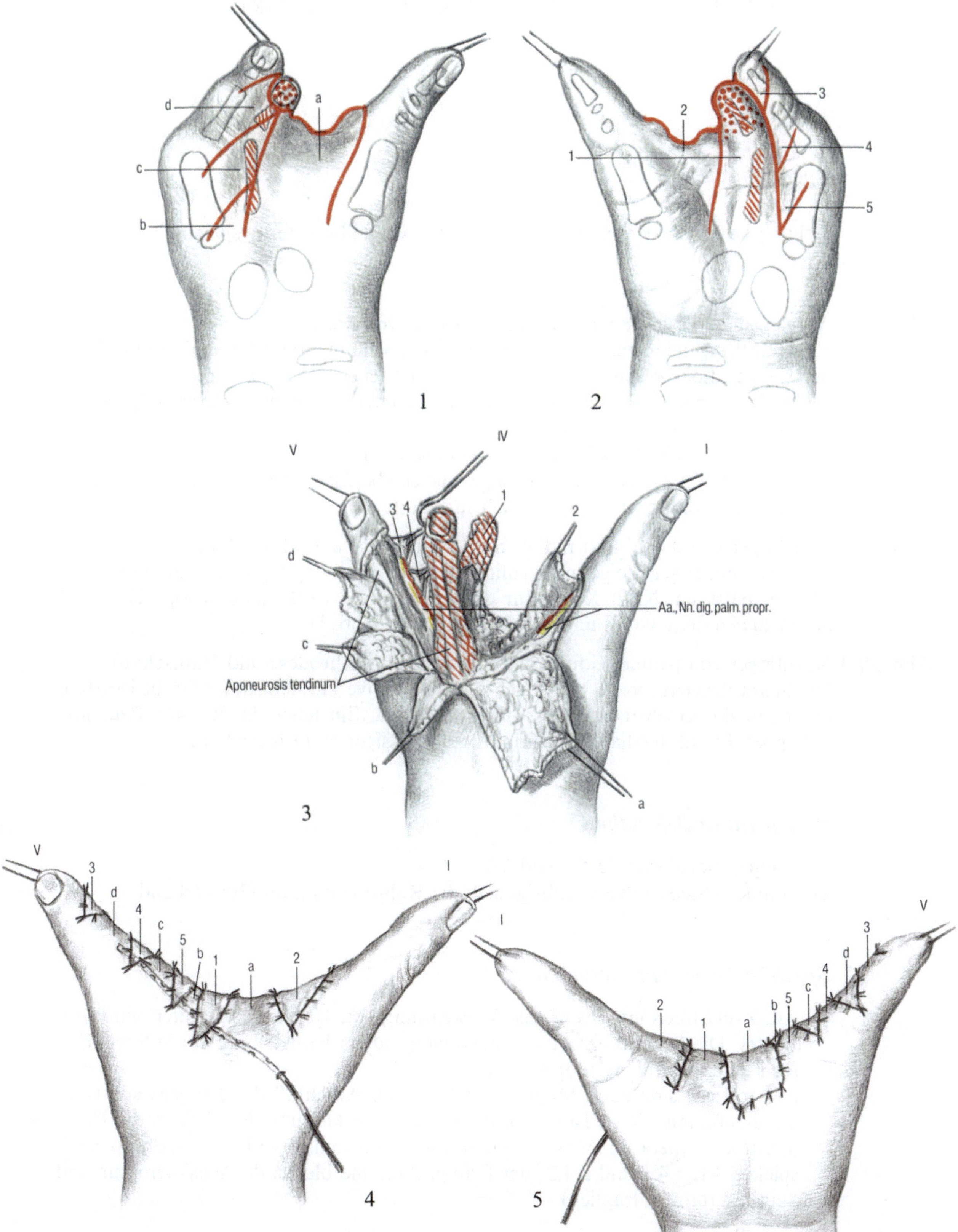
a
b
c
d
1
2
3
4
5
V
IV
I
Aa., Nn. dig. palm. propr.
Aponeurosis tendinum

## 8.6 Symbrachydaktylie II. Grades mit Klinodaktylien

### *Operationsziel*

Stellungskorrektur der beiden Langfinger mit Versteifung der dysplastischen Fingergelenke

Abb. 1 Ausgangsbefund und Schnittführung, Ansicht von dorsal.
Zwei nageltragende Anhängsel am III. und IV. Strahl wurden früher entfernt (Technik s. Operationsbeispiel 8.4). In den dysplastischen Interphalangealgelenken der beiden Langfinger sind lediglich Wackelbewegungen möglich. Das Mittelglied am Kleinfinger ist bis auf ein keilförmiges Schaltstück verkürzt.
Schraffierte Knochenbezirke werden später reseziert. Zur Beseitigung der Klinodaktylie des Kleinfingers ist eine Z-förmige Verschiebeplastik erforderlich. Die Schnittführung der Palmarseite ist gestrichelt markiert

Abb. 2 Zeigefinger von dorsal und radial; nach Arthrodese und Hautschluß.
Beim zweigliedrigen Zeigefinger sollte für einen guten Spitzgriff die Beugestellung 20–30° betragen. Nach Korrektur der Fehlstellung wird überschüssige Haut auf der medialen Seite vor Wundschluß excidiert (s. Abb. 1)

Abb. 3 u. 4 Kleinfinger von palmar, dorsal und radial; nach Arthrodese und Hautschluß.
Die Schraubenarthrodese bietet sich als Alternative zur Kirschner-Draht-Fixation an, wenn die Größenverhältnisse dies zulassen. Einstellen in 30–40° Beugung. Z-Lappen-Plastik medial-, Resektion überschüssiger Haut lateralseitig

### *Postoperative Behandlung*

Siehe Operationsbeispiele 5.3 und 5.4.
Bei stabiler Osteosynthese erübrigt sich die Ruhigstellung im Gipsverband

### *Spezielle Fehler und Gefahren*

- Auf Z-Plastiken und eventuelle Verwendung von Hauttransplantaten wird verzichtet: Die Achsenkorrektur ist bei höhergradiger Fehlstellung nur unter stärkerer Fingerverkürzung möglich.
- Arthrodesen sind nach Möglichkeit erst nach Abschluß des Längenwachstums durchzuführen: Sonst ist eine noch stärkere Verkürzung des Fingers die Folge (eventuelle operative Möglichkeiten vor Wachstumsabschluß s. Operationsbeispiele 5.3.1, 5.4.1 und 5.4.2; der Erfolg, d.h. eine bleibende Achskorrektur und Stabilisierung ist fraglich)

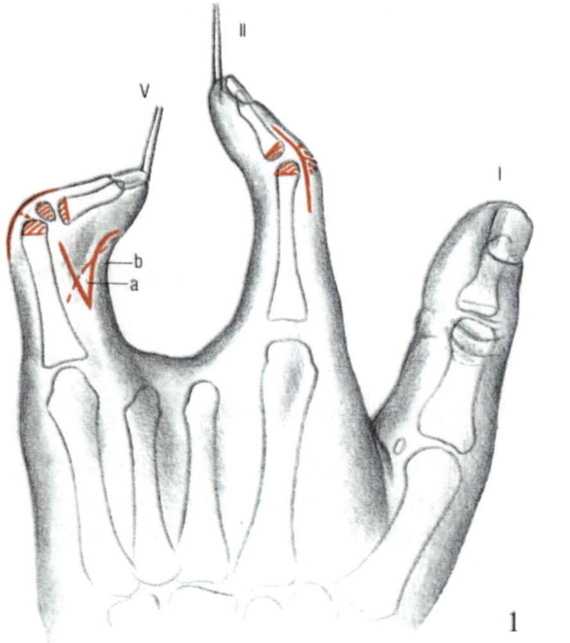


1

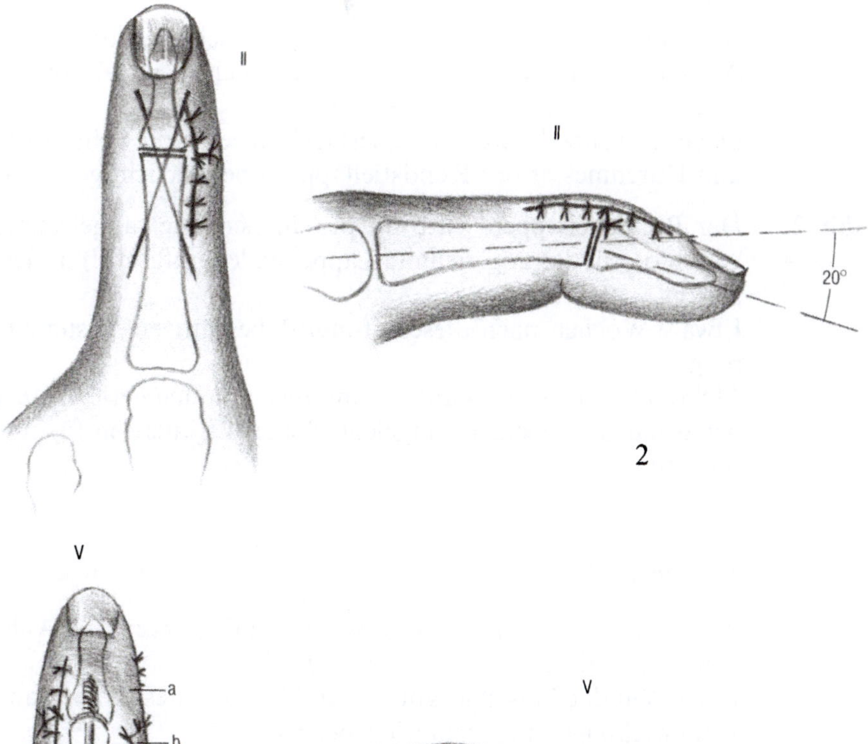


2

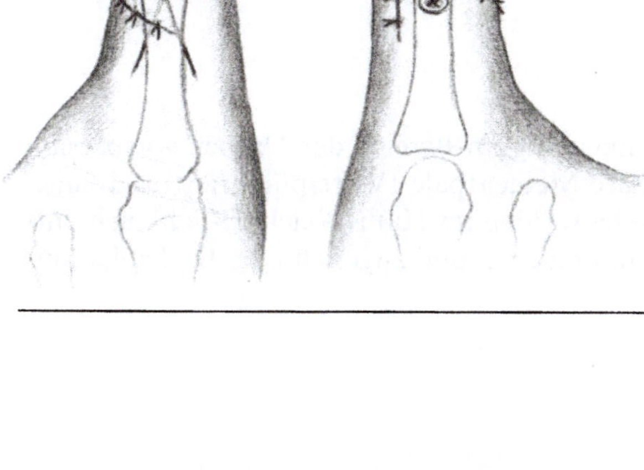


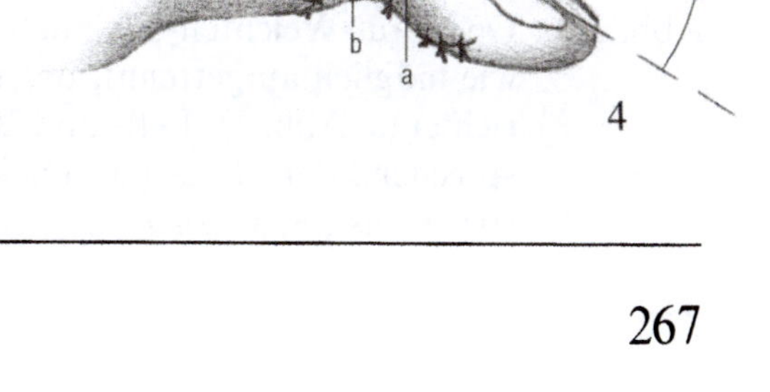


4

## 8.7 Symbrachydaktylie III. Grades (Monodaktylie)

*Operationsziel*

Bildung eines natürlichen Greifwiderlagers durch Aufbauplastik des IV. Strahles (4 Eingriffe)

*1. Eingriff*

Bildung eines Rundstiellappens aus der Bauchhaut der gleichen Körperseite in typischer Weise (ohne Abbildung; s. Operationsbeispiel 4.2.2).
Nach abgeschlossener Wundheilung:

*2. Eingriff*

Abb. 1 Ausgangsbefund und Schnittführung, Ansicht von dorsal.
Anstelle der Langfinger bestehen lediglich 4 nageltragende Weichteilbürzel und längenreduzierte Mittelhandknochen.
Die Fingerbürzel werden reseziert (schraffiert); die Schnittführung muß den Umfang und Durchmesser des Rundstiellappens berücksichtigen (s. Abb. 2)

Abb. 2 Der Rundstiellappen wird am proximalen Stiel abgetrennt, die Bauchhautwunde verschlossen, das zugerichtete Lappenende (entfetten!) in den Mittelhanddefekt eingenäht.
Etwa 3 Wochen nach diesem Eingriff beginnt ein systematisches Zirkulationstraining:
Mehrmals am Tage wird – anfangs minutenweise – eine *weiche* Klemme an den distalen Lappenstiel angelegt. Später Zirkulation für immer längere Zeit unterbrechen

*3. Eingriff*

Abtrennen des distalen Lappenstieles und Kürzung (s. Abb. 3) erst, wenn Lappen von proximal her optimal ernährt wird.
Nach Wundheilung und guter Durchblutung des Transplantates (Venenauffüllzeit! s. Anmerkungen bei Operationsbeispiel 4.2.2):

*4. Eingriff*

Abb. 3 Der Haut-Weichteil-Schlauch wird palmarseitig im Bereich der Narben so sparsam wie möglich aufgetrennt, das rudimentäre Metacarpale IV freipräpariert und zugerichtet (s. Abb. 1). Fett- und Bindegewebe werden im Haut-Weichteil-Schlauch entsprechend der Länge und Dicke des entnommenen und zugerichteten Beckenkammspanes als „Spanlager“ abgetragen.

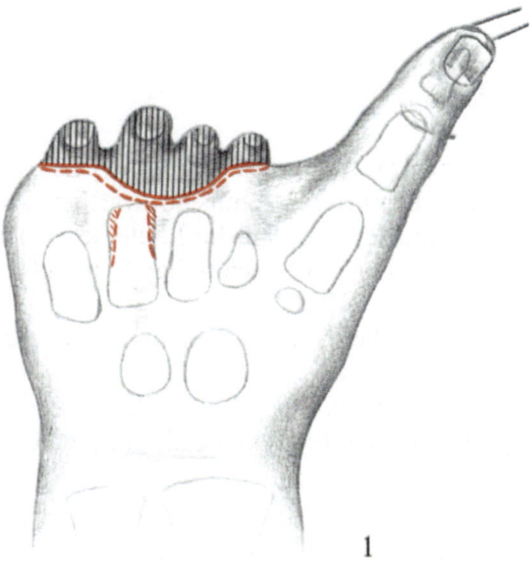

1

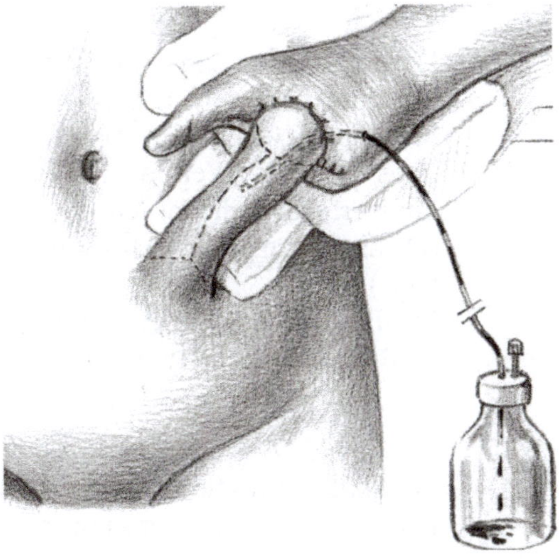

2

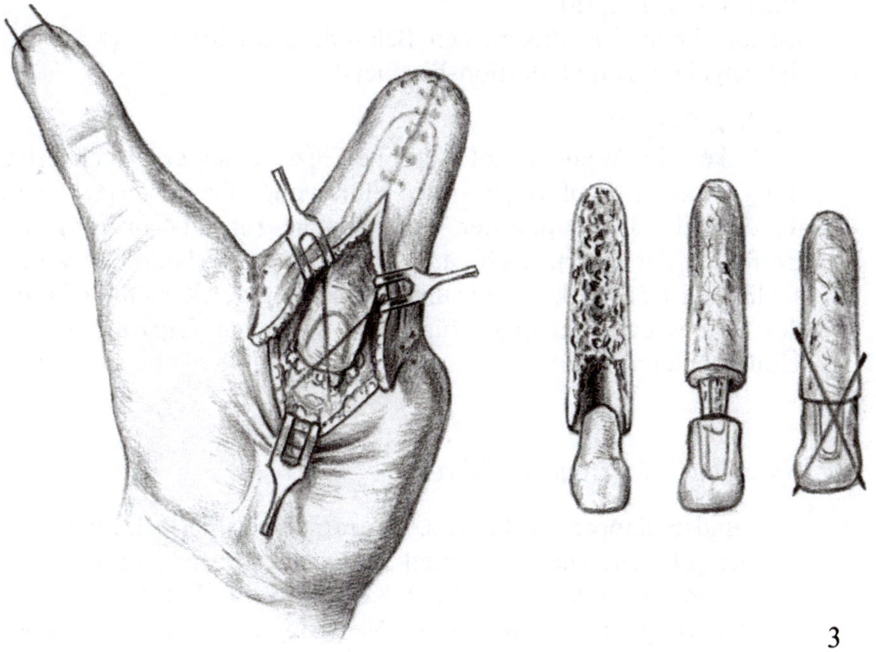

3

Da mit keinem Längenwachstum des Knochentransplantates zu rechnen ist, sollte bei Operationen im Kleinkindesalter von vornherein eine genügend kräftige Greifbranche mit einer Spanlänge von ca. 3–5 cm angelegt werden. Im Laufe des Wachstums kann eine Verlängerung des Widerlagers oder eine nochmalige Spanaufstokkung erforderlich werden.
(Das Insert zeigt zwei Möglichkeiten der Osteosynthese zwischen Span und Metacarpale.)
Die Position des Beckenkammspanes richtet sich nach dem aktiven Bewegungsausmaß des Daumens (vor der Operation prüfen!). Spanfixation mit Kirschner-Drähten. Wundschluß

Abb. 4 Schlußbild, Ansicht von dorsal.
Der spätere funktionelle Einsatz ist durch die Opposition des Daumens demonstriert. Das Greifwiderlager gewinnt ausreichende Schutzsensibilität

*Postoperative Behandlung*

Nach 1.–3. Eingriff:
Entsprechend den allgemeinen Behandlungsrichtlinien (Kap. 1.1 und 2.1), s. auch die Angaben zum Operationsbeispiel 4.2.2

Nach 4. Eingriff:
Abdecken der Wunden mit Vaseline-Gaze. Leichter Druckverband unter Verwendung lockerer Tupferlagen oder Stahlwolle. Gepolsterter Oberarm-Gipsverband, dabei bleibt die Kuppe der Greifbranche zur Überprüfung der Zirkulation frei. Entfernen der Fäden nach ca. 14 Tagen, Gipsverband für weitere 8 Wochen. Anschließend Röntgenkontrolle und Entfernung der Kirschner-Drähte. Je nach Einbau des Spanes evtl. nochmals für etwa 4 Wochen Gipsverband, dann Freigabe zur Übungsbehandlung

*Spezielle Fehler und Gefahren*

- Rundstiellappen-Technik: s. Operationsbeispiel 4.2.2 u.a.
  Der gebildete Haut-Weichteil-Schlauch und die Größe des Knochenspanes stehen in einem Mißverhältnis: Keine straffe Hautdecke oder Hautlappen unter Spannung mit der Gefahr der Nekrose und Sekundärinfektion.
- Der Knochenspan wird nicht tief genug in den Metacarpalstumpf eingepflanzt oder die Hand zu früh ohne Röntgenkontrolle zum Beüben freigegeben: Führt zur Spanlockerung, zum Ermüdungsbruch u.ä.
- Das proximale Spanende hat keine Verbindung zum spongiösen Knochenkern: s. oben

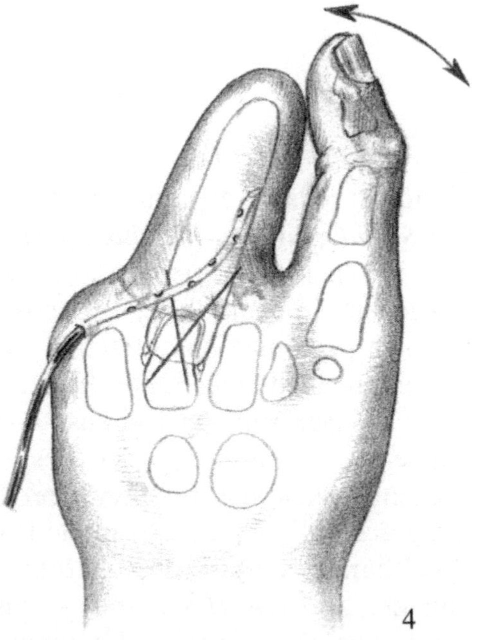

4

# 9. Spalthand

## 9.1 Einführung

### 9.1.1 Allgemeines

Die unter dem Begriff „Spalthand“ (häufige Synonyma: clefthand, splithand, Krebsscherenhand, lobster-claw) zusammengefaßten Fehlbildungen sollen auf eine *keilförmige Schädigung des Weichteilblastems* der primitiven Handplatte (W. Müller, 1937), möglicherweise auch des Ektoderms (Werthemann, 1952) zurückgehen. Je nach Tiefe, Breite und Richtung des von der Peripherie als Basis nach proximal gerichteten Keiles, kommt es – offenbar erst sekundär – zu unterschiedlicher Unterdrückung der Skeletbildung. Bei schmalem Defekt liegt das Zentrum der Keilbasis – von einer normal entwickelten Hand aus gesehen – an der Spitze des III. Strahls und/oder der benachbarten Zwischenfingerräume. Bei breiterem Defektkeil wird vornehmlich die entwicklungsgeschichtlich jüngere radiale Handhälfte mit einbezogen.

Die meisten Spalthände weisen die charakteristischen Fehlbildungen gleichzeitig auch an der *anderen Hand* und – mit geringerer Variabilität – an den *Füßen* auf. Die Deformitäten kommen *familiär gehäuft* vor bei dominanter Vererbung mit unterschiedlicher Penetranz (Liebenam, 1938; Birch-Jensen, 1949; Zusammenstellungen bei Bauer u. Bode, 1940; bei Grebe, 1964).

Nach *formalen* Gesichtspunkten lassen sich zwei Gruppen unterscheiden:

Beim *medianen Typ* liegt ein nahezu zentraler (axialer) Defekt vor; demzufolge ist die stärkste Skeletrückbildung im allgemeinen auch am III. Strahl zu finden. Der Spalt reicht bei stärkerer Ausprägung bis in die Mittelhand oder gar bis zum Handgelenk hin.

Man kann eine *teratologische Reihe* aufstellen, die die zunehmende Breite des Defektkeiles zum Maßstab nimmt: Den Anfang bilden Hände, die lediglich eine V-förmige Verbreiterung des 2. oder 3. Zwischenfingerraumes mit cutaner Syndaktylie der Nachbarfinger zeigen. Dann folgen die Fälle mit leichten bis ausgeprägten V-förmigen Defekten im Bereich der Binnenstrahlen. Es schließen sich die krebsscherenartigen Zweifingerhände mit weitgehender oder vollständiger Reduktion der Binnenstrahlen, evtl. einschließlich entsprechender Handwurzelknochen, an. Die Reihe endet mit den extremen Fällen von Defekten beider randständiger Strahlen bis hin zur Adaktylie (und Acheirie?), in die auch andere Fehlbildungsreihen (Symbrachydaktylie, periphere Hypoplasie) einmünden.

Beim *medioradialen Typ* ist die Keilspitze mehr zum Metacarpale I hin gerichtet. Die stärksten Defekte weisen die Skeletelemente(-teile) am II. oder I. Strahl auf. Mit zunehmender Schwere der Blastemschädigung ergeben sich

Formen, die keine „Spalt"-Hand im engen Sinne des Wortes mehr darstellen. Erst erbbiologische Untersuchungen haben ihre Zuordnung zum genannten Formenkreis geklärt.

Die *teratologische Reihe* dieser Gruppe beginnt, wie bei der vom medianen Typ, bei den (schräg) V-förmigen Binnenstrahldefekten. Formen mit zunehmender Reduktion des I. Strahles schließen sich an: Bei geringer Keiltiefe treten amputationsartige Verkürzungen der Fingerstrahlen auf. Die Verkürzung nimmt vom IV. (III.) Strahl nach radial hin stetig zu. Bei größerer Keiltiefe liegt eine weitgehende oder vollständige Unterdrückung des radialen Handteiles bis zur ulnaren Di- oder Monodaktylie vor; möglicherweise endet auch diese Reihe in der Adaktylie.

In der Mehrzahl der Fälle gehen Spalthände mit verschiedenen *Begleitfehlbildungen* einher (s. KLAGES u. JACOB, 1940; u.a.), deren Entstehung sich im wesentlichen ebenfalls als Folge eines defektbedingten Raummangels in der Weichteilanlage deuten läßt: Ziemlich regelmäßig findet man bei den schmalbasigen Keildefekten partielle oder totale *cutane Syndaktylien.*

Neben *Beugekontrakturen* treten in den proximalen Interphalangealgelenken auch *Klinodaktylien* auf. Hauptsächlich sind die dem Defekt benachbarten Finger betroffen.

Dort, wo in den Randzonen des Weichteildefektes die Skeletbildung nicht vollständig unterdrückt ist, können periphere Skeletelemente verschmächtigt, amputationsartig verkürzt oder verlagert und gelegentlich sekundär mit Nachbarknochen verschmolzen sein (z.B. Seit-zu-Seit-Fusionen benachbarter Metacarpalia). Gar nicht selten tragen zwei Metacarpalia in einem gemeinsamen Gelenk einen Finger.

Typisch, wenn auch keinesfalls spezifisch, ist die Verlagerung in Form eines sog. *Transversalknochens.* Wir finden sie besonders bei medio-radialen Defekten. Hierbei dürfte es sich – zumindest in der Mehrzahl – um eine abgedrängte Grundphalanx handeln. Die distalen Phalangen dieses Fingerstrahls können fehlen. Wenn zumindest das Mittelgelenk angelegt ist, so treffen das Metacarpalköpfchen, die Basis des Mittelgliedes und ein Ende des Transversalknochens in einer gemeinsamen Gelenkkapsel zusammen (s. Operationsbeispiel 9.4). In gleicher Weise lagert sich das andere Ende des Transversalknochens dem Grundgelenk des Nachbarfingers an. Gelegentlich ist der Knochen mit den benachbarten Skeletelementen auch synostotisch verbunden. Bei den von uns untersuchten und einem von BURGER (1928) veröffentlichten Beispiel inserierten an Transversalknochen weder Muskeln noch Sehnen.

Nicht selten zeigen einzelne Fingerstrahlen zusätzliche Störungen, die als *Differenzierungsstörungen des Skeletblastems* verstanden werden: Fast aussschließlich handelt es sich um *Überschußbildungen:* Triphalangien des Daumens, inkomplette Polydaktylien (besonders am I. Strahl), Transversalknochen mit 2 Wachstumsfugen u.a. Auch *Segmentierungsstörungen* in Form von Gelenkhypoplasien unterschiedlicher Ausprägung bis hin zur Biphalangie kommen vor.

Bei ausgeprägten Formen vom medio-radialen Typ, d.h. bei weitgehender oder vollständiger Unterdrückung präaxialer Skeletelemente kann die Hand, wohl auf Grund der muskulären Imbalance, eine *Ulnardeviation* aufweisen.

Von Spalthand-Phänokopien aus anderen teratologischen Reihen (Symbrachydaktylien, periphere Hypoplasien u.a.) sind die echten Spalthand-Formen in fast allen Fällen schon durch den spezifischen keilförmigen Skeletdefekt und die glatte Begrenzung des Weichteildefektes zu unterscheiden. „Aufgesetzte" Weichteilreste oder Fingerstummel [z.B. „atypische Spalthände" (M. LANGE, 1937; BIRCH-JENSEN, 1949; BARSKY, 1964; BLANKENBURG, 1967; u.a.)] verweisen diese Fehlbildungen in andere teratologische Gruppen.

### 9.1.2 Operationsindikation

Nur bei einem Teil der Spalthandbildungen sind operative Maßnahmen angezeigt. Bei der Indikation müssen *funktionelle Gesichtspunkte* kritisch bedacht und gegenüber kosmetischen Bedürfnissen vorrangig betrachtet werden. Selbst bei stärkeren Defekten besteht häufig noch eine erstaunliche Gebrauchsfähigkeit der Hand. So können bei Scherenhänden mit Keildefekten bis in die Mittelhand die erhaltenen Fingerstrahlen gut zu- und voneinander bewegt werden. Der pinzettenartige Einsatz solcher Finger wird im Namen (Krebs-)Scherenhand gut zum Ausdruck gebracht.

### 9.1.3 Zeitpunkt der Operationen

Cutane Fesselungen des I. Strahls sollten frühzeitig, evtl. schon im 2. Lebensjahr, beseitigt werden. Andere Maßnahmen sind erst dann sinnvoll, wenn das Ausmaß der Adaptation und der funktionellen Behinderung an der fehlgebildeten Hand genau überschaut werden kann. Bis zur Einschulung sollten die operativen Maßnahmen und die sich anschließende Übungsbehandlung abgeschlossen sein.

Aufstockungsoperationen müssen wachstumsbedingt ggf. später wiederholt werden. Arthrodesen kommen frühestens ab 12. Lebensjahr in Frage.

### 9.1.4 Allgemeine Operationsrichtlinien

Im wesentlichen sind folgende operative Möglichkeiten zu erwägen:

- *Spaltschließende Maßnahmen* (9.2).
  Ihre Bedeutung liegt hauptsächlich auf ästhetischem Gebiet. Die Gefahr eines postoperativen Funktionsverlustes muß unbedingt bedacht werden, zumal bei den hummerscherenartigen Deformitäten (s.o.).
- *Eingriffe zur Bildung und Verbesserung einer Greifzange.*
  Es können sich anbieten:
  a) Die Vertiefung eines Spaltdefektes, z.B. durch Entfernung und/oder Verlagerung eines residualen Metacarpale (Beispiel s. b. BLAUTH, 1969).

b) Die Beseitigung eines sperrenden Transversalknochens (9.4). Liegt er im Bereich der Langfingerstrahlen, sind eine Fesselung der jeweils benachbarten Metacarpalia, ein Verschluß von Kapseldefekten der Metacarpophalangealgelenke und eine Verschmälerung der Weichteile erforderlich.
c) Stellungskorrekturen, vornehmlich Rotations- und Keilosteotomien an einzelnen Fingerstrahlen zur Herstellung und Verbesserung eines Spitzgriffes (9.3).
d) Der Aufbau eines radialen Strahles als Gegengriff (mit Schutzsensibilität) zur Bildung einer Greifzange, entsprechend dem Vorgehen bei der monodaktylen Symbrachydaktylie (s. Operationsbeispiel 8.7).

– *Zusätzliche Maßnahmen*
wie sie sich aus den aufgeführten Begleitfehlbildungen ergeben (Fingertrennungen, Entfernung zusätzlicher Skeletelemente, Beseitigung von Kontrakturen u.a.m.) (9.6–9.8).

### 9.1.5 Postoperative Behandlung

Die Maßnahmen hängen vom jeweiligen Eingriff ab und werden bei den einzelnen Operationsbeispielen besprochen.

## 9.2 Spalthand mit weitem Zwischenfingerraum

*Operationsziel*

Verschmälerung des Zwischenfingerraumes zur Verbesserung des Aussehens der Hand

Abb. 1 Ausgangsbefund und Schnittführung; Ansicht von dorsal.
Es handelt sich um eine Spalthand vom medianen Typ. Metacarpale II und rudimentäres Metacarpale III lehnen sich an die Nachbarglieder an, ohne deren Funktion wesentlich zu behindern.
Zunächst wird ein ulnar gestielter Hautlappen aus dem Scheitel des Zwischenfingerraumes gebildet (subcutanes Fettgewebe belassen!). Danach entnimmt man je einen dreieckigen Hautbezirk aus der Dorsal- und Palmarseite des Zwischenfingerraumes. Schraffierte Bezirke fallen weg, punktierte Hautareale sind evtl. vor Wundschluß nachzuresezieren

Abb. 2 Ansicht von palmar.
Der palmare Dreieckslappen ist entfernt, die palmaren Gefäß-Nerven-Bündel sind dargestellt.
Keilförmige Excision aus dem M. add. poll., danach Muskel-, Fascien- und Hautnaht

Abb. 3 Schlußbild von palmar.
Der Daumenstrahl wird temporär mit 2 Kirschner-Drähten in Funktionsstellung fixiert (zur besseren Übersicht in der Abbildung keine Funktionsstellung!)

*Postoperative Behandlung*

Oberarm-Gipsverband für ca. 2 Wochen. Anschließend Entfernung der Kirschner-Drähte

*Spezielle Fehler und Gefahren*

- Verletzung der palmaren Gefäße und Nerven.
- Zu starke Verschmälerung des Zwischenfingerraumes.
- Allgemeines zur Problematik spaltschließender Maßnahmen s. Einführung (9.1)

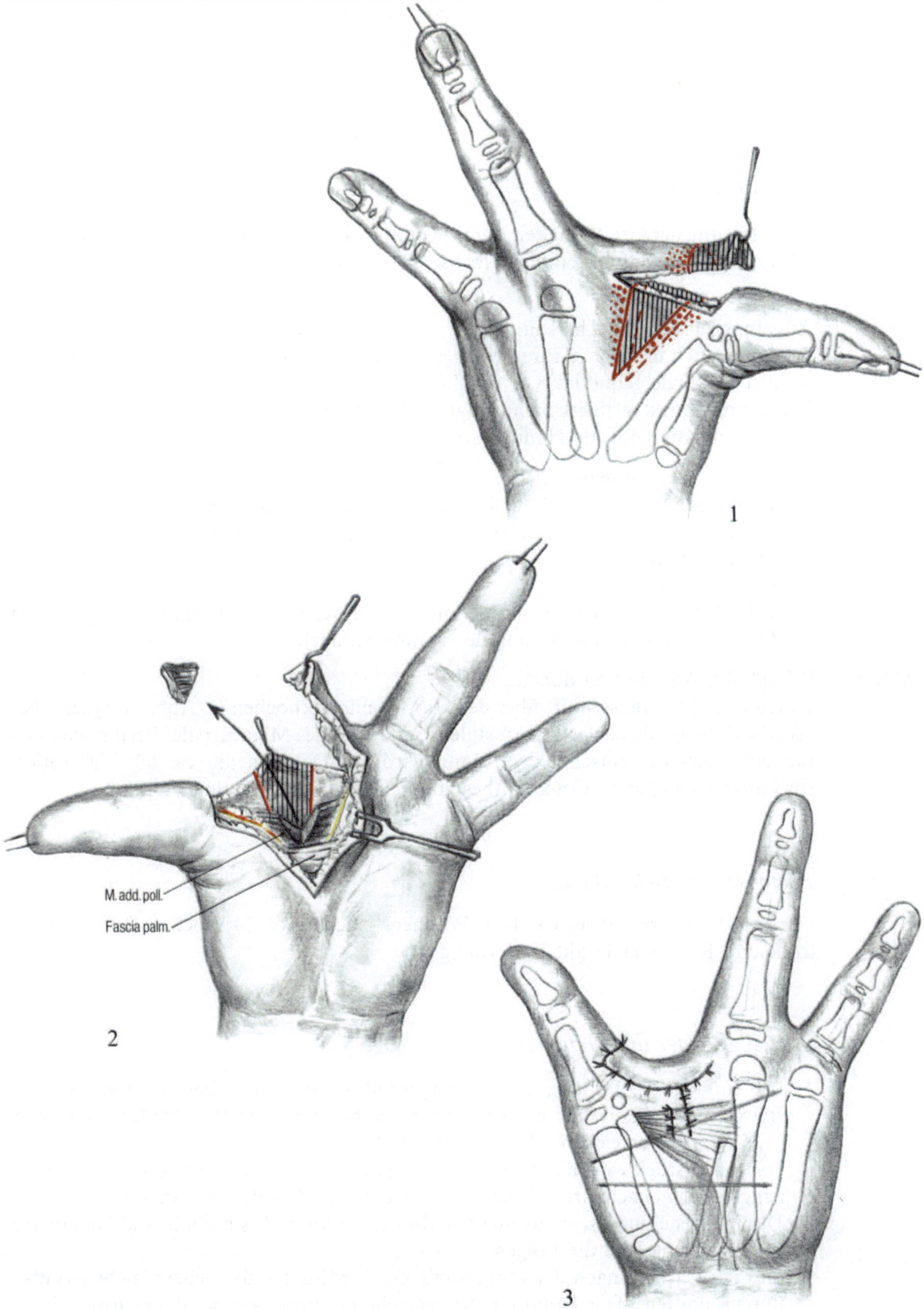
1
M. add. poll.
Fascia palm.
2
3

## 9.3 „Hummerscheren"-Hand mit Klinodaktylie des Daumens

*Operationsziel*

Verbesserung der Greiffähigkeit durch Rotationsosteotomie des I. Strahles und Korrektur der Daumenfehlstellung. Fibröse Versteifung des Endgelenkes

Abb. 1 Ausgangsbefund; Ansicht von dorsal.
Es handelt sich um eine „Hummerscheren-Hand" mit Unterdrückung aller Binnenstrahlen. Radiale Klinodaktylie des Daumens durch angedeutete Hyperphalangie. Ein normaler Spitzgriff ist nicht möglich. Nach der Korrektur des Endgliedes wird die überschüssige dorsale Haut reseziert (schwarz schraffiert)

Abb. 2 u. 3 Teilansicht des Daumens.
Nach Hautschnitt und Spalten der Kapsel-Band-Verbindungen in Längsrichtung wird die rudimentäre Mittelphalanx entfernt. Kapsel-, Hautnaht. Temporäre Kirschner-Draht-Fixation.
Einzelheiten s. Kap. 5.3.
Nach Entfernung des Rudiments, Naht der Kapsel und temporärer Ruhigstellung resultiert eine fibröse Versteifung des Daumenendgelenks

Abb. 4 Schlußbild, Ansicht von dorsal.
Dorso-radialer Längsschnitt über dem I. Mittelhandknochen (s. Abb. 1). Quere, basisnahe Osteotomie nach subperiostaler Freilegung des Metacarpale. Periostschlauch möglichst zirkulär einschneiden. Dann wird der Daumen um ca. 60–70° rotiert (in Funktionsstellung). Osteosynthese mit 2 gekreuzten Kirschner-Drähten

*Postoperative Behandlung*

Oberarm-Gipsverband für ca. 4–6 Wochen. Nach ca. 3–4 Wochen Röntgenkontrolle und Kirschner-Draht-Entfernung

*Spezielle Fehler und Gefahren*

- Die einfache Entfernung des Phalangenrudiments ist nur bei kleinem „Schaltstück" ausreichend: Bei größeren ist keine hinreichende Weichteilschrumpfung (s. Kap. 5) zu erreichen, Gelenkinstabilität ist die Folge.
- Das Schaltstück wird nicht genügend freipräpariert und exakt lokalisiert: Verletzungen der benachbarten Wachstumsfuge des Endgliedes sind möglich.
- Die Ruhigstellung ist mangelhaft und/oder zu kurz: Instabilität und sekundäre Deformierung sind die Folgen.
- Das Periost wird nach der Osteotomie des I. Mittelhandknochens nicht zirkulär durchschnitten: Die Rotation des peripheren Fragmentes ist erschwert bzw. in ungenügendem Umfang möglich

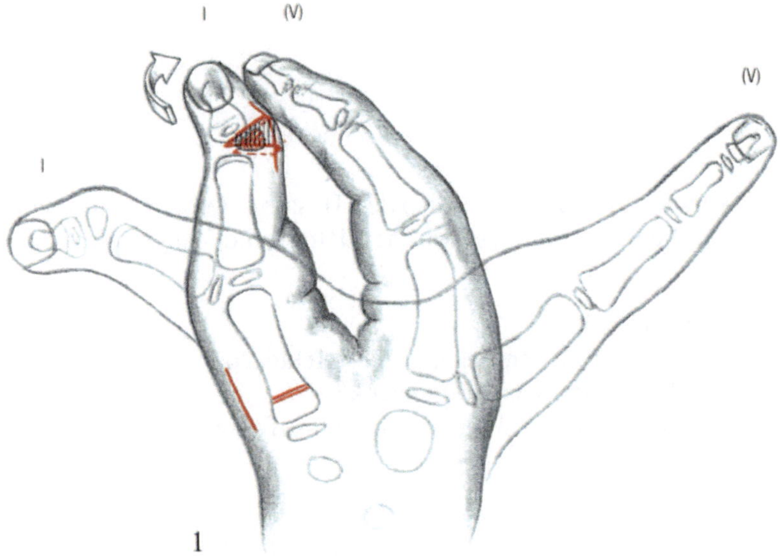


1

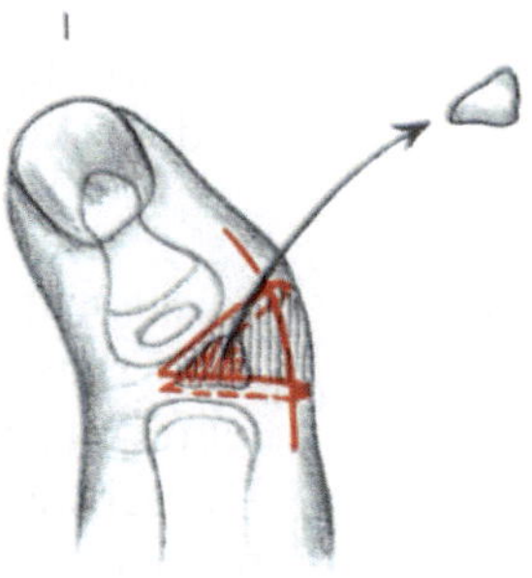


2

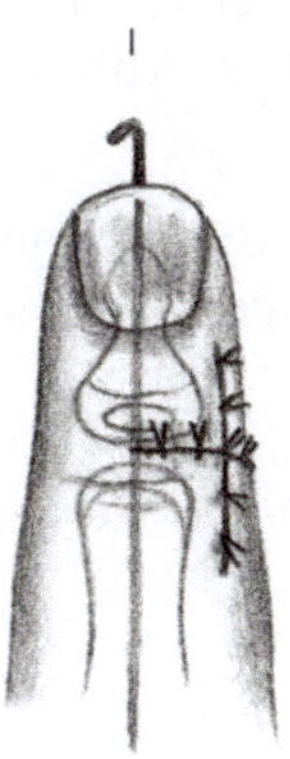


3

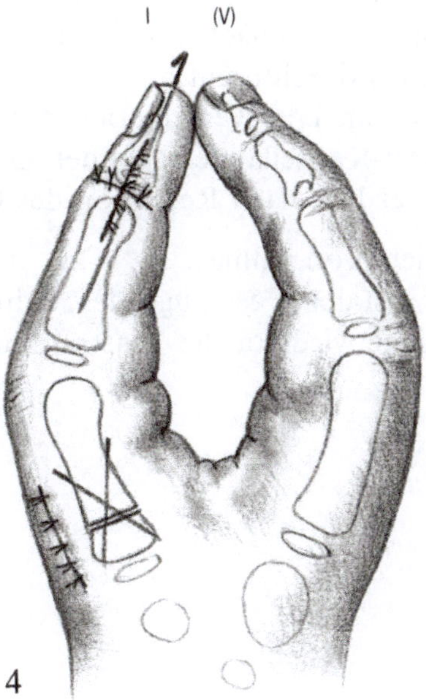


4

## 9.4 Spalthand mit Transversalknochen

*Operationsziel*

Entfernung des Os transversale und des Metacarpale III samt Knochenrudiment und Verkleinerung des Zwischenfingerraumes zwischen Ring- und Zeigefinger

Abb. 1 Ausgangsbefund, Ansicht von dorsal.
Ein Transversalknochen articuliert mit dem verkürzten Metacarpale III und facettenförmig mit beiden Teilen des Zeigefingergrundgelenks.
Die schwarz schraffierten Hautteile fallen weg, die rot schraffierten Skeletbereiche werden später reseziert

Abb. 2 Nach Entfernung der überschüssigen Haut auf der Dorsal- und Palmarseite.
Präparation des Sehnensitus: Eine Strecksehne über dem hypoplastischen III. Metacarpale zieht als Schlinge über den Transversalknochen hinweg auf die Beugeseite der Hand und verschmilzt mit den Beugesehnen des Zeigefingers (s. Abb. 3). Diese Sehne wird zunächst auf der Streckseite freipräpariert und so weit proximal wie möglich durchtrennt.
Über dem Transversalknochen und Zeigefingergrundgelenk wird ein distal gestielter Periost-Kapsellappen gebildet. Dieser Lappen dient zum Verschluß des Kapseldefektes, der hier nach Resektion des Os transversale entsteht (s. Abb. 1)

Abb. 3 Ansicht von palmar.
Die distalen Faserzüge der Palmaraponeurose werden durchtrennt. Die Sehnenschlinge wird vor der Einstrahlung in die Zeigefingerbeuger abgetragen

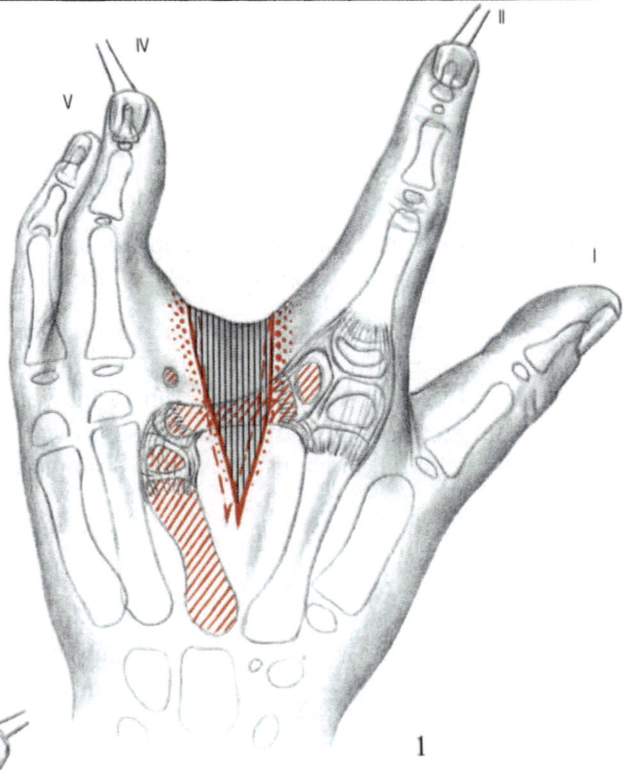


1

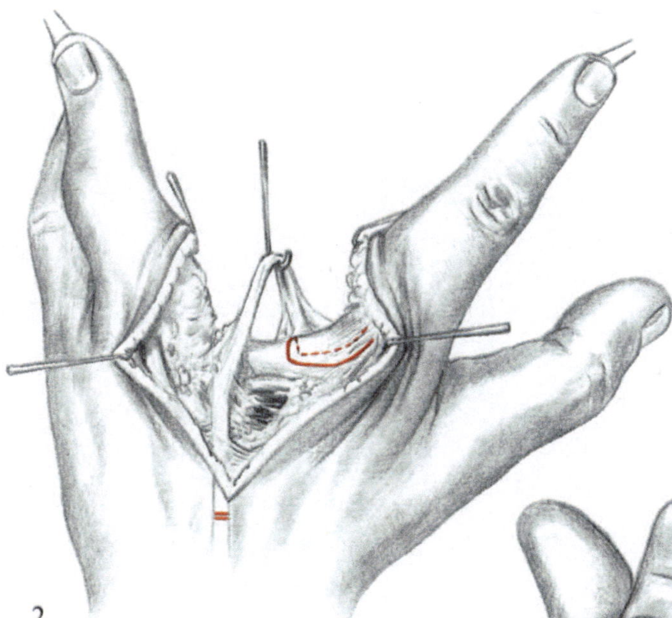

2

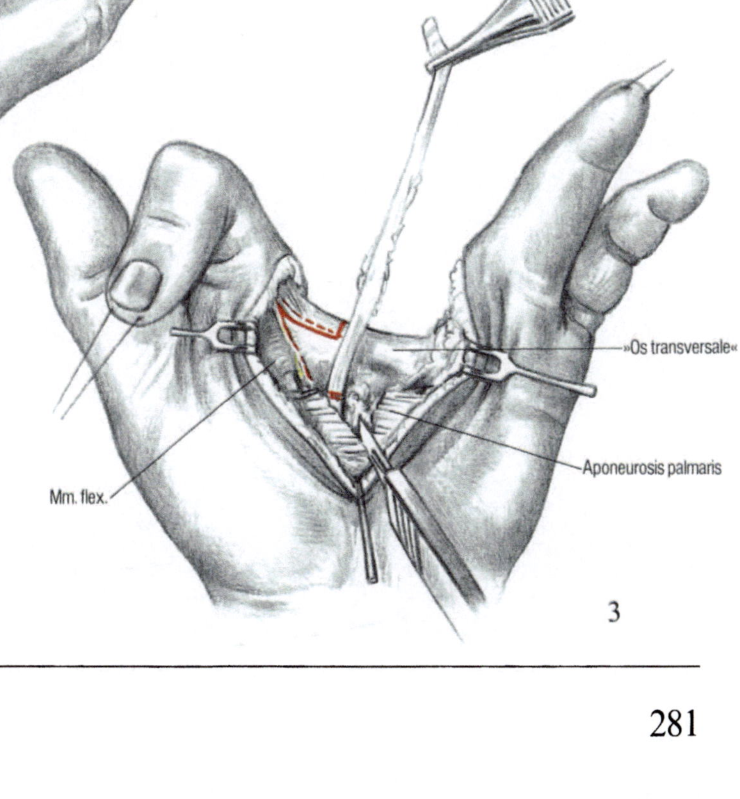


3

Abb. 4 Blick auf die freiliegenden ulnarseitigen Gelenkfacetten des Zeigefingergrundgelenkes nach Entfernung des Os transversale

Abb. 5 Nach Resektion des kleinen Knochenrudimentes und des hypoplastischen III. Metacarpale.
Der Kapseldefekt auf der Ulnarseite des Zeigefingergrundgelenkes ist mit dem gestielten Periostlappen verschlossen. Subperiostale Freilegung des II. und IV. Mittelhandknochens als Vorbereitung zur Sehnenumschlingung

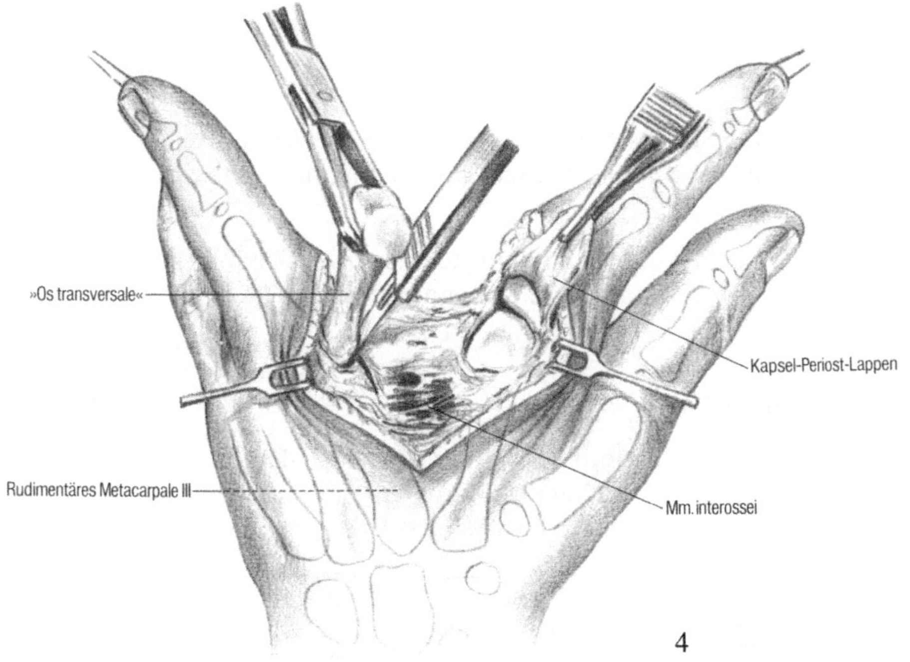
»Os transversale«
Kapsel-Periost-Lappen
Rudimentäres Metacarpale III
Mm. interossei

4

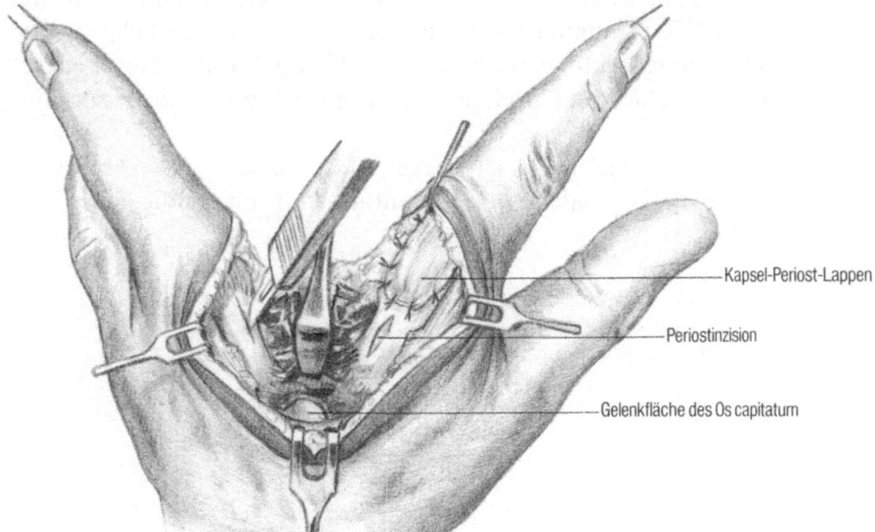
Kapsel-Periost-Lappen
Periostinzision
Gelenkfläche des Os capitatum

5

Abb. 6 Die abgetrennte Strecksehne wird subperiostal schleifenförmig um die Mittelhandknochen II und IV geführt und unter Spannung mit sich selbst vernäht

Abb. 7 Schlußbild.
Die Sehne fesselt die Mittelhandknochen, der Zwischenfingerraum ist verschmälert. Zusätzlich ist die Position mit 2 Kirschner-Drähten gesichert

### *Postoperative Behandlung*

Oberarm-Gipsverband. Entfernung der Kirschner-Drähte ca. 4 Wochen nach der Operation. Anschließend Unterarm-Gipsverband mit Einschluß der Mittelhand für weitere 4 Wochen; die Finger bleiben jetzt frei

### *Spezielle Fehler und Gefahren*

- Hauptgefäße und -nerven werden beim Entfernen des Transversalknochens verletzt.
- Die Sehnenschlinge zur Fesselung der Metacarpalia wird nicht subperiostal gelegt: Die Strangulation wichtiger Gebilde ist möglich.
- Die Sehnenschlinge wird nicht straff vernäht und durch Kirschner-Drähte „gesichert": Die Metacarpalia klaffen auseinander, die Hautnaht gerät unter Spannung.
- Es wird zu viel „überschüssige" Haut entfernt: Die Hautnaht steht unter Spannung; dicke Spalthauttransplantate sind notwendig

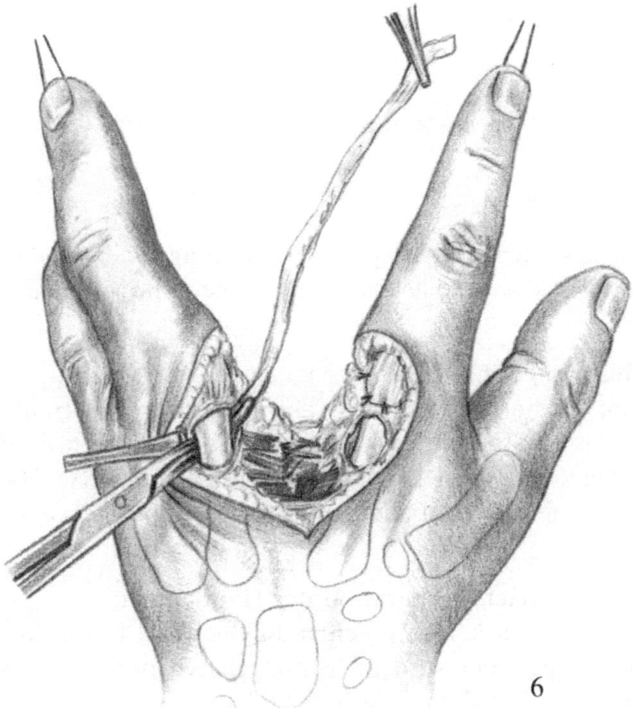

6

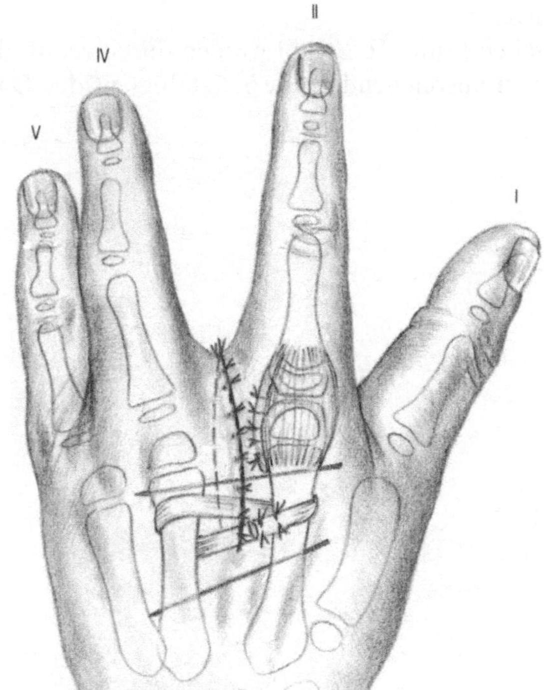


7

## 9.5 Spalthand mit totaler Syndaktylie zwischen Daumen und Zeigefinger

*Operationsziel*

Trennung von Daumen und Zeigefinger, Bildung einer Commissur am normalen Ort unter Absetzen des dysplastischen II. Fingers im Mittelgelenk

Abb. 1 u. 2 Ausgangsbefund und Schnittführungen.
Spalthand vom medio-radialen Typ. Dysplastischer II. Strahl mit Akrosynostose zum Daumen (als Spalthand durch Befund an den anderen Extremitäten gesichert). Schraffierte Skeletteile werden später reseziert, punktierte Hautareale fallen z.T. bei Wundschluß weg. Die Daumencommissur wird durch zwei ortsständige Blattlappen gebildet

Abb. 3 Ansicht von dorsal, nach Präparation der Hautlappen.
Der Zwischenraum zwischen Daumen und Zeigefinger ist mit lockerem Bindegewebe ausgefüllt. Der Zeigefinger wird im Mittelgelenk abgesetzt, anschließend die Synostose zwischen den Endgliedern durchmeißelt

Abb. 4 Nach Präparation der palmaren Lappen und Amputation der Mittel- und Endphalanx des Zeigefingers:
Die Fascien zwischen I. und II. Strahl werden durchtrennt, der M. add. poll. (Caput transversum) bis zu ausreichender Abspreizfähigkeit des Daumenstrahls eingekerbt

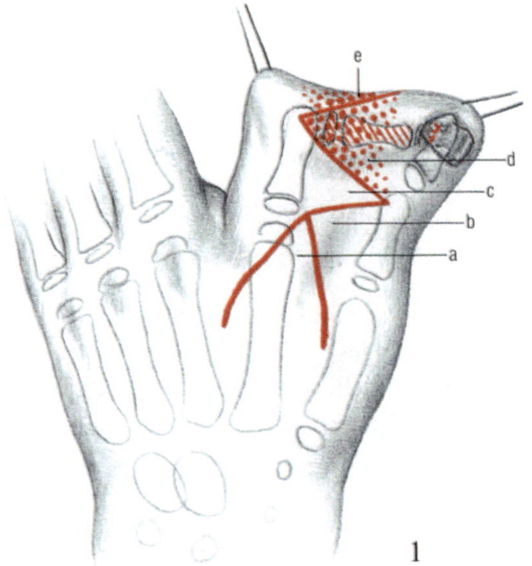
e
d
c
b
a

1

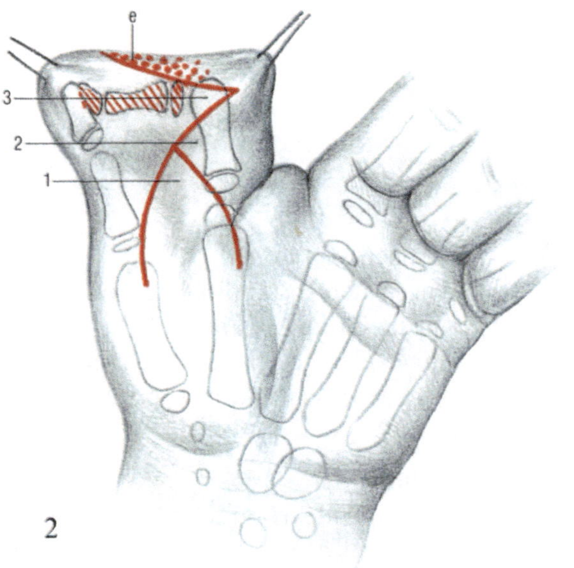
e
3
2
1

2

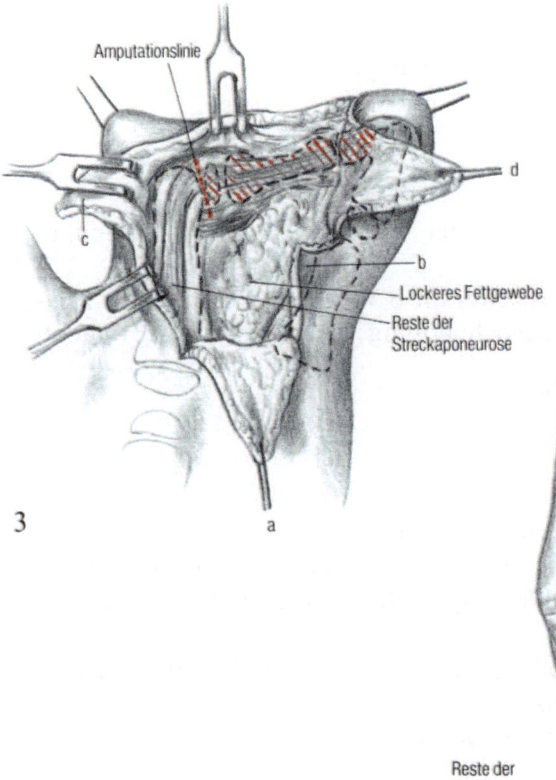
Amputationslinie
d
c
b
Lockeres Fettgewebe
Reste der
Streckaponeurose
a

3

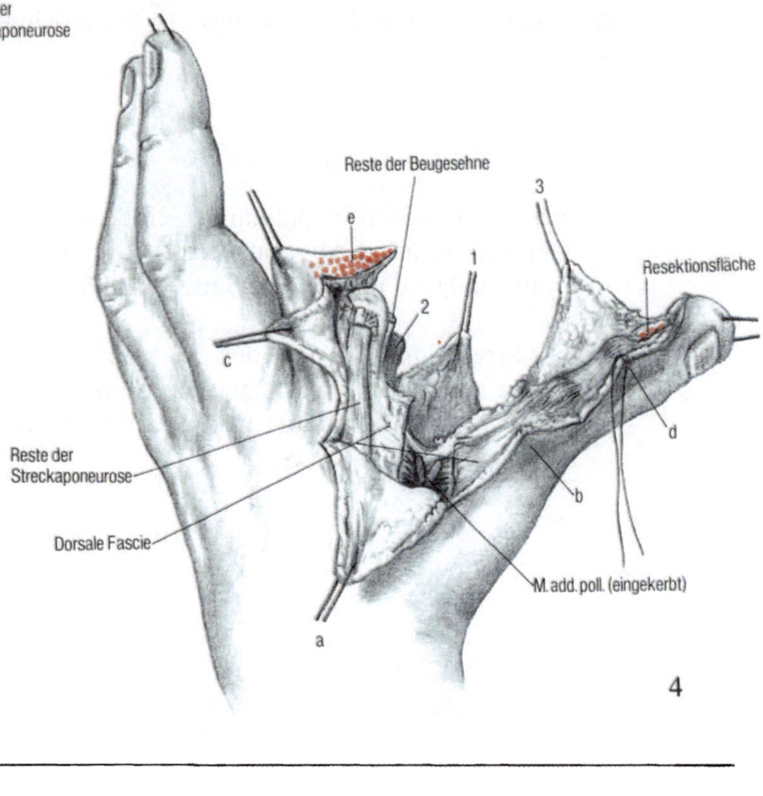
Reste der Beugesehne
3
e
1
Resektionsfläche
2
c
d
Reste der
Streckaponeurose
b
Dorsale Fascie
M. add. poll. (eingekerbt)
a

4

Abb. 5 Daumen von dorsal.
Wegen der Instabilität des Daumenendgelenkes bei radialer Abduktion wird der Kapsel-Band-Apparat auf der Ulnarseite durch die abgespaltene Zeigefingerstrecksehne oder geeignetes Material aus der Umgebung (z.B. gestielten Kapsellappen aufnähen) verstärkt bzw. ersetzt. Transossäre, transarticuläre Kirschner-Draht-Fixation

Abb. 6 u. 7 Schlußbilder.
Verbleibende Hautdefekte an der Palmarseite des Daumens und der Seitenfläche des Zeigefingers werden mit dicken Spalthauttransplantaten gedeckt.
Bei älteren Kindern wäre – ausreichende Möglichkeiten der Hautdeckung vorausgesetzt – auch ein Absetzen des dysplastischen Zeigefingers im *End*gelenk denkbar (mit Arthrodese des Mittelgelenkes in Funktionsstellung)

### *Postoperative Behandlung*

Oberarm-Gipsverband für ca. 2–3 Wochen. Erster Verbandwechsel bei komplikationslosem Heilungsverlauf nach 8–10 Tagen.
Entfernung von Kirschner-Draht und Ausziehdraht 3 Wochen postoperativ. Freigabe der Finger zur vorsichtigen Übungsbehandlung; Daumenschiene (Nachtschiene)

### *Spezielle Fehler und Gefahren*

- Verletzung wichtiger palmarer Gefäße und Nerven.
- Der Kapsel-Band-Apparat wird nicht ausreichend verstärkt, die Ruhigstellung ist ungenügend und/oder zu kurz: Es verbleibt eine Instabilität im Daumenendgelenk.
- Die Streck- und Beugesehnen des amputierten Fingers werden über der Stumpfkuppe miteinander vereinigt: Die Funktion ist erschwert.
- Die Daumencommissur wird ungenügend vertieft

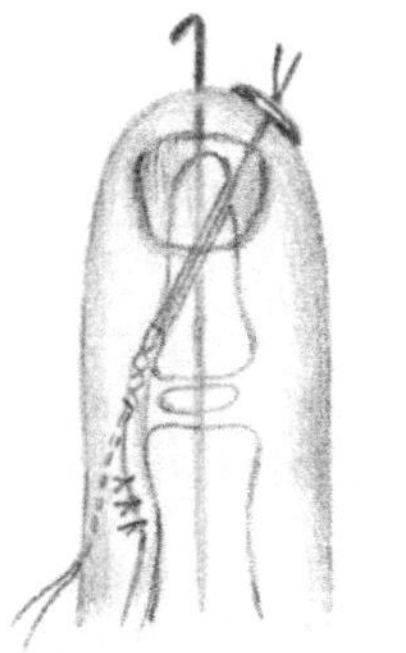

5

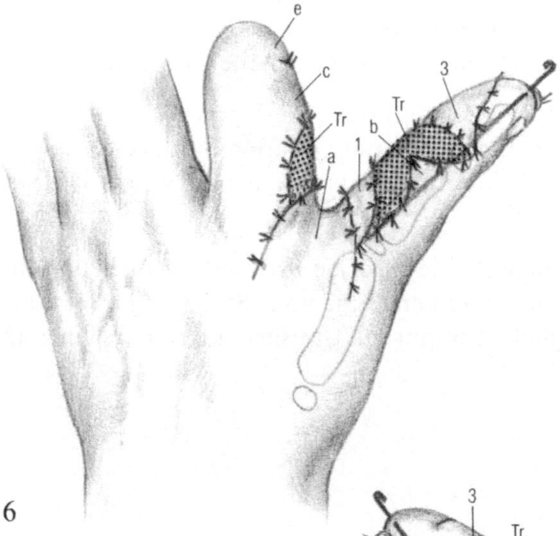


6

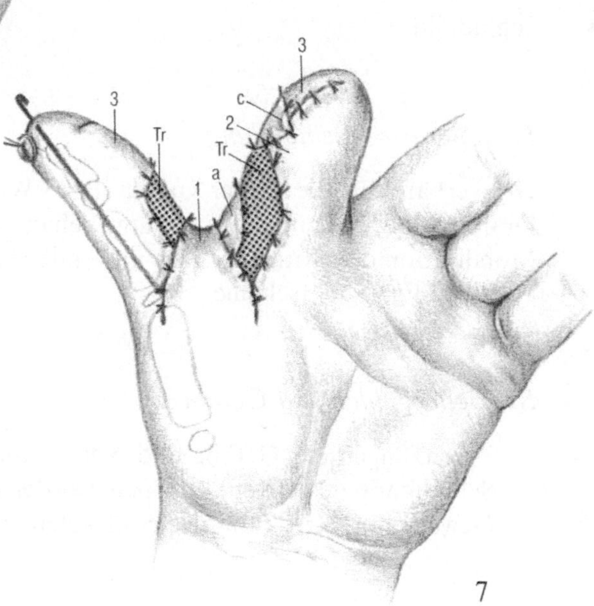


7

## 9.6 Spalthand mit Beugekontraktur des Ringfingers

*Operationsziel*

Beseitigung der Beugekontraktur im Ringfingermittelgelenk

Abb. 1 Ausgangsbefund und Schnittführung, Ansicht von palmar.
Die Einordnung als Spalthand ist durch den typischen Befund an der anderen Hand und den Füßen gesichert.
Beim Streckversuch wird die Haut radial über der Beugeseite des Mittelgelenkes stark angespannt und segelartig abgehoben.
Z-förmige Hautincision, Längsschnitt über dem Scheitel des Hautsegels

Abb. 2 Ringfinger von palmar: Nach Präparation der Hautlappen, Darstellung der palmaren Gefäß-Nerven-Bündel und Durchtrennung straffer Bindegewebszüge.
Die Gelenkfehlstellung hat sich hierdurch nur wenig korrigieren lassen: Eine palmare Capsulotomie ist erforderlich

Abb. 3 Nach Längsspaltung der Sehnenscheide wird die Profundussehne zur Seite gehalten. Die Mittelgelenkkapsel wird quer incidiert. Eine volle Streckung ist erst nach Einkerbung eines Seitenbandes möglich. Temporäre, transarticuläre Kirschner-Draht-Fixation, Hautschluß

Abb. 4 Schlußbild

*Postoperative Behandlung*

Gipsverband für die Dauer von ca. 2–3 Wochen, dann Entfernung des Kirschner-Drahtes und Einleiten der Übungsbehandlung. Keine passiven Maßnahmen zur Mobilisation des Mittelgelenkes anwenden! Fingerquengel mit zarten Gummizügen zweckmäßig. Nachtschiene

*Spezielle Fehler und Gefahren*

- Verletzungen der Gefäße und Nerven auf der Palmarseite.
- Schädigung des Gelenkknorpels bei der palmaren Capsulotomie.
- Gewaltsame Streckung des contracten Interphalangealgelenks

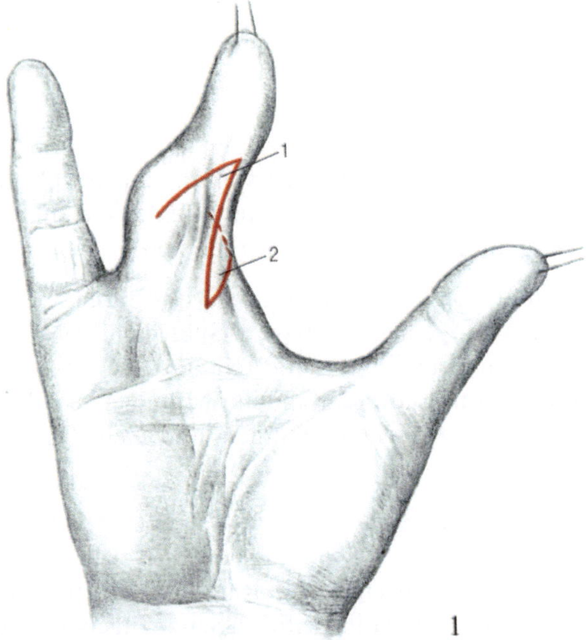
1
2

1

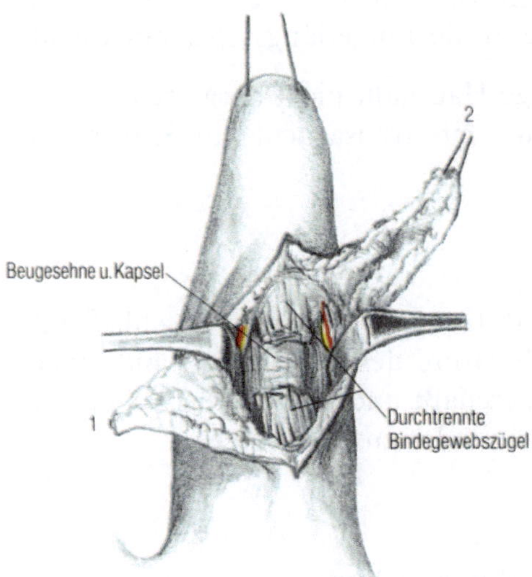
2
Beugesehne u. Kapsel
1
Durchtrennte Bindegewebszügel

2

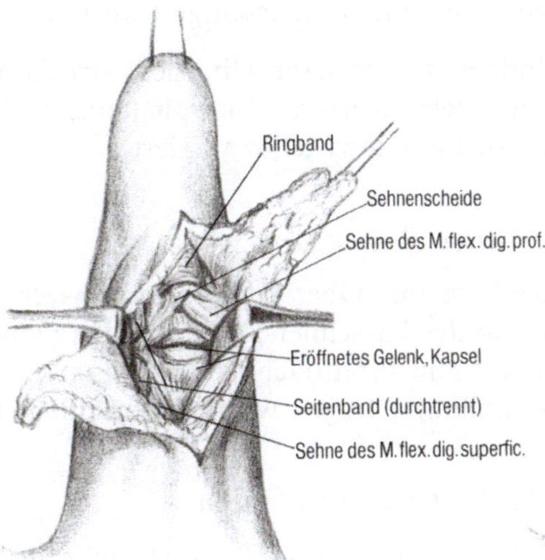
Ringband
Sehnenscheide
Sehne des M. flex. dig. prof.
Eröffnetes Gelenk, Kapsel
Seitenband (durchtrennt)
Sehne des M. flex. dig. superfic.

3

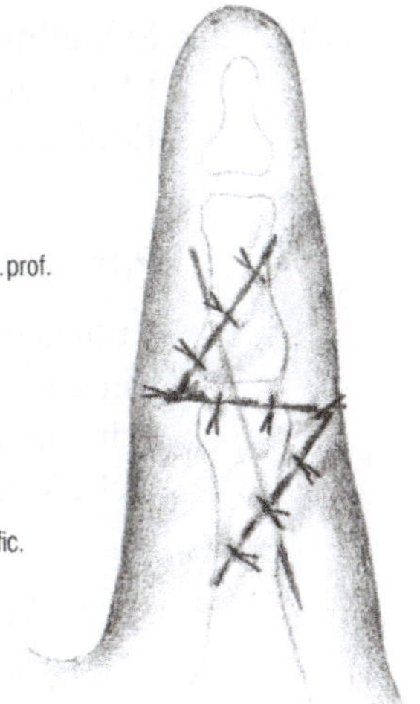

4

## 9.7 Spalthand mit Zeigefingerdysplasie

*Operationsziel*

Beseitigung der Instabilität und Fehlstellung im Mittel- und Endgelenk des Zeigefingers, Erzielen einer fibrösen Versteifung beider Gelenke in Funktionsstellung (nach Wachstumsabschluß Arthrodesen vorgesehen)

Abb. 1 u. 2 Ausgangsbefund; Teilansicht von dorsal und radial.
Es handelt sich um einen medianen Spalthand-Typ. Die Interphalangealgelenke des dysplastischen Zeigefingers sind teilcontract mit ausgeprägter Beugefehlstellung und Radialdeviation (Klinodaktylie) im Mittelgelenk; die Seitenstabilität ist mangelhaft, der Spitzgriff zwischen Daumen und Zeigefinger kraftlos. Der Zeigefinger wird deswegen nicht benutzt

Abb. 3 u. 4 Nach Präparation der Zeigefingerradialseite (zur Verdeutlichung in Transart-Darstellung).
Sehnenanomalie am Mittelgelenk: Radial liegt ein verkürzter Seitenzügel (*) vor. Nach Durchtrennen des radialseitigen Seitenzügels und halbzirkulärer Incision der Mittelgelenkkapsel einschließlich radialem Seitenband läßt sich nunmehr die Achsfehlstellung im Mittelgelenk in beiden Ebenen korrigieren. In gleicher Weise wird das Endgelenk durch ulnarseitige Capsulotomie in die Fingerlängsachse eingestellt

Abb. 5 u. 6 Schlußbilder (zur besseren Übersicht streckseitige Hautnaht nicht dargestellt):
Phalangen achsengerecht, Interphalangealgelenke mit transarticulären Kirschner-Drähten in Funktionsstellung fixiert

*Postoperative Behandlung*

Ruhigstellung im (Ober-)Unterarm-Gipsverband für 3–4 Wochen, anschließend Entfernung der Kirschner-Drähte und weitere Fixation des Zeigefingers mit einer Schiene, die eine Greiffläche an der Fingerbeere freiläßt und bis zur ausreichenden Gelenkstabilität getragen wird. Nachtschiene für mindestens 6 Monate

*Spezielle Fehler und Gefahren*

- Die Fixation der Gelenke erfolgt nicht in Funktionsstellung.
- Kirschner-Drähte und Gipsverband werden zu früh entfernt: Rezidiv und Gelenkinstabilität

*Anmerkung*

Das postoperative Ergebnis wird nicht in jedem Fall gehalten werden können. Wenn die Weichteile unter dem Daumendruck beim Greifen nachgeben und eine ulnare Deviation eintritt, ist eine Reoperation mit sparsamer Resektion der dysplastischen Gelenkflächen (im Sinne der Funktionsstellung) und nochmalige Kirschner-Draht-Fixation etc. erforderlich. Diese Operation (sog. Chondrodese) sollte nicht zu früh durchgeführt werden

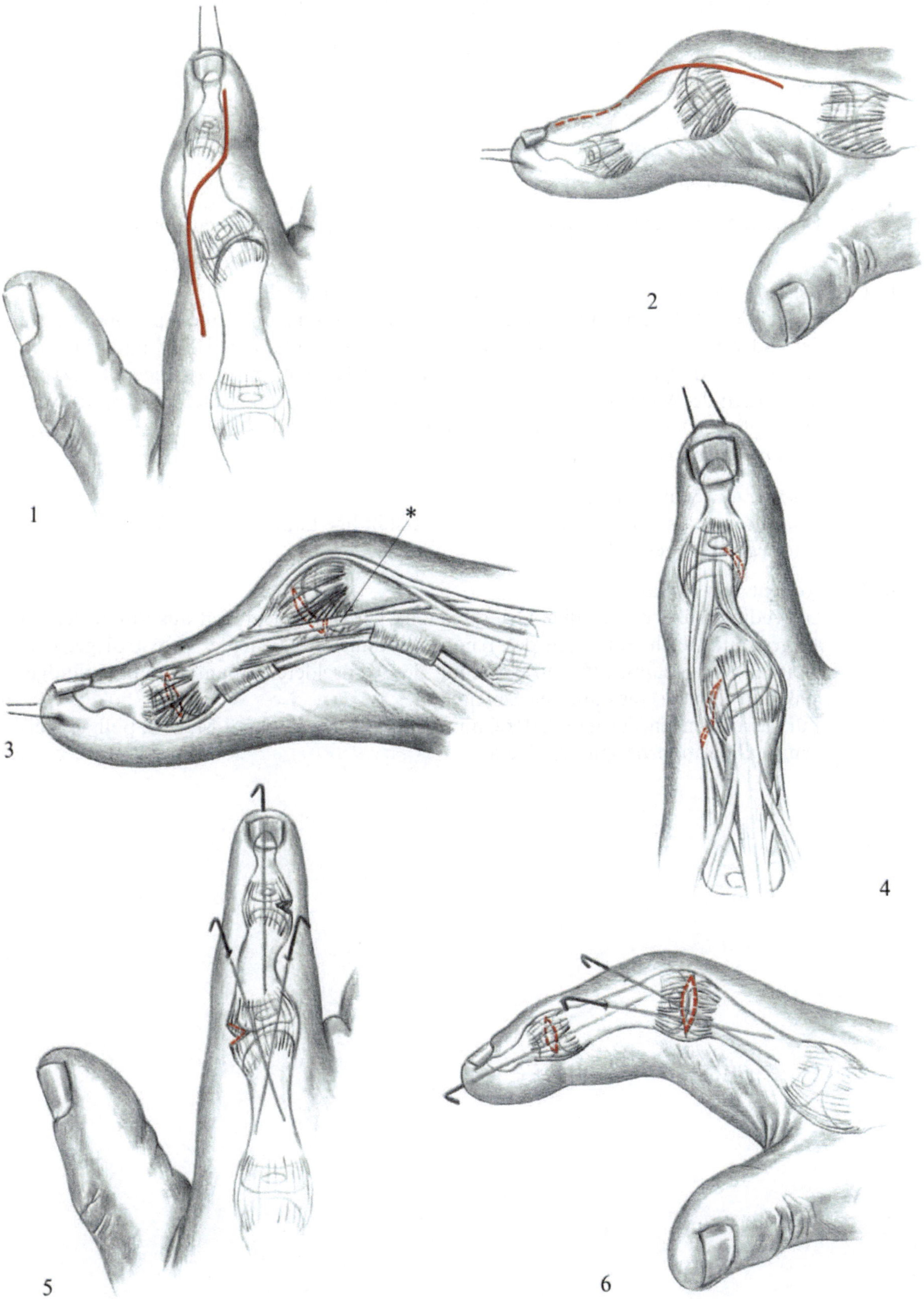
1
2
*
3
4
5
6

# 9.8 Doppelbildung der Daumengrundphalanx bei Daumenhyperphalangie und partieller Syndaktylie I/II

*Operationsziel*

Entfernung des Knochenrudimentes und Vertiefung der Daumencommissur

Abb. 1 Ausgangsbefund und Schnittführung, Ansicht von dorsal.
Es handelt sich um eine Spalthand, wie die typische mediane Spaltbildung an der anderen Hand und den Füßen beweist: Totale Syndaktylie III/IV mit Akrosynostose. Der dreigliedrige (brachymesophalange) Daumen mit ausreichender Opponierbarkeit des Metacarpale I articuliert zusätzlich mit einem weiteren dysplastischen Grundglied. Dieses liegt in der nach distal vorgezogenen Daumencommissur. Der Zeigefinger ist dysplastisch

Abb. 2 Ansicht mit Schnittführung von palmar.
Die spätere Commissur wird durch zwei ortsständige Lappen (a, 2) gebildet. Schnitte der Gegenseite gestrichelt

Abb. 3 Ansicht von dorsal.
Die rudimentäre, überzählige Grundphalanx wird freigelegt und aus ihrem Periost ausgeschält. Nach Entfernen des Knochenrudimentes dient der proximal gestielte (Kapsel-)Periostlappen (*) zur Deckung des Kapseldefektes am Daumengrundgelenk und Ersatz seines ulnaren Seitenbandes.
Zur ausreichenden Vertiefung der Commissur ggf. Fascien und M. add. poll. einkerben (s. Operationsbeispiel 2.2.2 u.a.)

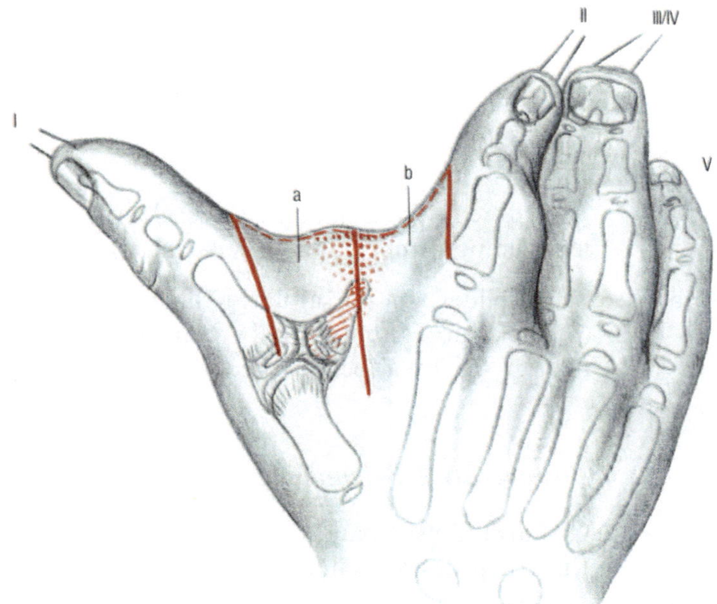


1

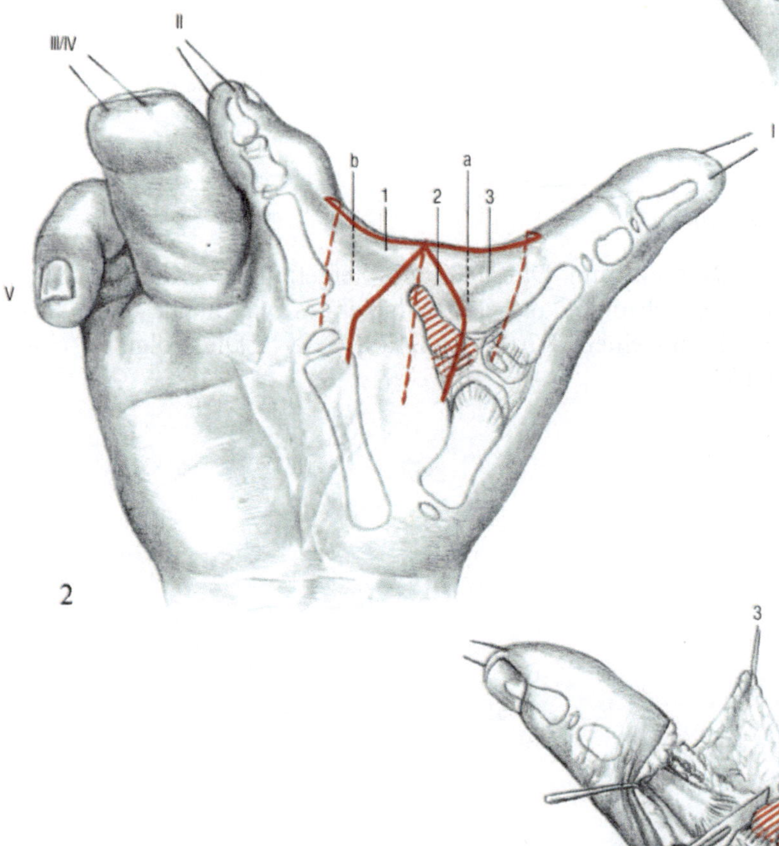


2

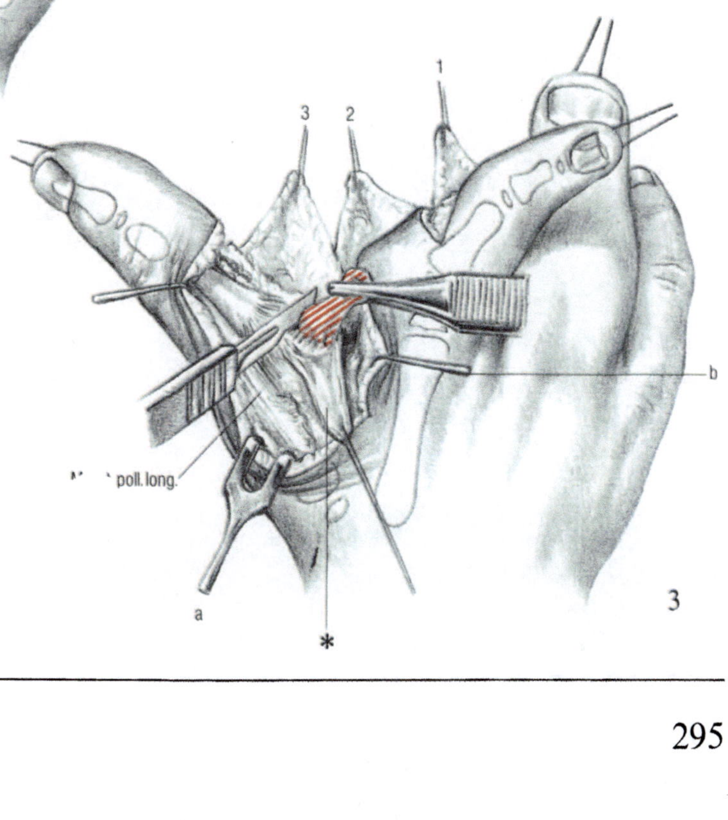


3

Abb. 4 Das gestielte Transplantat ist über dem Kapseldefekt vernäht, das Daumengrundgelenk temporär mit dünnem Kirschner-Draht fixiert. Beginn des Hautschlusses

Abb. 5 u. 6 Schlußbilder von dorsal und palmar
(Syndaktylie-Trennung III/IV beim vorliegenden Beispiel als weiterer Eingriff, wie in Kap. 4.5.7 u.a. beschrieben)

*Postoperative Behandlung*

Oberarm-Gipsverband.
Entfernen des Kirschner-Drahtes nach 3 Wochen, vorsichtige Übungsbehandlung, Nachtschiene

*Spezielle Fehler und Gefahren*

- Palmare Gefäße und Nerven zum Daumen und Zeigefinger werden verletzt.
- Der Kapseldefekt im Bereich des Daumengrundgelenkes wird nicht dicht verschlossen und temporär mit einem Kirschner-Draht fixiert: Die Folge ist eine Instabilität des Gelenkes

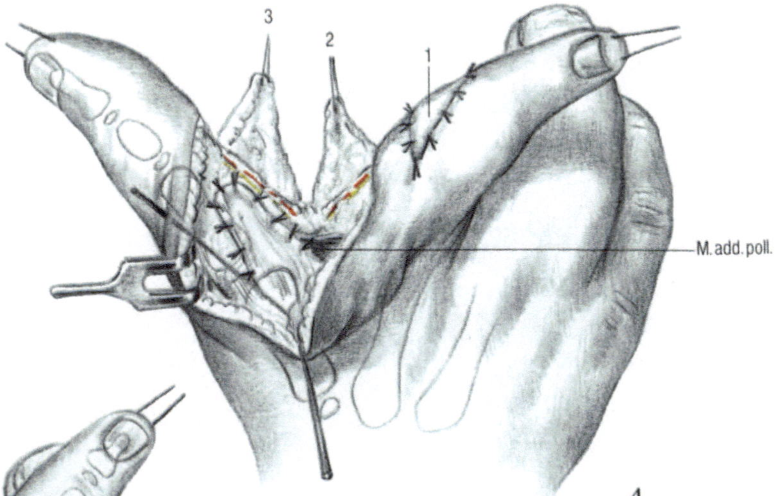


4

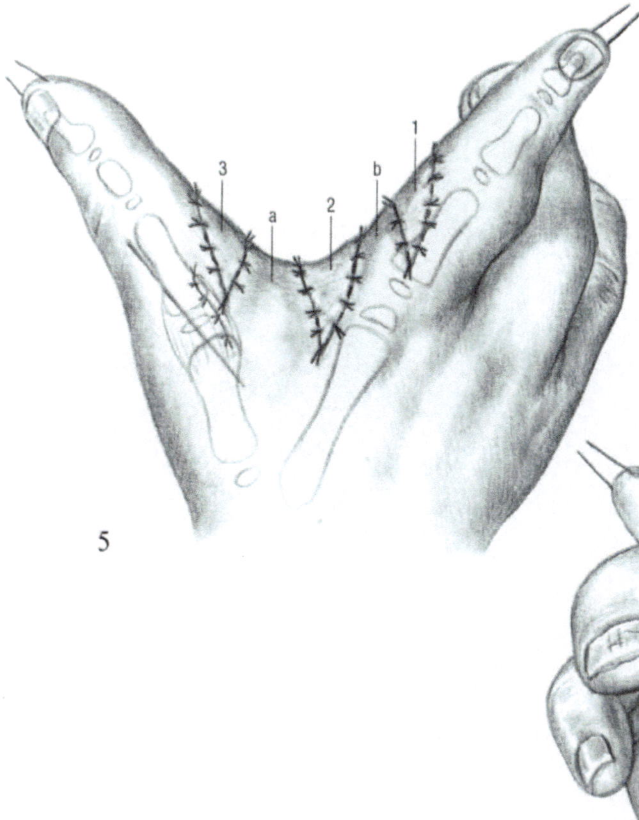


5

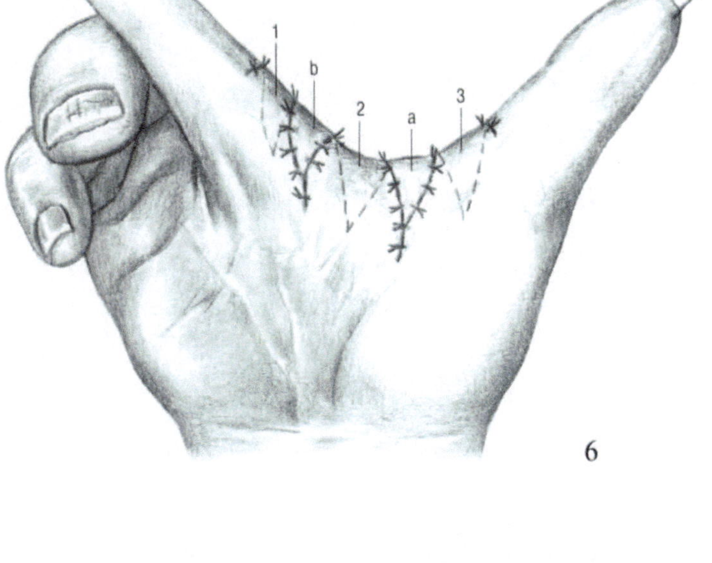


6

# 10. Angeborener umschriebener Riesenwuchs der Hand

## 10.1 Einführung

### 10.1.1 Allgemeines

Den idiopathischen umschriebenen Riesenwuchs der Hand (Synonyma: Makrodaktylie, Megalodaktylie, partielle Gigantocheirie, giant fingers) kennzeichnet die Vergrößerung eines keilförmig begrenzten Bezirkes der Hand mit einer Massenvermehrung von mindestens zwei Geweben (KEHRER, 1948).

Die Keilform mit peripherer Basis hat der Riesenwuchs mit den Spalthand-Fehlbildungen gemeinsam (W. MÜLLER, 1937); hier wie dort sind meist zentrale oder radiale Handanteile betroffen.

Die *Ursache* dieser seltenen Anomalie ist unbekannt; mit Sicherheit handelt es sich um eine anlagebedingte Entwicklungsstörung (WERTHEMANN, 1952), auch wenn eine familiäre Häufung fast nie nachgewiesen wurde (im Schrifttum lediglich 4 Fälle!). Grundsätzlich ist eine lokal vermehrte Sensitivität auf Wachstumsreize anzunehmen.

Über die Einordnung der Fehlbildung bestehen noch keine allgemein anerkannten Auffassungen. Bei der relativ geringen Zahl genauer untersuchter Fälle muß die Frage offen bleiben, ob es sich bei dem „idiopathischen" angeborenen, umschriebenen Riesenwuchs um eine einheitliche Fehlbildung handelt. Die bisher beschriebenen histologischen und makroskopischen Befunde lassen eher eine Heterogenität annehmen.

Frühere Autoren sahen das Wesentliche in der meist exorbitanten Vermehrung des subcutanen Fettgewebes (FERIZ, 1926: *Makrodystrophia lipomatosa progressiva*).

In zahlreichen Mitteilungen wurden gewichtige Gesichtspunkte herausgestellt (z.B. MCCARROLL, 1950; TSUGE, 1967; u.a.m.), die für einen *kausalen Zusammenhang zwischen* der *Nervenhyperplasie* und dem *Riesenwuchs* sprechen. So entspricht z.B. der Bezirk des Riesenwuchses immer exakt dem der Nervenveränderungen [JÄGER, 1973; TSUGE, 1967; eigene Beobachtung (BLAUTH, 1972)]. Auch KELIKIAN (1974) hebt die Übereinstimmung zwischen dem häufigsten Ausbreitungsgebiet des Riesenwuchses und dem Versorgungsgebiet des zugehörigen Nerven (N. medianus) hervor und vermutet pathogenetische Zusammenhänge; er nimmt diese Beobachtungen außerdem zum Anlaß, diese häufigsten Formen als *"nerve territory oriented macrodactyly"* (NTOM) abzugrenzen. Wegen der Inkonstanz der Nervenveränderungen kann ein kausaler Zusammenhang zwischen Nervenhyperplasie und Riesenwuchs jedoch nur für einen Teil der Fälle zutreffen.

BROOKS und LEHMAN (1924) sowie MOORE (1941, 1942) u.a. vermuteten einen Zusammenhang mit der Neurofibromatosis generalisata Recklinghausen, weil sie neurofibromartige Veränderungen an Fingernerven sahen und der Riesenwuchs ganz gelegentlich gleichzeitig mit einer Neurofibromatose vorkam. Sicher trifft dieses aber nur vereinzelt zu, weshalb POSCH (1956) in diesen Fällen von einem „Recklinghausenschen Typ" der Makrodaktylie sprach (ebenso KELIKIAN, 1974). KELIKIAN hat im übrigen ausführlich und überzeugend dargelegt, warum zur Annahme eines Zusammenhanges – etwa als forme fruste – keinesfalls Anlaß besteht (Gegensätze überwiegen!).

Von Interesse ist auch der Vorschlag von DE LAURENZI (1962), zwischen einem *statischen* und einem *progressiven Typ* der Makrodaktylie zu unterscheiden: Beim ersteren besteht ab Geburt eine Makrodaktylie, die proportional zum übrigen Körperwachstum zunimmt („einfacher Riesenwuchs" nach WINDHOLZ, 1931). Bei der progressiven Form, die klinisch bedeutsamer ist, kommt es im Verlaufe des postnatalen Wachstums zu einem überproportionalen, fortschreitenden Riesenwuchs, der sich gelegentlich über das ursprüngliche Gebiet, vor allem nach proximal, ausdehnen kann. Das Wachstumstempo ist von Fall zu Fall und von Finger zu Finger variabel, operative Eingriffe können möglicherweise in Einzelfällen eine Progression bewirken (FISCHER, 1880; LERCH, 1949; u.a.).

Eine andere Form, die KELIKIAN abgrenzt, wird als *osteoblastische* oder *hyperostotische Varietät* angesehen. Hierbei sind Medianushauptstamm und palmare Fingernerven nicht auffällig verändert. An den dysproportionierten Metacarpalia und Phalangen fallen blumenkohlartige osteocartilaginäre Anlagerungen in Gelenknähe auf (keine Exostosen im übrigen Körperbereich!), die im weiteren Wachstum zur Gelenksperre führen können (s. dazu auch WIELAND, 1907).

Beim angeborenen umschriebenen Riesenwuchs der Hand steht meist bereits bei Geburt die Vergrößerung eines oder mehrerer Finger im Vordergrund. Die *Größenzunahme* erreicht bei der Mehrzahl der Patienten im Laufe der Kindheit groteske Ausmaße und *endet gewöhnlich mit der Pubertät* (Ausnahme s. Fall von KAPLAN, 1947). Meist liegt hauptsächlich eine Hyperplasie des Knochen- und Fettgewebes vor; in vielen Fällen besteht außerdem eine beträchtliche Verdickung und Verlängerung der palmaren Fingernerven und ihres gemeinsamen Nervenstammes in der Hohlhand. Der Riesenwuchs kann von proximal nach distal zunehmen (KEHRER, 1948). Er kommt am häufigsten und stärksten ausgeprägt am II. und III. Finger vor. Makrodaktylien am Kleinfinger kennt man nur aus Einzelbeobachtungen. Auch Mittelhand und Handwurzel sowie in Einzelfällen Teile des Unterarmes oder gar die ganze Extremität können mit einbezogen sein. Die übrigen Handanteile zeigen gelegentlich einen leichten Minderwuchs (s. BERNOULLI, 1944).

Ein häufiger und recht charakteristischer Befund ist die winklige oder bogenförmige, *seitliche Deviation* eines Riesenfingers, die in der Regel vom Keil wegzeigt und in vielen Fällen extreme Ausmaße bis zu 90° Abwinklung erreicht. Möglicherweise ist sie Folge einer vornehmlich halbseitigen Fingerhypertrophie, wie man aus der entsprechenden einseitigen Hypertrophie eines palmaren Fingernerven schließen könnte (TSUGE, 1967; u.a.).

Nach KELIKIAN besteht in etwa 10% der Fälle eine *totale Syndaktylie* der vergrößerten Finger. Über verschiedene *andere Begleitfehlbildungen* liegen Einzelbeobachtungen vor (s. GRUBER u. KUSS, 1937; HENTSCHEN, 1936; JÄGER, 1967).

Beim Riesenwuchs sind sowohl das *enchondrale* als auch, zumindest im gleichen Umfange, das *periostale Knochenwachstum* betroffen. Die distalen Abschnitte einer Phalanx können breiter und dicker als die proximalen sein, besonders aufgetrieben sind häufig auch die Nagelkränze (Processus unguiculares). Daneben scheint regelmäßig eine *Acceleration der Knochenreifung* vorzuliegen, erkennbar an vorzeitigem Auftreten knöcherner Epiphysenkerne. Möglicherweise sind die Veränderungen des subcutanen Fettgewebes, das beim Kind schon dem eines Erwachsenen gleicht (s. u.a. BARSKY, 1967), mit großen dunklen Lobuli und stärkerer Fixation durch umgebendes Bindegewebe im gleichen Sinne zu deuten. Die *Knochenhistologie* wird meist als uncharakteristisch beschrieben. BEN BASSAT et al. (1966) fanden eine bandförmige Schicht von fusiformen Zellen (Fibroblasten oder Osteoblasten) zwischen Periost und Corticalis. FRITZSCHE (1955) beschrieb in einem Fall die auffällige Weichheit des Knochens bei schwerer Störung der Verkalkung (s. auch THOMAS, 1936; IOVANNOVICH u. BARTSCH, 1971).

In verschiedenen Fällen sind *Hypo- und Aplasien von Interphalangealgelenken* bekannt.

Sehnen, Cutis und Muskeln scheinen lediglich entsprechend dem Knochenwachstum vermehrt zu sein. Angiomatöse Veränderungen der Gefäße wurden nur von einzelnen Autoren beschrieben.

Die palmaren *Fingernerven* sind im betroffenen Gebiet häufig erheblich verdickt und verlängert; sie verlaufen dann varicenartig unregelmäßig geschlängelt; bei der Präparation sind sie kaum vom adhärenten Binde- und Fettgewebe zu befreien. Der zugehörige gemeinsame Nervenstamm in der Hohlhand (im allgemeinen der N. medianus) weist ebenfalls eine erhebliche Umfangsvermehrung und tumorartige Verlängerung bis auf das Zwei- bis Dreifache auf.

MOORE (1942, 1944) fand mikroskopisch eine auffällige Zunahme des endo- und perineuralen Bindegewebes neben einer vermehrten Zahl verdickter Nervenfasern. Ähnliche Befunde wurden von TSUGE (1967), BEN BASSAT et al. (1966), SCHÖLLNER (1973) u.a. beschrieben. Elektronenmikroskopisch fanden IOVANNOVICH u. BARTSCH (1971) eine Vermehrung aller Gewebsteile des Nervens und degenerative, als sekundär durch Druck entstanden gedeutete Veränderungen an den Myelinscheiden.

Von dieser „idiopathischen“ Makrodaktylie sind Handvergrößerungen anderer Ursachen *abzugrenzen*, insbesondere die Elephantiasis-Formen auf Grund primärer oder sekundärer *Lymphangiopathien:* Sie kommen im allgemeinen nicht umschrieben vor und zeigen auch keine Skeletveränderungen. Zu trennen sind weiterhin Handvergrößerungen bei bestimmten Systemerkrankungen (z.B. generalisierte *Neurofibromatose*). Beim angioblastischen Riesenwuchs einzelner Finger im Gefolge des *Klippel-Trenaunay-Weber-Syndroms* besteht höchstens eine geringe Fingerverlängerung, Deviationen fehlen (s. a. DAMBRIN, 1936). Angeborene oder erworbene *Tumoren*, wie z.B. *multiple hereditäre Exostosen* oder die Knochenchondromatose mit Hämangiomen *(Maffucci-Syndrom!)* bieten keine besonderen differentialdiagnostischen Schwierigkeiten, wenn auf die äußeren Veränderungen, den diffusen Befall, die fehlende Fingerverlängerung und den histologischen Befund geachtet wird.

Die *ästhetische Störung* kann gerade bei progressiven Formen des umschriebenen Riesenwuchses erhebliche Ausmaße erreichen. Ebenso ist die betroffene Hand in ihrer *Funktion* häufig erheblich beeinträchtigt. Nicht nur die geschilderten Achsabweichungen können die Greiffunktion behindern, sondern auch die erschwerte Fingerbeugung infolge der Weichteilverdickung und der Gelenksperren sowie die gelegentlichen Gelenkaplasien. Auch Feingriffe werden schon infolge der Überlänge des einen Fingerpartners erschwert sein. Hyp- und Anästhesien der Finger (DAMBRIN, 1936; KELIKIAN, 1974) können die Behinderung verstärken.

## 10.1.2 Operationsindikation

Ausgeprägte Makrodaktylien und auch Riesenwuchsformen geringeren Ausmaßes bei nachgewiesener Progressivität geben grundsätzlich zu operativen Maßnahmen Anlaß – sowohl aus funktionellen wie ebenso auch aus ästhetischen Gründen.

Sämtliche bekannten operativen Maßnahmen mit dem Ziel, Größe und Länge der betroffenen Finger zu normalisieren, sind jedoch sehr *problematisch,* so daß für den Einzelfall keine festen Richtlinien gegeben werden können. Alle bisherigen Ergebnisse sind funktionell und ästhetisch nur begrenzt befriedigend.

## 10.1.3 Zeitpunkt der Operationen

Grundsätzlich sollte der umschriebene Riesenwuchs möglichst frühzeitig operativ angegangen werden, nicht zuletzt um funktionelle und sekundäre morphologische Fehlentwicklungen frühzeitig aufhalten zu können. So empfiehlt Buck-Gramcko (1971) als günstigen Zeitraum das 1. Lebensjahr. Die Mehrzahl der Fälle wird erst zu einem späteren Zeitpunkt zur Behandlung zugewiesen werden, wenn die Verriesung stärker sichtbar wird. Wegen des wechselhaften Wachstumsverlaufs sind in allen Fällen regelmäßig klinische und röntgenologische Kontrollen bis zum Wachstumsabschluß angezeigt.

## 10.1.4 Allgemeine Operationsrichtlinien

Art und Zahl der operativen Eingriffe werden in Abhängigkeit vom Alter des Patienten variieren.

Bei Kindern und Jugendlichen kann durch *Epiphyseodesen* versucht werden, das Längenwachstum des Knochens zu bremsen (Massonnoud, 1874; Tucker u. Carpenter, 1951; Clifford, 1959; Jones, 1963; u.a.). Ein Problem liegt hier in der Wahl des richtigen Zeitpunkts. Mit dieser Maßnahme läßt sich das Dickenwachstum des Knochens und das Wachstum der Weichteile jedoch nicht beeinflussen (s. Tsuge, 1967).

Als weiterer Eingriff kommt eine *Excision von Weichteilmassen,* d.h. vornehmlich des Fettgewebes unter Schonung der Nerven, zusammen mit Verschmächtigung des Hautmantels, in Betracht. Ein zweizeitiges Vorgehen auf jeweils einer Fingerhälfte mit dreimonatigem Intervall zur Sicherung der Trophik wird empfohlen (Tsuge, 1967; Kelikian, 1974). Entsprechende Eingriffe an der Handfläche etc. können ebenfalls erforderlich sein. Die Annahme eines kausalen Zusammenhangs zwischen der Nervenhyperplasie und dem Riesenwuchs veranlaßt einzelne Autoren zu bestimmten therapeutischen Schlüssen: So glaubt Tsuge, durch die *Excision der veränderten palmaren Fingernerven* zusammen mit den Weichteilmassen das weitere Wachstum stoppen zu können. Die restitutionelle Sensibilität soll bei Kindern gut sein (ähnlich McCarroll, 1950). Bei starker Hypertrophie der palmaren Nerven kann gelegentlich zur Fingerverschmächtigung eine Nervenverkürzung mit End-zu-End-Naht (distal vom PIP-Gelenk) unumgänglich sein. Kelikian berichtete über eine später gute Sensibilität in 6 von 7 Fällen; wir selbst können dieses bei einem Kleinkind bestätigen; bei fehlender Sensibilität sind ggf. später Hautlappenplastiken mit neurovasculärem Stiel (Insellappen) vorzunehmen. Über eine erstaunlich gute residuelle Sensibilität berichtet auch Buck-Gramcko (1973) nach einer Aufspaltung und partiellen Resektion des N. medianus.

Bei entsprechender Symptomatik kann gelegentlich eine *Spaltung des Carpaltunnels* erforderlich sein.

In der überwiegenden Mehrzahl der Fälle wird durch die vorgenannten Eingriffe noch keine wesentliche Verschmächtigung und Verkürzung der Finger bis auf das normale Niveau zu erreichen sein. Kelikian schlägt bei Kleinkindern zusätzlich das Entfernen des Periosts vor, das Abtragen oberflächlicher Corticalisschichten und die Zerstörung möglicherweise auch dann noch verbliebener Cambiumschichten mittels „Verkausterung". Nach seinen Angaben ist das Knochenwachstum trotzdem nicht in jedem Fall hiermit zu stoppen. Wir haben in einem Falle ähnliche Erfahrungen gemacht.

Barsky (1967) hat eine *Resektionsarthrodese* angegeben, die vor allem bei mäßigen Fingerverlängerungen zusammen mit anderen Eingriffen anwendbar ist. Tsuge reseziert hierbei, in Modifikation der ursprünglichen Methode, von einem seitlichen Zugang aus distale Teile vom Mittelglied und den gelenknahen Anteil des Endgliedes und führt nach Resektion überschüssiger Weichteile unter Schonung des Nagelbettes eine Arthrodese durch (Raffung der Flexor superficialis-Sehne, Resektion der überschüssigen und sich durch die Resektion auffaltenden Haut und Weichteile in weiteren Eingriffen (Einzelheiten s. Text und Abb. bei Tsuge, 1967; ähnlich auch Bonola u. Morelli, 1972).

Tsuge beschreibt daneben ein weiteres Verfahren mit Resektion der ventralen Anteile des Endgliedes, Nagelverkürzungen u.a. (s. dort). Auf die hierbei sich ergebenden zirkulatorischen Probleme, wie sie von ihm und von Buck-Gramcko (1971) angegeben werden, sei verwiesen.

Bei älteren Kindern und Erwachsenen ist ein *„chirurgisches Verdünnen" des Skelets* und anschließend der Weichteile möglich, wie es Millesi (1966) beschrieben hat (s. dort). Gelegentlich kann die Resektion des verbreiterten Nagelkranzes zusammen mit einer Verkürzung und Verschmächtigung des Fingernagels (: Nagelwachstumsstörungen) zur Beseitigung der kosmetisch störenden Makronychie erforderlich werden.

Besonders bei Klinodaktylien kann eine *Angulationsosteotomie* mit Teilresektion der Mittelphalanx erwogen werden (funktionsgünstigste Beugestellung!), ebenso können sukzessive *Segmentresektionen* der einzelnen Phalangen (Kelikian: „recession osteotomy") ggf. mit Resektion des Gelenkes und Arthrodese erfolgen. An der Endphalanx würde sie allerdings zur Zerstörung der Nagelmatrix führen. Am Daumen bietet sich hierzu das Metacarpophalangealgelenk an.

Die teilweise oder vollständige *Amputation* eines oder mehrerer Fingerstrahlen (s. DAMBRIN, 1936; TIMONEY, 1944; u.a.) sollte nur nach Abwägen, resp. Ausschluß aller anderen Therapiemöglichkeiten erwogen werden, doch düfte sie sich in manchen Fällen nicht umgehen lassen.

Die Zahl der bis zum Wachstumsabschluß evtl. notwendigen Eingriffe, die damit verbundenen psychischen Probleme (Hospitalismus) und der zu erwartende funktionelle Wert des Fingers sind kritisch zu berücksichtigen.

# 11. Pollex flexus congenitus

## 11.1 Einführung

### 11.1.1 Allgemeines

Verantwortlich für die angeborene Beugekontraktur im Interphalangealgelenk des Daumens ist eine *Einschnürung des Ringbandes* über dem Metacarpophalangealgelenk in Höhe der Sesambeine sowie eine *spindelförmige Auftreibung* der Sehne des M. flex. poll. long. Dieser *Sehnen-„knoten“* kann das Ringband nicht passieren, so daß sich das Daumenendgelenk auch passiv nicht strecken läßt. Ein äußerlich gleiches Bild bieten die seltenen Fälle von Hypo- oder Aplasie der langen Daumenstrecksehne.

Die Fehlbildung kann familiär gehäuft vorkommen. Auch Erkrankungen bei Zwillingen sind bekannt (u.a. eigene Beobachtungen).

### 11.1.2 Zeitpunkt der Operationen

Wegen der funktionellen Bedeutung der Kontraktur und der relativ geringen Problematik ihrer operativen Behandlung sollte bereits im 1. Lebensjahr eingegriffen werden, sobald die aktive und passive Streckbehinderung im Daumenendgelenk zu erkennen ist.

### 11.1.3 Allgemeine Operationsrichtlinien

Die Therapie besteht in einer *Spaltung* (oder Teilexcision) des *Ringbandes.* Dadurch bekommt der Sehnenknoten genügend Platz zum Gleiten. Ein „Ausschälen“ des Knotens oder Verschmälern der Sehne sind *überflüssige* und *problematische* Maßnahmen: Verklebungen im Sehnengleitlager und reaktive Veränderungen der Sehne mit erneuten Verdickungen können die Folge sein. Auch die subcutane Discision des Ringbandes mit einem Tenotom ist nicht zu empfehlen, da bei dieser „einfachen“ Behandlungsmethode Verletzungen der volaren Hauptnerven und -gefäße drohen (HUBENSTORF, 1961).

### 11.1.4 Postoperative Behandlung

Lediglich Wundverband. Fixierende Verbände höchstens für wenige Tage. Frühzeitige aktive Bewegungen verhindern Adhäsionen.

## 11.2 Beugekontraktur des Daumenendgelenkes

*Operationsziel*

Beseitigung der Kontraktur durch Spaltung des Ringbandes

Abb. 1 Ausgangsbefund.
Querer Hautschnitt in der Beugefalte des Metacarpophalangealgelenkes. Vorsicht: Gefäße und Nerven

Abb. 2 Die Wunde über der Beugesehne wird mit einer Schere in Längsrichtung auseinandergespreizt. Bei passivem Streckversuch erscheint eine spindelige Auftreibung (*) der langen Beugesehne am proximalen Eingang zum Ringband. Gestrichelte Linie: Incision in Lig. vaginale und Sehnenscheide

Abb. 3 Ringband und Sehnenscheide sind in Längsrichtung gespalten: Das Endglied ist nun voll streckbar, der Sehnenknoten hat nach distal Durchlaß. Eventuell wird ein Teil des Ringbandes reseziert

Abb. 4 Schlußbild nach Hautnaht

*Postoperative Behandlung*

Siehe oben (11.1.4)

*Spezielle Fehler und Gefahren*

- Die Haut wird nicht quer in der Beugefalte des Metacarpophalangealgelenks incidiert, sondern längs: Eine cicatricielle Beugekontraktur ist die Folge.
- Verletzungen von Gefäßen und Nerven: Diese Gefahren bestehen vor allem dann, wenn eine subcutane Durchtrennung des Ringbandes mit dem Tenotom vorgenommen wird (s.o.)

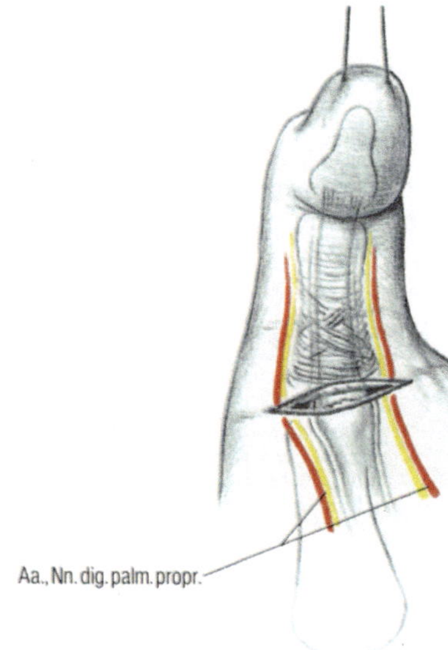


1

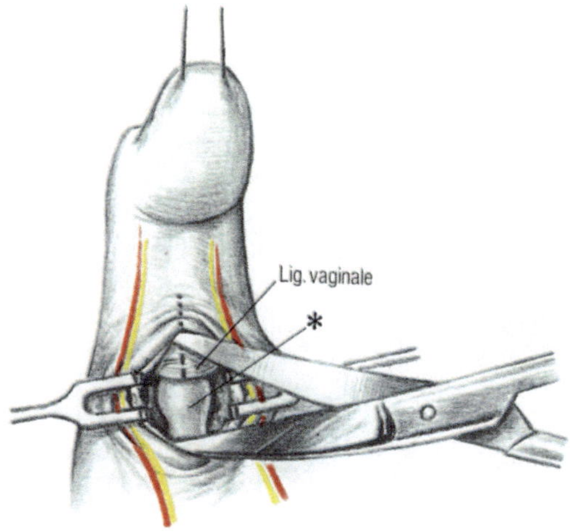


2

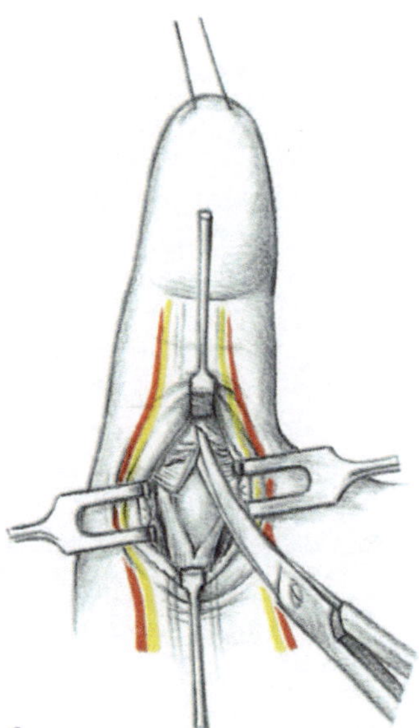

3

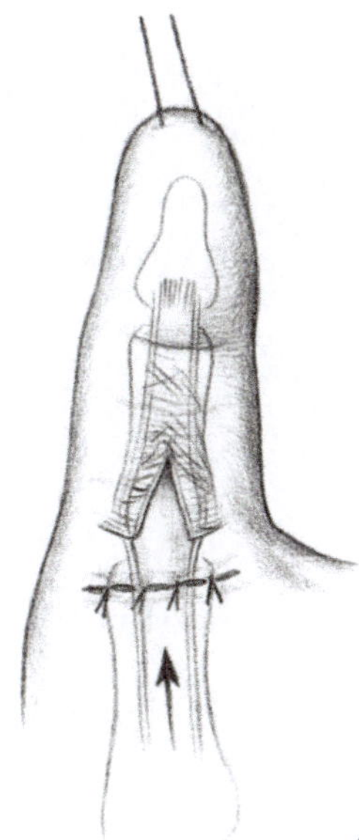

4

# 12. Kamptodaktylie

## 12.1 Einführung

### 12.1.1 Allgemeines

Als „Kamptodaktylie“ (LANDOUZY, 1906) [Streblo(mikro)daktylie, Campylodaktylie, crooked little finger, dropped finger, hammer finger, doigt crochu u.a.] bezeichnet man die vererbliche *Beugefehlstellung eines proximalen Interphalangealgelenkes.*

Bei weitem am häufigsten ist der *Kleinfinger* betroffen; gelegentlich kommt die Fehlbildung auch an anderen Langfingern, meist zusätzlich zum Kleinfinger, vor. Die Fehlstellung tritt überwiegend doppelseitig auf. Bei einseitiger Lokalisation soll die rechte Hand bevorzugt sein (SMITH u. KAPLAN, 1968).

Die *Pathogenese* der Deformität, für die autosomal-dominanter Erbgang mit unterschiedlicher Penetranz nachgewiesen wurde, ist ungeklärt; sie ist möglicherweise uneinheitlich.

Zahlreiche Autoren (z.B. SMITH u. KAPLAN, 1968; WILHELM u. KLEINSCHMIDT, 1968; MILLESI, 1968; BRÜCHLE u. MERKLING, 1972; BERGER u. MILLESI, 1975) sprechen davon, daß nach ihren Beobachtungen Störungen im Muskelgleichgewicht von entscheidender Bedeutung für die Entstehung der Kamptodaktylie sind:

SMITH u. KAPLAN (1968) schuldigen eine Verkürzung oder Insertionsanomalie der oberflächlichen Beugesehne des Kleinfingers an. Anatomische Studien von FURNAS (1965) haben nämlich gezeigt, daß diese Sehne nicht selten ohne eigenen Muskelbauch von der oberflächlichen Beugesehne des Ringfingers entspringt. In Phasen raschen knöchernen Wachstums soll deshalb die Anpassung der Sehne an die Längenentwicklung des Skelets nicht mehr gegeben sein: Das Mittelglied des betroffenen Fingers wird zunehmend in Beugestellung gezogen.

Die pathogenetischen Vorstellungen von der Bedeutung der Superficialis-Sehne werden durch eindrucksvolle Behandlungserfolge gestützt, die SMITH u. KAPLAN (1968) mit der alleinigen Tenotomie der oberflächlichen Beugesehne erzielen konnten.

WILHELM u. KLEINSCHMIDT (1968) hingegen sehen Störungen im Bereiche der Lumbricales als maßgebliche Faktoren an. Sie fanden bei Operationen Insertionsanomalien dieser Muskeln: Die jeweilige Sehne strahlte nicht wie üblich an der Radialseite der Grundgliedbasis in die Streckaponeurose ein, sondern endete bereits im paraarticulären Gewebe an der Ulnarseite der Gelenkkapsel, im Lig. capit. transversum, in der Sehnenscheide der Fingerbeuger, oder gar in der oberflächlichen Beugesehne. Diese Fehlinsertionen sollen zu einem Verlust der Streckwirkung des betroffenen Lumbricalis auf Mittel- und Endgelenk und damit zu einem Überwiegen der beugenden Kräfte im Bereich dieser Gelenke führen und eine Kontraktur im proximalen Phalangealgelenk hervorrufen. Auch BRÜCHLE u. MERKLING (1972) beschreiben einen „atypisch verlaufenden, doppelten M. lumbricalis mit Insertion an der Gelenkkapsel des Kleinfingers“.

MILLESI (1968) schließlich sieht die Ursache der Kamptodaktylie in der mangelhaften Ausbildung der Streckaponeurose an der Dorsalseite des Mittelgelenkes: Er fand bei einer Reihe von Patienten die Streckaponeurose durch eine zarte Bindegewebsplatte ersetzt.

Weitere Hinweise über mögliche pathogenetische Faktoren enthält die Arbeit von BERGER u. MILLESI (1975).

Die Deformität wird meistens bereits in der Kindheit festgestellt. In Phasen rascheren Wachstums kann es zu einer *schubartigen Progredienz* kommen. Beim Kind und Jugendlichen ist die Kontraktur noch überwiegend tendogener Natur: Sie kann durch Beugung des Hand- und Fingergrundgelenkes ausgeglichen werden. Mit der Zeit ist dies infolge von Kapsel- und Bandschrumpfungen nicht mehr möglich. In fortgeschrittenen Fällen tritt eine Innenrotationsfehlstellung des Kleinfingers hinzu. Isolierte Arthrosen des Mittelgelenkes im weiteren Verlauf werden beschrieben.

Das kombinierte Auftreten von Kamptodaktylie mit Aminoacidurie ist bekannt (Parish et al., 1963), ebenso wird ein auffällig häufiges gleichzeitiges Vorkommen von Kamptodaktylie mit Trichterbrust, leichter Skoliose und Ptosis beschrieben (Maurer, 1938; Welch u. Temtamy, 1966; u.a.).

Formal gleiche Fehlbildungen finden wir manchmal in Verbindung mit anderen Handmißbildungen [z.B. Spalthände (s. Beispiel 9.7), numerische Variationen]. Gelegentlich wird der Ausdruck „Kamptodaktylie" erweitert für alle angeborenen Beugefehlstellungen der Finger gebraucht [z.B. auch für die Beugefehlstellungen der Grundgelenke (mit Ulnardeviation) bei der Craniocarpotarsal-Dystrophie Freeman-Sheldon].

*Differentialdiagnostisch* lassen sich ähnliche Fehlformen im Rahmen einer Arthrogryposis multiplex congenita, eines Morbus Dupuytren, als Zustand nach Ulnarislähmung und Tendovaginitis im allgemeinen ohne Schwierigkeiten abgrenzen.

### 12.1.2 Operationsindikation

Die Anzeige zur operativen Behandlung der Kamptodaktylie ist sehr kritisch und zurückhaltend zu stellen. Die Patienten sollten wissen, daß auf Grund anatomischer Gegebenheiten längst nicht immer die volle aktive Streckung des betroffenen Mittelgelenkes erreicht werden kann.

Solange noch breitere operative Erfahrungen und langfristige Ergebnisse fehlen, sollten die vorwiegend ästhetische Momente bei leichteren Formen (zumal die geringe Streckbehinderung durch die Hyperextension im Grundgelenk im wesentlichen kompensierbar ist) zunächst noch keine Operationsindikation darstellen. Erst fortschreitende Beugekontrakturen dürften ein operatives Vorgehen rechtfertigen.

### 12.1.3 Zeitpunkt der Operationen

Der Zeitpunkt der Operation sollte nicht zu früh im Kindesalter gewählt werden. Bei einer rasch zunehmenden Beugefehlstellung und/oder beginnender zusätzlicher Drehfehlstellung operiert man allerdings u.U. schon im 6.–8. Lebensjahr. Grundsätzlich sollte die Entscheidung über ein operatives Vorgehen nicht bis ins Erwachsenenalter aufgeschoben werden, weil die tendogene Kontraktur des Jugendlichen in eine capsuläre-ligamentäre übergehen kann und damit die Chancen eines guten Behandlungsergebnisses geringer werden. Berger und Millesi (1975) berichten, daß alle nicht befriedigenden Spätergebnisse einer Behandlungsserie von 14 Kamptodaktylien bei Patienten beobachtet wurden, die erst im Erwachsenenalter operiert worden sind.

### 12.1.4 Allgemeine Operationsrichtlinien

Hautplastische Maßnahmen, wie z.B. eine beugeseitige Z-Plastik, haben sich im allgemeinen als alleinige Eingriffe bei Kamptodaktylien nicht bewährt (Barinka, 1964; Currarino und Waldman, 1964). *Ziel* der Behandlung muß es sein, das gestörte *Gleichgewicht zwischen Beugern und Streckern* am Kleinfingermittelgelenk *wiederherzustellen.* Dazu werden verschiedene Wege empfohlen:

Smith u. Kaplan (1968) berichten über Erfolge (s.o.) mittels *Durchtrennung der oberflächlichen Beugesehne* (am einfachsten in der Hohlhand). Offenbar ist dieses Verfahren nur bei noch rein tendogenen Kontrakturen zweckmäßig. Auch Wilhelm u. Kleinschmidt (1968) empfehlen, die oberflächliche Beugesehne zu tenotomieren und sie in schweren Fällen an die streckseitige Aponeurose zu fixieren. Die Autoren raten darüber hinaus zur *Revision der Hohlhand,* um evtl. Fehlinsertionen der Mm. lumbricales zu beseitigen. Mit der *Verpflanzung der oberflächlichen Beugesehne auf die Streckaponeurose* hat auch Millesi (1968) Erfolge erzielt. Bei starken Fehlstellungen führt er eine *Z-förmige Verlängerung der Beugesehne* am Unterarm, eine *Capsulotomie* des Mittelgelenkes und u.U. auch eine *Schwenklappenplastik* zur Beseitigung von Hautspannungen über der Beugeseite durch. Wir kamen in einem Fall mit einer beugeseitigen Z-Plastik, Durchtrennung von straffen paraarticulären Bindegewebszägen und Capsulotomie des Mittelgelenkes zum Ziel (s. auch Bonola u. Morelli, 1972).

### 12.1.5 Postoperative Behandlung

Eine gewissenhafte postoperative Behandlung ist von wesentlicher Bedeutung, wie von allen Autoren hervorgehoben wird. Dabei ist die Verordnung von elastischen Übungsquengeln (z.B. Feder-Streckquengel) dringend erforderlich. Zur Verhinderung eines Rezidivs soll eine in Streckstellung fixierende Nachtschiene für etwa $^1/_2$ Jahr getragen werden.

# 13. Hypoplasien und Aplasien des Radius („radiale Klumphand“)

## 13.1 Einführung

### 13.1.1 Allgemeines

Radiushypo- und -aplasien (Synonyma: Radial ray defect, radial club-hand) charakterisieren eine Gruppe von Hemmungsmißbildungen, bei denen vornehmlich die *radialseitigen Teile der oberen Extremitätenanlage* betroffen sind. Ihre endemische Häufung im Rahmen der Thalidomid-Embryopathien hat zur Erweiterung unserer Kenntnisse von Morphologie und funktioneller Anatomie dieser relativ seltenen Differenzierungsstörungen geführt (LENZ, 1963; O. HEPP, 1962; BLAUTH, 1968, 1969; SCHÖLLNER, 1972; WILLERT u. HENKEL, 1969; u.a.).

Diese Fehlbildungen treten gelegentlich zusammen mit Mißbildungen der unteren Extremität, z.B. Femur- oder Tibiaaplasien auf und sind auch Bestandteile einiger Syndrome [Holt-Oram-Syndrom, Fanconi-Panmyelopathie, Phokomelie-Thrombocytopenie-Syndrom, Thomson-Poikilodermie und Trisomie 18: Nur bei diesen bestehen regelmäßig beidseitig Radiusfehlbildungen (LENZ, 1969)]; man kennt auch Fälle mit familiärer Häufung (s. BAUER u. BODE, 1940).

*Äußeres Merkmal* der Radiusfehlbildungen ist eine Verkürzung, oft auch Verkrümmung des Unterarmes mit Klumphand-Fehlstellung *(Manus vara et flexa)*.

Der *Radius* kann vollständig oder teilweise fehlen oder hypoplastisch angelegt sein. Aus den verschiedenen Formen läßt sich eine *teratologische Reihe* aufstellen, die von den Radiushypoplasien (Verkürzung und Verschmächtigung bei erhaltener Form) über partielle Aplasien (gewöhnlich fehlen distale Skeletanteile einschließlich Radiusepiphyse) bis zur totalen Radiusaplasie reicht. Nicht selten treten mehr oder weniger ausgedehnte Knochenbrücken *(radio-ulnare Synostosen)* hinzu, die meist im proximalen, gelegentlich im mittleren Unterarm-Bereich oder im proximalen und distalen zugleich liegen; bei extremer Ausdehnung besteht ein einknochiger Unterarm (BLAUTH, 1969). Solche radio-ulnare Synostosen können den Unterarm in funktionsungünstiger Supinationsstellung fixieren.

Radio-ulnare Synostosen kommen auch als isolierte Fehlbildungen vor oder in Verbindung mit Unterarmschnürringen (s. Beispiel 3.12). In ihren funktionellen und therapeutischen Problemen gleichen sie den radio-ulnaren Synostosen bei Radiusfehlbildungen (s. Beispiel 13.4).

Anstelle der Speiche kann ein straffer, derber Bindegewebsstrang vom Epicondylus lateralis humeri oder einem proximalen Radiusrudiment zur Handwurzel ziehen und Teilen der Muskulatur als Ursprung dienen (STOFFEL u. STEMPEL, 1909).

Entsprechend dem Grad der Radiusrückbildung ist auch die *Ulna* verändert: Sie weist in der Regel eine mehr oder weniger starke Verkürzung auf, häufig auch eine Verkrümmung nach dorso-ulnar. Manchmal ist die Ulna plump-gedrungen und im Diaphysenquerschnitt abgeplattet oder distal verdickt und verbreitert. Auf ihrer radio-palmaren Seite kann eine muldenförmige, der proximalen Handwurzelreihe angepaßte Einsenkung mit hyalinknorpeliger, häufig jedoch nur bindegewebiger „Gelenkfläche" liegen.

Am *proximalen Ulna- und distalen Humerusende* sind Dysplasien der Skeletanteile bekannt, die zusammen mit Kapsel- und Muskelanomalien die häufig eingeschränkte oder aufgehobene Ellenbogengelenksbeweglichkeit verursachen. Als Besonderheit kann auf der Ventralseite des distalen Humerusendes ein spornförmiger Knochenauswuchs gefunden werden (SCHÖLLNER, 1972). Schließlich ist auch auf gelegentliches Zusammentreffen mit Dysplasien des *Schultergelenks* hinzuweisen.

Radiusfehlbildungen gehen regelmäßig mit *Anomalien des Handskelets* einher, wobei im allgemeinen hauptsächlich radialseitige Elemente betroffen sind. An der *Handwurzel* findet man Hypo- und Aplasien des Scaphoids und Trapeziums sowie mannigfaltige Synostosen (am häufigsten zwischen Lunatum und Triquetrum).

Der Carpus liegt vom distalen Ulnaende aus gesehen radial oder radialpalmar. *Hypo- und Aplasien des I. Strahles* sind nahezu die Regel. Ihr Ausmaß braucht aber keinesfalls mit dem der Radiusfehlbildung zu korrelieren. Andererseits werden auch *dreigliedrige, syndaktyle Daumen* oder *Doppeldaumen* sowie Polydaktylien oder weiterreichende Oligodaktylien beobachtet. Zusätzliche Behinderungen können vor allem radialseitige Finger*gelenkhypoplasien* hervorrufen. Die Reifung der betroffenen Skeletanteile läuft verzögert ab (HIPPE, 1970).

*Muskulatur und Sehnen* zeigen eine Vielzahl von Anomalien (Hypo- und Aplasien, Verschmelzungen, abweichende Ansätze und Ursprünge). Am häufigsten sind Brachioradialis, Flexor carpi radialis, Extensor carpi radialis brevis und longus, Extensor pollicis longus und brevis, Supinator, Pronator teres und quadratus, Extensor digitorum communis und die Daumenballenmuskulatur betroffen. Die Sehne des M. extensor carpi ulnaris zieht regelmäßig in einer Knochenrinne über dem Ellenköpfchen nach distal bis zur Basis des V. Metacarpale. Das Ausmaß der Muskel- und Sehnenanomalien am I. Strahl entspricht etwa dem Grade seiner knöchernen Rückbildung (s. Kap. 4 „Numerische Variationen").

Die radialseitigen Langfinger werden manchmal nur von außerordentlich dünnen Strecksehnen versorgt. Dagegen können am Kleinfinger sogar mehrere, in einer gemeinsamen Aponeurose endende Strecksehnen ansetzen. Auch am Oberarm und Schultergürtel kommen häufig Anomalien vor, insbesondere Aplasien des Biceps- und Deltamuskels (BLAUTH, 1969; SCHÖLLNER, 1972).

Die meist sehr straffe *Handgelenkkapsel* sitzt breit an der Radial-Palmar- und Radial-Dorsalseite des distalen Ellenendes an.

Auch *Gefäßfehlbildungen* betreffen überwiegend die radiale Seite (Blauth u. Schmidt, 1969; Stoffel u. Stempel, 1909): Die A. radialis fehlt oder ist hypoplastisch, während die A. ulnaris in der Regel kräftig entwickelt ist. Oft vermißt man einen oder beide Hohlhandbögen. Bei Fehlbildungen am Daumenstrahl muß häufiger zusätzlich mit Gefäßanomalien am Zeigefinger gerechnet werden, und zwar vor allem mit Hypoplasien der radialseitigen palmaren Arterie. Bei der Planung einer Zeigefingerpollicisation ist dies zu bedenken. Auch die Gefäßanomalien weiter proximal liegender Armabschnitte (A. brachialis, A. interossea etc.) können operationstechnisch von Bedeutung sein.

Fehlbildungen und Verlauf*sanomalien der Nerven* betreffen am häufigsten den N. radialis: Er kann hypoplastisch sein und manchmal schon in der Gegend des Ellenbogengelenkes enden; bei einem Fall von Radiushypoplasie sahen wir den Nerven schlingenförmig um die Sehne des M. ext. carp. radialis im mittleren Unterarmdrittel ziehen. Der N. medianus liegt meist sehr oberflächlich radial unter der Handgelenkbeugefalte und kann das sensible Versorgungsgebiet des N. radialis übernehmen.

Die *Funktionsstörungen* bei Radiusfehlbildungen sind in der Regel erheblich. Besonders schwerwiegend erweisen sich *Strecksteifen im Ellbogengelenk* und *Supinationsfehlstellungen* bei radio-ulnaren Synostosen. Dagegen fallen die gelegentlich vorhandenen Beugekontrakturen in den Mittelgelenken (Krallenfinger) funktionell weniger ins Gewicht, wenn, wie meistens, die Grundgelenke kompensatorisch überstreckt werden können.

Die Patienten entwickeln *Ersatzfunktionen,* wobei die aktive radiale Abduktion der Hand als Klemmgriff bei gleichzeitiger Ellenbogenstrecksteife und der sog. Seitgriff der ulnaren Langfinger bei gleichzeitiger Daumenfehlbildung besonders wertvoll, gelegentlich sogar unentbehrlich sind.

### 13.1.2 Operationsindikation

Eine operative Behandlung der *Klumphand* ist grundsätzlich nur *ausnahmsweise* angezeigt. Jede Entscheidung in dieser Richtung verlangt eine sehr kritische Bewertung der Handfunktion und der vorhandenen Anpassungsmechanismen. Bei der Operationsindikation müssen funktionelle Gesichtspunkte unbedingt Vorrang vor ästhetischen haben. Außerdem sollen die operativen Risiken bei Begleitmißbildungen (z.B. Herzvitium: Holt-Oram-Syndrom, Nierenfunktion u.a.m.) in Zusammenarbeit mit Pädiater und Anaesthesist abgeklärt und berücksichtigt sein.

Unter folgenden *Voraussetzungen* kann eine operative Klumphandkorrektur in Erwägung gezogen werden:

- Die *Beweglichkeit im Ellbogengelenk* ist nicht wesentlich eingeschränkt; die Klumphandstellung wird also nicht aus kompensatorischen Gründen benötigt.
- Die *Klumphandfehlstellung* läßt sich passiv weitgehend oder vollständig ausgleichen – evtl. nach Redressement – d.h. die Hand kann in die

Unterarmlängsachse eingestellt werden. Verbleibt beim Versuch der passiven Korrektur eine Radialduktion der Hand von wesentlich mehr als 10°, wie dies bei Händen mit radial und proximal-palmar vom Ellenschaft gelegenem Carpus regelmäßig der Fall ist, wäre bei operativer Korrektur die Gefahr einer Schädigung der distalen Ulnaepiphyse sehr groß. Außerdem würde evtl. erst nach problematischen Ausweitungen der Operation eine achsengerechte Einstellung gelingen, wie z.B. durch weitreichende Resektion der Handwurzel bis hin zu den Basen der Metacarpalia oder durch eine zusätzliche Verkürzungsosteotomie der Elle.

– *Funktionstests* nach passiver Korrektur der Fehlstellung und Fixation im Unterarmgips zeigen bei Untersuchungen über mehrere Tage gegenüber der nicht korrigierten Klumphand zumindest keine Nachteile (gewöhnlich nehmen Kraft und Beugefähigkeit der Finger nach Ausgleich der Klumphandfehlstellung zu!).

Die genannten Voraussetzungen gelten in erster Linie für Kinder. Erwachsene mit Klumphänden sind meistens so gut an die Fehlstellung adaptiert, daß eine chirurgische Korrektur noch seltener als im Kindesalter in Frage kommen dürfte. Möglich sind aber z.B. Arthrodesen bei schmerzhafter Arthrose im Handgelenk.

Als extrem seltene Indikation müssen *Verlängerungsosteotomien* der Ulna angesehen werden. Sie kommen höchstens einmal bei einseitigen Formen in Frage, wenn nach gelungener Klumphandkorrektur eine fibröse Versteifung im Handgelenk besteht. Ebenfalls nur in Ausnahmefällen ist eine *Arthrolyse* des Ellenbogengelenkes, eine Bicepsersatzplastik oder die Resektion eines Humerussporns indiziert. Von keiner Methode liegen umfangreiche Langzeitergebnisse vor, so daß klare Richtlinien hier nicht gegeben werden können.

Eindeutig ist dagegen die Operationsanzeige bei Drehfehlstellungen des Unterarmes infolge *radio-ulnarer Synostosen:* Erhebliche Funktionsstörungen zwingen zur Korrekturosteotomie.

### 13.1.3 Zeitpunkt der Operationen

*Stärkere Drehfehlstellungen* des Unterarmes sollten zu einem sehr frühen Zeitpunkt, etwa im 2. Lebensjahr, korrigiert werden, da ihre Beseitigung von großer funktioneller Bedeutung ist und ohne Gefahr für Wachstumszonen durchgeführt werden kann. Alle anderen Eingriffe sollten zeitlich hinausgeschoben werden, um die Fähigkeit der funktionellen Adaptation besser abschätzen zu können und vor allem bei der Klumphandkorrektur die Folgen etwaiger Epiphysenschädigungen gering zu halten. Für *leichtere Klumphand-Formen* (Überkorrektur ohne Schwierigkeiten möglich, Handwurzel steht günstig zum distalen Ulnaende) wird das Vorschulalter, für schwerere Formen einige Jahre später der günstigste Zeitpunkt sein. Lediglich unter besonders günstigen Bedingungen, wie z.B. bei lockeren Klumphänden ohne wesentliche Verlagerung des Carpus nach proximal, kann der Eingriff im Vorschulalter stattfinden. Zum gleichen Zeitpunkt sollten auch bereits die Klumphände operiert werden, bei denen außerdem wegen einer Daumenaplasie noch eine *Pollicisation* geplant ist. Wir führen nämlich die Klumphandkorrektur *vor* der Pollicisation durch, weil nach Stabilisierung des Handgelenkes in Funktionsstellung der neugebildete Daumen besser genutzt werden kann.

### 13.1.4 Allgemeine Operationsrichtlinien

Bei der operativen Einstellung des distalen Ulnaendes in die Handwurzel (Blauth, 1968) müssen einige Gesichtspunkte besonders beachtet werden:

- Die Sehne des M. extensor carpi ulnaris ist regelmäßig im Sulcus am Ellenköpfchen aufzusuchen und herauszuluxieren.
- Die Strecksehnen der Finger präpariert man en bloc, d.h. ohne Auslösung aus den Strecksehnenfächern, nach radial von der Handwurzel ab und beläßt dabei Teile der dorsalen Handgelenkkapsel am Präparat. Dadurch werden Verwachsungen im Sehnengleitlager vermieden.
- Wesentliche Voraussetzung für die „Reposition" der Handwurzel ist die vollständige Durchtrennung aller Kapsel- und Bandverbindungen zwischen Ulna und Carpus – auch auf der Palmarseite. Nach Teilresektion der Handwurzel kann der Processus styloideus ulnae zum Einpassen des Ellenköpfchens abgetragen werden. Sonst darf das distale Ulnaende nur sehr sparsam (Kontrolle mit Lupenbrille!) von Weichteilen befreit werden: Jede großzügige Umschneidung oder gar Freilegung der Epi- und Metaphysenregion ist wegen der Gefahr von irreversiblen Zirkulationsstörungen der Wachstumsscheibe unbedingt zu vermeiden.
- Je nach der Form des distalen Ellenendes kann es zweckmäßiger sein, entweder die proximale Handwurzelreihe zwischen Os lunatum und Os triquetrum türflügelartig aufzuklappen und zur Einstellung der Elle eine Teilresektion des Os capitatum vorzunehmen (14.2.1) oder mit Hohlmeißel und Kugelfräse (Handbetrieb!) in der Handwurzel eine Höhle zur Aufnahme der Elle zu schaffen (13.2.2). Das letztere Vorgehen führt häufig zu einer besseren „Paßform" zwischen Carpus und Ulna.
- Die Handwurzel sollte aus funktionellen Gründen und zur Rezidivprophylaxe in einer Dorsalextension von ca. 20° und einer Ulnarabduktion von möglichst 10–15° eingestellt und mit 2 gekreuzten Kirschner-Drähten fixiert werden. Nur bei sehr bündigem und abrutschsicherem Sitz der Ulna in der Handwurzel kann man auf eine Kirschner-Draht-Fixation verzichten und stattdessen einige Kapsel-Knorpel-Nähte legen (13.2.2).
- Nach der Operation besteht die Imbalance der Unterarm- und Handmuskulatur fort, wenngleich in gemäßigtem Umfange. Deshalb empfiehlt sich als Abschluß des Eingriffs noch eine Raffnaht der Sehne des M. extensor carpi ulnaris (13.2.1). Endgültig kann aber auch dadurch die Imbalance der Muskulatur nicht beseitigt werden: Im Laufe des Wachstums ist daher *immer mit einem Rückfall in die alte Fehlstellung zu rechnen.*

Das drohende Rezidiv kann mit Lagerungsschienen für die Nacht aufgehalten oder vielleicht sogar verhindert werden.

Korrekturosteotomien zur Behandlung eines *Klumphandrezidivs* (13.3) müssen aus ästhetischen Gründen möglichst in Nähe der Epiphysenscheibe der Elle vorgenommen werden. Knochenkeilgrößen sind anhand von Röntgenskizzen zu bestimmen. Je jünger der Patient, desto stärker sollte überkorrigiert werden.

*Drehosteotomien* bei Unterarmfehlstellungen nimmt man stets innerhalb der Synostose vor (13.4).

Bei Radiushypoplasien sind *Verkürzungsosteotomien der Ulna* den Verlängerungsosteotomien des Radius unbedingt vorzuziehen. Versuche, den Radius einzeitig zu verlängern, scheitern in der Regel am „Weichteilwiderstand" (2 eigene Beobachtungen) oder führen zu einer Zunahme der Handwurzelfehlstellung nach palmar. Stufenweise Verlängerungen mit Distraktoren entsprechend den Techniken bei Verlängerungsosteotomien an den unteren Gliedmaßen sind (noch) nicht möglich, weil für die Unterarmknochen geeignete Geräte fehlen. Die Verkürzungsosteotomie des Ulnaschaftes ist ggf. mit einer Korrektur der Unterarmachse zu kombinieren: Gleichzeitige Valgusosteotomie von Radius und Ulna durch Entnahme von Knochenkeilen (Keilbasis ulnar) und Kompressionsosteosynthese mit zugerichteten selbstspannenden Kleinfragmentplatten. Als zusätzliche Maßnahme sollte die Verlagerung der Sehne des M. ext. carpi radialis auf die Ulnarseite der Mittelhand vorgenommen werden.

### 13.1.5 Postoperative Behandlung

Nach Klumphandkorrekturen durch Einstellen des distalen Ellenendes in den Carpus soll eine fibröse Versteifung des „Handgelenks" erreicht werden. Zunächst wird ein Oberarm-Gipsverband für die Dauer von 4 Wochen angelegt. Dann entfernt man die Kirschner-Drähte und fixiert mit einem ungepolsterten Unterarm-Gipsverband nochmals für weitere 4–6 Wochen. Nach Abschluß der Gipsbehandlung erhalten die Patienten für weitere 6 Monate eine Handgelenkhülse. Nach dieser Zeit wird die Hülse langsam „abgebaut" und schließlich nur noch nachts getragen, falls genügend Stabilität im Handgelenk eingetreten ist. Andernfalls sollte die Manschette für längere Zeit weiter getragen werden.

Weitere Behandlungsmaßnahmen werden bei den jeweiligen Operationsbeispielen besprochen.

## 13.2.1 Radiusaplasie mit redressierbarer Klumphand (Operation nach Blauth)

*Operationsziel*

Beseitigung der Klumphandfehlstellung und fibröse Versteifung des „Handgelenkes" in Funktionsstellung (unter strenger Berücksichtigung der in Kap. 14.1.2 genannten erforderlichen Voraussetzungen!)

Abb. 1 Ausgangsbefund und Schnittführung, Hand in bestmögliche Korrekturstellung überführt.
Der Radiusdefekt ist hier mit Aplasien vom Os scaphoideum und Os trapecium sowie mit einer Daumenhypoplasie IV. Grades verbunden.
Die Hautincision verläuft zunächst in der Längsachse des distalen Ellenendes, biegt dann bogenförmig über dem Ellenköpfchen nach radial ab und endet in der Längsachse des Mittelfingerstrahles.
Die spätere (sternförmige) Capsulotomie zwischen Lunatum, Triquetrum und Capitatum ist im Bild durch eine rote Markierung angedeutet. Das Hauptbein wird später teilweise reseziert (schraffiert). Gelegentlich müssen zur spannungsfreien Implantation noch weitere Teile der zentralen Handwurzelknochen entfernt werden. Hierbei kann ein halbkugelförmiger Defekt angelegt werden

Abb. 2 Situs nach Darstellung der Strecksehnen (bei Präparation Hauptvenen schonen!); die Sehne des M. ext. carp. uln. wurde zuerst aufgesucht und nach Spaltung der Fascia carpi dors. über dem Caput ulnae nach proximal und distal freigelegt.
An der Ulnarseite der Kleinfingerstrecker geht man dann auf die dorsale Handgelenkkapsel und löst von hier aus sämtliche Strecksehnen en bloc aus ihren Sehnenfächern. Das Skalpell wird tangential geführt. Mit dieser Technik (s. Abb. 2a) wird eine Schädigung der Sehnengleitgewebe vermieden

*Anmerkung*

Ein bewegliches „Handgelenk" darf nicht als Operationsziel angesehen werden: Auch nach technisch gelungener Operation bleibt die muskuläre Imbalance bestehen! Deshalb ist um so eher mit einem Rückfall in die alte Deformität oder mit der Notwendigkeit ständiger Schienenbehandlung zu rechnen, je mehr Beweglichkeit dem „Handgelenk" verbleibt

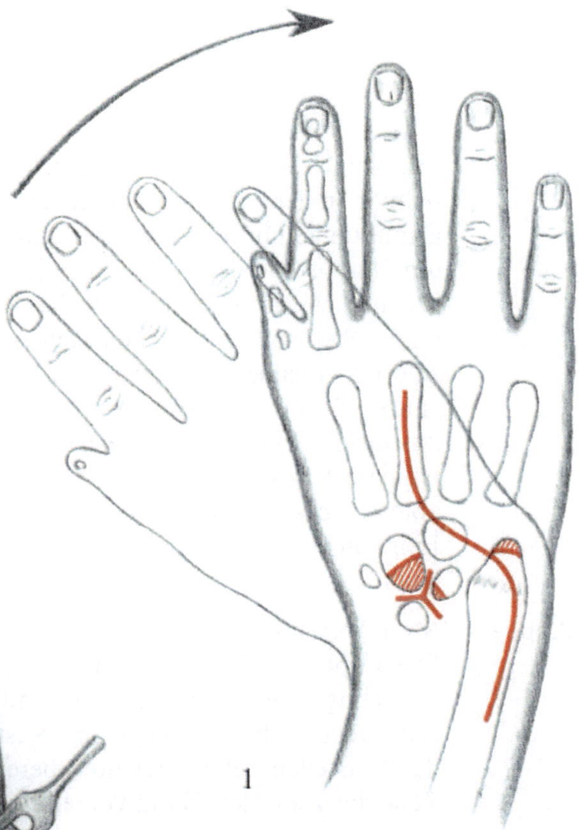

1

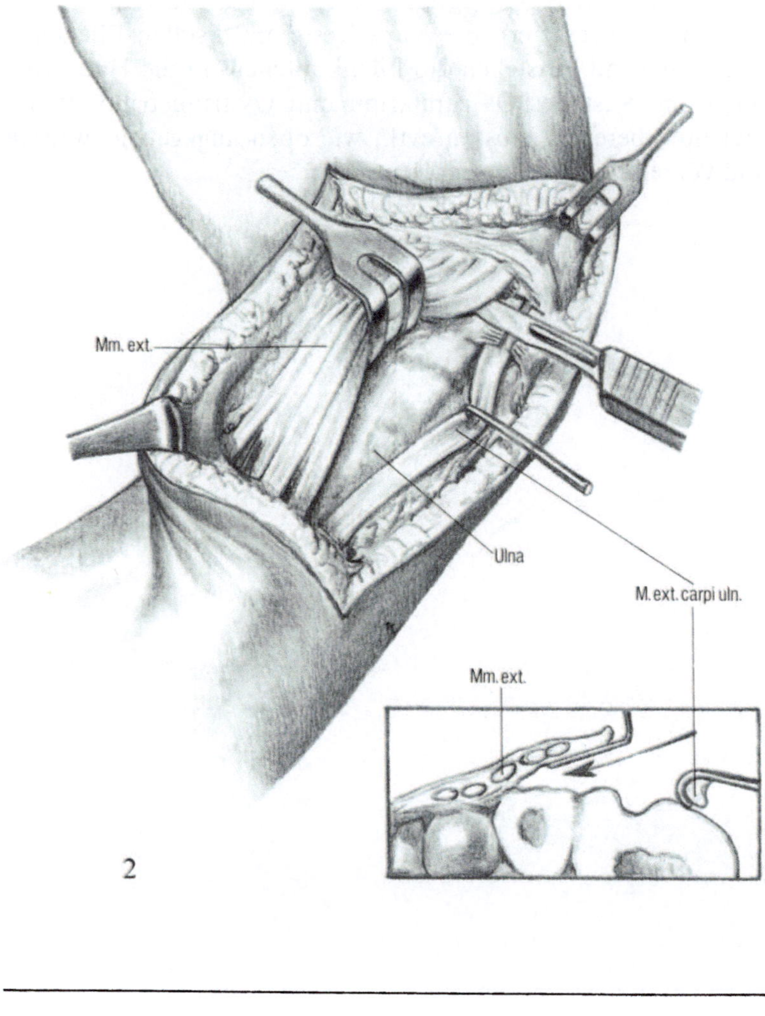


2

Abb. 3 Die Sehne des M. ext. carp. uln. wird über die Ulnarseite des Ellenköpfchens nach palmar luxiert. Durchtrennen der dorsalen Kapsel-Band-Verbindungen zwischen Caput ulnae und Handwurzel; dabei sollte das Ellenköpfchen aber nicht vollständig umschnitten werden, weil sonst die Gefäßversorgung zum Wachstumsknorpel unterbrochen würde: Insbesondere die palmaren und möglichst auch die ulnaren Weichteilbrücken sollten bestehen bleiben. Anschließend muß durch die Lücke zwischen Elle und distalen Handwurzeln hindurch auch die palmare Handgelenkkapsel in ganzer Breite incidiert werden! Man erleichtert sich die Übersicht, indem man das distale Ellenende mit scharfem Haken von der Handwurzel wegzieht und die palmare Kapsel von den proximalen Handwurzelknochen teils scharf, teils stumpf ablöst. Vorsicht: N. medianus und ulnaris sowie Gefäße nicht verletzen!
Einschneiden der Kapsel-Band-Verbindungen zwischen Os lunatum und Os triquetrum

Abb. 4 Mondbein und Dreiecksbein sind türflügelartig weit auseinandergeführt.
Das Caput des Os capitatum wird reseziert, die Kapselreste am distalen Ellenende vorsichtig abgetragen. Anschließend Einstellen des Ellenköpfchens in die Handwurzellücke zwischen Os lunatum, Rest des Os capitatum und Os triquetrum. Wenn das Einstellen Schwierigkeiten bereitet, müssen evtl., wie oben angegeben, weitere Teile der zentralen Handwurzelknochen reseziert werden

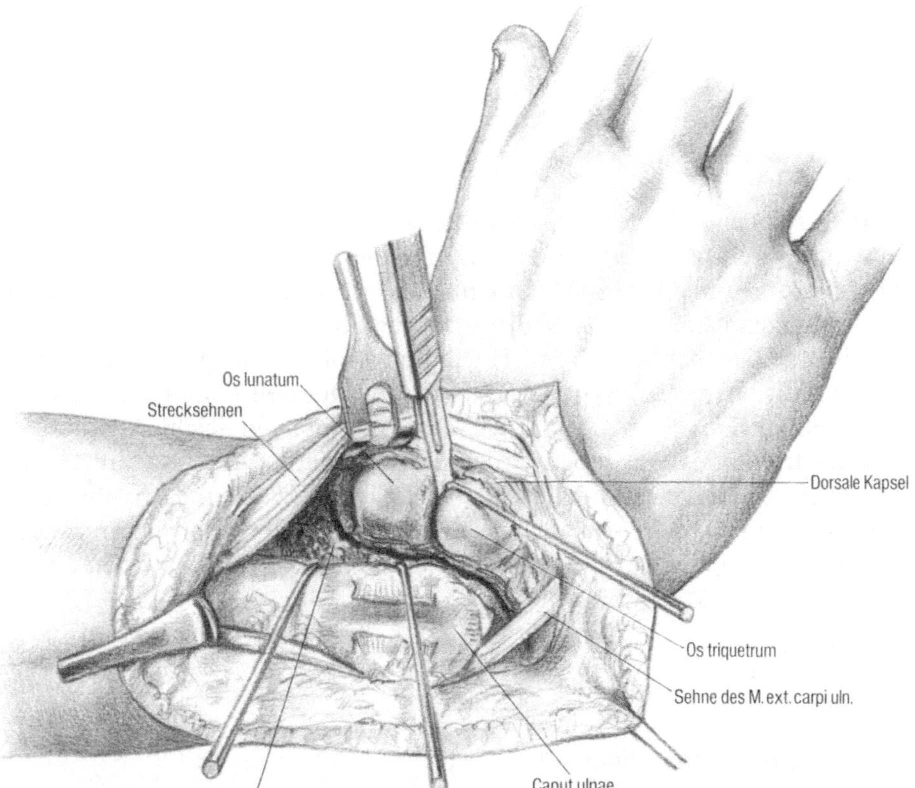
Os lunatum
Strecksehnen
Dorsale Kapsel
Os triquetrum
Sehne des M. ext. carpi uln.
Caput ulnae
Palmare Handgelenkkapsel mit Fett (inzidiert)

3

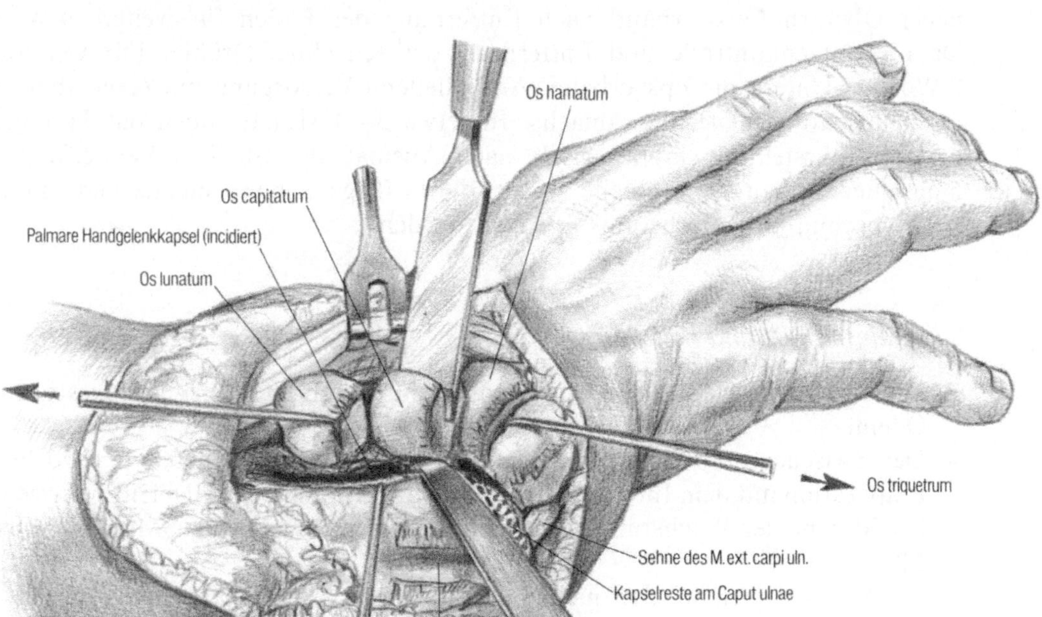
Os hamatum
Os capitatum
Palmare Handgelenkkapsel (incidiert)
Os lunatum
Os triquetrum
Sehne des M. ext. carpi uln.
Kapselreste am Caput ulnae
Sulcus des M. ext. carp. uln.

4

Abb. 5 Distales Ellenende eingestellt. Das Ellenköpfchen darf auf der Radial- und Ulnarseite nur soweit freigelegt werden, wie für die Anlagerung der Handwurzelknochen (Os lunatum und Os triquetrum) unbedingt erforderlich ist: Bei zu ausgiebiger Freilegung sind Epiphysenschäden unvermeidlich!
Handwurzelknochen *distal* der Ulnaepiphysenfuge anlegen; anderenfalls können gelegentlich auftretende Synostosierungen zu schweren Klumphandrezidiven führen. Das „Handgelenk" wird mit 2 Kirschner-Drähten in leichter Ulnarduktion und Dorsalextension fixiert; dabei werden das Os lunatum und Os triquetrum mitgefaßt. Anschließend muß die nunmehr zu lange Sehne des M. ext. carp. uln. gerafft werden (schematisch s. Abb. 6); zur Minderung der Muskelimbalance kann der Sehnenansatz auch an die Ulnarseite des Metacarpale V verlagert werden. Anlegen einer Redondrainage. Wundverschluß

Abb. 6 Schlußbild, schematisch

## *Postoperative Behandlung*

Oberarm-Gipsverband unter Einschluß der Fingergrundglieder für ca. 2 Wochen, neuer Oberarm-Gipsverband nach Entfernung der Fäden für weitere 4 Wochen. Dann Röntgenkontrolle und Entfernung der Kirschner-Drähte. Für weitere 6–8 Wochen Unterarm-Gipsverband. Anschließend Versorgung mit einer abnehmbaren Kunststoffschiene, die zunächst für etwa 3–4 Monate noch das Handgelenk in Korrekturstellung stabilisiert. Je nach Ausmaß der fibrösen Versteifung dann langsamer Abbau der Schiene während des Tages; eine Nachtschiene muß bis zum Abschluß des Wachstums getragen werden

## *Spezielle Fehler und Gefahren*

- Die dorsalen Hauptvenen werden nicht geschont: Zirkulationsstörungen, Ödeme.
- Der Zwischenraum zwischen Handwurzel und distalem Ellenende wird bei der Präparation mit dem Intercarpal- oder dem Carpometacarpalgelenk verwechselt: Schädigung der Wachstumsscheibe mit Schiefwuchs und/oder Minderwuchs der Elle.
- Die Strecksehnen werden nicht „en bloc" präpariert: Verklebungen und Verwachsungen mit Funktionsstörungen der Finger.
- Die Handgelenkkapsel wird nicht vollständig durchtrennt (palmar!): Die Handwurzel läßt sich nur mit Gewalt auf das Ellenende stellen; ein rasches Rezidiv ist die Folge.
- Die Präparation und Zurichtung erfolgt nicht sorgfältig: Verletzungen von Nerven und Gefäßen.

Im übrigen s. Text

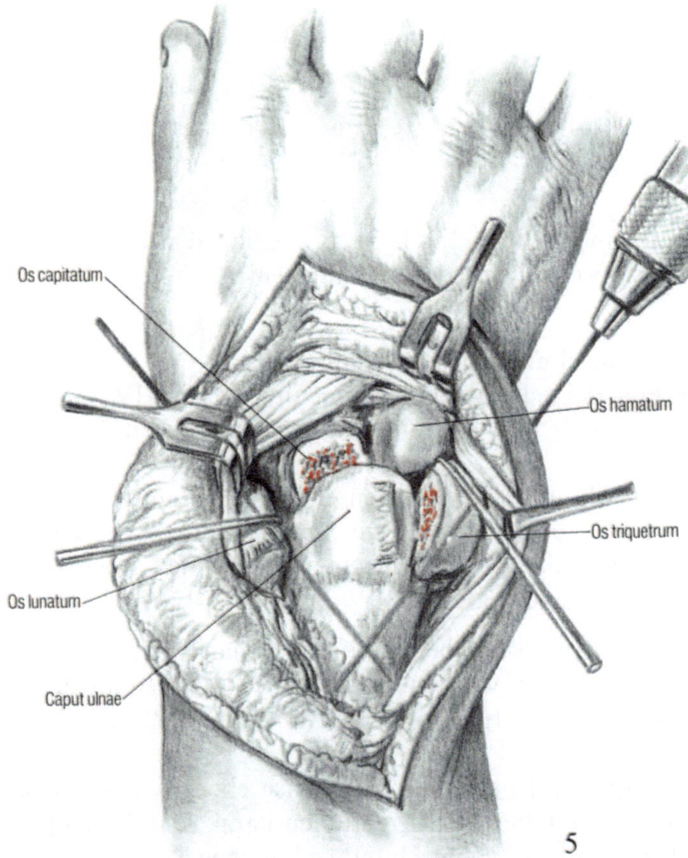

Os capitatum
Os hamatum
Os triquetrum
Os lunatum
Caput ulnae


5

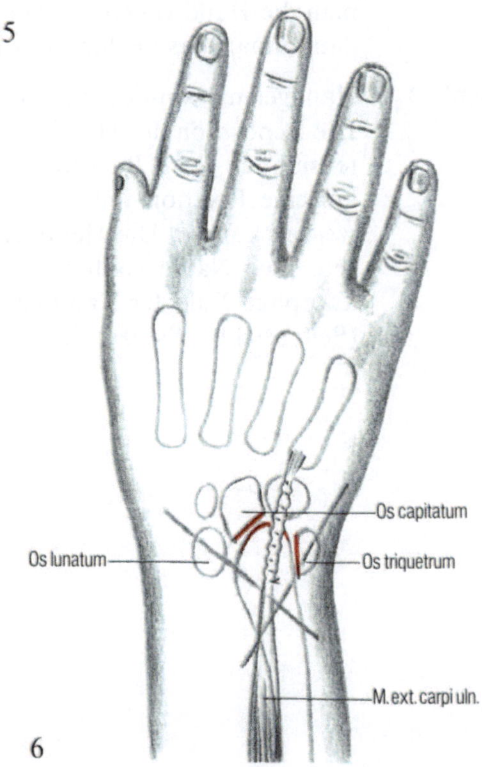

Os capitatum
Os lunatum
Os triquetrum
M. ext. carpi uln.


6

## 13.2.2 Radiusaplasie mit redressierbarer Klumphand (Alternativmethode nach Blauth)

*Operationsziel*

Beseitigung der Klumphandstellung durch Verpflanzung der Handwurzel auf das distale Ulnaende; fibröse Versteifung des „Handgelenks"

Abb. 1 Ausgangsbefund und Hautschnitt, Ansicht von dorsal.
Die Vierfingerhand mit Pendeldaumen (Daumenhypoplasie IV. Grades) ist auf Grund der redressierenden Vorbehandlung passiv leicht bis in Mittelstellung zu bringen (Pfeil).
Die schwarzschraffierten Hautdreiecke werden erst am Schluß der Operation excidiert, falls Hautüberschuß vorhanden ist. Die Präparation des Strecksehnensitus, die Eröffnung des Handgelenkes und Freilegung des distalen Ellenendes erfolgen in gleicher Weise wie im Beispiel 13.2.1

Abb. 2 Blick auf das Handgelenk von dorsal bei maximal palmarflektierter Hand.
Os lunatum und Os triquetrum wurden nach Kapselincision türflügelartig aufgeklappt und Teile des Os capitatum mit einer Luerschen Zange entfernt (nicht abgebildet).
Vorsichtig wird die Handwurzel mit einer Kugelfräse eben so weit aufgefräst, daß man die Handwurzel auf das Ulnaköpfchen stülpen kann. Das Os triquetrum liegt dann ulnar, das Os lunatum radial vom Unterarmknochen

Abb. 3 Handgelenk von dorsal, vor dem Hautschluß.
Die Reposition der Handwurzel in leichter Überkorrekturstellung (ca 25° Dorsalextension, ca. 15° Ulnarabduktion) war leicht und ohne Spannung möglich, so daß auf eine Fixation mit transossären, transarticulären Kirschner-Drähten verzichtet werden konnte. Die Handgelenkkapsel ist mit kräftigen U-Nähten straff verschlossen. (Die Nähte sollten raumgreifend möglichst breit das Periost und ggf. auch knorplige Teile der Handwurzel fassen.) Die Sehne des M. ext. carp. uln. ist gerafft (Seitansicht s. Skizze). Schwarzschraffierte Hautbezirke werden reseziert

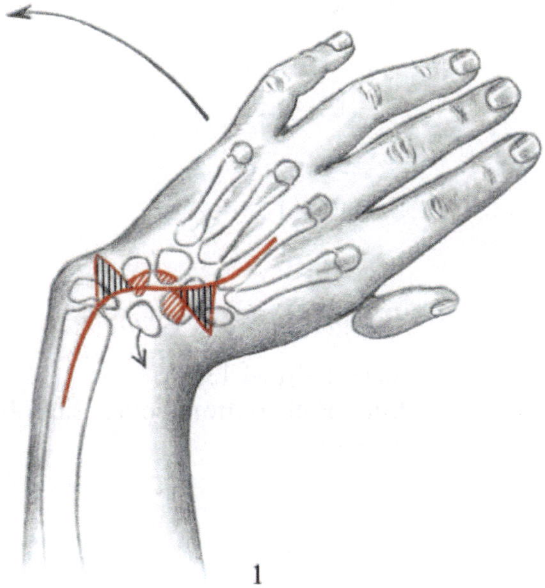

1

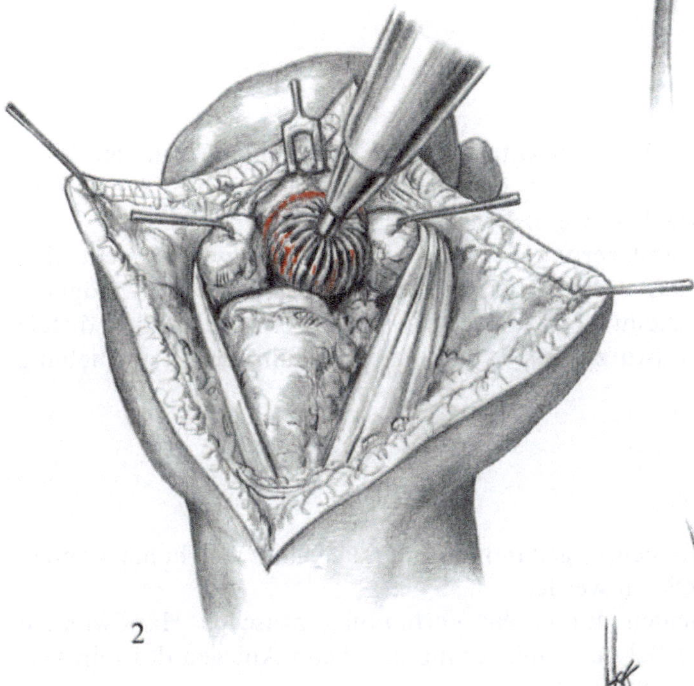

2

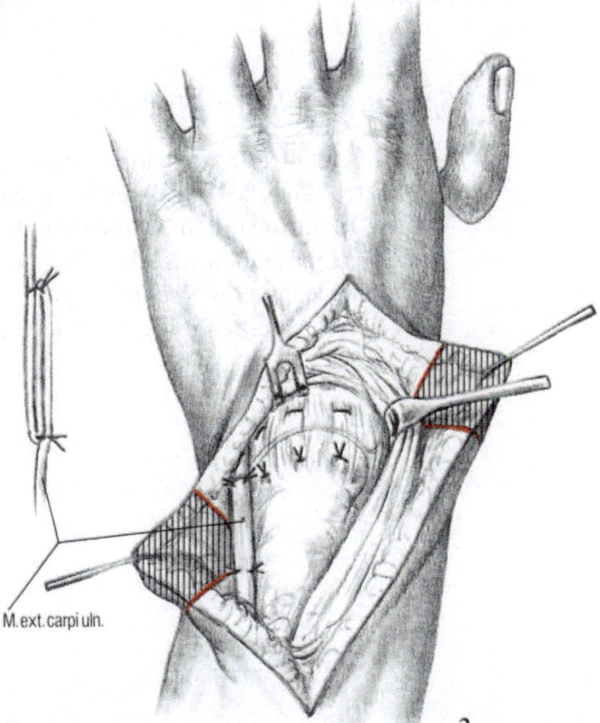


3

Abb. 4 Schlußbild

*Postoperative Behandlung*

Siehe Beispiel 13.2.1.
Eine Pollicisation sollte sich frühestens nach einem halben Jahr anschließen (s. Kap. 4.1)

*Anmerkung*

Nur bei entsprechend großen Handverhältnissen und geeigneter Form der Ulna ist es angebracht, die Vertiefung für das Ulnaende mit einer kleinen Kugelfräse zu schaffen (anderenfalls Vorgehen wie in Beispiel 13.2.1).
Die hier gezeigte Art der Stabilisierung der Ulna in der Handwurzel stellt eine Alternative zum Verfahren des vorigen Beispiels dar. Sie ist aber nur möglich, wenn die achsengerechte Einstellung ohne *größere* Mühe gelingt und das distale Ellenende so gut in die Handwurzel paßt, daß keine Gefahr der Verschiebung besteht

*Spezielle Fehler und Gefahren*

- Die Kugelfräse wird unvorsichtig gehandhabt: Umliegende Weichteile können gezerrt (Gefäße!) und zerrissen werden.
- Die Fixationsfäden schneiden durch, die Verbindung zwischen Handwurzeln und Ulna bleiben instabil: Bei der Umlagerung und beim Anlegen des Gipsverbandes können Verschiebungen auftreten.
- Weitere Angaben s. Beispiel 13.2.1

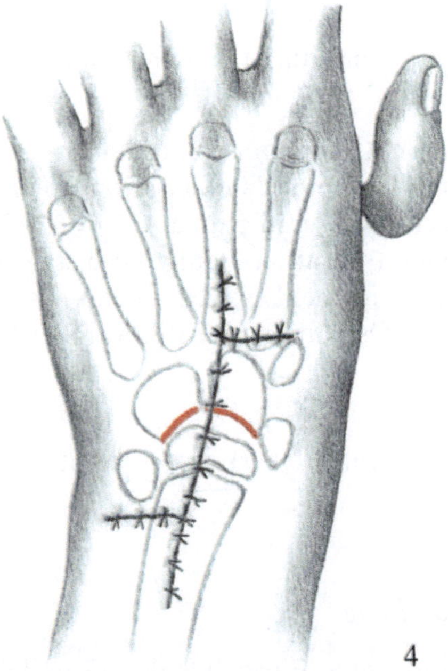

4

## 13.3 Klumphand-Rezidiv

*Operationsziel*

Beseitigung der Fehlstellung durch Keilosteotomie am distalen Ulnaende

Abb. 1 u. 2 Ausgangsbefund, Ansicht von dorsal und ulnar.
Zustand nach Klumphand- und Pollicisationsoperation. Im Handgelenk besteht eine Fehlstellung nach radial und palmar.
Bei der Keilosteotomie (schraffiert) darf die distale Epiphysenfuge der Ulna nicht verletzt werden: Der Knochenkeil liegt metaphysär! In Zweifelsfällen sollte die Lage der vorgesehenen Osteotomie im Bildwandler kontrolliert werden. Der Hautschnitt liegt ulnar-dorsal

Abb. 3 u. 4 Schlußbilder.
Osteotomieflächen in leichter Überkorrektur mit gekreuzten Kirschner-Drähten fixiert

*Postoperative Behandlung*

Oberarm-Gipsverband unter Einschluß der Grundglieder für etwa 4–6 Wochen. Entfernung der Kirschner-Drähte nach knöcherner Überbrückung des Osteotomiegebietes (Röntgenkontrolle). Dann Unterarm-Gipsverband für weitere 4–6 Wochen, anschließend Nachtschiene

*Anmerkung*

Bei stärkerer Instabilität im Handgelenk kann die Korrektur auch im Bereich der Handwurzel durchgeführt werden. Man legt dann das Gebiet zwischen Ellenende und Handwurzel frei, entfernt das Narbengewebe, vertieft die Handwurzel zusätzlich und gewinnt dadurch Raum für die erforderliche Korrektur.
In jedem Fall empfiehlt es sich, die Sehne des M. extensor carp. uln. nochmals zu raffen oder ihren distalen Ansatz an die Ulnarseite der Basis des V. Metacarpale zu verlagern: Hautschnitt dementsprechend nach distal verlängern

*Spezielle Fehler und Gefahren*

– Bei einer Reoperation im Handwurzelbereich droht ebenfalls eine Schädigung der Wachstumsscheibe am distalen Ellenende, falls hier Umschneidungen oder Skeletierungen vorgenommen werden oder Irrtümer in der Lagebestimmung unterlaufen.

Im übrigen s. Text

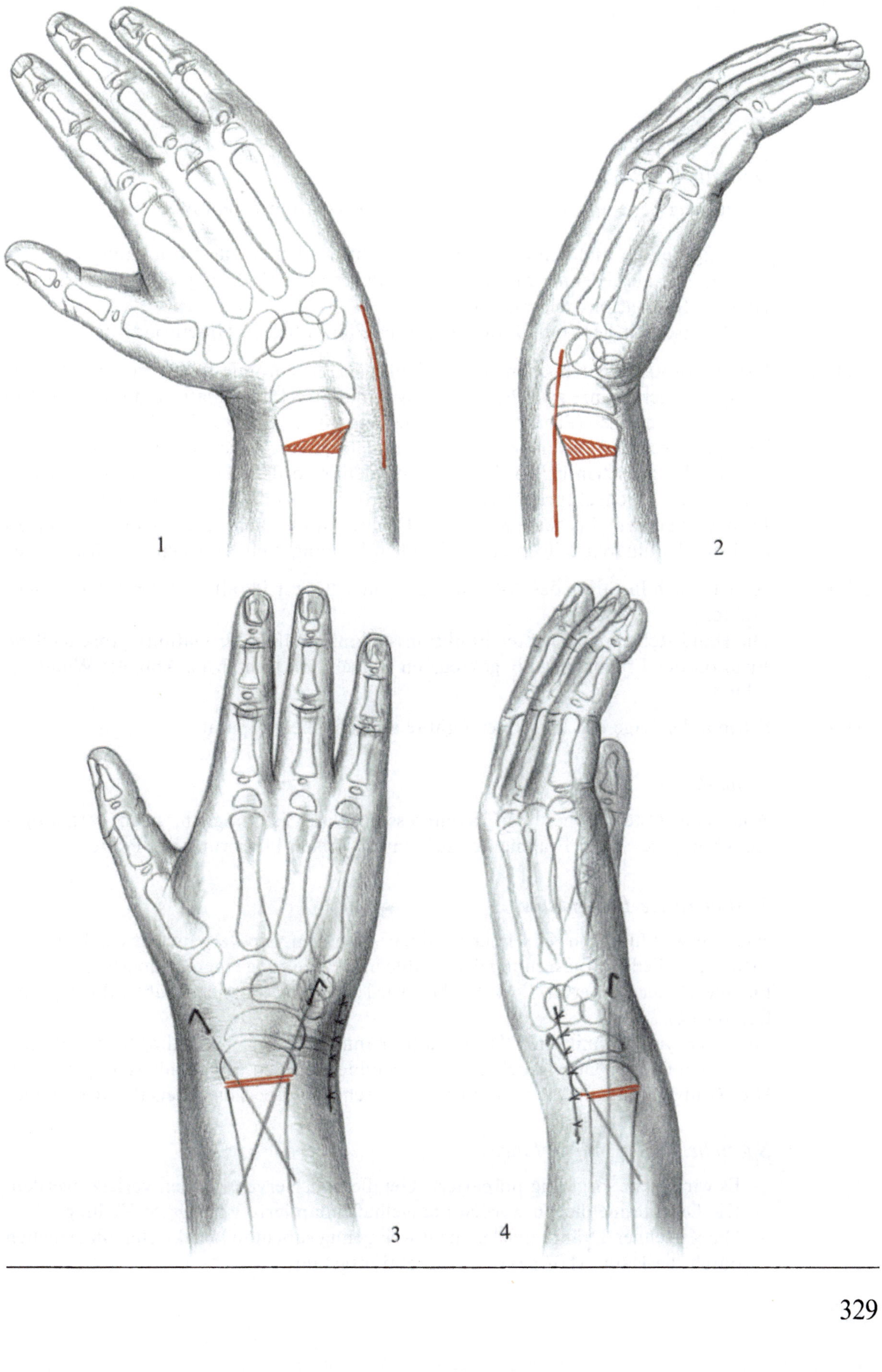
1
2
3
4

## 13.4 Radio-ulnare Synostose

*Operationsziel*

Beseitigung der Supinationsdeformität durch Rotationsosteotomie

Abb. 1 Ausgangsbefund und Schnittführung, Ansicht des Unterarmes von palmar. Es liegt eine ausgedehnte radio-ulnare Synostose mit Fixierung von Unterarm und Hand in Supinationsstellung vor.
Der Hautschnitt liegt radial, die Osteotomie im mittleren Unterarmdrittel

Abb. 2 Die synostotischen Knochen sind in Höhe der Osteotomie freigelegt. Der Zugang erfolgte an der Grenze zwischen der Beuge- und Streckmuskulatur unter Abschieben von Sehnenansätzen (Pronator teres). Die Osteotomiezone wurde subperiostal freigelegt, proximal und distal der Osteotomiestelle je ein Kirschner-Draht eingebohrt. Der Winkel zwischen beiden Drähten soll dem erforderlichen Drehwinkel entsprechen. Nach durchgeführter Osteotomie wird das distale Fragment im Sinne einer Pronation gedreht, bis beide Kirschner-Drähte parallel stehen. Dazu muß das Periost auch auf der ulnaren Seite in ausreichendem Umfang vom Knochen abgelöst werden

Abb. 3 Ansicht nach Rotation des distalen Fragmentes bis zur Parallelität der Markierungsdrähte.
Die Hand steht in günstigster Funktionsstellung (mäßige Pronation). Anschließend Fixation der Fragmente mit gekreuzten Kirschner-Drähten (s. Abb. 4). Wundverschluß

Abb. 4 Schema der Lage der Kirschner-Drähte am Knochenpräparat

*Anmerkung*

Auch eine Osteosynthese mit Kompressionsplatte ist möglich, nach sorgfältiger Zurichtung des einen Fragmentes zur einwandfreien Plazierung der Platte

*Postoperative Behandlung*

Nach Verwendung von Kirschner-Drähten: Oberarm-Gipsverband für ca. 4–6 Wochen. Anschließend Entfernung der Drähte und Einleitung einer Übungsbehandlung. Für die Dauer von etwa 3–4 Wochen wird mehrmals täglich geübt (abnehmbare Gipsschale).
Bei Osteosynthese mit einer Druckplatte kann bereits nach Abklingen der Wundschmerzen mit der Übungsbehandlung begonnen werden (abnehmbare Gipsschale). Die Röntgenkontrolle nach 4 Wochen entscheidet über die Freigabe des Armes

*Spezielle Fehler und Gefahren*

- Es wird nicht sorgfältig präpariert: Gefäße und Nerven können verletzt werden.
- Die Osteotomieflächen werden mangelhaft adaptiert: Verzögerte Heilung.
- Die Kirschner-Drähte werden nicht weit genug subcutan abgekniffen und spießen durch die Haut: Hautnekrosen, Infektionsgefahr

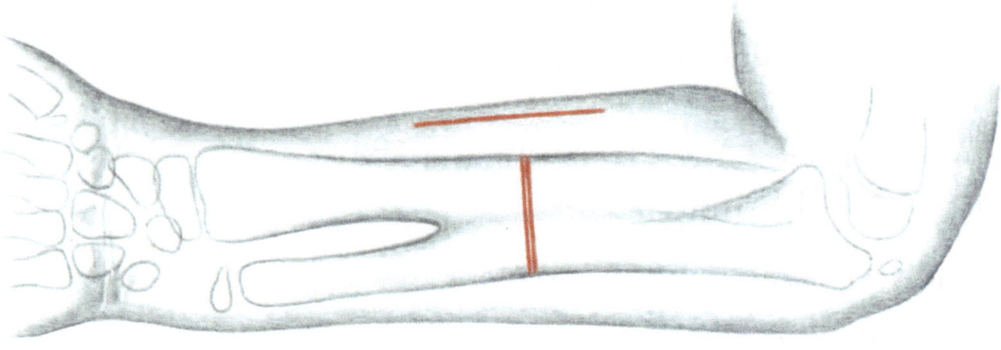

1

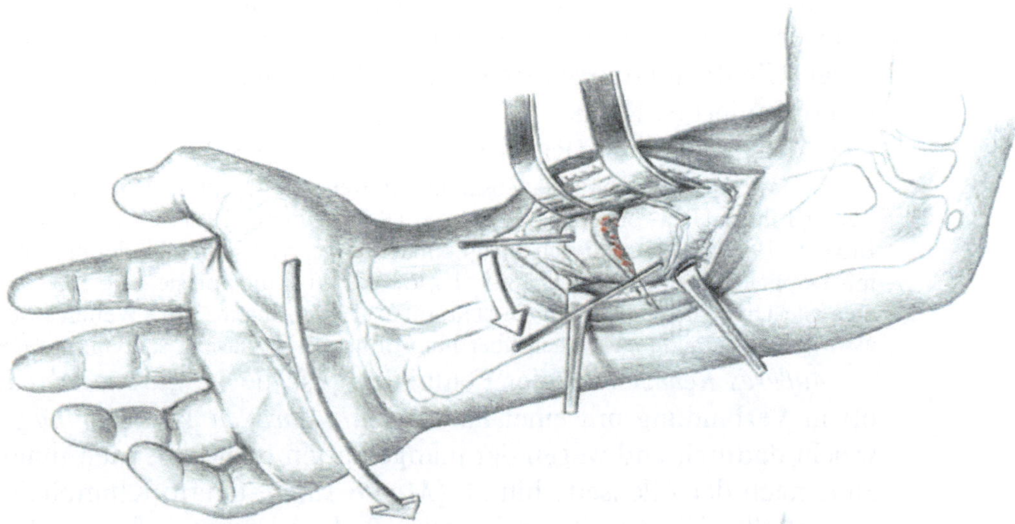

2

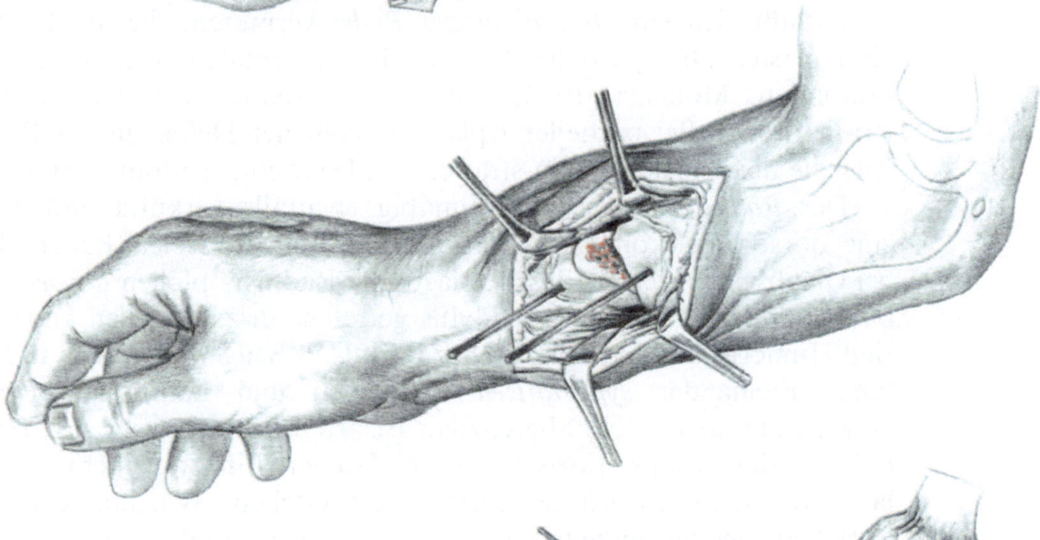

3

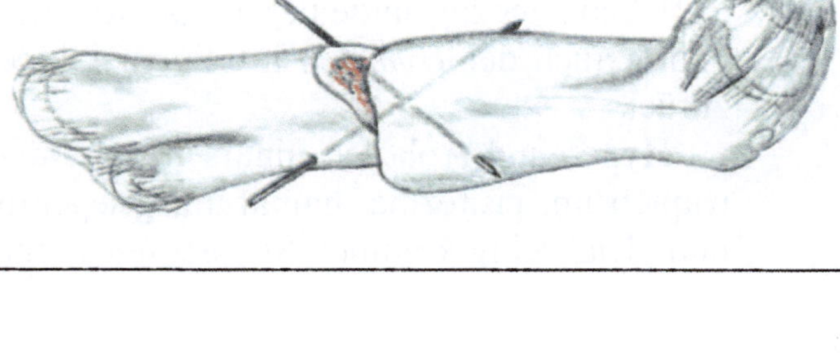

4

# 14. Hypoplasien und Aplasien der Ulna („ulnare Klumphand“)

## 14.1 Einführung

### 14.1.1 Allgemeines

Bei den sog. Ulnafehlbildungen (Synonyma: Ulnar ray defect, ulnar clubhand) handelt es sich um *Hemmungsmißbildungen mit vorwiegendem Befall der ulnarseitigen Teile der oberen Gliedmaßenanlage.* Sie kommen weitaus seltener als die sog. Radiusfehlbildungen (Kap. 13) vor; Einseitigkeit überwiegt. Ulnafehlbildungen treten sporadisch auf; in Einzelfällen wird Erblichkeit diskutiert (s. Kelikian, 1974). Es soll eine Bevorzugung des männlichen Geschlechts bestehen (Reimann-Hunzicker, 1942).

Auffallend ist das häufige Zusammentreffen mit Dysplasien von Femur und Fibula: Femur-Fibula-Ulna- oder FFU-Syndrom (Kühne et al., 1967; eigene Beobachtungen s. b. Blauth, 1967). Daneben liegen auch Beobachtungen von Ulnafehlbildungen in Kombination mit Doppeldaumen (Kümmel, 1895; Kajon, 1921), Tibiaaplasie [Ke, 1937; s. auch experimentelle Untersuchungen von Degenhardt (1967)], u.a.m. vor. Weiteres Schrifttum über assoziierte Fehlbildungen, auch über ulno-fibulare Dysplasien, s. Kelikian (1974).

*Äußeres Kennzeichen* der Fehlbildung ist die *Verkürzung des Unterarmes,* oft in Verbindung mit einer *dorsoradial-konvexen Verkrümmung.* Die Hand weicht dadurch und wegen der mangelhaften oder fehlenden ulnaren Abstützung nach der Ellenseite hin ab (*Manus valga,* ulnare Klumphand).

Es läßt sich eine *teratologische Reihe* vermuten, die an der Ulna von Hypoplasien über partielle Aplasien bis zur totalen Aplasie reicht (s. u.a. Bonola u. Morelli, 1972; andere Klassifikationsversuche s. Pingel u. Rompe, 1971). Bei partieller Aplasie besteht der Defekt in der Regel distal. Anstelle der Ulna kann ein straffer, bindegewebiger Strang vorliegen.

Der *Radius* ist nahezu regelmäßig ebenfalls verkürzt und weist meist eine dorsoradial-konvexe Verkrümmung auf. In vielen Fällen, besonders bei Ulnahypoplasien, ist das dysplastische Radiusköpfchen *luxiert* und häufig bis neben den radialen Epicondylus getreten. In zahlreichen anderen Fällen sind Humerus und hypoplastischer Radius in Beuge- oder auch in Streckstellung miteinander *synostotisch* verbunden und häufig im Röntgenbild voneinander nicht mehr abgrenzbar. Bizarren Formen einer sog. *Humerusgabel,* d.h. der distalen Fortsetzung des Humerus in zwei mehr oder weniger lange (diaphysäre) Fortsätze dürfte eine zusätzliche Synostose eines proximalen Ulnarestes zugrunde liegen. Gerade bei ausgeprägteren Fehlformen bleibt häufig auch der *Humerus* in seinem Längenwachstum gegenüber der Norm zurück.

Hypo- und Aplasien ulnarseitiger *Handwurzelknochen* sind geläufig (Os triquetrum, pisiforme, hamatum, gelegentlich auch Os capitatum), daneben und gleichzeitig kommen Synostosen vorhandener Carpalknochen vor.

Ein nahezu regelmäßiger Befund ist die *Aplasie ulnarer Randstrahlen* (Oligodaktylie). Am häufigsten fehlen der IV. und V., selten allein der V. Strahl. Gleichzeitig können aber auch Differenzierungsstörungen am radialen Randstrahl auftreten (z.B. Daumenhypoplasie mit partieller Syndaktylie). Die voll ausgebildeten Finger sind nicht selten zusätzlich fehlgestaltet (z.B. cutane und ossäre Syndaktylien, Löffelhände, Brachydaktylien, Gelenkaplasien, Fingerverdoppelungen, Kamptodaktylien u.a.). Bei extremen Strahlreduktionen findet man lediglich noch einen einzelnen drei- oder zweigliedrigen Finger (Monodaktylie).

Die ossären Anomalien werden ergänzt durch gleichfalls vornehmlich ulnarseitige *Anomalien der Weichteile.* Aus Mitteilungen im Schrifttum (s. WIERZEJEWSKI, 1910) ist zu entnehmen, daß vor allem mit folgenden Veränderungen zu rechnen ist: Aplasien und Insertionsanomalien des M. triceps und biceps und der ulnaren Handgelenkbeuger und -strecker, Aplasien des M. palmaris longus, des M. extensor digiti quinti, des M. supinator und des M. anconeus. N. und A. ulnaris fehlen häufig oder weisen Verlaufsanomalien auf.

### 14.1.2 Operationsindikation

Das Ausmaß der funktionellen Behinderung ist bei einem Großteil der Ulnafehlbildungen ganz erheblich. Operative Maßnahmen sind aber nur dann angezeigt, wenn durch die jeweiligen Eingriffe wesentliche Verbesserungen der Gliedmaßenfunktionen in Aussicht stehen.

Folgende Veränderungen können Anlaß zu chirurgischem Vorgehen geben:

- *Ellenbogengelenkaplasien,* wenn Radius und Humerus zueinander funktionell ungünstig in Streck- oder Überstreckstellung oder in hochgradiger Beugestellung stehen. Die geringste Behinderung dürfte (ebenso von der Unterarmlänge abhängig) bei Beugestellungen von etwa 90° bestehen – eine Stellung, die bei Korrekturosteotomien meistens angestrebt wird.
- *Radiusköpfchenluxationen,* wenn hieraus starke Bewegungseinschränkungen im Ellbogengelenk oder Fehlstellungen resultieren, oder wenn das proximale Radiusende unter der Haut am Oberarm vorspringt und zu lokalen Irritationen führt (: Resektionen).
- *Ulnaverkürzungen und Radiusverkrümmungen* mit Ulnardeviation der Hand, wenn die Achsabweichungen funktionell erheblich sind, und die Hand durch eine Korrekturosteotomie des Radius voraussichtlich in Mittelstellung überführt werden kann, bzw. durch eine (zusätzliche) Verlängerungsosteotomie der Elle eine bessere Abstützung der Handwurzel erreicht werden kann, oder wenn eine Radius-pro-Ulna-Operation (s. BONOLA u. MORELLI, 1972; KELIKIAN, 1974) Erfolg verspricht. Desgleichen bei konservativ nicht korrigierbarer *Supinationsstellung* des Unterarmes (Drehosteotomie u.a.).
- Die *Fehlbildungen der Hand,* wenn beispielsweise Syndaktylietrennungen, die Beseitigung von partiellen Fingerverdoppelungen oder Aufstockungs-

operationen bei Monodaktylien mit ausgebildeter Mittelhand u.a., ggf. in Abstimmung mit den vorgenannten Indikationen, einen wesentlichen funktionellen Gewinn erwarten lassen (s. auch die entsprechenden Kapitel).

### 14.1.3 Zeitpunkt der Operationen

Der günstigste Zeitpunkt für operative Eingriffe hängt u.a. auch von der Zahl der notwendigen Operationen ab: Grundsätzlich wird man bei doppelseitiger Behinderung (insbesondere bei ausgeprägter Manus valga) früher eingreifen müssen.

Reine Weichteileingriffe, wie z.B. Fingertrennungen, können recht früh, etwa im 2.–3. Lebensjahr, ins Auge gefaßt werden (s. Kap. „Syndaktylien"). Im Vorschulalter sollten erforderliche Achskorrekturen vorgenommen werden. Alle anderen Operationen, insbesondere auch solche mit Gefahr von Wachstumsschäden, sind besser bis ins 2. Lebensjahrzehnt aufzuschieben, um das Ausmaß der möglichen Anpassung und die Erfolgsaussichten der Operationen besser beurteilen zu können und um mögliche Einbußen im Längenwachstum (z.B. bei Radiusköpfchenresektion) gering zu halten.

Bei schweren Formen sind die Alternativen der prothetischen Versorgung (z.B. pneumatische oder myoelektrische Prothesen) sorgfältig abzuwägen.

### 14.1.4 Allgemeine Operationsrichtlinien

Eingriffe im Bereich des *Ellenbogens,* wie z.B. *Umstellungsosteotomien* oder *Radiusköpfchenresektionen,* haben bekanntermaßen dem Risiko der Schädigung wichtiger Gefäße und Nerven (insbesondere N. radialis) durch Schnittführung und Sorgfalt der Präparation Rechnung zu tragen. Osteosynthesen zwischen Humerus und Radius können mit Kirschner-Drähten als sog. Minimalosteosynthesen vorgenommen werden oder als Zuggurtungsosteosynthesen (Zuggurtungsdraht ventral!). Auf eine bildliche Darstellung derartiger Eingriffe wurde verzichtet, weil einerseits breitere eigene Erfahrungen fehlen, andererseits auf Parallelen bei den bekannten posttraumatischen Folgezuständen zurückgegriffen werden kann.

Von *arthroplastischen Maßnahmen* bei Synostosen des Ellbogengelenkes ist abzuraten. Auf Grund der genannten Muskelanomalien (abweichende Insertionen, Hypo- oder Aplasien z.B. des M. biceps oder M. triceps) ist in der Regel mit keiner ausreichend kraftvollen Bewegungsführung zu rechnen, außerdem droht nach modellierender Resektion der Gelenkregion und Interpositionsplastik eine funktionell sehr nachteilige Instabilität des Ellbogengelenkes.

*Korrekturosteotomien am Radiusschaft* müssen genau geplant werden: Um Korrekturfehler zu vermeiden, sind präoperativ Skizzen mit Bestimmung der Keilgröße und Lage der Osteotomie anzufertigen. Als Osteosynthese eignen sich Drittelrohrplatten oder, bei kräftig ausgebildetem Radiusschaft, auch Halbrohrplatten (entsprechende Beispiele s. 15.3, 15.4).

Ist die Ulna nur in ihrem proximalen Teil angelegt und besteht gleichzeitig bei ausreichender Beuge- und Streckfähigkeit im Ellbogengelenk eine Radiusköpfchenluxation, so kann eine *Fusion zwischen Ulna und Radius* nach Resektion des proximalen Radiusende eine bessere Unterarmstabilität und -position herbeiführen.

Liegt dagegen eine Ulnahypoplasie und eine beträchtliche Radiusverbiegung vor, empfiehlt sich eine Korrekturosteotomie des Radius mit *gleichzeitiger Verlängerungsosteotomie der Ulna,* wie im Beispiel 15.2 gezeigt. Zur Behandlung begleitender *Finger- resp. Handdeformitäten* sei auf die entsprechenden Kapitel verwiesen.

### 14.1.5 Postoperative Behandlung

Nach Korrekturosteotomien bei Ellenbogengelenksynostosen wird ein (Thorax-)Arm-Gips für etwa 4–6 Wochen angelegt, falls eine Minimalosteosynthese mit 2 Kirschner-Drähten vorgenommen wurde. Anschließend erfolgt Röntgenkontrolle, Entfernung der Drähte und erneute Fixation im Oberarm-Gipsverband für ca. 3–4 Wochen.

Im Anschluß an eine Zuggurtungsosteosynthese genügt eine Oberarm-Gipsschiene für ca. 4–6 Wochen, bis klinisch und röntgenologisch knöcherne Heilung nachgewiesen werden kann.

Übungsstabile Osteosynthesen am Unterarm bedürfen keiner zusätzlichen Gipsfixation.

## 14.2 Hypoplasie der Ulna mit Radiusverkrümmung

*Operationsziel*

Beseitigung der ulnaren Deviation am Handgelenk durch Verlängerungsosteotomie der Ulna und Korrekturosteotomie des Radius

Abb. 1 Ausgangsbefund, Schnittführung und Knocheneingriffe (schematisch).
Es handelt sich um eine Ulnahypoplasie mit Aplasie mehrerer Handwurzelknochen und der beiden ulnaren Randstrahlen.
Der Zugang erfolgt radial- und ulnarseitig durch Längsschnitt. Zunächst wird die ulnare Hälfte der Ulnadiaphyse subperiostal abgespalten (entsprechend der Abbildung). Anschließend Korrekturosteotomie des Radiusschaftes unter Entnahme eines Knochenkeiles mit radialer Basis. (Die günstigste Stelle der Korrekturosteotomie und Größe des Keiles wird präoperativ durch Skizzen mit Hilfe von Röntgenpausen festgelegt.) Osteosynthese des Radius mit einer „selbstspannenden" Druckplatte (s. Abb. 2). Zur Verlängerung der Elle werden die Weichteile zwischen distalem Ellenende und proximaler Handwurzelreihe mit der Präparierschere auseinandergespreizt: Die abgespaltene Ulnahälfte ist möglichst nahe an die Handwurzel heranzuschieben. Vorsicht: N. und A. ulnaris schonen! Kompressionsosteosynthese der Ulna. Die proximal entstandene Lücke im Ulnaschaft wird mit Knochenchips (z.T. vom entnommenen Radiuskeil) aufgefüllt. Wundverschluß

Abb. 2 Schlußbild

*Postoperative Behandlung*

Übliche Nachbehandlung wie nach anderen übungsstabilen Osteosynthesen

*Spezielle Fehler und Gefahren*

Siehe Angaben im Kapitel 13

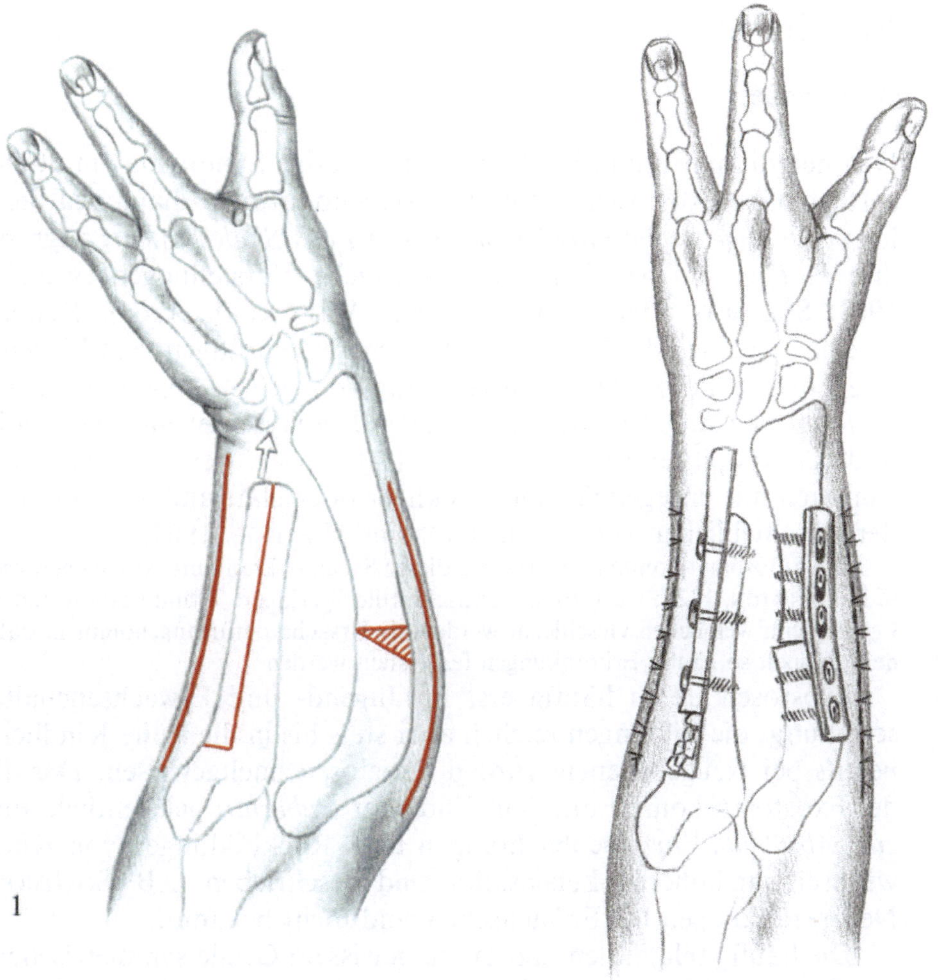

1 2

# 15. Hereditäre multiple Exostosen

## 15.1 Einleitung

### 15.1.1 Allgemeines

Den hereditären multiplen Exostosen [häufige Synonyma: multiple (osteo)-cartilaginäre Exostosen, multiple Osteochondrome, diaphyseal aclasis u.a.] liegt eine *angeborene Entwicklungsstörung des Skeletsystems* zugrunde. Über ihre *Pathogenese* bestehen unterschiedliche Vorstellungen (s. u.a. BETHGE, 1963; SOLOMON, 1963; COCCHI, 1952; WITT et al., 1966). Kennzeichnend ist eine „wechselnde Anzahl von Knochenvorsprüngen verschiedener Größe und Form", die primär ihren Ausgang von den *Metaphysenzonen knorpligpräformierter Knochen* (bei kernhaltigen Epiphysen ebenso wie bei kernlosen und bei Apophysen) nehmen und oft als „feste, dem Knochen aufsitzende Tumoren mit unregelmäßiger, buckliger oder glattrandiger Oberfläche unter der verschieblichen Haut zu tasten" sind (BETHGE, 1963).

Der autosomal-dominante Erbgang dieser Systemerkrankung ist nachgewiesen (STOCKS u. BARRINGTON, 1925; u.a.). Eine durchschnittlich geringere Manifestation und die häufige Latenz beim weiblichen Geschlecht werden als Ursache dafür angenommen, daß bei Männern doppelt so häufig Erkrankungen festgestellt werden.

Exostosen treten häufig erst im Jugend- und Erwachsenenalter in Erscheinung; die Bildungen reichen aber stets bis in die frühe Kindheit zurück; bereits bei Neugeborenen wurden Exostosen nachgewiesen. Das *Wachstum* der Exostosen kommt mit dem Ende der *Pubertät,* gelegentlich auch früher *zum Abschluß.* Einzelbeobachtungen über Rückbildungen von Knochenauswüchsen im höheren Lebensalter sind beschrieben (z.B. SOLOMON, 1961); Neuerkrankungen bei Erwachsenen sind nicht bekannt.

Die häufig bilateralen und bis zu gewissem Grade symmetrischen Exostosen sitzen gestielt oder auch breitbasig den Metaphysen auf. Ihre Corticalis und Spongiosa gehen kontinuierlich in die des eigentlichen Knochens über. An der Spitze des Knochenauswuchses sitzt eine Knorpelkappe (mit Wachstumszone), die verkalken kann. Charakteristisch ist die *diaphysäre Ausrichtung* der Exostosen an Metaphysen mit großer Wachstumsintensität und der verzögerte Übergang von der epiphysären Breite des Knochens in die normale Tubulation (zylindrische Metaphysen) (BETHGE, 1963; SOLOMON, 1961, 1963). Im Laufe des Skeletwachstums wandert der Stiel der Exostosen von der Meta- zur Diaphyse. Das *Längenwachstum* der betroffenen Knochen ist *beeinträchtigt;* am stärksten trifft dies an den Knochen mit dem kleinsten Durchmesser der Wachstumsscheibe zu *(Fibula und Ulna)* (SOLOMON, 1961). Die häufigen Knochendeformierungen sind Folge dieses disseminierten Minderwuchses. Die Röntgenprojektion kann Enchondrome (kommen nicht gleichzeitig vor!) und Knochencysten vortäuschen (BETHGE, 1963; SOLOMON,

1961). Zur *Histologie* s. JAFFE (1964), BETHGE (1963), SPJUT et al. (1971). JAFFE fand herdförmige cartilaginäre Metaplasien in der inneren Periostzone der Exostosen. Die üblichen laborchemischen Untersuchungen sollen normale Werte zeigen.

Für den Handchirurgen besitzen die Exostosen an den Unterarmknochen, den Metacarpalia und Fingerphalangen Bedeutung. Sekundäre *Deformierungen eines oder beider Unterarme* sind ein häufiger Befund (nach BETHGE bei Patienten mit deutlichen Skeletveränderungen in etwa 30% der Fälle). Mit Vorliebe ist vor allem das *distale Ulnaende* befallen. Meist findet man die Elle erheblich verkürzt und die Speiche radialkonvex gekrümmt – mit ulnarwärts verzogener distaler Gelenkfläche. Demzufolge weicht die Hand häufig ulnarwärts (wie bei Ulnahypoplasien) und gelegentlich auch bajonettförmig nach dorsal ab. Das *Radiusköpfchen* kann nach radial und dorsal luxiert sein. Bei expansiverem Wachstum der Exostosen kommt es auch zu Druckusuren, zum Auseinanderweichen der Unterarmknochen oder umgekehrt zu (distalen) *radio-ulnaren Synostosen.* Pronation und Supination des Unterarmes sind aber auch ohne diese schweren Veränderungen häufig eingeschränkt.

Exostosen an den Röhrenknochen der *Hand* führen ebenfalls teilweise zu *Wachstumsstörungen* (Brachydaktylie), *Verdrängungserscheinungen* und *Schiefwuchs* (Klinodaktylie). Die Exostosen der Phalangen sind vornehmlich gelenkwärts gerichtet und können die Gelenkkörper deformieren. Andere verdrängen mitunter Sehnen, Nerven oder Gefäße und sitzen beispielsweise so ungünstig auf der Palmarseite der Finger, daß der Patient nicht mehr ohne Schmerzen zupacken kann. Wieder andere Auswüchse stören mehr ästhetisch als funktionell.

An einem oder auch mehreren Knochenauswüchsen kann sich aus der Knorpelkappe ein sog. *epiexostotisches Chondrom* entwickeln; solche Chondrome können sekundär zu Chondrosarkomen entarten. Die Entartung betrifft meist nur eine Exostose (vor allem Hüftregion, Schultergürtel, Becken). Die Angaben über das *Malignitätsrisiko* schwanken bisher erheblich, nicht zuletzt auf Grund der geringen Fallzahlen (z.B. JAFFE: 2–11%; DAHLIN: mehr als 10%; LICHTENSTEIN: nicht über 1–2%, bei starker Exostosenzahl häufiger). Regelmäßige Röntgenkontrollen werden deshalb bei erwachsenen „Exostotikern" empfohlen (LICHTENSTEIN, 1972).

### 15.1.2 Operationsindikation

Bei der regelmäßigen Vielzahl der Exostosen werden meistens *Verlaufsbeobachtungen* (vergleichbare Funktionsprüfungen, Röntgenserien) darüber entscheiden helfen, ob einzelne operative Maßnahmen notwendig und angezeigt sind.

An den Unterarmknochen können in folgenden Fällen operative Maßnahmen angezeigt sein:

– Bei Exostosen, die zur Kompression von Nerven oder Gefäßen oder (spontanen) Ruptur von Sehnen führen;

– bei Exostosen am distalen Ellenende, die zu hochgradiger Verkürzung der Ulna, zur Verkrümmung der Speiche und evtl. behindernder Speichenluxation sowie zu Funktionsstörungen durch eine Ulnardeviation der Hand führen;
– bei Exostosen, die zu radio-ulnaren Synostosen in funktionell ungünstiger Stellung oder zum Auseinanderweichen der Unterarmknochen oder Einschränkungen der Unterarmumwendbewegungen geführt haben;
– bei Exostosen, die allein durch ihre Größe ästhetisch stören.

Aus ähnlichem Grund können schon relativ kleine Exostosen im Mittelhand- und Fingerbereich operative Maßnahmen angezeigt sein lassen: Verdrängendes Wachstum, Kompressionssyndrome, störende und zunehmende Achsfehlstellungen, mechanische Behinderung des Greifvermögens, entstellende Knochenauswüchse.

### 15.1.3 Zeitpunkt der Operationen

Ein Großteil der Exostosen macht sich überhaupt erst – oder zumindest klinisch störend – gegen Ende des 1. Lebensjahrzehnts und später bemerkbar. Wenn nicht zwingende funktionelle Gründe dagegensprechen, sollte man nur nach längerfristiger Beobachtung eingreifen. Der geeignetste Operationszeitpunkt wird sowohl von der jeweiligen Wachstumstendenz, dem Ausmaß der Funktionsstörung und dem Grad der individuellen psychischen Betroffenheit abhängen, als auch von der Zahl der voraussichtlich behandlungsbedürftigen Exostosen.

### 15.1.4 Allgemeine Richtlinien

Bei der Präparation von Exostosen ist zu berücksichtigen, daß wichtige anatomische Gebilde, durch die Exostosen verdrängt, einen abnormen Verlauf zeigen können (Verletzungsgefahr z.B. bei Verlagerung der A. und des N. ulnaris am distalen Ulnaende!).

Unvollständige Abtragungen der Knochenauswüchse können möglicherweise Ursache neuerlicher Exostosen sein. So hält Lichtenstein (1972) es wenigstens theoretisch für denkbar, daß belassene Periostkappen der Ort für den cartilaginären Nidus einer neuen Exostose sind. Es empfiehlt sich deshalb auch eine *Abmuldung der Exostosenbasis* mit gebogenem Meißel bis leicht unter das Niveau der umgebenden Corticalis (ähnlich Witt et al., 1966; H. Mau u. Siguda, 1974). Der *Gefahr von Frakturen* bei zu ausgedehnter Resektion ist ebenso wie dem Risiko einer Mitverletzung der Wachstumsfuge abwägend Rechnung zu tragen. Wenn die Exostose breitere Teile des Metaphysen- oder Diaphysenquerschnitts einnimmt, wird eine *Segmentresektion* erforderlich.

Stärkere Verkrümmungen des Radius werden durch diaphysäre *Korrekturosteotomien* (präoperative Röntgenskizze!) gleichzeitig mit einer *Verlänge-*

*rungsosteotomie* der Ulna begradigt (Blauth, 1972). Stabile Osteosynthesen mit Drittel- oder Halbrohrplatten bieten keine größeren technischen Schwierigkeiten. Problematisch kann allerdings das Verhalten der Weichteile zwischen dem verkürzten distalen Ulnaende und der Handwurzel sein: Trifft man hier auf unnachgiebige Bindegewebsstränge, die die Begradigung der Radiusachse erschweren, sollten sie durchtrennt werden. Die verkürzte Elle kann Z-förmig verlängert, begradigt und mit ihrem distalen Ende an die Handwurzel herangeführt werden (15.4). Wenn bei einer Exostose am distalen Ellenende die Ulna keine Wachstumsfuge mehr aufweist, empfiehlt sich die Resektion des gesamten Ellenendes und die Überbrückung des Defektes mit autologem Spanmaterial (15.3). Muß dieser Eingriff wegen fortschreitendem (Radius)-Fehlwuchs und zunehmender Handdeviation vor dem Ende der Pubertät vorgenommen werden, ist eine spätere erneute Ulnaverlängerung notwendig (15.3). Zumindest bis zum Wachstumsabschluß sind Exostosenträger regelmäßig zu untersuchen und Operationsergebnisse zu kontrollieren.

Für Eingriffe an *Metacarpalia und Phalangen* gelten im wesentlichen die gleichen Operationsrichtlinien. Besondere Probleme bilden die *intraarticulär wachsenden Exostosen,* die einen Teil des Gelenkkörpers verbilden und dadurch zu – im allgemeinen mehr ästhetisch als funktionell störendem – Schiefwuchs führen. Eine *Keilosteotomie* zur Beseitigung der Klinodaktylie kann vor Abschluß des Wachstums nur vorübergehenden Erfolg bringen. Umgekehrt kann die vollständige Entfernung der Exostose teilweise nur nach Eröffnung des Gelenkes und unter Wegnahme eines Teils der Gelenkfläche möglich sein. Danach kann es dann zu einer *Instabilität* und zu einer gegenseitigen Achsfehlstellung kommen. Auch Teilversteifungen der Gelenke sind zu befürchten. Wir haben dies einmal bei einer 12jährigen Patientin erlebt und waren gezwungen, den für die Überkorrektur verantwortlichen Knochen-Knorpeldefekt in einem späteren Eingriff mit einem der Krümmung der Gelenkflächen möglichst genau angepaßten corticospongiösen Spänchen auszufüllen. Es verblieb ein teilkontraktes Gelenk.

### 15.1.5 Postoperative Behandlung

Bei stabilen Osteosynthesen am Unterarm ohne Verlängerungsosteotomie oder Defektauffüllungen an einem der Unterarmknochen empfiehlt sich eine Oberarm-Gipsschale für 3–4 Wochen. Waren zusätzlich Eingriffe, z.B. Knochenspanverpflanzungen oder Verlängerungsosteotomien mit Minimalosteosynthesen nötig, muß ein hoher zirkulärer Oberarm-Gipsverband für etwa 6–8 Wochen bis zur Knochenheilung getragen werden. Die postoperativen Maßnahmen hängen im übrigen vom Einzelfall ab. Dies gilt auch für den Gebrauch von Nacht- und Übungsschienen.

## 15.2 Exostose einer Phalanx

*Operationsziel*

Abtragen der Exostose

Abb. 1 u. 2 Ausgangsbefund, Ansicht von dorsal und radial.
Ausgedehnte Exostose einer Mittelphalanx mit „Befall" der Epiphyse, noch ohne Fehlstellung der Phalanxachse.
Stufenförmiger, seitlicher Hautschnitt; auch wellenförmiger Schnitt u.a. möglich

Abb. 3 Periost und Seitenbandansätze sind über dem Tumor doppelt T-förmig incidiert und abgeschoben. Die Exostose wird mit einem Meißel abgetragen. Da die Phalanxepiphyse betroffen ist, muß zusätzlich das Gelenk eröffnet und der befallene Epiphysenteil mitentfernt werden

Abb. 4 Die Exostose ist abgetragen, die normale Kontur der Phalanxdiaphyse wiederhergestellt. Man sieht ins eröffnete Fingergrundgelenk

Abb. 5 Schlußbild.
Über der geglätteten Resektionsfläche wird das Periost wieder türflügelartig mit feinen Einzelknopfnähten verschlossen und das Seitenband am Periostlappen fixiert

*Postoperative Behandlung*

Ruhigstellung mit Hilfe einer Fingergipsschiene für ca. 3 Wochen (Funktionsstellung!). Anschließend allmählich zunehmende aktive Übungsbehandlung; sie erfordert u.U. viel Ausdauer vom Patienten und Physio- oder Ergotherapeuten. Gegebenenfalls ist eine Übungsschiene mit feinen Gummizügen („Übungsquengel") zu verwenden.
Regelmäßige Kontrollen in 6monatigen Abständen zur Überwachung des Epiphysenwachstums. Bei Schiefwuchs infolge der Epiphysenschädigung können später Korrekturosteotomien erforderlich werden

*Spezielle Fehler und Gefahren*

- Das incidierte Seitenband wird nicht unter hinreichender Spannung am Periost inseriert; die postoperative Ruhigstellung ist ungenügend, insbesondere nicht ausreichend lang: Es verbleibt eine seitliche Instabilität im eröffneten Gelenk.
- Weitere Gefahren s. Angaben im Kapitel 15.1.4

*Anmerkung*

Es wird im Einzelfall sehr sorgfältig abzuwägen sein, ob beim Befall der metaepiphysären Region eine totale Resektion mit möglicher Schädigung der Epiphysenscheibe einen geringeren Fehlwuchs erwarten läßt, als eine inkomplette Exostosenresektion (mit evtl. 2. Eingriff gegen Wachstumsabschluß)

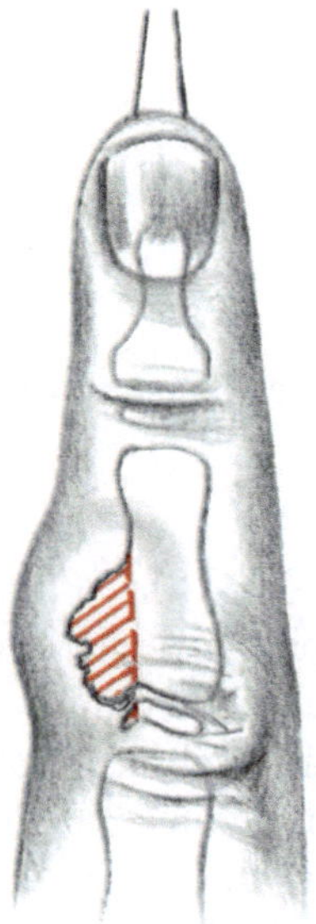

1

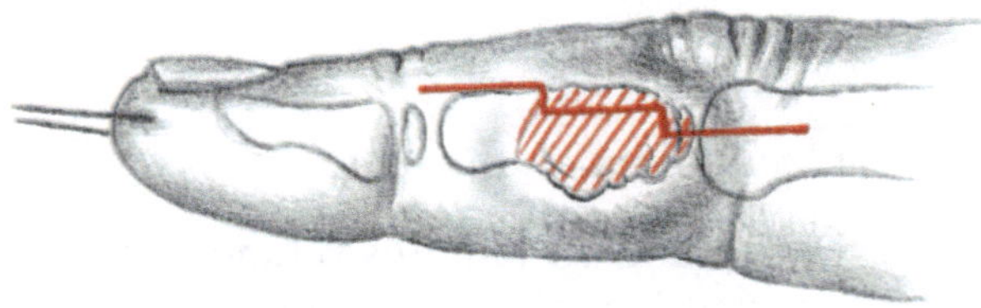

2

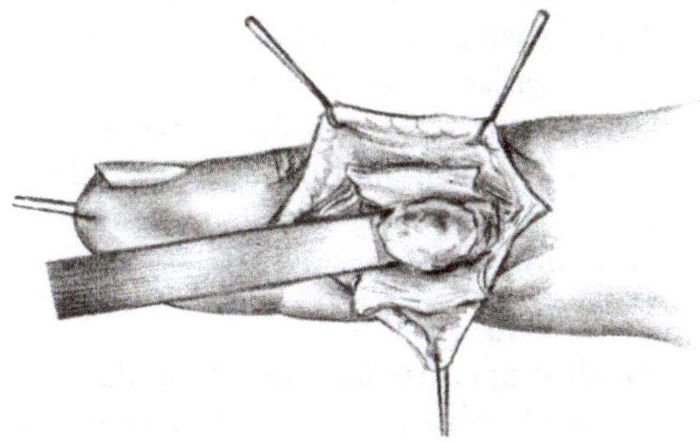

3

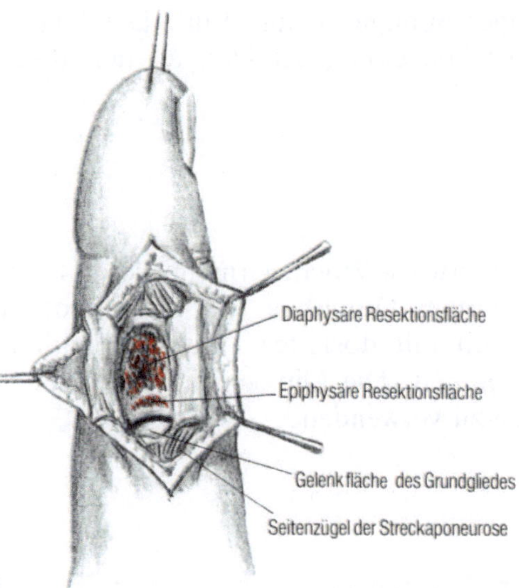
Diaphysäre Resektionsfläche
Epiphysäre Resektionsfläche
Gelenk fläche des Grundgliedes
Seitenzügel der Streckaponeurose

4

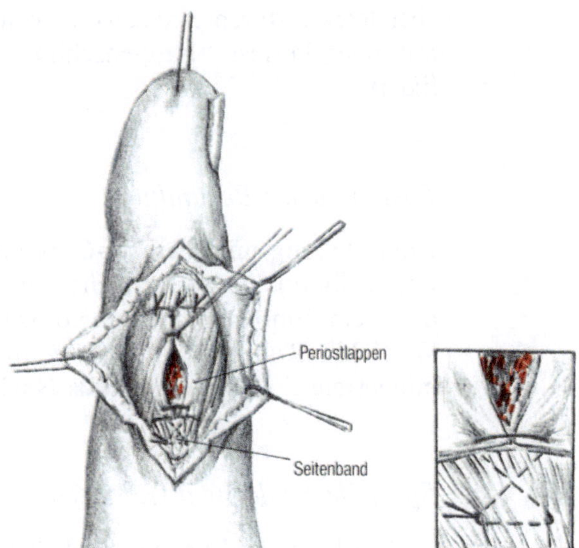
Periostlappen
Seitenband

5

## 15.3 Manus vara und Radiusfehlwuchs bei Exostose am distalen Ulnaende (epiphysärer Sitz)

*Operationsziel*

Entfernung des tumorös veränderten distalen Ulnaendes, Verlängerung des Ellenrestes und Korrektur der Radiusfehlstellung

Abb. 1 Ausgangsbefund und Schnittführung, Ansicht von dorsal.
Die Exostose am distalen Ulnaende hat die gesamte Epiphyse mit einbezogen, die Ulna ist verkürzt, der Radiusschaft entsprechend seitlich verkrümmt.
Der Zugang erfolgt radial- und ulnarseitig durch einen Längsschnitt. Später resezierte Knochen- und Exostosenbezirke sind schraffiert eingezeichnet. Bei der Entfernung der Exostose ist der Gefahr einer Verletzung von A. und N. ulnaris durch sorgfältiges Präparieren und Vermeiden von Zug und Druck Rechnung zu tragen

Abb. 2 Schlußbild.
Nach subperiostaler Freilegung der Elle und distalen Radiushälfte wurde die Speichenfehlstellung durch Keilosteotomie korrigiert (Stabilisierung mit einer Kompressionsplatte). Die Ulna wurde, wie in Abb. 1 markiert, Z-förmig verlängert; nach Osteosynthese mit 3 kleinen Spongiosaschrauben wurden die entstandenen Knochendefekte durch Anlagerung von autologer Spongiosa aufgefüllt. Die Ulna ist mit einer Periost-, Fascienschlinge (aus der Umgebung gebildet) an den Radius fixiert

*Postoperative Behandlung*

Ruhigstellung im Oberarm-Gipsverband für etwa 6 Wochen (in mittlerer Pronationsstellung). Nach röntgenologisch gesichertem Durchbau der Ulnaosteotomie und dem Einbau der Spongiosaspäne Beginn mit dosierter Übungsbehandlung. Weiterhin Ruhigstellung in der übungsfreien Zeit. Die Gipsschiene ist später für mindestens 3 Monate noch als Nachtschiene zu verwenden

*Spezielle Fehler und Gefahren*

- Die Ulna wird ungenügend verlängert: Erneuter Schiefwuchs ist die Folge.
- Stabilisierung und postoperative Ruhigstellung der Osteotomien sind mangelhaft: Es besteht eine große Gefahr sekundärer Fehlstellungen.
- Radiale und ulnare Nerven und Gefäße werden lädiert: s. o. (Abb. 1)

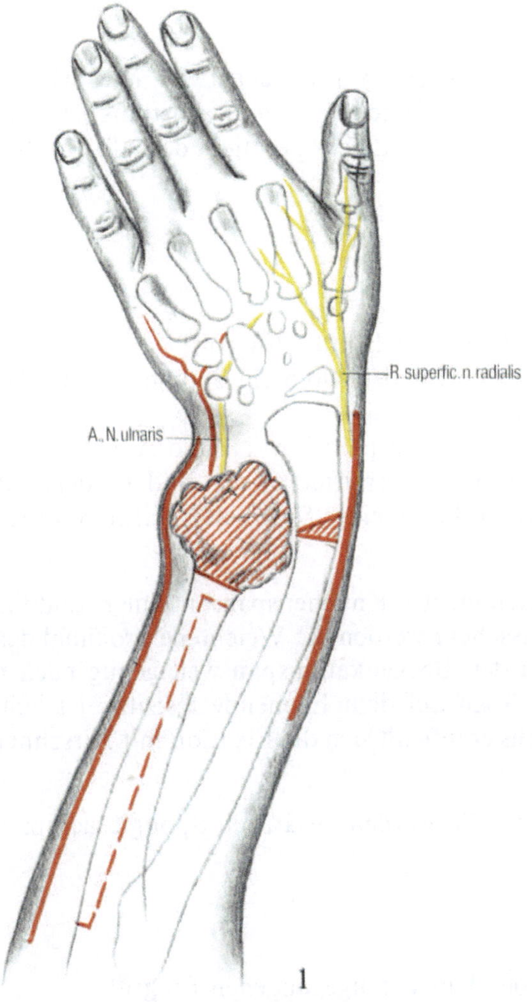

1

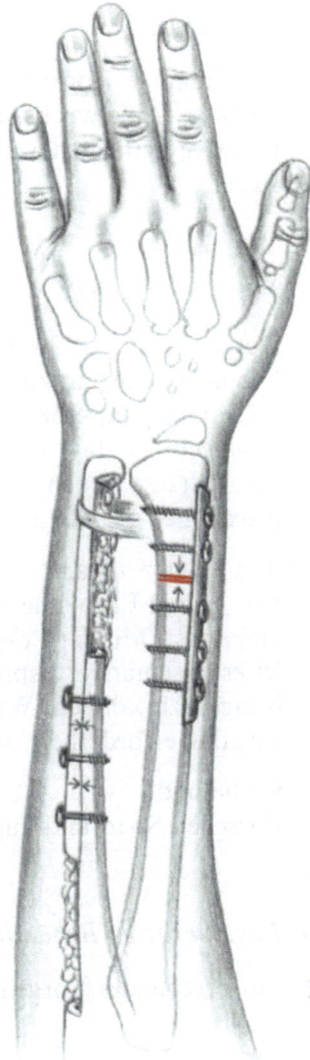
2

*Anmerkung*

Regelmäßige Kontrollen bis zum Abschluß des Wachstums sind erforderlich. Ein erneuter Schiefwuchs infolge des ausbleibenden Ulnawachstums ist besonders bei jüngeren Patienten wahrscheinlich, eine Zweitoperation deshalb in Rechnung zu stellen

*Weiterer Eingriff*

Abb. 3 Ausgangsbefund, 2 Jahre nach dem vorstehenden Eingriff.
Die im Wachstum zurückgebliebene Elle ist durch ein Spongiosatransplantat (Beckenkammspan) erneut zu verlängern.
Ulnarseitiger Hautschnitt. Vorsicht bei Präparation: N. und A. ulnaris (s. Abb. 4)!
Das distale Ellenende wird zugespitzt (schraffiert), Fett- und Bindegewebe bis zur proximalen Handwurzelreihe zur Bildung eines Spanbettes teilweise reseziert

Abb. 4 Ansicht von ulnar.
Das distale Ellenende ist zugerichtet, der Knochenspan an einem Ende zylindrisch aufgefräst. Mit der Präparationsschere werden die Weichteile proximal des Handgelenks auseinandergespreizt, um den Beckenkammspan weit genug nach distal einbringen zu können. Wenn der Span auf dem Ellenende festsitzt, ist keine weitere Fixation erforderlich; andernfalls empfiehlt sich die Fixation mit Kirschner-Drähten

Abb. 5 Schlußbild.
Zwischen Span und zugespitzter Elle werden zusätzlich Spongiosachips angelagert

*Postoperative Behandlung*

Entsprechendes Vorgehen wie bei dem vorangegangenen Eingriff

*Spezielle Fehler und Gefahren*

Siehe Operationsbeispiel 15.2

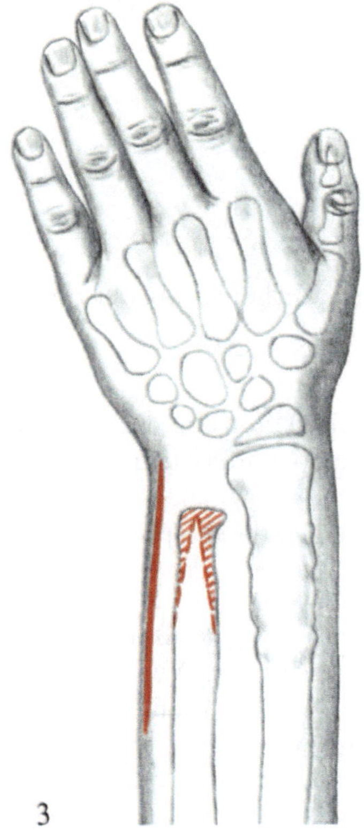

3

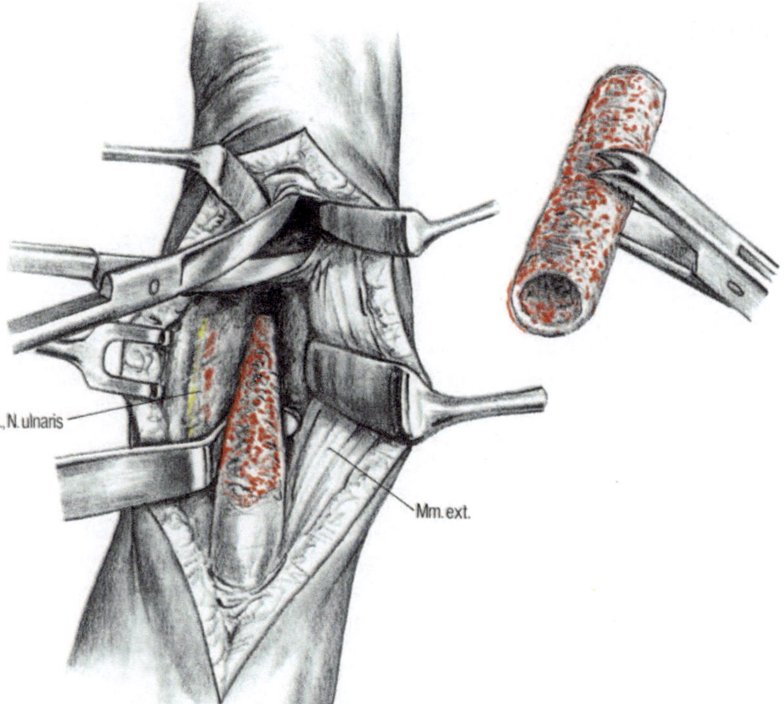


4

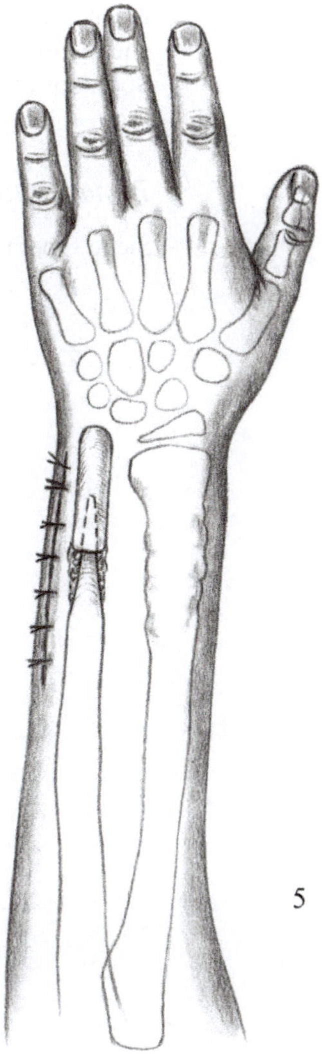

5

## 15.4 Radiusfehlwuchs bei Exostose am distalen Ulnaende (meta-diaphysärer Sitz)

*Operationsziel*

Entfernung der Exostose, Verlängerung der Elle und Korrektur der Speichenfehlstellung

Abb. 1 Ausgangsbefund und Schnittführung, Ansicht von dorsal.
Die Exostose hat zu einem Minderwuchs der Elle mit nachfolgender Verkrümmung der Speiche geführt.
Freilegen von Radius und Ulna entsprechend dem Beispiel 15.3

Abb. 2 Schlußbild.
Die Korrekturosteotomie des Radius ist mit einer Kompressionsplatte versorgt. Nach Resektion der Exostose und Verlängerungsosteotomie wird der große Knochendefekt im distalen Ulnateil mit einem Spongiosaspan aufgefüllt und zusätzlich Spongiosabröckel angelagert

*Postoperative Behandlung* und *Spezielle Fehler und Gefahren*

Siehe Operationsbeispiel 15.2

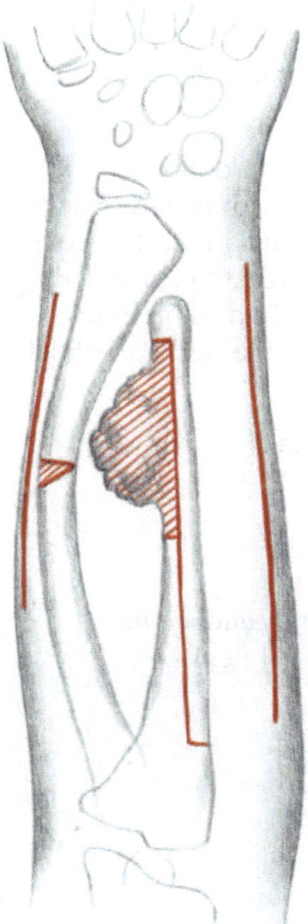

1

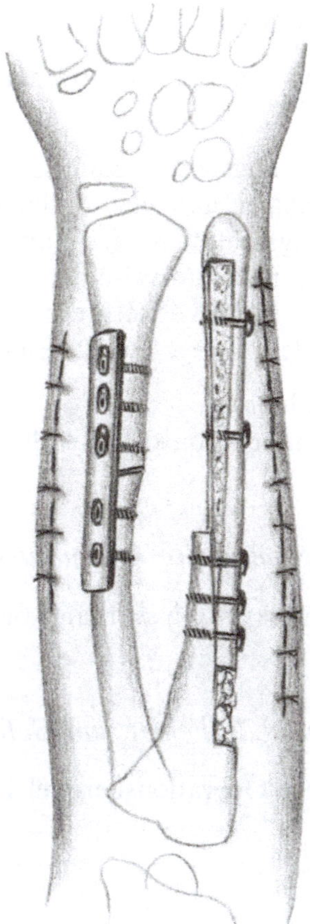

2

## 15.5 Exostose am Radiusschaft (mit relativer Ulnaverlängerung)

*Operationsziel*

Abtragen der Exostose und Verkürzungsosteotomie der Elle

Abb. 1 Ausgangsbefund und Schnittführung, Ansicht von dorsal.
Radialer und ulnarer Hautschnitt wie bei den vorigen Beispielen; beim radialen Längsschnitt ist der Ramus superficialis n. radialis und die Arterie zu schonen! Der nach dorsal-ulnar vorragende Tumor wird subperiostal dargestellt und mit dem Meißel abgetragen; anschließend wird der Radius im Bereich der Exostosenbasis leicht abgemuldet. Eine Verkürzungsosteotomie der Elle schließt sich an

Abb. 2 Schlußbild.
Kompressionsosteosynthese der verkürzten Ulna

*Postoperative Behandlung*

Unterarm-Gipsverband bis zum Abschluß der Wundheilung

*Spezielle Fehler und Gefahren*

Siehe Operationsbeispiel 15.3

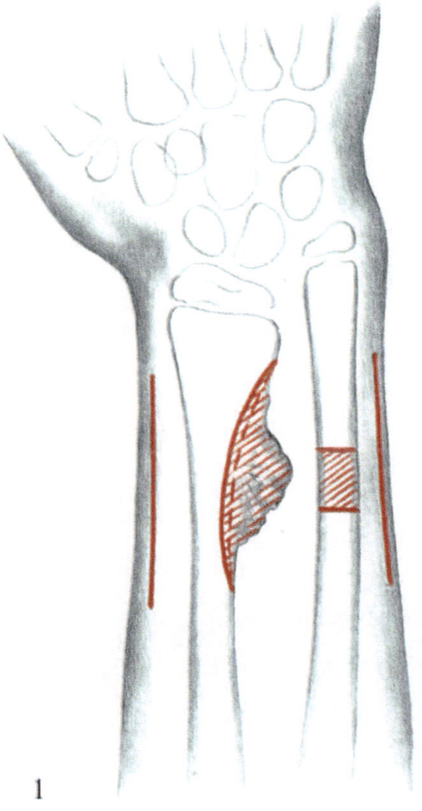

1

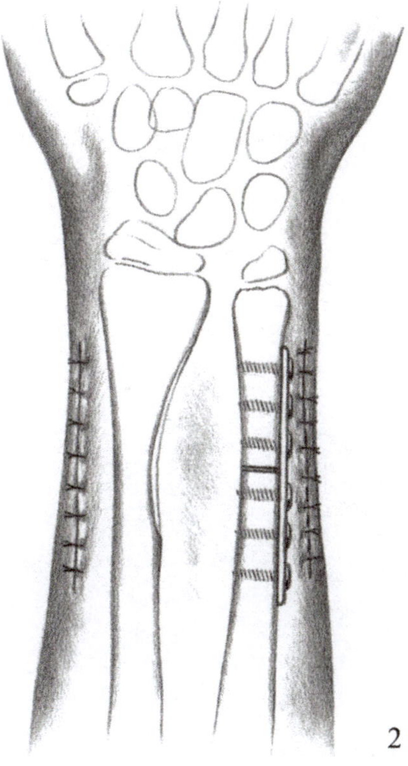

2

# 16. Enchondromatose

## 16.1 Einführung

### 16.1.1 Allgemeines

Die multiplen, polyostotisch auftretenden Knorpeltumoren der Enchondromatose werden heute allgemein als geschwulstartige Gewebsfehlbildungen *(Hamartome)* verstanden.

Über viele Einzelfragen zur *Ätiologie* und *Pathogenese* bestehen noch uneinheitliche Auffassungen (s. bei Langenskiöld, 1947; Bethge, 1962; Spranger et al., 1974; Witt et al., 1966; u.a.). Häufige *synonyme Ausdrücke* sind: Knochenchondromatose, Skeletenchondromatose, chondromatöse Dysplasie; synonym gebraucht werden von manchen Autoren auch die Begriffe „Osteochondromatose", „Olliersche Wachstumsstörung", „Ollier disease", „Dyschondroplasia", „Chondromatose". Kritische Anmerkungen zur Terminologie s. Jaffe (1961).

Eine Erblichkeit wurde bisher nicht nachgewiesen. Trotz zahlreicher Gemeinsamkeiten hinsichtlich Lokalisation, Histologie, Therapie und Prognose wird für die multiplen und die *solitären Chondrome* eine unterschiedliche Pathogenese angenommen. Manche Autoren vermuten enge Beziehungen zu den multiplen hereditären Exostosen, andere lehnen sie ab. Ebenso unterschiedliche Auffassungen herrschen zur Frage ihres gleichzeitigen Vorkommens.

Als Ausgangspunkt der Enchondrome werden versprengte Knorpelinseln angenommen (Hellner, 1950; Geschickter und Copeland, 1936), die dem epiphysären Wachstumsknorpel (Bethge, 1962; Langenskiöld, 1947; u.a.), nach Meinung anderer auch dem Perichondrium und dem gelenkbildenden Knorpel entstammen sollen (Speiser, 1925). Derartige Knorpelinseln kommen vermutlich im Laufe des Wachstums zur Diaphyse hin zu liegen, ohne zu verknöchern. Ursächlich diskutiert man u.a. Störungen der Blutzufuhr metaphysärer Gefäße (Bethge, 1962). Als Stütze für diese auf Experimenten von Trueta (1957) fußende Auffassung gilt die längliche, dem Versorgungsgebiet metaphysärer Gefäße entsprechende Form mancher Knorpelherde und die Begrenzung der Tumorentstehung auf die Zeit des enchondralen Knochenwachstums. Auch die unmittelbare Nachbarschaft der Enchondrome zu den Wachstumsscheiben unterstreicht deren pathogenetische Bedeutung.

Bestimmte, häufiger vorkommende Befallsmuster haben unter praktisch-klinischen Gesichtspunkten zu einer *Einteilung* der Enchondromatose geführt (s. bei S. Weil, 1957; Cocchi, 1952; u.a.). Unter den verschiedenen Erscheinungen ist neben der *Vollform* mit Befall aller Skeletregionen besonders die *Akro-Form* mit Befall der Hände und Füße von Interesse. Die Abgrenzbarkeit einer *Halbseitenform* als selbständige Krankheit (Olliersche Erkrankung) wird heute von vielen Autoren bezweifelt (Gäde, 1938; Chrysospathes, 1929; Bethge, 1962; Hellner, 1950; Frangenheim, 1913; Herzog, 1944; Exner, 1950). Eine selbständige Sonderform stellt das *Maffucci-Kast-Syndrom* dar, die Kombination von multiplen Enchondromen mit subcutanen Hämangiomen (im Röntgenbild: zahlreiche Phlebolithen!).

*Prädilektionsstellen* der Enchondrome sind die kleinen Röhrenknochen an Händen und Füßen, wo sie zusammen mit den solitären Chondromen über 90% aller Geschwulste ausmachen (NARAKAS u. VERDAN, 1970; u.a.). Befallen sind häufig aber auch die langen Röhrenknochen, die Rippen, Wirbelkörper und das Becken mit oftmals monströsen Deformierungen durch Tumoren und hinzutretenden Wachstumsstörungen.

Die multiplen Enchondrome sind schmerzlos (TAKIGAWA, 1971a). Die Krankheit wird daher meist erst dann erkannt, wenn sichtbare Auftreibungen und Fehlstellungen (besonders an den Händen) oder pathologische Frakturen entstanden sind. Nur gelegentlich ist dieses schon in den ersten Lebensmonaten der Fall (CLEVELAND und FIELDING, 1959; TAKIGAWA, 1971a). In der Mehrzahl fallen die ersten Veränderungen im Kleinkindes- und Kindesalter auf; leichtere Fälle werden manchmal sogar erst im Erwachsenenalter entdeckt.

Das grau-weiße, mäßig feste Tumorgewebe besteht *histologisch* aus hyalinem Knorpel mit typischen, in eine homogene Grundsubstanz eingebetteten Chondrocyten (BETHGE, 1962). Gegenüber dem solitären Chondrom soll die Zellzahl vor allem bei älteren Prozessen größer sein; angeblich kommen doppelkernige Zellen zahlreicher vor (SPJUT et al., 1971).

Im *Röntgenbild* sind die Chondrome als längliche oder ovale, streifenförmige oder zylindrische, scharf begrenzte Aufhellungszonen, zentral oder exzentrisch im Knocheninnern gelegen, zu erkennen. Die meisten Chondrome liegen im Bezirk der Metaphyse; im Laufe des Knochenwachstums wandern die Herde von der Epiphysenscheibe gegen die Corticalis und diaphysenwärts und können dabei den Zusammenhang mit der Wachstumszone verlieren (LANGENSKIÖLD, 1947). Oftmals führen die Tumoren zu Auftreibungen der Corticalis im Meta- und Diaphysenbereich. Durch Druck kann es zur Verdünnung und Durchbrechung der Corticalis kommen. Durch weiteres Tumorwachstum entstehen knollige Auswüchse, die zu bizarren Entstellungen, an den Händen mit Deformierung der Nachbarglieder, führen können. Am diaphysenwärts gelegenen Rand der durchbrochenen Corticalis entstehen *Knochensporne,* die im Gegensatz zu den multiplen, hereditären Exostosen nicht diaphysenwärts, sondern *zur Epiphyse hin gerichtet* sind. Befallene Knochen können Verkürzungen und Fehlwuchs aufweisen. Nicht selten sind *Spontanfrakturen* als Folge der Druckosteolysen.

Keine einheitliche Auffassung besteht darüber, ob das Wachstum der Chondrome mit dem Ende der Pubertät sistiert. Auf jeden Fall treten nach Wachstumsabschluß keine neuen Geschwulstherde mehr auf (SPRANGER et al., 1974; SHARRARD, 1971). Bei stärkerem Wachstum einzelner Tumoren im Erwachsenenalter wird zunächst eine *maligne Entartung* angenommen werden müssen. Ausgangspunkt sind vornehmlich die großen Röhrenknochen. Mit einer malignen Entartung scheint in höherem Maße beim Maffucci-Syndrom zu rechnen zu sein (LEWIS et al., 1973: 15%; eigene Beobachtung). Verkalkungs- und Verknöcherungsvorgänge in den Chondromen und myxomatöse Umbildungen sind Ausdruck regressiver Veränderungen.

Im *Bereich des Handskelets* sitzen die Enchondrome am häufigsten an den proximalen Phalangen und den Metacarpalia. Seltener werden die Endphalangen befallen (TAKIGAWA, 1971a). Enchondrome in Handwurzelknochen sind nur aus Einzelbeobachtungen bekannt (NARAKAS u. VERDAN, 1970; TAKIGAWA, 1971b). Meistens werden die Tumoren im epiphysennahen Diaphysendrittel beobachtet. Durch ihre Gelenknähe können sie zu Bewegungseinschränkungen führen. Knochenauftreibungen und insbesondere knollenartige Tumorauswüchse bedeuten aber gerade an den Fingern auch eine erhebliche ästhetische Störung (BLAUTH u. HIPPE, 1973). Unter klinisch-therapeutischen Gesichtspunkten teilt TAKIGAWA (1971a) die Enchondrome der Fingerröhrenknochen in *fünf Formen* ein: Er unterscheidet zwischen zentraler, exzentrischer, gelenknaher, polyzentrischer und Riesen-Geschwulst.

Am *Unterarm* ist nicht selten die Elle verkürzt und die Speiche radialkonvex verkrümmt und proximal luxiert. Die Hände können dadurch – ähnlich wie bei den multiplen hereditären Exostosen – bajonettförmig nach ulnar-palmar verschoben sein. Einschränkungen der Unterarmdrehung und Handgelenksbeweglichkeit sind die Folge.

### 16.1.2 Operationsindikation

*Grundsätzlich* sollte die *Entfernung aller Enchondrome angestrebt* werden, nicht zuletzt auch wegen der zwar geringen, aber immerhin vorhandenen Gefahr der malignen Entartung. In der Praxis läßt sich dieses Ziel häufig aber in Anbetracht der Vielzahl der Knorpeltumoren nur bedingt erreichen. Im Einzelfall wird daher die Operationsindikation von der *Größe* und *Lokalisation* der jeweiligen Tumoren sowie der dadurch bedingten *Funktionsstörungen* abhängen. Vorrangig sind jene Tumoren zu resezieren, die ein *auffälliges Wachstum* zeigen (besonders extraossäre nach Durchbrechen der Corticalis) und jene, die durch Verdrängung zu Kompressionsschäden oder zu Spontanfrakturen zu führen drohen. Bei den teilweise grotesken Entstellungen der Hände ist auch kosmetisch-ästhetischen Gesichtspunkten Rechnung zu tragen.

### 16.1.3 Zeitpunkt der Operationen

Bei allen epiphysennahen Tumoren – dies betrifft die meisten Enchondrome – sollte der Zeitpunkt operativer Maßnahmen nicht wesentlich vor dem Wachstumsabschluß liegen. Erst dann kann man häufig radikal genug vorgehen ohne das Risiko einer Verletzung der Wachstumsscheibe. Nur ausnahmsweise kann der Erfahrene schon vor diesem Zeitpunkt operieren, wie z.B. bei ungewöhnlich großen, verunstaltenden oder rasch wachsenden Geschwülsten. Dann ist jedoch besondere Vorsicht geboten (Lupenbrille!). Wenn die Abgrenzung der Knorpelgeschwulst zur Epiphysenscheibe nicht eindeutig zu treffen ist, bleibt es zweckmäßiger, Tumorgewebe zurückzulassen. Das

Rezidiv läßt sich später durch einen Zweiteingriff beseitigen. – Bei den selteneren, diaphysär gelegenen Prozessen sollte schon im Vorschulalter oder Schulalter operiert werden.

### 16.1.4 Allgemeine Operationsrichtlinien

Nicht in jedem Fall wird sich die Wahl der Operationsmethode präoperativ festlegen lassen.

Da eine lange postoperative Ruhigstellung die Gelenkbeweglichkeit bleibend beeinträchtigen kann, sollte grundsätzlich der kleinstmögliche Eingriff angestrebt werden, der noch eine sichere, vollständige Tumorentfernung erlaubt.

Folgende operative Möglichkeiten kommen in Frage:

a) *Curettage durch ein Corticalisfenster* (16.3).

Sie genügt bei leichteren Fällen mit weitgehend intakter Corticalis. Je nach Größe und Lokalisation der Geschwulste können als Zugänge dorso-ulnare und dorso-radiale oder dorsale Bogen- und S-Schnitte gewählt werden (an den Langfingern sind Hautschnitte auf der daumenabgewandten Fingerseite vorzuziehen). Sie geben eine gute Übersicht über die feinen Strukturen des Streckapparates, die durch Knochenauftreibungen verdrängt sein können. Bei den seltenen zur Palmarseite hinwachsenden Enchondromen ist mit der Verlagerung von Gefäßen und Nerven zu rechnen. Zur Entfernung der Knorpelmassen trägt man die meist verdünnte Corticalis mit einem feinen Meißel oder „Luer" ab. Nach Erweiterung des Zuganges werden verschieden große, z.T. auch gebogene scharfe Löffel benutzt. Manche Enchondrome besitzen kleine blasenförmige Fortsätze und haben den Knochen im Verlaufe des Wachstums muldenförmig vertieft. Zu ihrer radikalen Entfernung benötigt man sehr feine scharfe Löffel oder kleine Fräsen; auch die Knochenwand ist sorgfältig zu curettieren. Das Corticalisfenster muß den Überblick über alle Tumorbezirke gestatten, um das restlose Entfernen der Tumormassen zu gewährleisten. Durch mehrfache Spülungen der Knochenhülle sollen feine Rückstände beseitigt werden. Zur rascheren Überbrückung wird der Defekt mit Bröckeln autologer Spongiosa (vom Ellenhaken, Schienbein, Trochanter major oder Beckenkamm) aufgefüllt.

b) *Segmentresektion und Curettage* (16.4).

Auch bei ausgedehnteren intra- und extraossär gelegenen Tumoren müssen häufig nur Teile der Corticalisleisten abgetragen werden, um den Tumor zu exstirpieren und tumorös aufgetriebenen Knochenteilen wieder ihre ursprüngliche Form zu geben. Es genügt dann ebenfalls der Ersatz durch autologe Spongiosa (BLAUTH, 1972; BLAUTH u. HIPPE, 1973). Nach Möglichkeit läßt man deshalb die häufig mitten in den Knorpelmassen anzutreffenden Knochenleisten und -streben stehen.

c) *Kontinuitätsresektion und Defektüberbrückung mit Beckenkammspan* (16.4, 16.5, 16.6).

Wenn keine ausreichend tragfähigen Corticalisteile erhalten bleiben, so empfiehlt sich die diaphysäre Resektion der Phalanx. Der Defekt wird mit einem autologen Beckenkammspan überbrückt (Blauth, 1971, 1972; Blauth u. Hippe, 1973). Um eine schnelle knöcherne Durchbauung zu gewährleisten, sollten die Verbindungsstellen zwischen Span und Phalanxende aus Spongiosa bestehen. Die Fixation von Span und gelenktragenden Phalanxresten erfolgt am besten mit feinen Kirschner-Drähten. Nur ausnahmsweise, wie z.B. bei sehr kurzen Fragmenten, sollten diese transarticulär gebohrt werden. Auf Grund der notwendigen langen Ruhigstellung ist bei Kontinuitätsresektionen mit Funktionseinbußen der Gelenke zu rechnen.

d) In einzelnen Fällen kann, nicht zuletzt aus Gründen der fehlenden Fixation, die Überbrückung eines Gelenkes, d.h. die *Arthrodese* unumgänglich sein (s. Schema 16.2).

Nach Resektion größerer Tumoren verbleibt immer überschüssige Haut; sie wird noch während der gleichen Operation abgetragen. Nur selten dürften einmal rekonstruktive Maßnahmen am Streckapparat, wie z.B. nach Abriß oder Schädigung des Mittelzügels, erforderlich werden.

### 16.1.5 Postoperative Behandlung

Die postoperative Behandlung wird von der Art des jeweiligen Eingriffes, d.h. insbesondere von der verbliebenen Knochenstabilität abhängen.

Wenn die Tragfähigkeit des Knochens nach einer Curettage nicht wesentlich gemindert ist, genügt die postoperative Ruhigstellung auf einer abnehmbaren Fingerschiene (Funktionsstellung!) für etwa 2–4 Wochen. Der Patient sollte die Schiene nach Abklingen der Wundschmerzen, das ist etwa 1–2 Tage nach dem Eingriff, täglich 3–5mal abwickeln und mit dem operierten Finger aktive Bewegungsübungen durchführen.

Die Schiene läßt alle nicht operierten Finger frei. Bei Curettagen am Metacarpale oder einer Grundphalanx ist das Handgelenk mit in den Schienenverband einzubeziehen, bei Operationen am Mittel- oder Endglied nicht.

Mußten größere Anteile einer Phalanx reseziert werden und bestehen deshalb Zweifel an der Knochenstabilität, empfiehlt sich eine Fixationsdauer von etwa 4 Wochen (Fingerschiene oder Gipsverband). Das weitere Vorgehen ist von einer anschließenden Röntgenkontrolle abhängig zu machen. Grundsätzlich sollte auch hier so früh wie möglich mit der aktiven Übungsbehandlung begonnen werden.

Nach der Kontinuitätsresektion mit Ersatz der Diaphyse (und Metaphyse) eines kleinen Röhrenknochens ist eine Ruhigstellung des Fingers für etwa 5–6 Wochen nötig. Anschließend können nach einer Röntgenkontrolle die Kirschner-Drähte entfernt und eine vorsichtige Übungsbehandlung eingeleitet werden. Zur Remobilisation der Fingergelenke kommen neben krankengymnastischen und beschäftigungstherapeutischen Maßnahmen auch elastische Quengelzügel zur Anwendung.

## 16.2 Multiple Chondrome einer Hand (Schema)

*Operationsziel*

Resektion der Tumoren in mehreren Sitzungen, jeweils mit Auffüllung durch autologe Spongiosatransplantate bzw. Defektüberbrückung

Abb. 1 Schematischer Überblick über mögliche Eingriffe anhand eines Einzelfalls: Die Hand ist durch Chondrome im Mittelhandknochen und allen Grund- und Mittelphalangen grotesk deformiert, die Beweglichkeit der Finger ist eingeschränkt. Die unterschiedliche Ausdehnung der Enchondrome macht ein differenziertes Vorgehen erforderlich:

- Am Daumen reicht eine Geschwulst in der Basis der Grundphalanx bis unmittelbar an die knorpelige Gelenkfläche heran: Dieses erfordert eine *Kontinuitätsresektion und* Spantransplantation unter gleichzeitiger *Arthrodese* des Metacarpophalangealgelenks (ca. 10° Beugung).
  *Ohne Abbildung:*
  Radio-lateraler Hautschnitt über der Daumengrundphalanx. Subperiostale Präparation des Tumors (Streckaponeurose des M. ext. poll. long. und ventro-lateral liegende Gefäße und Nerven schonen!). Abtragen der Geschwulst durch ein Corticalisfenster vom Markraum her. An der Grundgliedbasis bleibt über dem Gelenkknorpel nur eine papierdünne Corticalis erhalten. Deshalb Resektion der Gelenkflächen und Überbrücken mit einem entsprechend zugerichteten (s. Beispiele 16.5) autologen Beckenkammspan. Fixation mit zwei dünnen gekreuzten Kirschner-Drähten. Anschließend Periostnaht und Hautverschluß, ggf. unter Resektion überschüssiger Haut. Auf die Gefahr von Rotationsfehlern sei hingewiesen.
- Am Zeigefingermittelglied und Mittelfingergrundglied sind die gelenktragenden Bereiche noch intakt, die Diaphysen dagegen ausgedehnt befallen: Eine Kontinuitätsresektion und Überbrückung mit Spongiosaspan sind erforderlich (s. 16.4).
- An den übrigen Metacarpalia und Phalangen sind die Diaphysen nur partiell befallen: Ein Abtragen stark aufgetriebener und verdünnter Diaphysenteile und eine sorgfältige Excochleation der Tumormassen genügt; es bleiben kräftige Knochenleisten stehen, die die Stabilität sichern. Die Defekte werden mit Spongiosabröckeln aufgefüllt (Beispiele 16.3, 16.4)

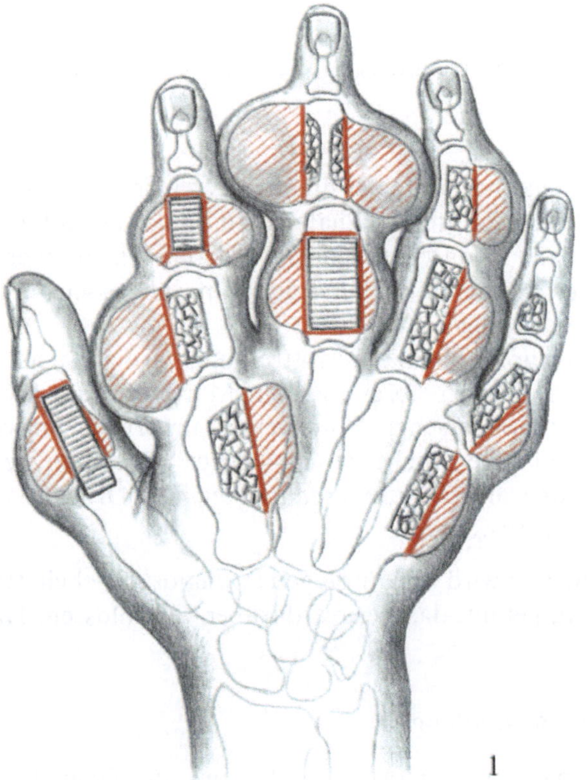

1

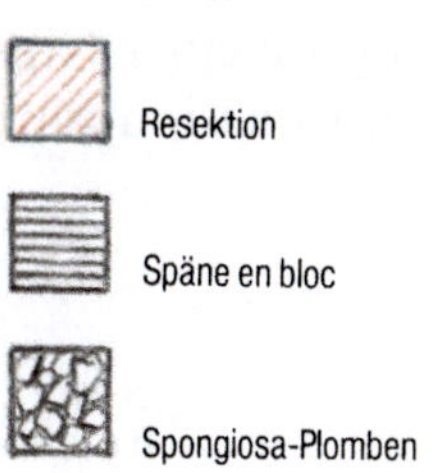

## 16.3 Chondrom einer Grundphalanx mit weitgehend unveränderter Corticalis

### *Operationsziel*

Ausräumen des Tumors und Auffüllen des Knochendefektes mit autologer Spongiosa

Abb. 1 Das Chondrom hat nur Teile der diaphysären Corticalis aufgetrieben und verdünnt, gelenktragende Abschnitte der Phalanx sind nicht betroffen.
Die Grundphalanx ist durch eine dorso-radiale Incision über dem Tumor freigelegt, die Sehnenzügel des M. lumbr. und der Mm. interossei werden nach dorsal weggehalten, das Periost ist gespalten.
Im Bereich der knolligen Phalanxauftreibung wird zunächst ein Loch aufgemeißelt und der tumoröse Knorpelbrei aus dem Markraum ausgelöffelt. Die Defekthöhle muß vollständig zu übersehen sein: Keine Tumorreste zurücklassen (Lupenbrille!). Im Zweifelsfalle ist die Innenseite der Corticalis glattzufräsen. Vorwölbende, meist papierdünne Corticalisteile können durch leichten Druck bis zur normalen Diaphysenkontur verformt werden

Abb. 2 Der Knochendefekt wird mit autologen Spongiosabröckeln (Olecranon oder Beckenkamm) dicht aufgefüllt, das Periost darüber verschlossen. Hautschluß

### *Postoperative Behandlung*

Wenn die verbleibenden Corticalisteile eine ausreichende Stabilität der Phalanx gewährleisten, genügt die Ruhigstellung auf einer Gipsschiene (in Funktionsstellung) für etwa 2–3 Wochen; andernfalls Gipsfixation für ca. 4–6 Wochen

### *Spezielle Fehler und Gefahren*

- Die Tumorresektion erfolgt nicht unter ausreichender Sicht: An schlecht überschaubaren Stellen, besonders auch an den Grenzen zur Metaphyse, wird Chondromgewebe nicht restlos entfernt; ein Rezidiv ist nahezu sicher.
- Am Periost haftende Tumorbröckel werden nicht vollständig entfernt: Ein Rezidiv ist ebenfalls sicher.
- Bei jedem Eingriff ist zu berücksichtigen, daß möglicherweise der intraoperative Befund ausgedehnter ist als nach dem Röntgenbild zu erwarten war: Beispielsweise ist eine Segment- oder Kontinuitätsresektion vorzuplanen (Beckenkammspan: Einwilligung des Patienten!).
- Die teilweise nur papierdünne Corticalis macht besonders nach ausgedehnter Excochleation ein äußerst vorsichtiges Manipulieren unumgänglich

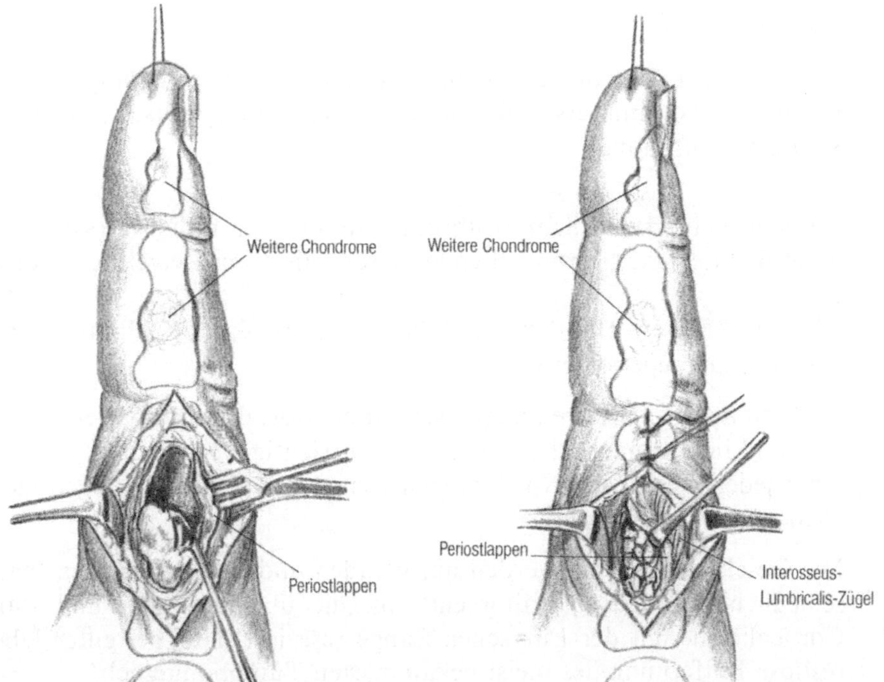

Weitere Chondrome
Periostlappen
Weitere Chondrome
Periostlappen
Interosseus-
Lumbricalis-Zügel
1
2

## 16.4 Ausgedehnte Chondrome an Grund- und Mittelphalanx (gleichzeitiges Vorgehen)

*Operationsziel*

Entfernen der Tumormassen und Gestalten zweier Phalangen mit unauffälligen Konturen (Kontinuitätsresektion mit Überbrückungsplastik, Segmentresektion mit Spongiosaauffüllung)

Abb. 1 Ausgangsbefund und Schnittführung, Ansicht von radial-dorsal.
Ausgedehnte, stark verunstaltende Geschwülste am Zeigefingergrund- und -mittelglied.
Die schraffierten Hautbezirke fallen weg, punktierte Hautränder werden beim Wundschluß zugerichtet (s. Abb. 6)

Abb. 2 Beide tumorösen Auftreibungen sind subperiostal freipräpariert, die Streckaponeurose und insbesondere der Seitenzügel vorsichtig weggehalten.
Über jeder Geschwulst wird zunächst ein Knochendeckel abgetragen (am Grundglied gestrichelt markiert)

Abb. 3 Die Geschwulstmassen werden mit geraden und gebogenen scharfen Löffeln unterschiedlicher Größe sorgfältig entfernt, die überstehenden und stark verdünnten Corticalisteile mit der Luerschen Zange reseziert. Nur bei guter Übersicht ist eine restlose Entfernung des meist gekammerten Tumors möglich!
Die Mittelphalanx ist so ausgedehnt betroffen, daß kein durchgehender stabilisierender Corticalisbezirk mehr besteht: Nahezu die ganze Diaphysenlänge wird reseziert, die beiden Enden zur Spaneinfalzung zugerichtet. Das Periost ist nach Möglichkeit zu erhalten, auch als Ansatzpunkt der oberflächlichen Beugesehne. Ebenso muß der Ansatz des Mittelzügels der Streckaponeurose an der Basis der Mittelphalanx geschont werden

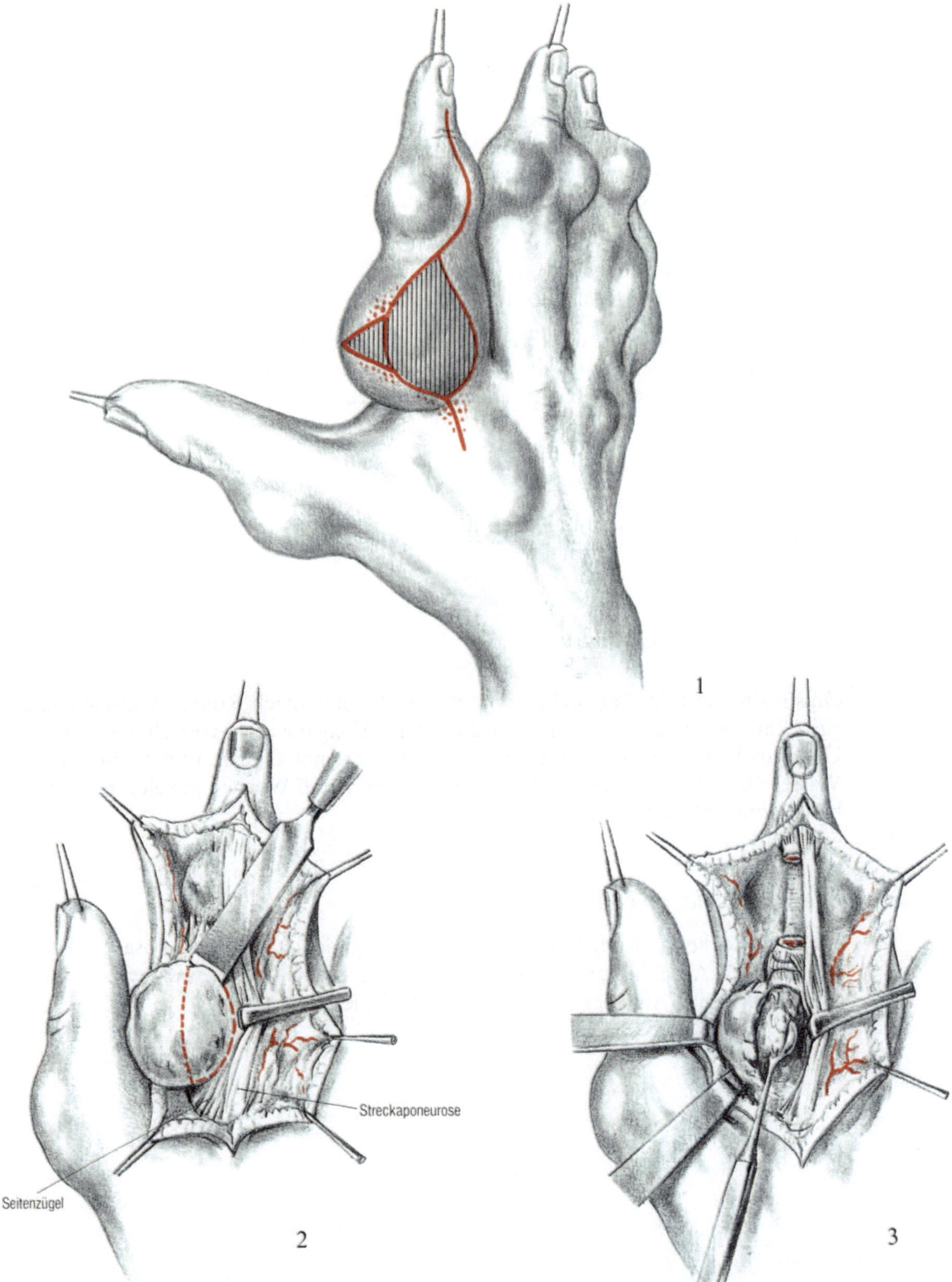
1
Streckaponeurose
Seitenzügel
2
3

Abb. 4 An der Grundphalanx kann ulnarseitig eine kräftige corticale Brücke, verstärkt durch einige Knochensepten erhalten bleiben. Der Defekt wird mit autologer Spongiosa aufgefüllt

Abb. 5 Der Defekt am Grundglied ist aufgefüllt. Für das Mittelglied wird ein Spongiosatransplantat genau zugerichtet und eingesetzt

Abb. 6 Je zwei dünne (0,5 mm starke) Kirschner-Drähte fixieren die beiden Enden des Transplantats mit den Resten der Mittelphalanx. Anschließend erfolgen Periostnaht, Resektion überschüssiger Haut und Hautverschluß

*Anmerkung*

In gleicher Sitzung ist die Entfernung der Tumoren an einem weiteren Finger möglich

*Postoperative Behandlung*

Gipsfixation in Funktionsstellung für etwa 6 Wochen, nach Röntgenkontrolle dann ggf. Entfernung der Kirschner-Drähte und Freigabe zur vorsichtigen aktiven Übungsbehandlung: Zunächst etwa drei- bis fünfmal täglich 10 min im warmen Wasser üben. Die Schiene ist nachts noch für weitere 6 Wochen anzulegen. Wiederholte Röntgenkontrollen!

*Spezielle Fehler und Gefahren*

- Der Knochenspan wird nicht ausreichend zugerichtet, die Spongiosa hat keinen bündigen Anschluß an die Phalanxreste: Die Einheilung ist verzögert.
- Im übrigen s. Angaben zum Operationsbeispiel 16.3

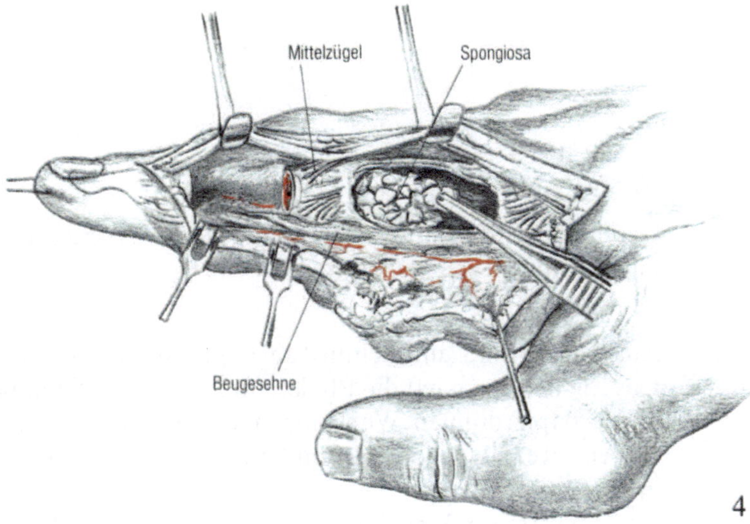


4

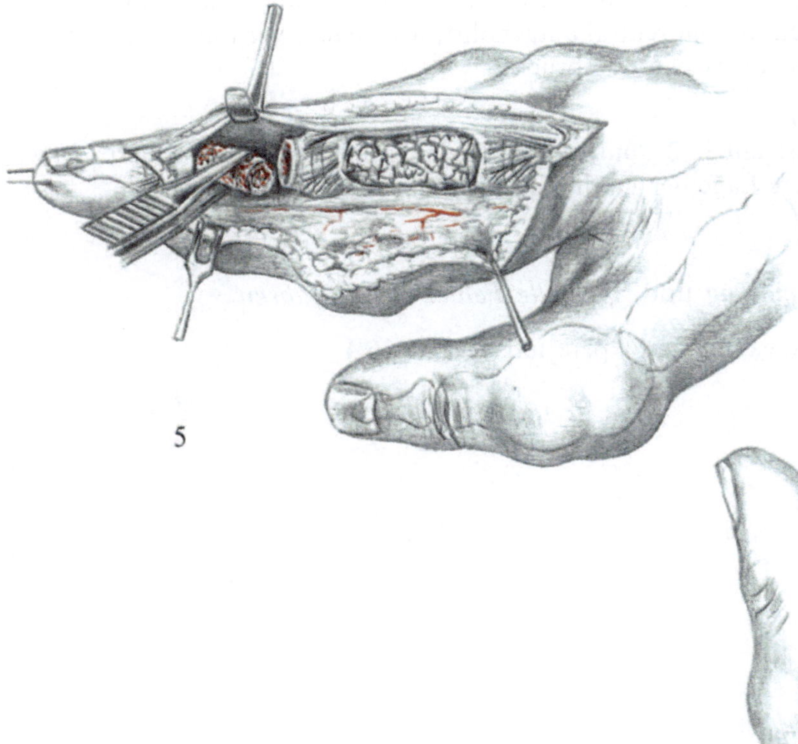

5

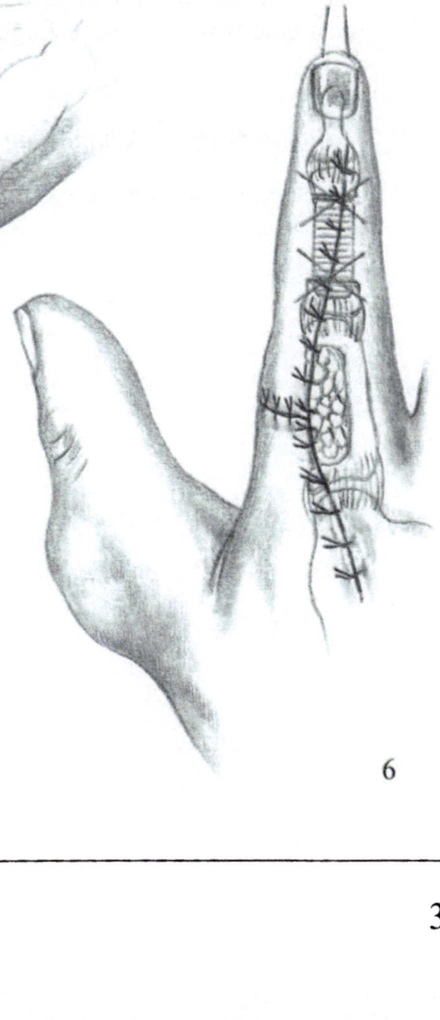

6

## 16.5 Chondrome einer Mittelphalanx

*Operationsziel*

Geschwulstentfernung durch Kontinuitätsresektion und Überbrückung des Defektes mit autologem Beckenkammspan

Abb. 1 Ausgangsbefund und Schnittführung, Ansicht von ulnar.
Das Enchondrom hat die Phalanxdiaphyse knollig aufgetrieben und in weiten Teilen bis zu papierdünnen Wandungen atrophiert. Im vorliegenden Fall handelt es sich um ein Rezidiv nach inkompletter Tumorentfernung. Ein kleinerer Tumor sitzt in der Endphalanx.
Der schraffierte Knochenbezirk (einschließlich Tumor) wird nach subperiostaler Freilegung reseziert

Abb. 2 Das Ansatzgebiet des Mittelzügels der Strecksehne bleibt unangetastet. Die verbleibenden Phalanxenden werden zentral aufgebohrt, der Defekt wird mit einem genau zugerichteten Beckenkammspan überbrückt

Abb. 3 Schlußbild.
Der Knochenspan ist mit je 2 dünnen Kirschner-Drähten temporär fixiert; dabei ist eine transarticuläre Lage der Drähte nach Möglichkeit zu vermeiden

*Postoperative Behandlung* und *Spezielle Fehler und Gefahren*

Entsprechend den Angaben zum Operationsbeispiel 16.4

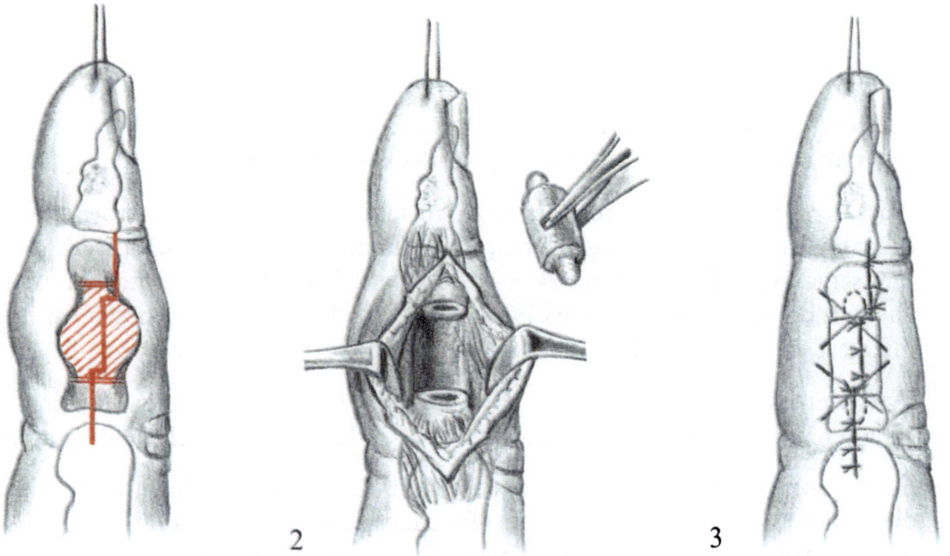

1 2 3

# 16.6 Chondrom eines Metacarpale mit Spontanfraktur

*Operationsziel*

Tumorentfernung durch Kontinuitätsresektion des befallenen Metacarpalabschnittes und Überbrückung mit autologem Beckenkammspan

Abb. 1 Ausgangsbefund und Schnittführung, Ansicht von dorsal: Der Tumor hat die Metacarpaldiaphyse kolbig aufgetrieben und zu einer Fraktur geführt.
Der schraffierte Knochenbezirk wird reseziert. Eine Alternativincision ist als gestrichelte Linie eingezeichnet. Das Periost wird nach Darstellung möglichst dorso-ulnar incidiert, damit später die Nähte nicht unter der Streckaponeurose zu liegen kommen

Abb. 2 Das Metacarpale ist subperiostal freigelegt. Die Strecksehnen werden zur Seite gehalten. Mit einem Meißel wird ein großer Knochendeckel gebildet und entfernt

Abb. 3 Der tumoröse Knorpelbrei wird zunächst mit scharfen Löffeln entfernt, anschließend die stellenweise stark verdünnte, aufgetriebene und frakturierte Corticalis subperiostal reseziert bis in einwandfrei gesunde Knochenbezirke.
Vorsicht: Keine Corticalisstückchen mit Tumorresten am Periost belassen; bei Unklarheiten lieber Periost mitresezieren!

Abb. 4 u. 5 Die proximale Resektionsfläche ist geglättet, die distale zum besseren Einpassen des Spans aufgefräst. Ein autologer Beckenkammspan wird dementsprechend genau zugerichtet und eingesetzt. Fixation des Knochenspanes an beiden Enden mit je zwei gekreuzten Kirschner-Drähten (halbschematisch, Seitansicht: Abb. 5). Wegen der Kürze des distalen Metacarpalrestes wird das Metacarpophalangealgelenk durch die Kirschner-Drähte temporär mitfixiert (etwa 30–40° Beugestellung). Anschließend Periost- und Hautnaht

*Postoperative Behandlung*

Unterarm-Gipsverband unter Einschluß des Handgelenkes, des Daumengrundgelenkes sowie der Grund- und Mittelgelenke des II. und III. Fingers. Gipswechsel und Röntgenkontrolle nach ca. 4 Wochen: Freigabe der Fingermittelgelenke. Etwa 6–8 Wochen nach der Operation erneute Röntgenkontrolle der Mittelhand: Gegebenenfalls Entfernung der Kirschner-Drähte, Anlegen einer abnehmbaren Gipsschiene. Die Hand wird anfänglich drei- bis fünfmal täglich zur aktiven Übungsbehandlung freigegeben. Die Schiene bleibt nachts noch für weitere 4 Wochen liegen

*Spezielle Fehler und Gefahren*

Siehe Beispiele 16.3 und 16.4.

*Anmerkung*

Wenn der Tumor so ausgedehnt ist, daß eine Fixierung des gelenktragenden Metacarpalrestes nicht mehr möglich ist, wird eine Arthrodese erforderlich sein (s. 16.2)

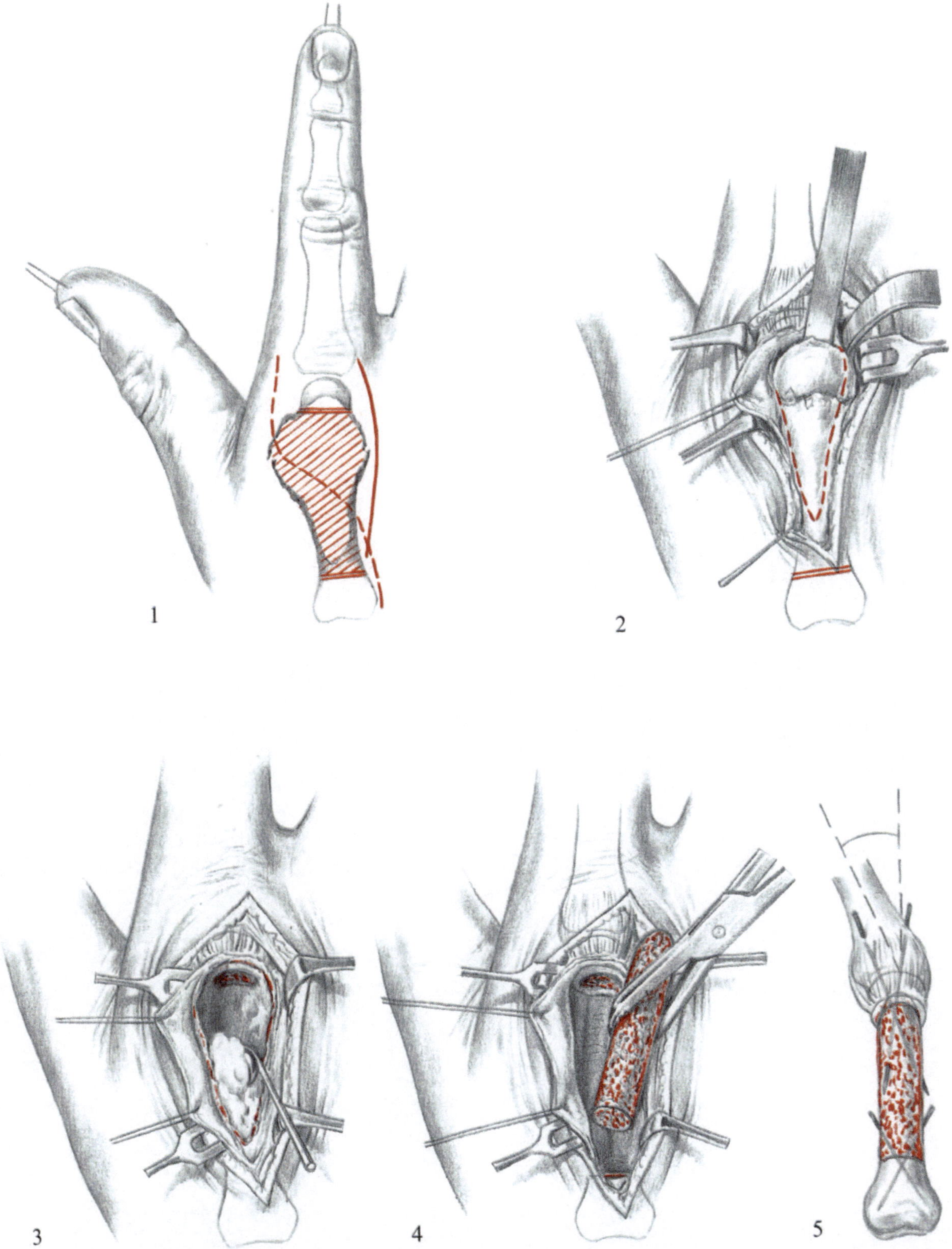
1
2
3
4
5

# Schrifttum


*Operationstechnische Hinweise* (Kap. 1.2) und *Überblick über häufige Behandlungsfehler* (Kap. 1.3)

ANDINA, F.: Die freien Hauttransplantationen. Berlin-Heidelberg-New York: Springer 1970.

BONOLA, A., MORELLI, E.: Le deformitá delle mani ed il loro trattamento. Padova: Piccin Editore 1972.

BUCK-GRAMCKO, D., EPPING, W.: Der Leistenlappen in der Handchirurgie. Handchirurgie **6**, 55–63 (1974).

FREY, R., HÜGIN, W., MAYRHOFER, O.: Lehrbuch der Anaesthesiologie und Wiederbelebung. Berlin-Heidelberg-New York: Springer 1972.

ISELIN, M.: Chirurgie der Hand. Atlas der Operationstechnik. Stuttgart: Thieme 1959.

KILLIAN, H.: Lokalanästhesie und Lokalanästhetika. Stuttgart: Thieme 1973.

KOOB, E.: Persönliche Mitteilung.

MCGREGOR, I.A., JACKSON, J.T.: The groin flap. Brit. J. plast. Surg. **25**, 3–16 (1972).

MOORE, D.C.: Regional Block. Springfield, Ill.: Thomas 1971.

PADGETT, E.L.: Calibrated intermediate skin grafts. Surg. Gynec. Obstet. **69**, 779–793 (1939); (zit. nach ANDINA).

WILHELM, A.: Die Schmerzverhütung bei Eingriffen an der Hand. In: Allgemeine und spezielle chirurgische Operationslehre Bd. X/3 (W. WACHSMUTH, A. WILHELM, Hrsg.), S. 38–72. Berlin-Heidelberg-New York: Springer 1972.

*Syndaktylien* (Kap. 2) und *Cutane Syndaktylien* (Kap. 2.1)

AZZOLINI, A.: The angiografic aspects of the syndactylies with their surgical and etiopathogenetic significance. Congr. de la Confederation Internat. de Chir. plast. et reconstruct., Paris, 25.–30. 8. 1975 (unveröffentlicht).

BARSKY, A.J.: Congenital anomalies of the hand and their surgical treatment. Springfield, Ill.: Thomas 1958.

BLAUTH, W.: Die operative Behandlung der angeborenen Fehlbildungen der Hand. Verh. dtsch. Ges. Orthop. Traum., 55. Kongr. (Kassel): Beih. zu Z. Orthop. **106**, 386–402 (1969).

BLAUTH, W.: Möglichkeiten und Grenzen der operativen Behandlung angeborener Handfehlbildungen. In: Praktische Orthopädie, Bd. 3: Die Hand (W. BLAUTH, E. KOOB, Hrsg.), S. 243–269. Bruchsal: Vordruckverlag 1972.

BLAUTH, W.: Syndaktylien der Hand. Dtsch. Ärztebl. **69**, 2013–2021 (1972).

BLAUTH, W.: Zur Behandlung der verengten Daumenkommisur mit der „erweiterten Schwenklappenplastik". 16. Symposium d. Deutschspr. Arbeitsgem. Handchir., Wien, 17.–19. 11. 1975. Handchirurgie **8**, 71–74 (1976).

BONOLA, A., MORELLI, E.: Le deformitá congenite delle mani ed il loro trattamento. Padova: Piccin Editore 1972.

BUCK-GRAMCKO, D.: Operative Behandlung angeborener Fehlbildungen der Hand. Handchirurgie **7**, 53–67 (1975).

BUNNELL, S.: Die Chirurgie der Hand. Wien-Bonn-Bern: Maudrich 1959.

CLEELAND, I.: On the cutaneous ligaments of the phalanges. J. Anat. Physiol. (Lond.) **12**, 526 (1878); (zit. nach LÖSCH).

CRONIN, TH.D.: Syndactylism: Results of zig-zag incision to prevent postoperative contracture. Plast. reconstr. Surg. **18**, 400–468 (1956).

DAVIS, J.S., GERMAN, W.J.: Syndactylism. Arch. Surg. **21**, 32–75 (1930); (zit. nach KELIKIAN).

EBSKOV, B., ZACHARIAE, L.: Surgical methods in syndactylism. Evaluation of 208 operations. Acta chir. scand. **131**, 258–268 (1966).

GREBE, H.: Mißbildungen der Gliedmaßen. In: Humangenetik (P.E. BECKER, Hrsg.), Bd. II, S. 179–343. Stuttgart: Thieme 1964.

ISELIN, F.: Traitement chirurgical des syndactylies congénitales. Résultats d'après 42 observations. Rev. Prat. (Paris) **10**, 2611–2620 (1960).

KELIKIAN, H.: Congenital deformities of the hand and forearm. Philadelphia-London-Toronto: Saunders 1974.

KINMOTH, M.H.: Syndactyly—surgical procedures. Congr. de la Confederation Internat. de Chir. plast. et reconstruct., Paris, 25.–30. 8. 1975 (unveröffentlicht).

LÖSCH, G.M.: Syndaktylien. Anatomie, Entwicklung, therapeutische Aspekte. In: Normale und Pathologische Anatomie (W. BARGMANN, W. DOERR, Hrsg.), Heft 23. Stuttgart: Thieme 1970.

MCKUSICK, V.A.: Mendelian inheritance in man. Catalogs of autosomal dominant, autosomal recessive, and x-linked phenotypes. Baltimore: Johns Hopkins 1975.

MEISSL, G., MILLESI, H., PIZA-KATZER, H.: Kritische Betrachtungen verschiedener Operationsmethoden zur operativen Korrektur der Syndaktylie. (Bericht über einen Beobachtungszeitraum von 10–20 Jahren.) Handchirurgie **7**, 69–73 (1975).

MEVES, H.: Postoperative Behandlung der kutanen Syndaktylie. Z. Orthop. **113**, 418–420 (1975).

MILLESI, H.: Wachstumsbedingte Narbenkontrakturen und ihre Bedeutung für die Handchirurgie. Langenbecks Arch. klin. Chir. **229**, 112–117 (1961).

MILLESI, H.: Spätresultate der plastischen Korrektur der Syndaktylie. 14th Bienn. Internat. Congress of the Intern. College of Surg., 11.–16. 5. 1964, Wien, S. 293–311.

MILLESI, H.: Kritische Betrachtungen zur Syndaktylie-Operation. Chir. plast. reconstr. **7**, 99 (1970).

MILLESI, H.: Plastische Chirurgie bei Fehlbildungen der Hand. Chirurg **42**, 60–67 (1971).

MÜLLER, W.: Die angeborenen Fehlbildungen der menschlichen Hand. Leipzig: Thieme 1937.

NYLÉN, B.: Repair of congenital finger syndactyly. Acta chir. scand. **113**, 310–319 (1957).

PETERSEN, D.: Zur Pathogenese der Syndaktylie. Verh. dtsch. Ges. Orthop. Traum., 54. Kongr. (Köln): Beih. zu Z. Orthop. **104**, 448–451 (1968).

STUCKE, K., HELBIG, D.: Syndaktylie. In: Die Morphologie der Mißbildungen des Menschen und der Tiere, Teil III (E. SCHWALBE, G.B. GRUBER, Hrsg.), S. 809–843. Jena: Fischer 1958.

WITT, A.N., COTTA, H., JÄGER, M.: Die angeborenen Fehlbildungen der Hand und ihre operative Behandlung. Stuttgart: Thieme 1966.

*Ossäre Syndaktylien* (Kap. 2.2)

APERT, H.E.: De l'acrocéphalosyndactylie. Bull. et Mém. Soc. Méd. Hôp. Paris **23**, 1310–1330 (1906).

BLAUTH, W.: Die operative Behandlung der angeborenen Fehlbildungen der Hand. Verh. dtsch. Ges. Orthop. Traum., 55. Kongr. (Kassel): Beih. zu Z. Orthop. **106**, 386–402 (1969).

BLAUTH, W.: Syndaktylien der Hand. Dtsch. Ärztebl. **69**, 2012–2021 (1972).

GREBE, H.: Die Akrocephalosyndaktylie. Eine klinisch-ätiologische Studie. Z. menschl. Vererb.- u. Konstit.-Lehre **28**, 209–261 (1944).

HOOVER, G.H., FLATT, A.E., WEISS, M.W.: The hand and Apert's syndrome. J. Bone Jt Surg. **52**-A, 878–894 (1970).

LÖSCH, G.M.: Syndaktylien. Anatomie, Entwicklung, therapeutische Aspekte. In: Normale und Pathologische Anatomie (W. BARGMANN, W. DOERR, Hrsg.) Heft 23. Stuttgart: Thieme 1970.

MCKUSICK, V.A.: Mendelian inheritance in man. Catalogs of autosomal dominant, autosomal recessive, and x-linked phenotypes. Baltimore: Johns Hopkins 1975.

PFEIFFER, R.A.: Dominant erbliche Akrocephalosyndaktylie. Z. Kinderheilk. **90**, 301–320 (1964).

PFEIFFER, R.A.: Associated deformities of the head and hands. (In: Clinical delineation of birth defects, Part III: Limb malformations) Birth Defects: Original article series (D. BERGSMA, ed.), Vol. V/3, pp. 18–34. New York: The National Foundation – March of Dimes, 1969.

TEMTAMY, S.A.: Carpenter's syndrome; Acrocephalopolysyndactyly. An autosomal recessive syndrome. J. Pediat. **69**, 111–120 (1966).

VALENTIN, B.: Die Korrelation (Koppelung) von Mißbildungen, erläutert am Beispiel der Acrocephalosyndaktylie. Acta orthop. scand. **9**, 235–316 (1938).

*Syndaktylie-Rezidive* (Kap. 2.3)

BLAUTH, W.: Das Syndaktylie-Rezidiv. Handchirurgie **2**, 95–101 (1970).

BLAUTH, W., HIPPE, P.: Schnittführungen bei Syndaktylie-Rezidiven. Arch. orthop. Unfall-Chir. **77**, 97–107 (1973).

BUCK-GRAMCKO, D.: Operative Behandlung angeborener Fehlbildungen der Hand. Handchirurgie **7**, 53–67 (1975).

ISELIN, J.: Chirurgie der Hand, Atlas der Operationstechnik. Stuttgart: Thieme 1959.

MILLESI, H.: Wachstumsbedingte Narbenkontrakturen und ihre Bedeutung für die Handchirurgie. Langenbecks Arch. klin. Chir. **299**, 112–117 (1961).

*Periphere Hypoplasien* (Kap. 3)

BLAUTH, W.: Die operative Behandlung der angeborenen Fehlbildungen der Hand. Verh. dtsch. Ges. Orthop. Traum., 55. Kongr. (Kassel): Beih. zu Z. Orthop. **106**, 386–402 (1969).

GREBE, H.: Mißbildungen der Gliedmaßen. In: Humangenetik (P.E. BECKER, Hrsg.), Bd. II, S. 179–343 (spez. 230–232). Stuttgart: Thieme 1964.

GRUBER, G.B.: Gliedmaßenfehler aus plazentärer Beeinträchtigung. In: Die Morphologie der Mißbildungen des Menschen und der Tiere, Teil III (E. SCHWALBE, G.B. GRUBER, Hrsg.), S. 278–299 und 329–332. Jena: Fischer 1937.

GRUBER, G.B.: Hypoplasie, Makromelie, Phokomelie, Amelie, Peromelie (einschl. der sog. „Spontanamputationen"). In: Die Morphologie der Mißbildungen des Menschen und der Tiere, Teil III (E. SCHWALBE, G.B. GRUBER, Hrsg.), S. 300–328. Jena: Fischer 1937.

KELIKIAN, H.: Congenital deformities of the hand and forearm. Philadelphia-London-Toronto: Saunders 1974.

KINO, Y.: Clinical and experimental studies of the congenital constriction band syndrome, with an emphasis on its etiology. J. Bone Jt Surg. **57-A**, 636–643 (1975).

MACARTHUR, J.W., MCCULLOUGH, E.: Apical dystrophy as inherited defect of hands and feet. Hum. Biol. **4**, 179–207 (1932); (zit. nach GREBE u.a.).

MÜLLER, W.: Die angeborenen Fehlbildungen der menschlichen Hand. Leipzig: Thieme 1937.

SCHADE, H.: Zur endogenen Entstehung von Giedmaßendefekten. Z. Morph. Anthrop. **36**, 375–391 (1937).

SCHADE, H.: Untersuchungen zur Frage der Erblichkeit von Mangel- und Fehlbildungen der Gliedmaßen. Erbarzt **8**, 239–256 (1940).

WERTHEMANN, A.: Periphere Hypoplasie der Gliedmaßen (quere Stummelbildungen), Fingerenddefekte. In: Handbuch für Spezielle Pathologische Anatomie und Histologie (O. LUBARSCH, F. HENKE, R. RÖSSLE, Hrsg.), Bd. IX/6, S. 119–128. Berlin-Göttingen-Heidelberg: Springer 1952.

WITT, A.N., COTTA, H., JÄGER, M.: Die angeborenen Fehlbildungen der Hand und ihre operative Behandlung. Stuttgart: Thieme 1966.

WITT, A.N., JÄGER, M.: Die operative Behandlung der peripheren Hypoplasie der Hand. Arch. orthop. Unfall-Chir. **64**, 52–63 (1968).

*Numerische Variationen* (Kap. 4)

BILHAUT, (M.): Guérison d'un pouce bifide par un nouveau procédé opératoire. Congr. franç. de Chir. (Paris, 1889) **4**, 576–580 (1890).

BLAUTH, W.: Der hypoplastische Daumen. Arch. orthop. Unfall-Chir. **62**, 225–246 (1967).

BLAUTH, W.: Indikation und Technik des „Zeigefinger-Daumens" bei Daumenaplasien. Handchirurgie **1**, 28–33 (1969).

BLAUTH, W.: Prinzipien der Pollizisation unter besonderer Berücksichtigung einer neuen Schnittführung. Handchirurgie **2**, 117–121 (1970).

BLAUTH, W.: Die Aplasie und Hypoplasie am Daumenstrahl. In: Allgemeine und spezielle chirurgische Operationslehre, Bd. X/3 (W. WACHSMUTH, A. WILHELM, Hrsg.), S. 579–610. Berlin-Heidelberg-New York: Springer 1972.

BLAUTH, W., SCHMIDT, H.: Über die Bedeutung arteriographischer Befunde bei Fehlbildungen am radialen Randstrahl (radiale Dysplasie). Z. Orthop. **106**, 102–110 (1969).

BLAUTH, W., SCHNEIDER-SICKERT, F.: Die operative Behandlung der Mißbildungen im Bereich der Mittelhand. 35. Kongr. Schweiz. Ges. Orthop., Solothurn, 29.–31. 5. 1975 (z.Z. im Druck).

BONOLA, A., MORELLI, E.: Le deformitá congenite delle mani ed il loro trattamento. Padova: Piccin Editore 1972.

BUCK-GRAMCKO, D.: Daumenrekonstruktion bei Aplasie und Hypoplasie. Klin. Med. (Wien) **21**, 325–329 (1966).

BUCK-GRAMCKO, D.: Indikation und Technik der Daumenbildung bei Aplasie und Hypoplasie. Chir. plast. reconstr. **5**, 46–51 (1968).

BUCK-GRAMCKO, D.: Pollicisation of the index finger. Method and results in aplasie and hypoplasia of the thumb. J. Bone Jt Surg. **53-A**, 1605–1616 (1971).

BUCK-GRAMCKO, D., EPPING, W.: Der Leistenlappen in der Handchirurgie. Handchirurgie **6**, 55–63 (1974).

BUNNELL, S.: Die Chirurgie der Hand. Wien-Bonn-Bern: Maudrich 1959.

EDGERTON, M.T., SNYDER, G.B., WEBB, W.L.: Surgical treatment of congenital thumb deformities (including psychological impact of correction). J. Bone Jt Surg. **47-A**, 1453–1474 (1965).

FRITZ, G., DEUTSCHMANN, W.: Der Leistenlappen zur Versorgung komplizierter Handverletzungen. Handchirurgie **6**, 51–54 (1974).

KELIKIAN, H.: Congenital deformities of the hand and forearm. Philadelphia-London-Toronto: Saunders 1974.

MCGREGOR, I.A., JACKSON, J.T.: The groin flap. Brit. J. plast. Surg. **25**, 3–16 (1972).

MELLIN, G.W.: The frequency of birth defects. In: Birth defects (M. FISHBEIN, Hrsg.), S. 1–17. Philadelphia: Lippincott 1963; (zit. nach KELIKIAN).

MÜLLER, W.: Die angeborenen Fehlbildungen der menschlichen Hand. Leipzig: Thieme 1937.

SCHNEIDER-SICKERT, F., BLAUTH, W.: Die Morphologie der Mittelhandfehlbildungen. 35. Kongr. Schweiz. Ges. Orthop., Solothurn, 29.–31. 5. 1975 (z.Z. im Druck).

SMITH, P.J., FOLEY, B., MCGREGOR, I.A., JACKSON, J.T.: The anatomical basis of the groin flap. Plast. reconstr. Surg. **49**, 41–47 (1972).

THOMPSON, T.C.: A modified operation for opponens paralysis. J. Bone Jt Surg. **24**, 632–640 (1942).

*Metrische Variationen* (Kap. 5)

ANDRIAN-WERBURG, H. FRH. VON: Verbesserung der Greiffunktion durch MC-Verlängerungsosteotomie bei Brachymetacarpie. 35. Kongr. Schweiz. Ges. Orthop., Solothurn, 29.–31. 5. 1975 (unveröffentlicht).

BELL, J.: On brachydactyly and symphalangism. In: The treasury of human inheritance (L.S. PENROSE, ed.), Vol. V/1, pp. 1–31. Cambridge: University Press 1951.

BLAUTH, W.: Zur Behandlung der verengten Daumenkommissur mit der „erweiterten Schwenklappenplastik". 16. Symposium d. Deutschspr. Arbeitsgem. Handchir., Wien, 17.–19.11.1975. Handchirurgie **8**, 71–74 (1976).

COCCHI, U.: Erbschäden mit Knochenveränderungen. In: Lehrbuch der Röntgendiagnostik (H.R. SCHINZ, W.E. BAENSCH, E. FRIEDL, E. UEHLINGER, Hrsg.), 5. Aufl., Bd. I, S. 621–873 (spez. 727–742). Stuttgart: Thieme 1952.

COTTA, H., JÄGER, M.: Die familiäre Triphalangie des Daumens und ihre operative Behandlung. Arch. orthop. Unfall-Chir. **58**, 282–290 (1965).

FÜRST, (N).: Ein Fall von verkürzten und zweigliedrigen Fingern, begleitet von Brustmuskeldefekten und anderen Mißbildungen. Z. Morph. Anthrop. **2**, 56 (1900); (zit. nach W. MÜLLER).

GREBE, H.: Mißbildungen der Gliedmaßen. In: Humangenetik (P.E. BECKER, Hrsg.), Bd. II, S. 179–343. Stuttgart: Thieme 1964.

HOPF, A.: Der dreigliedrige Daumen. In: Handbuch der Orthopädie (G. HOHMANN, M. HACKENBROCH, K. LINDEMANN, Hrsg.), Bd. III, S. 450–454. Stuttgart: Thieme 1959.

JOACHIMSTHAL, G.: Verdoppelung des linken Zeigefingers und Dreigliederung des rechten Daumens. Berl. klin. Wschr. **1900**, 835–838.

JONES, G.B.: Deltaphalanx. J. Bone Jt Surg. **46-B**, 226–229 (1964).

KELIKIAN, H.: Congenital deformities of the hand and forearm. Philadelphia-London-Toronto: Saunders 1974.

MCKUSICK, V.A.: Mendelian inheritance in man. Catalogs of autosomal dominant, autosomal recessive, and x-linked phenotypes. Baltimore: Johns Hopkins 1975.

MÜLLER, W.: Die angeborenen Fehlbildungen der menschlichen Hand. Stuttgart: Thieme 1937.

NAUCK, E.TH.: Extremitätenskelett der Tetrapoden. In: Handbuch der Vergleichenden Anatomie der Wirbeltiere, Bd. V (L. BOLCK, E. GÖPPERT, E. KALLIUS u. W. LUBOSCH, Hrsg.), S. 71–248. Berlin: Urban & Schwarzenberg 1938.

PFITZNER, W.: Über Brachydaktylie und Verwandtes. Anat. Anz. **14**, Erg.-Heft (12. Verh. anat. Ges., Kiel), 18–23 (1898).

POL, R.: „Brachydaktylie" – „Klinodaktylie" – „Hyperphalangie" und ihre Grundlagen: Form und Entstehung der meist unter dem Bild der Brachydaktylie auftretenden Varietäten, Anomalien und Mißbildungen der Hand und des Fußes. Virchows Arch. path. Anat. **229**, 388–530 (1921).

POL, R.: Hyperphalangie des Daumens, Klinodaktylie des Daumens (Pollex varus, valgus). In: Die Morphologie der Mißbildungen des Menschen und der Tiere, Teil III (E. SCHWALBE, G.B. GRUBER, Hrsg.), S. 646–654. Jena: Fischer 1937a.

POL, R.: Brachydaktylie (Acrochondrodysplasie). In: Die Morphologie der Mißbildungen des Menschen und der Tiere, Teil III (E. SCHWALBE, G.B. GRUBER, Hrsg.), S. 597–645. Jena: Fischer 1937b.

ROCHLIN, D.G., ZEITLER, E.: Röntgendiagnostik der Hand und Handwurzel. In: Handbuch der medizinischen Radiologie (L. DIETHELM et al., Hrsg.), Bd. IV/2, S. 62–65. Berlin-Heidelberg-New York: Springer 1968.

SCHINZ, H.R.: Erbtypen und Formen bei Brachydaktylie. (Kurzfinger, Kurzzehen.) Arch. Klaus-Stift. Vererb.-Forsch. **18**, 361–404 (1943).

SCHNEIDER-SICKERT, F.: Beitrag zur familiären Brachyhyperphalangie. 16. Symposium d. Deutschspr. Arbeitsgem. Handchir., Wien, 17.–19. 11. 1975. Handchirurgie (z.Z. im Druck).

SCHNEIDER-SICKERT, F., HIPPE, P.: Zum Problem des dreigliedrigen radialrandständigen Fingers (Sul problema del dito del margine radiale a tre falangi). 13. Congr. Naz., Soc. Italiana di Chir. della Mano, Meran, 11.–13. 12. 1975 (unveröffentlicht).

TEMTAMY, S., MCKUSICK, V.A.: Synopsis of hand malformations with particular emphasis on genetic factors. (In: Clinical delineation of birth defects, Part III: Limb malformations) Birth Defects: Original article series (D. BERGSMA, ed.), Vol. V/3, pp. 125–184. New York: National Foundation – March of Dimes 1969.

VERDAN, C.: Diskussionsbeitrag zum Thema Mittelhandfehlbildungen. 35. Kongr. Schweiz. Ges. Orthop., Solothurn, 29.–31. 5. 1975 (unveröffentlicht).

WERTHEMANN, A.: Allgemeines über Störungen der Epiphysenentwicklung. In: Handbuch für Spezielle Pathologische Anatomie und Histologie (O. LUBARSCH, F. HENKE u. R. RÖSSLE, Hrsg.), Bd. IX/6, S. 160–185. Berlin-Göttingen-Heidelberg: Springer 1952.

WITT, A.N., COTTA, H., JÄGER, M.: Die angeborenen Fehlbildungen der Hand und ihre operative Behandlung. Stuttgart: Thieme 1966.

*Hypoplasien und Aplasien von Fingergelenken* (Kap. 6)

BARSKY, A.J.: Congenital anomalies of the hand and their surgical treatment. Springfield, Ill.: Thomas 1958.

BLECHSCHMIDT, E.: Die vorgeburtlichen Entwicklungsstadien des Menschen. Basel-New York: Karger 1961.

BLECHSCHMIDT, E., PETERSEN, D.: Die frühembryonalen Entwicklungsbewegungen des menschlichen Armes als Faktor möglicher Mißbildungen. Ergebn. Chir. Orthop. **49**, 62–111 (1967).

CUSHING, H.: Hereditary anchylosis of the proximal phalangeal joints (Symphalangism). Genetics **1**, 90–106 (1916).

DRINKWATER, H.: Phalangealanarthrosis (Synostosis, Ankylosis) transmitted through fourteen generations. Proc. roy. Soc. Med., Section Pathology **10**, 60–68 (1917).

DUKEN, J.: Über die Beziehungen zwischen Assimilationshypophalangie und Aplasie der Interphalangealgelenke. Virchows Arch. path. Anat. **233**, 204–225 (1921).

FISCHEL, A.: Über Anomalien des Knochensystems, insbesondere des Extremitätenskeletts. Anat. Hefte **40**, 1–45 (1909/10); (zit. nach POL).

KELIKIAN, H.: Congenital deformities of the hand and forearm. Philadelphia-London-Toronto: Saunders 1974.

MESTERN, J.: Erbliche Aplasie der Interphalangealgelenke (erbliche Phalanxsynostose). Z. orthop. Chir. **61**, 421–422 (1934).

PFITZNER, W.: Über Brachydaktylie und Verwandtes. Anat. Anz. **14**, Erg.-Heft (12. Verh. anat. Ges., Kiel), 18–23 (1898).

POL, R.: „Brachydaktylie" – „Klinodaktylie" – „Hyperphalangie" und ihre Grundlagen: Form und Entstehung der meist unter dem Bild der Brachydaktylien auftretenden Varietäten, Anomalien und Mißbildungen der Hand und des Fußes. Virchows Arch. path. Anat. **229**, 388–530 (1921).

POL, R.: Aplasie der Finger- und Zehengelenke. („Angeborene steife Finger", „Geradfingrigkeit".) In: Die Morphologie der Mißbildungen des Menschen und der Tiere, Teil III (E. SCHWALBE, G.B. GRUBER, Hrsg.), S. 655–682. Jena: Fischer 1937.

WERTHEMANN, A.: Erbliche Aplasie der Interphalangealgelenke. In: Handbuch für Spezielle Pathologische Anatomie und Histologie (O. LUBARSCH, F. HENKE u. R. RÖSSLE, Hrsg.), Bd. IX/6, S. 325–331. Berlin-Göttingen-Heidelberg: Springer 1952.

WEYERS, H.: Erbliche Gelenkleiden. In: Handbuch der medizinischen Radiologie (L. DIETHELM et al., Hrsg.), Bd. V/3, S. 407–511. Berlin-Heidelberg-New York: Springer 1968.

WITT, A.N., COTTA, H., JÄGER, M.: Die angeborenen Fehlbildungen der Hand und ihre operative Behandlung. Stuttgart: Thieme 1966.

*Gelenkdysplasien* (Kap. 7)

BLAUTH, W.: Der hypoplastische Daumen. Arch. orthop. Unfall-Chir. **62**, 225–246 (1967).

BLAUTH, W.: Die Aplasie und Hypoplasie am Daumenstrahl. In: Allgemeine und spezielle chirurgische Operationslehre, Bd. X/3 (W. WACHSMUTH, A. WILHELM, Hrsg.),

S. 579–610. Berlin-Heidelberg-New York: Springer 1972.

BUNNELL, S.: Die Chirurgie der Hand. Wien-Bonn-Bern: Maudrich 1959.

EDGERTON, M.T., SNYDER, G.B., WEBB, W.L.: Surgical treatment of congenital thumb deformities (including psychological impact of correction) J. Bone Jt Surg. **47-A**, 1453–1474 (1965).

GOLDTHWAIT, (J.E.): Über Handgewölbe und „Platthand". Z. orthop. Chir. **34**, 377–389 (1914).

HOHMANN, G.: Hand und Arm, ihre Erkrankungen und deren Behandlung. München: Bergmann 1949.

HOPF, A.: Die Platthand. Habituelle Subluxationen im I. Carpometacarpalgelenk. In: Handbuch der Orthopädie (G. HOHMANN, M. HACKENBROCH, K. LINDEMANN, Hrsg.), Bd. III, S. 485–486. Stuttgart: Thieme 1959.

KELIKIAN, H.: Congenital deformities of the hand and forearm. Philadelphia-London-Toronto: Saunders 1974.

VOLKMANN, J.: Über die sogenannte Platthand. Verh. dtsch. orthop. Ges., 40. Kongr. (Wiesbaden). Beih. zu Z. Orthop. **83**, 284–285 (1953).

WECKESSER, E.C.: Kongreßmitteilungen. In: J. Bone Jt Surg. **36-A**, 663–664 (1954) und **37-A**, 619 (1955).

WITT, A.N.: Funktionsverbessernde Eingriffe an den Fingergelenken. Langenbecks Arch. klin. Chir. **287**, 541–546 (1957).

WITT, A.N., COTTA, H., JÄGER, M.: Die angeborenen Fehlbildungen der Hand und ihre operative Behandlung. Stuttgart: Thieme 1966.

*Symbrachydaktylien* (Kap. 8)

BARSKY, A.J.: Cleft hand: Classification, incidence, and treatment. Review of the literature and report of nineteen cases. J. Bone Jt Surg. **46-A**, 1707–1720 (1964).

BLAUTH, W.: Möglichkeiten und Grenzen der operativen Behandlung angeborener Handfehlbildungen. In: Praktische Orthopädie, Bd. 3: Die Hand (W. BLAUTH, E. KOOB, Hrsg.), S. 243–269. Bruchsal: Vordruckverlag 1972.

BLAUTH, W., GEKELER, J.: Zur Morphologie und Klassifikation der Symbrachydaktylie. Handchirurgie **3**, 123–128 (1971).

BLAUTH, W., GEKELER, J.: Symbrachydaktylien. (Ein Beitrag zur Morphologie, Klassifikation und Therapie.) Handchirurgie **5**, 121–171 (1973).

DEGENHARDT, K.-H.: Poland-Syndrom durch Secale-Alkaloide? Dtsch. Ärztebl. **69**, 3413–3415 (1972).

LANGE, M.: Grundsätzliches über die Beurteilung der Entstehung und Bewertung atypischer Hand- und Fußmißbildungen. Verh. dtsch. orthop. Ges., 31. Kongr. (Königsberg/Pr.). Beih. zu Z. Orthop. **66**, 80–87 (1937).

POL, R.: „Brachydaktylie" – „Klinodaktylie" – „Hyperphalangie" und ihre Grundlagen: Form und Entstehung der meist unter dem Bild der Brachydaktylie auftretenden Varietäten, Anomalien und Mißbildungen der Hand und des Fußes. Virchows Arch. path. Anat. **229**, 388–530 (1921).

*Spalthand* (Kap. 9)

BARSKY, A.J.: Cleft hand: Classification, incidence, and treatment. Review of the literature and report of nineteen cases. J. Bone Jt Surg. **46-A**, 1707–1720 (1964).

BARSKY, A.J.: Congenital anomalies of the hand and their surgical treatment. Springfield, Ill.: Thomas 1958.

BAUER, K.H., BODE, W.: Erbpathologie der Stützgewebe beim Menschen. In: Handbuch der Erbbiologie des Menschen (G. JUST, Hrsg.), Bd. III, S. 105–334 (spez. 257–260). Berlin: Springer 1940.

BIRCH-JENSEN, A.: Congenital deformities of the upper extremities. Copenhagen: Det danske Forlag 1949.

BLANKENBURG, H.: Spalthand- und Spaltfußbildungen in typischen und atypischen Formen. Beitr. Orthop. Traum. **14**, 209–215 (1967).

BLAUTH, W.: Die operative Behandlung der angeborenen Fehlbildungen der Hand. Verh. dtsch. Ges. Orthop. Traum.,

55. Kongr. (Kassel). Beih. zu Z. Orthop. **106**, 386–402 (1969).

BURGER, L.: Doppelte Epiphysenbildung des Metacarpus. (Ein Beitrag zur Physiologie des Knochenwachstums.) Arch. orthop. Unfall-Chir. **26**, 276–286 (1928).

GREBE, H.: Mißbildungen der Gliedmaßen (Spalthände und -füße). In: Humangenetik (P.E. BECKER, Hrsg.), Bd. II, S. 179–343 (spez. 304–316). Stuttgart: Thieme 1964.

KELIKIAN, H.: Congenital deformities of the hand and forearm. Philadelphia-London-Toronto: Saunders 1974.

KLAGES, F., JACOB, R.: Anatomische und erbbiologische Untersuchungen an einer mit Spaltfüßen und Mißbildungen der Hände behafteten Sippe. Z. orthop. Chir. **70**, 265–281 (1940).

LANGE, M.: Grundsätzliches über die Beurteilung der Entstehung und Bewertung atypischer Hand- und Fußmißbildungen. Verh. dtsch. orthop. Ges., 31. Kongr. (Königsberg/Pr.). Beih. zu Z. Orthop. **66**, 80–87 (1937).

LIEBENAM, L.: Beitrag zum familiären Vorkommen von Spalthänden und Spaltfüßen. Z. menschl. Vererb.- u. Konstit.-Lehre **22**, 136–149 (1938).

MÜLLER, W.: Die angeborenen Fehlbildungen der menschlichen Hand. Leipzig: Thieme 1937.

STRÖER, W.: Familiäres Auftreten von Reihen erblicher Hand- und Fußabweichungen. Erbarzt **4**, 22–35 (1936).

WERTHEMANN, A.: Spalthände und Spaltfüße. In: Handbuch für Spezielle Pathologische Anatomie und Histologie (O. LUBARSCH, F. HENKE, R. RÖSSLE, Hrsg.), Bd. IX/6, S. 358–377. Berlin-Göttingen-Heidelberg: Springer 1952.

WITT, A.N., COTTA, H., JÄGER, M.: Die angeborenen Fehlbildungen der Hand und ihre operative Behandlung. Stuttgart: Thieme 1966.

*Angeborener umschriebener Riesenwuchs der Hand* (Kap. 10)

ALLENDE, B.: Macrodactyly with enlarged median nerve associated with carpal tunnel syndrome. Plast. reconstr. Surg. **39**, 578–582 (1967).

BARSKY, A.J.: Macrodactyly. J. Bone Jt Surg. **49-A**, 1255–1266 (1967).

BEN-BASSAT, M., CASPER, J., KAPLAN, I., LARON, Z.: Congenital macrodactyly. A case report with a three-year follow-up. J. Bone Jt Surg. **48-B**, 359–364 (1966).

BERNOULLI, P.: Ein Fall von partiellem Riesenwuchs (Macrodactylia simplex congenita). Anat. Anz. **95**, 372–395 (1944).

BLAUTH, W.: Möglichkeiten und Grenzen der operativen Behandlung angeborener Handfehlbildungen. In: Praktische Orthopädie, Bd. 3: Die Hand (W. BLAUTH, E. KOOB, Hrsg.), S. 243–269. Bruchsal: Vordruckverlag 1972.

BROOKS, B., LEHMAN, E.P.: The bone changes in Recklinghausen's neurofibromatosis. Surg. Gynec. Obstet. **38**, 587–595 (1924); (zit. nach MILLESI).

BUCK-GRAMCKO, D.: Fehlbildungen der Hand. Einführung und Grundsätze der operativen Behandlung. II. Kongreßbericht Österr. Ges. für Chir., 20.–23. 5. 1970, S. 563–577. Wien: Verlag Wiener Mediz. Akademie 1971.

BUCK-GRAMCKO, D.: Diskussionsbemerkungen zum Vortrag von D. SCHÖLLNER: Behandlung einer exzessiven Makrodaktylie. Handchirurgie **5**, 97 (1973).

CLIFFORD, R.H.: The treatment of macrodactylism. A case report. Plast. reconstr. Surg. **23**, 245–248 (1959).

CONINCK, A. DE: Mégalodactylie. Ann. Chir. plast. **10**, 45–48 (1965).

DAMBRIN, L.: Les macrodactylies. Rev. Orthop. **23**, 215–229 (1936).

FERIZ, H.: Makrodystrophia lipomatosa progressiva. Virchows Arch. path. Anat. **260**, 308–368 (1926).

FISCHER, H.: Der Riesenwuchs. Dtsch. Z. Chir. **12**, 1–59 (1880).

FRITZSCHE, H.: Zur Symptomatik und Therapie des partiellen Riesenwuchses. Zbl. Chir. **80**, 1200–1210 (1955).

GRUBER, G.B., KUSS, O.E.: Der angeborene örtliche Riesenwuchs. In: Die Morphologie der Mißbildungen des Menschen und der Tiere, Teil III (E. SCHWALBE, G.B.

GRUBER, Hrsg.), S. 423–454. Jena: Fischer 1937.

HELLMANN, K.: Über die Behandlung der Makrodaktylie. Ann. Chir. plast. **9**, 184–186 (1964).

HENTSCHEN, C.: Plastische Wiederherstellung riesenwüchsiger Finger durch phalangeale Umkippplastik, Verkürzungsexzision und Weichteilexzisionen. Helv. med. Acta **3**, 166–176 (1939).

HOPF, A.: Der angeborene örtliche Riesenwuchs im Bereich der Hand. In: Handbuch der Orthopädie (G. HOHMANN, M. HAKKENBROCH, K. LINDEMANN, Hrsg.), Bd. III, S. 486–488. Stuttgart: Thieme 1959.

IOVANNOVICH, J., BARTSCH, G.: Zur Klinik und Pathologie der Makrodaktylie. Chir. plast. (Berl.) **1**, 1–14 (1971).

JÄGER, M.: Der angeborene umschriebene Riesenwuchs der Hand und des Fußes. Differentialdiagnose, Kasuistik, operative Therapie. Arch. orthop. Unfall-Chir. **61**, 151–163 (1967).

JONES, K.G.: Megalodactylism. Case report of a child treated by epiphyseal resection. J. Bone Jt Surg. **45-A**, 1704–1708 (1963).

KAPLAN, E.B.: Congenital giant thumb. Bull. Hosp. Jt Dis. (N.Y.) **8**, 38–44 (1947); (zit. nach KELIKIAN).

KEHRER, F.A.: Die konstitutionellen Vergrößerungen umschriebener Körperabschnitte. Stuttgart: Thieme 1948.

KELIKIAN, H.: Congenital deformities of the hand and forearm. Philadelphia-London-Toronto: Saunders 1974.

LANGSTEINER, F., STIEFLER, G.: Über die kongenitalen Hypertrophien (Hyperplasien). Dtsch. Z. Nervenheilk. **138**, 274–307 (1935).

LAURENZI, V. DE: Macrodattilia del medio. G. Med. milit. **112**, 401–405 (1962); (zit. nach KELIKIAN u.a.).

LERCH, H.: Zur Morphologie des angeborenen partiellen Riesenwuchses am Fuß. Z. orthop. Chir. **78**, 144–157 (1949).

LERCH, H.: Zum Problem des angeborenen, umschriebenen Riesenwuchses. Z. Orthop. **96**, 290–298 (1962).

MASSONNOUD, A.: Essai sur la pathogénie de l'hypertrophie bilatérale partielle on totale du corps. Paris: Thèse 1874.

MCCARROLL, H.R.: Clinical manifestations of congenital neurofibromatosis. J. Bone Jt Surg. **32-A**, 601–616 (1950).

MILLESI, H.: Korrektur der Makrodaktylie bei Erwachsenen durch multiple Osteotomie. Zbl. Chir. **91**, 1472–1475 (1966).

MOORE, B.H.: Some orthopedic relationships of neurofibromatosis. J. Bone Jt Surg. **23**, 109–140 (1941).

MOORE, B.H.: Macrodactyly and associated peripheral nerve changes. J. Bone Jt Surg. **24**, 617–631 (1942).

MOORE, B.H.: Peripheral nerve changes associated with congenital deformities. J. Bone Jt Surg. **26**, 282–288 (1944).

MÜLLER, W.: Die angeborenen Fehlbildungen der menschlichen Hand. Leipzig: Thieme 1937.

POSCH, J.L.: Tumors of the hand. J. Bone Jt Surg. **38-A**, 517–539 (1956).

SCHÖLLNER, D.: Behandlung einer exzessiven Makrodaktylie. Handchirurgie **5**, 89–92 (1973).

THOMAS, H.B.: Partial gigantism: Overgrowth and asymmetry of bones and skeletal muscle. Amer. J. Surg. **32**, 108–112, 168 (1936).

TIMONEY, F.X.: Macrodactyly. Case report. Ann. Surg. **119**, 144–147 (1944).

TSUGE, K.: Treatment of Macrodactyly. Plast. reconstr. Surg. **39**, 590–599 (1967).

TUCKER, J.M., CARPENTER, E.B.: Localized neurofibromatosis with associated overgrowth of an extremity. Equilization of limb length following epiphyseal arrest. J. Bone Jt Surg. **33-A**, 103–106 (1951).

WERTHEMANN, A.: Der angeborene umschriebene Riesenwuchs. In: Handbuch für Spezielle Pathologische Anatomie und Histologie (O. LUBARSCH, F. HENKE, R. RÖSSLE, Hrsg.), Bd. IX/6, S. 377–389. Berlin-Göttingen-Heidelberg: Springer 1952.

WIELAND, E.: Zur Pathologie der dystrophischen Form des angeborenen partiellen Riesenwuchses. Z. Kinderheilk. **65**, 519–584 (1907).

WINDHOLZ, F.: Riesenwuchs der Zehen und des Dickdarms. Dtsch. Z. Chir. **232**, 634–647 (1931); (zit. nach WERTHEMANN).

*Pollex flexus congenitus* (Kap. 11)

BONOLA, A., MORELLI, E.: Le deformitá congenite delle mani ed il loro trattamento. Padova: Piccin Editore 1972.

HUBENSTORF, H.: Persönliche Mitteilung (1961).

ISELIN, M.: Chirurgie der Hand. Atlas der Operationstechnik. Stuttgart: Thieme 1959.

WHITE, J.W., JENSEN, W.E.: Trigger thumb in infants. Amer. J. Dis. Child. **85**, 141–145 (1953).

WITT, A.N., COTTA, H., JÄGER, M.: Die angeborenen Fehlbildungen der Hand und ihre operative Behandlung. Stuttgart: Thieme 1966.

*Kamptodaktylie* (Kap. 12)

BARINKA, L.: Campylodactylia. (A preliminary communication.) Acta Chir. plast. (Praha) **6**, 54–60 (1964); (zit. u.a. nach KELIKIAN).

BERGER, A., MILLESI, H.: Spätergebnisse der operativen Behandlung der Kamptodaktylie. Handchirurgie **7**, 75–79 (1975).

BONOLA, A., MORELLI, E.: Le deformitá congenite delle mani ed il loro trattamento. Padova: Piccin Editore 1972.

BRÜCHLE, H., MERCKLING, D.: Ätiologie und Therapie der Kamptodaktylie. Z. Orthop. **110**, 89–92 (1972).

BUNNELL, S.: Die Chirurgie der Hand. Wien-Bonn-Bern: Maudrich 1959.

CURRARINO, G., WALDMAN, J.: Camptodactyly. Amer. J. Roentgenol. **92**, 1312–1321 (1964).

FÉVRE, M.: Camptodactylie (lésions anatomiques d'un doigt surnuméraire atteint de camptodactylie). Ann. Anat. path. **13**, 1018–1023 (1936).

FURNAS, D.W.: Muscle-tendon variations in the flexor compartment of the wrist. Plast. reconstr. Surg. **36**, 320–323 (1965).

LANDOUZY, L.: Camptodactylie: stigmate organique précocé du neuro-arthritisme. Presse méd. **14**, 251–253 (1906); (zit. nach KELIKIAN).

MAURER, G.: Die Kamptodaktylie. Arch. orthop. Unfall-Chir. **39**, 365–374 (1938).

MILLESI, H.: Zur Pathogenese und operativen Korrektur der Kamptodaktylie. Chir. plast. reconstr. **5**, 55–61 (1968).

PARISH, J.G., HORN, D.B., THOMPSON, M.: Familial streblodaktyly with aminoaciduria. Brit. med. J. **1963 II**, 1247–1250.

SMITH, R.J., KAPLAN, E.B.: Camptodactyly and similar atraumatic flexion deformities of the proximal interphalangeal joints of the fingers. J. Bone Jt Surg. **50-A**, 1187–1203 (1968).

WELCH, J.P., TEMTAMY, S.: Hereditary contractures of the fingers (Camptodactyly). J. Med. Genet. **3**, 104–113 (1966).

WILHELM, A., KLEINSCHMIDT, W.: Neue ätiologische und therapeutische Gesichtspunkte bei der Kamptodaktylie und Tendovaginitis stenosans. Chir. plast. reconstr. **5**, 62–67 (1968).

*Hypo- und Aplasien des Radius („radiale Klumphand")* (Kap. 13)

AXHAUSEN, G.: Zur operativen Behandlung von Klumphand und Knickfuß bei bestehendem Knochendefekt (Radius- resp. Fibuladefekt). Langenbecks Arch. klin. Chir. **111**, 621–643 (1919).

BAUER, K.H., BODE, W.: Erbpathologie der Stützgewebe beim Menschen. In: Handbuch der Erbbiologie des Menschen (G. JUST, Hrsg.), Bd. III, S. 105–334 (spez. 256–257). Berlin: Springer 1940.

BIRCH-JENSEN, A.: Congenital deformities in the upper extremities. Copenhagen: Det danske Forlag 1949.

BLAUTH, W.: Erfahrungen in der operativen Behandlung von Klumphänden (Radiusaplasien). Verh. dtsch. Ges. Orthop. Traum., 54. Kongr. (Köln). Beih. zu Z. Orthop. **104**, 439–445 (1968).

BLAUTH, W.: Die Behandlung der Klumphand. In: 4. Monographie über die Rehabilitation der Dysmelie-Kinder (Bundesministerium für Gesundheitswesen, Bad Godesberg, Hrsg.), S. 105–110(–114). Nürnberg: Fränkische Verlagsanstalt und Buchdruckerei GmbH 1968.

BLAUTH, W.: Zur Morphologie und Therapie der radialen Klumphand. Arch. orthop. Unfall-Chir. **65**, 97–123 (1969).

BLAUTH, W., SCHMIDT, H.: Über die Bedeutung arteriographischer Befunde bei Fehlbildungen am radialen Randstrahl (radiale Dysplasie). Z. Orthop. **106**, 102–110 (1969).

HEPP, O.: Die Häufung der angeborenen Defektmißbildungen der oberen Extremitäten in der Bundesrepublik Deutschland. Med. Klin. **57**, 419–426 (1962).

HIPPE, P.: Die Handwurzelossifikation bei Dysmelien. Tübingen: Inauguraldissertation 1970.

HOLT, M., ORAM, S.: Familial heart disease with skeletal malformations. Brit. Heart J. **22**, 236–242 (1960).

HOPF, A.: Aplasie und Hypoplasie des Radius („Radiusdefekt"). Die angeborenen Veränderungen des Unterarmes und der Hand. In: Handbuch der Orthopädie, Bd. III (G. HOHMANN, M. HACKENBROCH, K. LINDEMANN, Hrsg.), S. 426–429. Stuttgart: Thieme 1959.

LENZ, W.: Das Thalidomid-Syndrom. Fortschr. Med. **81**, 148–155 (1963).

LENZ, W.: Bone defects of the limbs–An overview. (In: Clinical delineation of birth defects, Part III: Limb malformations.) Birth Defects: Original article series (D. BERGSMA, ed.), Vol. V/3, pp. 1–6. New York: The National Foundation–March of Dimes 1969.

LENZ, W., THEOPOLD, W., THOMAS, J.: Triphalangie des Daumens als Folge von Thalidomidschädigung. Münch. med. Wschr. **106**, 2033–2041 (1964).

MÜLLER, W.: Die angeborenen Fehlbildungen der menschlichen Hand. Leipzig: Thieme 1937.

RIORDAN, D.C.: Congenital absence of the radius. J. Bone Jt Surg. **37-A**, 1129–1141 (1955).

RIORDAN, D.C.: Congenital absence of the radius. A fifteen year follow-up. J. Bone Jt Surg. **45-A**, 1783 (1963).

SCHÖLLNER, D.: Die Klumphand bei Radiusaplasie. Pathogenese, Klinik, Therapie. In: Aktuelle Orthopädie (H. COTTA, Hrsg.), Heft 5. Stuttgart: Thieme 1972a.

SCHÖLLNER, D.: Behandlungsprobleme bei angeborenen Klumphänden. In: Praktische Orthopädie, Bd. 3: Die Hand (W. BLAUTH, E. KOOB, Hrsg.), S. 271–277. Bruchsal: Vordruckverlag 1972b.

STEINDLER, A.: Congenital malformations and deformities of the hand. Amer. J. orthop. Surg. **2**, 639–668 (1920).

STOFFEL, A., STEMPEL, E.: Anatomische Studien über die Klumphand. Z. orthop. Chir. **23**, 1–157 (1909).

WILLERT, H.G., HENKEL, H.L.: Klinik und Pathologie der Dysmelie. Berlin-Heidelberg-New York: Springer 1969.

WITT, A.N., COTTA, H., JÄGER, M.: Die angeborenen Fehlbildungen der Hand und ihre operative Behandlung. Stuttgart: Thieme 1966.

*Hypoplasien und Aplasien der Ulna („ulnare Klumphand")* (Kap. 14)

BLAUTH, W.: Der kongenitale Femurdefekt. Beiheft 29 zu Z. Orthop. **103** (1967).

BONOLA, A., MORELLI, E.: Le deformitá congenite delle mani ed il loro trattamento. Padova: Piccin Editore 1972

DEGENHARDT, K.-H.: Die Bedeutung des Tierexperiments in der Ursachenforschung angeborener Mißbildungen. Wiener med. Wschr. **117**, 382–386 (1967).

HOPF, A.: Die Aplasie der Ulna („Ulnadefekt"). In: Handbuch der Orthopädie (G. HOHMANN, M. HACKENBROCH, K. LINDEMANN, Hrsg.), Bd. III, S. 428–433. Stuttgart: Thieme 1959.

KAJON, C.: Angeborener doppelseitiger Ulnadefekt und Pollex bifidus dexter. Z. orthop. Chir. **41**, 526–528 (1921).

KELIKIAN, H.: Congenital deformities of the hand and forearm. Philadelphia-London-Toronto: Saunders 1974.

KE, P.J.: Der angeborene Defekt des ulnaren Strahles und der angeborene Defekt der Tibia. Arch. orthop. Unfall-Chir. **37**, 42–47 (1937).

KÜHNE, D., LENZ, W., PETERSEN, D., SCHÖNENBERG, H.: Defekt von Femur und Fibula mit Amelie, Peromelie oder ulnaren

Strahldefekten. Ein Syndrom. Humangenetik **3**, 244–263 (1967).

KÜMMEL, W.: Die Mißbildungen der Extremitäten durch Defekt, Verwachsung und Überzahl. Kassel: Fischer 1895.

LAUSECKER, H.: Der angeborene Defekt der Ulna. Virchows Arch. path. Anat. **325**, 211–226 (1954).

MÜLLER, W.: Die angeborenen Fehlbildungen der menschlichen Hand. Leipzig: Thieme 1937.

PFEIFFER, R.A., REINHARDT, K.: Ulno-fibulare Dysplasie. Eine autosomal-dominant vererbte Mikromesomelie ähnlich dem Nievergelt-Syndrom. Fortschr. Röntgenstr. **107**, 379–391 (1967).

PINGEL, P., ROMPE, G.: Einteilungsprinzipien der Dysmelie, dargestellt am Beispiel der ulnaren Ektromelie. Z. Orthop. **109**, 137–144 (1971).

REIMANN-HUNZICKER, G.: Über den angeborenen Ulnadefekt. Z. Orthop. **73**, 160–164 (1942).

SCHOENENBERG, H.: Über Mißbildungen der Extremitäten. Bibliotheca paediatrica, Fasc. 80. Basel: Karger 1962.

SENFTLEBEN, H.: Notiz über eine angeborene Luxation des Radius mit Defekt des mittleren Teils der Ulna. Virchows Arch. path. Anat. **55**, 303–304 (1869).

WERTHEMANN, A.: Rückläufige Bildungen langer Röhrenknochen in Vorderarm und Unterschenkel. In: Handbuch für Spezielle Pathologische Anatomie und Histologie (O. LUBARSCH, F. HENKE, R. RÖSSLE, Hrsg.), Bd. IX/6, S. 78–103 (spez. 86–89). Berlin-Göttingen-Heidelberg: Springer 1952.

WIERZEJEWSKI, I.: Über den kongenitalen Ulnadefekt. Z. orthop. Chir. **27**, 101–131 und 504–509 (1910).

*Hereditäre multiple Exostosen* (Kap. 15)

BETHGE, J.F.: Hereditäre multiple Exostosen und ihre pathogenetische Deutung. Arch. orthop. Unfall-Chir. **54**, 677–696 (1963).

BLAUTH, W.: Möglichkeiten und Grenzen der operativen Behandlung angeborener Handfehlbildungen. In: Praktische Orthopädie, Bd. 3: Die Hand (W. BLAUTH, E. KOOB, Hrsg.), S. 243–269. Bruchsal: Vordruckverlag 1972.

COCCHI, U.: Multiple kartilaginäre Exostosen. In: Lehrbuch der Röntgendiagnostik (H.R. SCHINZ et al., Hrsg.), Bd. I, S. 636–644. Stuttgart: Thieme 1952.

DAHLIN, D.C.: Bone tumors. Springfield, Ill.: Thomas 1957; (zit. nach SOLOMON).

DOMINOK, G.W., KNOCH, H.G.: Knochengeschwülste und geschwulstähnliche Knochenerkrankungen. Jena: Fischer 1961.

HEUK, F.: Die multiplen kartilaginären Exostosen. In: Klinische Röntgendiagnostik innerer Krankheiten (R. HAUBRICH, Hrsg.), Bd. III/1, S. 121–125. Berlin-Heidelberg-New York: Springer 1972.

JAFFE, H.L.: Tumors and tumorous conditions of the bones and joints. Philadelphia: Lea & Febiger 1964.

LICHTENSTEIN, L.: Bone Tumors. St. Louis: Mostby 1972.

MAU, H., SIGUDA, P.: Angeborene Systemerkrankungen des Skelets. Chirurgie der Gegenwart, Bd. V, S. 1–18. München: Urban & Schwarzenberg 1974.

SOLOMON, L.: Bone growth in diaphyseal aclasis. J. Bone Jt Surg. **43-B**, 700–716 (1961).

SOLOMON, L.: Hereditary multiple exostosis. J. Bone Jt Surg. **45-B**, 292–304 (1963).

SPJUT, H.J., DORFMAN, H.D., FECHNER, R.E., ACKERMAN, L.V.: Tumors of bone and cartilage. In: Atlas of tumor pathology. 2nd s., pp. 67–70. Washington: Armed Forces Institute of Pathology 1971.

STOCKS, P., BARRINGTON, M.: Diaphyseal aclasis (multiple exostosis), multiple enchondromata, cleido-cranio-dysostosis. In: Treasury of human inheritance, Vol. III/1: Hereditary disorders of bone development. Cambridge: University Press 1925; (zit. nach BETHGE, SOLOMON u.a.).

WITT, A.N., COTTA, H., JÄGER, M.: Die angeborenen Fehlbildungen der Hand und ihre operative Behandlung. Stuttgart: Thieme 1966.

*Enchondromatose* (Kap. 16)

BETHGE, J.F.: Die Olliersche Krankheit. Pathogenetische Fragen und therapeutische Möglichkeiten. Dtsch. med. Wschr. **87**, 535–541 (1962).

BLAUTH, W.: Kontinuitätsresektion von Röhrenknochen und plastische Überbrückung von Knochendefekten. Arch. orthop. Unfall-Chir. **71**, 324–338 (1971).

BLAUTH, W.: Möglichkeiten und Grenzen der operativen Behandlung angeborener Handfehlbildungen. In: Praktische Orthopädie, Bd. 3: Die Hand (W. BLAUTH, E. KOOB, Hrsg.), S. 243–269. Bruchsal: Vordruckverlag 1972.

BLAUTH, W., HIPPE, P.: Zur Knochenenchondromatose der Hand. Handchirurgie **5**, 33–37 (1973).

BUTLER, E.D., HAMILL, J.P., SEIPEL, R.S., LORIMIER, A.A. DE: Tumors of the hand. A 10 year survey and report of 437 cases. Amer. J. Surg. **100**, 293–302 (1960).

CHRYSOSPATHES, J.G.: Beitrag zur sogenannten Ollierschen Wachstumsstörung. Z. orthop. Chir. **51**, 177–191 (1929).

CLEVELAND, M., FIELDING, J.W.: Chondrodysplasia (Olliers disease). J. Bone Jt Surg. **41-A**, 1341–1344 (1959).

COCCHI, U.: Knochenchondromatose. In: Lehrbuch der Röntgendiagnostik (H.R. SCHINZ, W.E. BAENSCH, E. FRIEDL, E. UEHLINGER, Hrsg.), Bd. I, S. 644–652. Stuttgart: Thieme 1952.

COCCHI, U.: Knochenchondromatose. In: Humangenetik (P.E. BECKER, Hrsg.), Bd. II, S. 118–123. Stuttgart: Thieme 1964.

DAHLIN, D.C.: Bone tumors. General aspects and data on 3,987 cases. Springfield, Ill.: Thomas 1967.

DOMINOK, G.W., KNOCH, H.G.: Knochengeschwülste und geschwulstähnliche Knochenerkrankungen. Jena: Fischer 1971.

EXNER, G.: Chondromatose – Dyschondroplasie – Olliersche Wachstumsstörung. Fortschr. Röntgenstr. **73**, 454–463 (1950).

FAIRBANK, H.A.: Dyschondroplasia. J. Bone Jt Surg. **30-B**, 689–704 (1948).

FRANGENHEIM, P.: Die multiplen kartilaginären Exostosen und Enchondrome. In: Die Krankheiten des Knochensystems im Kindesalter [Neue Deutsche Chirurgie (P. v. BRUNS, Hrsg.), Bd. 10], S. 109–124. Stuttgart: Enke 1913.

GÄDE, E.: Die Dyschondroplasie. (Multiple Enchondromatose – Olliersche Wachstumsstörung). Z. orthop. Chir. **67**, 321–379 (1938).

GESCHICKTER, C.F., COPELAND, M.M.: Tumors of bone. Amer. J. Cancer (1936) (zit. nach DOMINOK u. KNOCH).

HELLNER, H.: Die Knochengeschwülste. Berlin-Göttingen-Heidelberg: Springer 1950.

HERZOG, G.: Innere oder zentrale Chondrome und Chondromyxome. In: Handbuch für Spezielle Pathologische Anatomie und Histologie (O. LUBARSCH, F. HENKE, R. RÖSSLE, Hrsg.), Bd. IX. Berlin: Springer 1944; (zit. nach WITT et al.).

JAFFE, H.L.: Tumors and tumorous conditions of the bones and joints. Philadelphia: Lea & Febiger 1964.

JUNGE, H.: Über die Dyschondroplasie mit besonderer Berücksichtigung der sog. Halbseitenform (Ollier). Z. Orthop. **78**, 130–143 (1949).

KOOB, E., OSTENDORF, U.: Behandlungsprobleme bei einer ausgedehnten Chondromatose der Hand. Handchirurgie **4**, 85–88 (1972).

LANGENSKJÖLD, A.: Ollier's disease and its relation to other forms of chondrodysplasia. Acta orthop. scand. **17**, 93–133 (1947).

LEWIS, R.J., KETCHAM, A.S.: Maffucci's syndrome: functional and neoplastic significance. Case report and review of the literature. J. Bone Jt Surg. **55-A**, 1465–1479 (1973).

MÜLLER, E.: Die angeborenen Fehlbildungen der menschlichen Hand. Leipzig: Thieme 1937.

NARAKAS, A., VERDAN, C.: Osteochondromas of the skeleton of the hand. In: Operative treatment of bone tumours (G. CHAPCHAL, Hrsg.), S. 20–24. Stuttgart: Thieme 1970.

POSCH, J.L.: Tumors of the hand. J. Bone Jt Surg. **38-A**, 517–539 (1956).

SCHINZ, H.R.: Zur Genetik der Exostosis multiplex cartilaginea und der multiplen Knochenchondromatose. Arch. Klaus-Stift. Vererb.-Forsch. **19**, 1 (1944).

SHARRARD, W.: Cartilaginous dysplasias with proliferation of growth plate chondroblasts. In: Paediatric orthopaedics and fractures, pp. 49–59. Oxford-Edinburgh: Blackwell 1971.

SPEISER, F.: Ein Fall von systematisierter Enchondromatose des Skeletts. Virchows Arch. path. Anat. **258**, 126–160 (1925).

SPJUT, H.J., DORFMAN, H.D., FECHNER, R.E., ACKERMAN, L.V.: Tumors of bone and cartilage. In: Atlas of tumour pathology, 2nd s., pp. 59–84. Washington: Armed Forces Institute of Pathology 1971.

SPRANGER, J.W., LANGER, L.O., WIEDEMANN, H.R.: Bone dysplasias. An atlas of skeletal development. Stuttgart: Fischer 1974.

TAKIGAWA, K.: Chondroma of the bones of the hand. A review of 110 cases. J. Bone Jt Surg. **53-A**, 1591–1600 (1971a).

TAKIGAWA, K.: Carpal Chondroma. Report of a case. J. Bone Jt Surg. **53-A**, 1601–1604 (1971b).

TOMASCHEWSKI, H.K., KRUSE, G.H.: Unsere Erfahrungen in der Diagnostik und Therapie der multiplen Enchondrome. Beitr. Orthop. Traum. **17**, 32–34 (1970).

TRUETA, J.: Trauma and bone growth. Soc. Intern. Chir. orthop. Traumat., Rapports VII. Congr. Barcelona, 16.–17. 9. 1957. Brüssel: Imprimerie des Sciences 1957; (zit. nach DOMINOK u. KNOCH).

WEIL, S.: Die angeborenen Skelettsystemerkrankungen: Multiple Chondrome, Chondromatose. In: Handbuch der Orthopädie (G. HOHMANN, M. HACKENBROCH, K. LINDEMANN, Hrsg.), Bd. I, S. 232–237. Stuttgart: Thieme 1957.

WITT, A.N., COTTA, H., JÄGER, M.: Die angeborenen Fehlbildungen der Hand und ihre operative Behandlung. Stuttgart: Thieme 1966.

ZIFKO, B.: Behandlung von Frakturen in Chondromen der Hand. Mschr. Unfallheilk. **69**, 538–543 (1966).

# Sachverzeichnis

*Kursive Seitenzahlen* verweisen auf Abbildungen bzw. Operationsbeispiele mit Begleittext.
Die Zahlen in Klammern verweisen auf Seiten, auf denen das Stichwort nicht ausdrücklich aufgeführt ist.

**Die Operationen an der Hand**

Herausgegeben von W. Wachsmuth, A. Wilhelm

393 z. gr. Tl. farbige Abbildungen. XXIV, 641 Seiten. 1972. (Allgemeine und spezielle chirurgische Operationslehre, 10. Band, 3. Teil.) Gebunden DM 720,– ; US $295.20.

ISBN 3-540-05752-8

Vertriebsrechte für Japan: Igaku Shoin Ltd., Tokyo

A. Pannike

**Osteosynthese in der Handchirurgie**

167 Abbildungen. XI, 124 Seiten. 1972. Gebunden DM 60,– ; US $24.60.

ISBN 3-540-05894-X

W. Schink

**Handchirurgischer Ratgeber**

Mit einem Geleitwort von R. Zenker

229 Abbildungen. XII, 287 Seiten. 1960. Gebunden DM 136,– ; US $55.80.

ISBN 3-540-02597-9

K.E. Seiffert

**Biologische Grundlagen der homologen Transplantation konservierter Bindegewebe**

Klinische Anwendung konservierter homologer Sehnentransplantate in der Handchirurgie.

119 Abbildungen. VI, 144 Seiten. 1967. (Hefte zur Unfallheilkunde, 93. Heft.) DM 62,– ; US $25.50. ISBN 3-540-03863-9

**Indikation zur Operation**

Herausgegeben von G. Heberer, G. Hegemann

Mit 118 Beiträgen. 232 Abbildungen, 155 Tabellen. XVI, 505 Seiten. 1974. Gebunden DM 198,– ; US $81.20. ISBN 3-540-06551-2

L. Leger, M. Nagel

**Chirurgische Diagnostik**

Krankheitslehre und Untersuchungstechnik. Einführung von L.F. Hollender. Vorwort von F. Kümmerle. Übersetzung des aus der französischen Ausgabe verwendeten Textes von U. Nagel

2. korrigierte Auflage. 726 Abbildungen. XXII, 386 Seiten. 1975. DM 58,– ; US $23.80

ISBN 3-540-06459-1

P. Jacobs

**Röntgenatlas der Hand**

Aus dem Englischen übersetzt von G. Kaiser, M. Kaiser

300 Abbildungen. IX, 223 Seiten. 1975. Gebunden DM 68,– ; US $27.90.

ISBN 3-540-06792-2

Preisänderungen vorbehalten

**Springer-Verlag Berlin-Heidelberg-New York**